EXPOSITION

DE LA DOCTRINE MÉDICALE

HOMŒOPATHIQUE

OU

ORGANON DE L'ART DE GUÉRIR.

Librairie de J.-B. Baillière.

Traité de matière médicale, ou de l'action pure des médicaments homœopathiques, par le docteur S. HAHNEMANN, avec des tables proportionnelles de l'influence que diverses circonstances exercent sur cette action, par C. BOENNINGHAUSEN; traduit de l'allemand, par A. J. L. JOURDAN. Paris, 1834, 3 forts vol. in-8. 24 fr.

Doctrine et traitement homœopathique des maladies chroniques, par le docteur S. HAHNEMANN; traduit de l'allemand, par A. J. L. JOURDAN. Paris, 1832, 2 vol. in-8. 15 fr.

CORBEIL, IMPRIMERIE DE CRÉTÉ.

EXPOSITION

DE LA DOCTRINE MÉDICALE

HOMŒOPATHIQUE

OU ORGANON DE L'ART DE GUÉRIR;

Par S. HAHNEMANN.

SUIVIE D'OPUSCULES DE L'AUTEUR, COMPRENANT :

1° Des formules en médecine ; 2° Les effets du café ; 3° La médecine de l'expérience ; 4° Esculape dans la balance ; 5° Urgence d'une réforme en médecine ; 6° Valeur des systemes en médecine ; 7° Conseils à un aspirant au doctorat ; 8° Trois méthodes accréditées de traiter les maladies ; 9° L'allopathie ; 10° Les obstacles à la certitude et à la simplicité de la médecine pratique sont-ils insurmontables ; 11° La belladone, préservatif de la scarlatine.

TRADUIT DE L'ALLEMAND SUR LA DERNIÈRE ÉDITION,

PAR LE DOCTEUR A. J. L. JOURDAN,

Membre de l'Académie royale de médecine.

TROISIÈME ÉDITION, AUGMENTÉE,

PRÉCÉDÉE D'UNE

NOTICE SUR LA VIE, LES TRAVAUX ET LA DOCTRINE DE L'AUTEUR,

PAR LE DOCTEUR LÉON SIMON.

Accompagnée du portrait de Hahnemann gravé sur acier.

A PARIS,

CHEZ J. B. BAILLIÈRE,

LIBRAIRE DE L'ACADÉMIE ROYALE DE MÉDECINE,

RUE DE L'ÉCOLE DE MÉDECINE, 17.

A LONDRES, CHEZ H. BAILLIÈRE, 219, REGENT-STREET.

1845

AVERTISSEMENT

DE CETTE TROISIÈME ÉDITION.

L'intérêt chaque jour croissant qu'inspire l'homœopathie, rend de plus en plus multipliées les demandes de l'*organon de l'art de guérir*, le seul livre qui contienne une exposition complète de la nouvelle doctrine. La troisième édition, que nous publions aujourd'hui, a reçu diverses augmentations :

1° Deux nouveaux opuscules de S. Hahnemann, intitulés: l'un, *les obstacles à la certitude et à la simplicité de la médecine pratique sont-ils insurmontables?* l'autre, *la belladone préservatif de la scarlatine.*

2° Une *notice sur la vie, les écrits et la doctrine de Hahnemann*, que nous devons à la plume élégante et facile d'un écrivain distingué, M. le docteur Léon Simon, notice dans laquelle on trouvera une juste appréciation des droits du fondateur de la doctrine médicale homœopathique à la reconnaissance des hommes.

Enfin, nous avons enrichi cette troisième édition d'un beau portrait gravé sur acier, et qui retrace avec une grande fidélité les traits du vénérable Hahnemann.

Paris, 25 janvier, 1845.

NOTICE

HISTORIQUE ET MÉDICALE

SUR LA VIE ET LES TRAVAUX

DE SAMUEL HAHNEMANN.

§ I. — Vie et travaux de Hahnemann.

Dix-huit mois sont à peine écoulés depuis le jour où Samuel Hahnemann a cessé de vivre. Dix-huit mois passés sur la tombe d'un homme auquel ses disciples et ses amis avaient consacré une sorte de culte mérité, que ses ennemis avaient repoussé sans le connaître et sans l'avoir compris, c'est bien peu, surtout quand il s'agit de juger cet homme et l'œuvre qui a rempli sa vie.

Aujourd'hui, comme il y a dix-huit mois, comme il y a vingt ans, les mêmes préjugés couvrent de leur ombre la tombe de Hahnemann : les mêmes passions s'agitent autour de sa mémoire. Mais, en revanche, ceux qui l'ont connu et respecté, le respectent encore plus et l'aiment davantage, à mesure que l'étude et l'expérience leur révèlent de mieux en mieux les grandes qualités de celui qui fut leur ami ou leur maître.

Dans ces conditions, est-il possible, est-il permis de hasarder un jugement sur le fondateur de l'homœopathie et sur ses doctrines? Je ne le crois pas. Un jour viendra, (plaise à Dieu que ce jour soit proche !) où le jugement dont je parle sera prononcé. Il offrira sans doute toutes les garanties d'impartialité, de calme et de parfaite intelligence de la doctrine, qu'il est impossible de rencontrer au moment où j'écris. Alors, on dira, mieux que je ne le dirai moi-même, tout ce qu'il fallut à SAMUEL HAHNEMANN de génie, de patience, de persévérance, d'amour de la science et de l'humanité, pour conduire au point où il l'a amenée, l'œuvre si grande, si difficile, et pourtant si nécessaire de réforme dans l'art de guérir ! Alors aussi, mettant son nom et ses travaux en regard des grandes renommées qui, en des temps différents, ont brillé du plus vif éclat, l'histoire, toujours impartiale et toujours véridique, lui assignera son rang et lui rendra justice.

Je le répète, ce moment n'est pas venu.

Lorsque l'homœopathie parut en France, les médecins étaient encore émus des luttes que suscita la réforme broussaisienne. Les amis du réformateur croyaient posséder la victoire, et cette victoire d'un jour, ils la jugeaient assurée et durable. Ses ennemis se résignaient au silence, leurs armes étaient usées, leurs membres fatigués par une guerre de quinze ans, leur intelligence était à bout d'arguments. La paix fut donc conclue. Paix trompeuse, où les uns vivaient d'illusions, où les autres conservaient leurs vieilles rancunes et l'espoir d'un retour inévitable à ce qu'ils nommaient de plus saines doctrines.

Qu'avait donc à faire, que pouvait espérer l'homœopathie au moment où les broussaisiens savouraient les douceurs du triomphe, où leurs ennemis comptaient leurs morts et refaisaient leurs forces épuisées? Elle avait à se produire sans grand espoir d'être écoutée. Se pouvait-il, en effet, que les broussaisiens, restés maîtres du champ de bataille, en vinssent sitôt à douter de leurs principes et consentissent si facilement à l'abandon de leur conquête? Tant d'abnégation irait jusqu'à l'héroïsme ou supposerait de faibles convictions. Or, si les partisans du principe de l'irritation avaient des convictions arrêtées, s'ils étaient énergiques dans la lutte, audacieux dans la victoire, ils ne s'élevèrent jamais jusqu'à l'héroïsme.

Se pouvait-il, d'un autre côté, que les partisans des anciennes doctrines sortissent sitôt de leur repos, pour se livrer à de nouvelles études, à des expériences nouvelles? se pouvait-il que, de nouveau, ils revêtissent leur armure et rentrassent dans la lice? Tant de courage, il faut le dire, est au-dessus des forces humaines.

L'homœopathie fut donc repoussée sans examen. Elle le fut d'une manière sommaire, sur la simple indication de son nom, sur l'unique reconnaissance de son identité: on en agit avec elle, ainsi qu'aux époques de trouble et d'anarchie, les vainqueurs en agissent à l'égard des vaincus.

Depuis dix ans, tel est l'état des choses, à la seule différence que le broussaisisme *se vieillit et se passe*, et que les doctrines anciennes, mises en lambeaux par la main de Broussais (1), essayent de reconstituer leur

(1) V. *Examen des doctrines médicales*. Paris, 1816, in-8, — troisième édition augmentée, Paris, 1829 à 1834, 4 vol. in-8.

édifice en lui donnant pour appui quelques faits d'humorisme nouveaux, ou précédemment mal appréciés.

Que dans ces conjonctures, l'homœopathie soit assez téméraire pour heurter à la porte des académies ou des facultés; que pour se faciliter l'accès de l'un ou de l'autre de ces sanctuaires, elle arguë du bien qu'elle a fait, des épreuves que douze années d'existence lui ont nécessairement valu; du moment où elle se sera nommée, son arrêt sera prononcé; si mesurée que soit son attitude, si humble qu'elle se fasse.

J'ai donc raison de le dire : le moment n'est pas venu de juger Hahnemann et sa doctrine. Mais, peut-être, sommes-nous au jour où ses écrits seront plus étudiés qu'ils ne l'ont été jusqu'ici; où par conséquent, il est utile d'en faciliter l'intelligence aux hommes de bonne volonté, animés de l'amour de la vérité, et qui, libres de tout engagement antérieur, abordent la pratique de la médecine avec le sentiment des devoirs qu'elle impose et des difficultés dont elle est semée.

Je l'avouerai sans peine : cette manière d'envisager mon sujet va mieux à ma faiblesse que s'il s'agissait de faire la part de l'éloge et de la critique à celui dont j'honore la mémoire et dont les écrits ont toute mon admiration.

Hahnemann (Samuel-Chrétien-Frédéric), docteur en médecine, conseiller aulique du duché d'Anhalt-Koëthen, membre de plusieurs académies et sociétés savantes, fondateur de la doctrine médicale à laquelle il a donné le nom d'*Homœopathie*, est né le 10 avril 1755 à Meissen, petite ville de Saxe située au confluent de l'Elbe et de la Meissa, ville qui s'enorgueillit d'avoir donné le jour à l'historien Schlegel et au poëte du même nom. Son père, Chrétien-Godefroy Hahnemann, peintre sur porcelaine, était employé dans la fabrique de Meissen. Il est auteur d'un petit traité sur la peinture à l'aquarelle. Les premières années de Samuel Hahnemann se passèrent au sein de la famille, où il reçut sa première éducation et les plus précieux exemples. Dès sa plus tendre enfance, il se fit remarquer par un caractère grave et studieux, un esprit judicieux et observateur, par l'égalité et la douceur de son caractère. A l'âge de douze ans, il entra dans l'école provinciale. Le docteur Muller, directeur de cette école, homme d'une haute probité et d'un zèle remarquable, se prit d'une vive affection pour le jeune Samuel. Il distingua en lui une intelligence si vive et si prompte, une ardeur du travail tellement prononcée, que par une exception aussi flatteuse qu'elle était inusitée, il lui accorda toute liberté dans le choix de ses lectures, et lui abandonna le soin de désigner les classes qu'il voulait suivre. Souvent, il le chargea de la fonction de répétiteur auprès des élèves de son âge. Cette atmosphère de liberté dans laquelle le docteur Muller permettait aux forces naissantes de Hahnemann de se déployer à l'aise, convenait bien à celui qui devait s'ouvrir des voies nouvelles et s'affranchir si complétement du joug de la tradition.

Les premières études de Hahnemann terminées, son père, obligé de mesurer l'étendue de ses sacrifices à l'étendue de ses ressources, voulut lui faire embrasser une profession industrielle. Le docteur Muller l'en dissuada aisément en se chargeant de faire achever gratuitement les études du jeune Samuel.

Ayant parcouru le cercle des études académiques, le moment était venu de choisir une profession. Hahnemann se décida pour la médecine ; et, en l'année 1775, il se rendit à Leipsick, emportant pour toute ressource vingt ducats que son père lui remit en partant. C'était peu pour qui les recevait ! c'était tout ce que pouvait offrir la tendre affection de celui qui les donnait !

Quelle triste position pour un jeune homme de vingt ans ! que de privations l'attendaient, que de soucis et de préoccupations allaient assaillir son esprit, éprouver son courage ! Hahnemann accepta sans hésiter une position si difficile et si nouvelle. Il se décida à traduire en allemand des ouvrages anglais et français, et il attendit de ce travail ingrat les ressources nécessaires à ses besoins et à ses études. Un seul point l'embarrassa. Comment pourra-t-il suffire au double travail des traductions et à celui des études médicales ? Il imagine de dérober au sommeil une nuit sur deux. « Ceux qui, en voyant « fumer presque incessamment le vieux docteur, « n'ont pu s'empêcher d'observer malicieusement qu'il « proscrit l'usage du tabac, devront se rappeler, dit « l'un de ses biographes (1), que le pauvre étudiant « qui attendait du travail de la nuit son pain du lende- « main, fut obligé de chercher dans l'habitude de la

(1) V. Notice biographique sur Samuel Hahnemann, par le docteur Perry.

tasse et le sel marin; il recherchait *l'influence que certains gaz exercent sur la fermentation du vin*; il publiait des recherches chimiques *sur la bile et les calculs biliaires*; faisait connaître *un moyen très-puissant d'arrêter la putréfaction* (1789), publiait une *lettre sur le spath pesant*, annonçait la découverte d'*un nouveau principe constituant de la plombagine* (1789), quelques réflexions *sur le principe astringent des végétaux* (1789), donnait, dans le Magasin de Baldinger, le *mode exact de préparer le mercure soluble* (1789), s'occupait de *l'insolubilité de quelques métaux et de leurs oxydes dans l'ammoniaque caustique*; enfin il enrichissait la bibliothèque de Blumenbach de réflexions judicieuses sur les *moyens de prévenir la salivation et les effets désastreux du mercure*, et il insérait dans les Annales de Crell une *note sur la préparation du sel de Glauber* (1792).

Tant de travaux divers, se rattachant tous de la façon la plus directe au maintien de la santé publique, devaient fixer les regards sur Hahnemann, et les fixèrent en effet. Il n'y a donc pas à s'étonner si sa réputation s'étendait déjà au loin; et si dès 1791, la société économique de Leipsick et l'académie des sciences de Mayence l'appelèrent dans leur sein.

Après quatre années passées à Dresde, Hahnemann revint à Leipsick, théâtre de ses premières études et de ses veilles les plus pénibles. Mais il y revint précédé de la bonne renommée que lui avaient value ses travaux, ses succès et les amitiés puissantes dont j'ai parlé.

Alors, Hahnemann était arrivé à cette époque de la vie où tout médecin a donné à la société les garanties de savoir, d'expérience et de moralité qu'elle a droit d'exiger. Les différents services publics qui lui avaient été confiés, les succès d'une pratique étendue, les connaissances aussi profondes que variées qu'il avait acquises dans les positions différentes où il s'était trouvé, tout devait lui faire présager un heureux avenir. Il renonça à tous ces avantages ! Par un acte de volonté dont sa vie offre de nombreux exemples, il brisa son avenir en renonçant à la pratique de la médecine, revint à son ancienne pauvreté et à ce métier de traducteur, désormais son unique espoir et l'unique soutien de sa famille.

Où Hahnemann avait-il puisé les motifs d'une détermination si étrange et si peu raisonnable en apparence? La médecine n'avait plus sa foi. Pour lui, l'art de guérir était chose vaine et stérile dans ses promesses et ses résultats. Sa conscience se révolta à l'idée de rester attaché à une profession qui promettait toujours un bien qu'elle ne donnait jamais. Par devoir et par dégoût, il l'abandonna donc. La Providence le récompensa avec usure d'avoir obéi au cri de sa conscience ; mais elle le soumit à de dures épreuves. Ainsi fait-elle avec ceux qu'elle conduit à de hautes destinées.

A dater de ce moment, tout le temps de Hahnemann fut partagé entre les occupations de traducteur et les études de chimie auxquelles son goût et ses succès l'attachaient chaque jour davantage. Si ses travaux et ses découvertes, sous ce dernier rapport, lui avaient valu une réputation européenne, la fortune ne suivait pas un chemin aussi rapide que la renommée. Pour un homme chargé d'une nombreuse famille (Hahnemann eut de Henriette Kuchler onze enfants dont huit sont encore vivants) les soucis matériels entraînent avec eux de pénibles préoccupations. Gagner son pain à la sueur de son front, vivre aujourd'hui incertain des ressources du lendemain, s'imposer des privations et les imposer aux êtres qui nous sont le plus chers, est une bien dure épreuve pour une âme élevée. Cependant, cette douleur a ses allégements, lorsque ceux qui partagent notre destinée sentent notre peine ou la devinent, et par leur douceur et leur résignation, nous aident à en porter le fardeau. Hahnemann n'eut pas cette consolation. Henriette Kuchler ne comprit pas ses scrupules; longtemps elle le tourmenta de ses plaintes, le poursuivit de ses reproches et lui créa des obstacles de tout genre. A tous ces tourments d'intérieur, il opposa sans cesse une patience à toute épreuve, et chercha dans le travail et dans l'étude les seules consolations qu'alors il pouvait ambitionner. Ses travaux ne furent pas sans résultat. Il publia en 1792 à Francfort le premier cahier d'un ouvrage ayant pour titre l'*Ami de la santé*, et l'année suivante, la première partie d'un *Dictionnaire de pharmacie*. Au même temps, il indiqua la véritable *préparation du jaune de Cassel*, si souvent employé dans les arts et dont jusqu'à lui la composition était restée un secret (1).

Cependant, de graves maladies attaquèrent ses enfants. Alors, ses doutes, ses scrupules furent à leur

(1) Vers la même époque, Hahnemann a fait d'autres publications d'un moindre intérêt.

comble : le père tremblait pour la vie des siens, le médecin n'avait aucune confiance dans les ressources de l'art. Quelle cruelle incertitude ! Serait-il donc possible, se disait Hahnemann, que la Providence ait abandonné l'homme, sa créature, sans secours certains contre la multitude d'infirmités qui l'assiégent incessamment ? Il se posa cette question dans un moment bien solennel, dans le moment où la tendresse du père veille avec anxiété et prie avec ferveur, où toute prière est écoutée, où toute demande est répondue ; et alors il s'écria : « Non, il y a un Dieu qui est la bonté, la sagesse même, « il doit y avoir aussi un moyen créé par lui de guérir « les maladies avec certitude (1)... » Cet élan de son âme lui fut comme une révélation. Il se mit à la recherche, convaincu qu'il trouverait ; et telle est l'origine de l'homœopathie.

L'idée qu'il devait exister un moyen de *guérir les maladies avec certitude* n'abandonna plus Hahnemann ; et désormais, tout ce qui lui restera d'existence sera consacré à la solution de ce vaste et utile problème. « Pourquoi, se disait-il, ce moyen n'a-t-il pas été trouvé « depuis vingt siècles qu'il existe des hommes qui « se disent médecins ? C'est parce qu'il était trop près « de nous et trop facile, parce qu'il ne fallait, pour y « arriver, ni brillants sophismes, ni séduisantes hypo- « thèses. Bien !... je chercherai tout près de moi où il

(1) *Exposition de la doctrine médicale homœopathique*, dans les Opuscules qui y font suite : *Lettre sur l'urgence d'une réforme en médecine*, pag. 421.

voquer contre lui le bénéfice des lois protectrices de leur profession.

Hahnemann s'était fait un principe de n'administrer que les médicaments préparés par lui-même. La législation allemande, semblable en cela à la législation française (1), interdit aux médecins la dispensation, même gratuite des médicaments. Hahnemann résista aux prescriptions de la loi, et les pharmaciens, instruments actifs des petites et misérables jalousies des medecins, le poursuivirent, la loi à la main, de Georgenthal, où il appliqua l'homœopathie pour la première fois, à Brunswick, de Brunswick à Keingslutter, à Hambourg, à Eclembourg et à Torgau, jusqu'en 1811, époque où pour la troisième fois il reparut à Leipsick, y professa et y pratiqua publiquement l'homœopathie, jusqu'en 1820.

Pour ceux qui savent juger de la valeur d'une découverte par la conduite de celui qui la proclame, l'homœopathie est certainement une grande pensée digne de toute leur attention. Pour supporter avec calme, patience, noblesse et résignation, les mille tracasseries que l'envie suscite à un homme de cœur et de talent, il faut à cet homme plus que des motifs ordinaires. Une demi-conviction aurait fléchi dans un moment ou dans un autre, tandis que le propre de la foi, quand elle est ardente et sincère, est de ne se démentir jamais. Socrate avait foi dans sa doctrine; il lui resta fidèle, il la confirma jusqu'à la mort. Dans un ordre moins général et par conséquent moins élevé, Guillaume Harvey eut foi

(1) V. A. Trébuchet, *Jurisprudence de la médecine, de la chirurgie et de la pharmacie en France*, Paris, 1834, in-8, pag. 344.

dans ses découvertes, et il sut braver les persécutions de ses adversaires, voire même les dénonciations qu'ils adressèrent à Charles Ier, son protecteur et son unique appui. Hahnemann ne fut pas au-dessous de ces exemples. Avait-il raison?

Braver la loi d'un pays est toujours chose grave de sa nature, surtout lorsque cette loi a pour elle la sanction du temps, de l'opinion, et, il faut le dire, lorqu'elle repose sur des motifs respectables, au moins en apparence. Les occupations du médecin sont si multipliées, tellement étrangères à tout travail de manipulation, qu'il lui est difficile de consacrer à la préparation des médicaments un temps suffisant pour acquérir l'habileté nécessaire à leur bonne confection. Dans ces limites relatives, la loi est sage. Mais lorsqu'elle est conçue en termes absolus, qu'elle oblige dans tous les cas et dans toutes les conditions, la loi est despotique. Comment Hahnemann, qui avait découvert une loi thérapeutique nouvelle à laquelle se rattachaient des moyens d'application nouveaux, se serait-il confié à d'autres qu'à lui-même du soin de remplir ses prescriptions? Le mauvais vouloir qu'il rencontrait à chacun de ses pas, les persécutions auxquelles il était en butte, ne l'autorisaient-ils pas à se défier de tout secours étranger? Quel pharmacien aurait pu, voulu ou su exécuter avec intelligence et fidélité des préparations en si complète désharmonie avec ce qu'il avait appris et ce qu'il était dans l'habitude de faire? Si on ajoute à toutes ces raisons, que Hahnemann avait découvert des propriétés curatives dans un certain nombre d'agents considérés jusqu'à lui comme inertes ; qu'on le poursuivait sans fin et sans relâche des imputations les plus grossières, qui pourrait le blâmer de sa fermeté et de sa résistance aux prescriptions d'une loi qui ne pouvait atteindre sa doctrine? Jusqu'à lui, les médecins n'avaient pas encore imaginé que le *lycopode*, le *sel marin*, l'*or métallique* et quelques autres, pussent être d'aucune utilité dans le traitement des maladies. Il se fait de nos jours des découvertes thérapeutiques signalées depuis plus de quarante ans par le génie de Hahnemann. J'en citerai un seul exemple. L'ancienne médecine crut, il y a quelques années, avoir trouvé dans le *sel marin* un moyen très-puissant contre l'affection tuberculeuse des poumons ; elle le dit avec assurance, et pendant environ deux ans, tous les phthisiques furent soumis à cet agent, aussitôt oublié que préconisé. Dès 1828, dans la première édition de son *Traité des maladies chroniques*, Hahnemann avait dit dans quelles espèces et dans quelles périodes de cette cruelle affection le sel marin peut être utile. Que de découvertes en ce genre, ne nous sont pas réservées ! Combien de fois n'arrivera-t-il pas, qu'entraînés par la force des choses, les médecins de l'ancienne école donneront pour nouveaux des faits que l'école homœopathique reproduit tous les jours? Par toutes ces raisons, la résistance de Hahnemann fut sage. Supposons, pour un moment, qu'avec moins de lumières et une volonté moins ferme, il eût réclamé les secours de la pharmacie ; soit mauvais vouloir, soit ignorance du pharmacien, il aurait eu de mauvaises préparations. Dès lors, marchant d'insuccès en insuccès, sa confiance en lui-même se serait ébranlée; il en serait venu à douter de sa doctrine; au doute aurait succédé la négation : une grande vérité était perdue! Hahnemann sut et comprit ces choses, et ne mit jamais en balance le texte brutal de la loi avec le salut du malade ou l'avenir de sa doctrine. Que son nom soit honoré!

Ce fut à Georgenthal, comme je l'ai dit, dans un hospice d'aliénés fondé par le duc Ernest de Gotha, qu'il obtint les premiers succès qui occupèrent l'attention publique. Il y guérit un homme de lettres, Klockenbring, auquel une épigramme de Kotzebue avait, dit-on, fait perdre la raison. Les blessures d'amour-propre sont toujours dangereuses, chacun le sait. Il est rare, cependant, qu'elles aient d'aussi funestes conséquences. Hahnemann le savait aussi; dès longtemps il avait appris à ne pas confondre la *cause* avec l'*accident* qui met souvent en jeu une cause virtuelle inhérente à la constitution; doctrine qu'en 1828, il développa avec le soin qu'elle méritait, dans sa *Doctrine des maladies chroniques*. Sans doute, il dirigea son traitement d'après cette vue, et c'est pourquoi il réussit.

Au milieu des migrations que lui imposaient les persécutions de ses confrères ligués avec les pharmaciens allemands, Hahnemann ne discontinua pas d'un instant ses recherches sur les propriétés curatives des médicaments. Dès 1805, il rassembla dans deux petits volumes toutes ses découvertes en matière médicale, et les publia sous le titre de *Fragmenta de viribus medicamentorum positivis, sive in sano corpore humano obser-*

vatis (1). Ce fut à la même époque qu'il donna deux opuscules reproduits dans ce volume, opuscules de haute et judicieuse critique, à laquelle il serait encore aujourd'hui difficile de répondre avec succès (2).

Dans ses *Fragments sur les propriétés positives des médicaments*, Hahnemann donne la symptomatologie de vingt-six substances, dont les différents tableaux sont reproduits avec de nombreuses additions dans la *Matière médicale pure*. Aussi, ce premier des ouvrages dogmatiques de Hahnemann n'a-t-il plus qu'une valeur historique. Sous ce rapport, son importance est grande ; c'est là que pour la première fois, il définit, avec une précision que personne n'avait encore atteinte, ce qu'il faut entendre par le mot médicament, et qu'il pose la matière médicale sur une base inébranlable.

« Quæ corpus merè nutriunt *alimenta*, dit-il, quæ « verò sanum hominis statum (vel pravâ quantitate « ingestâ) in ægrotum,—ideòque et ægrotum in sanum « mutare valent, *medicamenta* appellantur.

« Instrumentorum artis suæ habere notitiam quàm « maximè perfectam, primum artificis est officium, « medici verò esse, nemo, proh dolor! putat. Quid « enim medicamina *per se* efficiant, id est, quid in sano « corpore mutent, perscrutari, ut indè pateat quibus in « universum morbis conveniant, nemo hucdùm medi- « corum, quantùm scio, curavit. »

De 1805 à 1810, époque où il publia à Dresde la première édition de l'*Organon de l'art de guérir*, sous

(1) V. l'édition donnée par le docteur Quin à Londres, 1834.
(2) *Des effets du café*, p. 390; et *la Médecine de l'expérience*, p. 318.

le titre d'*Organon de la médecine rationnelle*, sa vie fut silencieuse : il s'occupait alors de rassembler en un corps de doctrine les différents principes qu'il avait découverts, et d'en faire une exposition méthodique.

Il reparut donc à Leipsick en 1811, non plus en simple traducteur, encore moins en homme dont toutes les illusions sont tombées une à une ; mais avec l'assurance d'un réformateur qui frappe audacieusement le vieil édifice de la science, et apporte cette bonne nouvelle, qu'enfin il a touché la terre promise. Il revient à Leipsick, fatigué des ennuis et des dégoûts inséparables de toute existence fortement agitée, mais résolu à poursuivre sans relâche l'œuvre qu'il avait entreprise. Une année ne s'était pas écoulée depuis l'apparition de l'*Organon*, que déjà il commençait la plus difficile et la plus importante de toutes ses publications. Dès 1811, il donna le premier volume de la *Matière médicale pure*, dont le sixième et dernier ne parut qu'en 1821.

Des travaux si remarquables n'avaient point désarmé les petites passions déchaînées contre lui ; mais elles n'avaient ni lassé sa patience, ni amolli son courage. Fatigué, cependant, de la violence des persécutions qu'on lui suscitait, il finit par accepter, en 1820, l'asile que le duc Ferdinand lui offrit à Anhalt-Koëthen. La haute et puissante protection du duc lui assurait au moins la liberté du travail et de l'exercice de son art. Elle fut impuissante à le garantir de toute insulte. Il eut à lutter non plus contre les intrigues des médecins, contre les invocations à la loi faites par les pharmaciens ; il eut à se défendre contre l'animadversion de la populace.

Il lui était impossible de franchir le seuil de sa demeure sans être exposé, lui ou les siens, aux railleries les plus insultantes, aux injures les plus grossières. On en vint même jusqu'à assaillir sa demeure et en briser les vitres à coups de pierres. L'autorité fut obligée d'intervenir. De tels procédés lui inspirèrent un tel dégoût, qu'il résolut de ne plus sortir de sa maison, et pendant quinze années qu'il habita Koëthen, c'est à peine s'il s'est montré quelquefois hors de chez lui.

Les commencements de l'homœopathie ne furent donc pas heureux pour son fondateur. Mais aucune de ces afflictions n'eut prise sur son âme, aucune ne l'empêcha de marcher dans la voie qu'il s'était ouverte. Un an avant son départ pour Koëthen (1819), parut la deuxième édition de l'*Organon*, et en 1823, il commençait de publier aussi une seconde édition de la *Matière médicale pure*.

D'où venait donc cet empressement à lire les ouvrages d'un homme que la critique ne craignait pas de flétrir des épithètes de visionnaire, d'homme à imagination malade, quelquefois même de charlatan? De toutes les circonstances de la vie de Hahnemann, celle-ci est la plus étrange et la plus inexplicable. Dans le court intervalle de vingt-quatre ans (de 1810 à 1834), l'*Organon* a eu cinq éditions allemandes : il a été traduit dans toutes les langues européennes ; et notre France médicale, si dédaigneuse de tout ce qui touche à l'homœopathie, a déjà épuisé deux éditions du même ouvrage. Elle épuisera la troisième. La *Matière médicale pure* et le *Traité des maladies chroniques* ont eu deux éditions dans un moindre intervalle de temps. D'où vient, je le répète, cet empressement à étudier les œuvres d'un homme si hautement dédaigné ?

Si encore la critique s'était acharnée après lui, avait pris ses livres et les avait soumis au contrôle d'un examen consciencieux et sévère, on concevrait le succès de ses livres et le peu de fortune de ses idées. Mais en Allemagne, comme en France, de même que dans tous les autres pays, rien de semblable n'a éu lieu. Si Hahnemann avait voulu descendre dans l'arène, prendre ses adversaires corps à corps et les forcer à s'expliquer sur leur attitude dédaigneuse, quel beau jeu il avait ! S'il les avait sommés de s'expliquer sur la loi thérapeutique, par lui proclamée, sur la valeur de l'expérimentation pure, sur sa manière d'envisager la nature des maladies chroniques et sur le traitement à leur opposer, qui donc se serait constitué le champion du principe de Galien ? qui aurait osé soutenir que la matière médicale était en sûreté, assise qu'elle se trouvait, jusqu'à lui, sur le principe *ab usu in morbis?* quel médecin expérimenté aurait défendu avec la moindre apparence de succès, l'origine organique des maladies chroniques, ou se serait établi le défenseur des hypothèses solidistes, humoristes ou vitalistes du passé ?

Hahnemann dédaigna les injures qui lui étaient personnelles ; il ne voulut ni lire ni réfuter les libelles et les journaux où il était si outrageusement diffamé. Il passa sa vie à attendre un juge sévère, intelligent et consciencieux de ses œuvres. Il mourut sans l'avoir rencontré.

C'est qu'en effet, la seule manière de réfuter un homme

comme Hahnemann était de produire une doctrine supérieure à la sienne. Cette doctrine ne s'est pas encore montrée. Lorsque Galien, introduit en Europe à la suite des Arabes, régnait despotiquement sur l'école, que fit Paracelse ? à la doctrine de Galien il en substitua une qui lui était propre. Le temps a fait justice de Paracelse sans relever Galien du discrédit où son antagoniste le fit tomber. Lorsque le solidisme chercha à s'introduire, l'humorisme vint se poser à ses côtés et lui disputer l'empire; lorsqu'enfin le brownisme eut envahi l'Europe, son règne fut paisible jusqu'au jour où Broussais renversa la célèbre dichotomie pour y substituer son organicisme éphémère. Cette loi est absolue. N'avons-nous pas vu Aristote se poser en face de Platon, comme en un autre temps, Descartes régner à côté de Bacon, et Leibnitz menacer Locke ?

Aussi, lorsque les amis de Hahnemann se plaignaient de son indifférence et du peu de soin qu'il prenait de sa réputation : « Ne suis-je pas, leur disait-il, le même « homme que vous avez connu autrefois ? alors on « m'encensait, aujourd'hui on m'injurie; pourquoi se« rais-je plus sensible à d'injustes reproches que je ne « l'ai été à des louanges méritées ? »

Il continua donc ses travaux, vivant dans la plus complète indifférence sur les critiques dont il était l'objet, toujours occupé d'ajouter à ses découvertes, d'apporter, dans la pratique, une précision de plus en plus grande, et de répondre à ce qu'attendait de lui une clientèle tellement nombreuse, qu'elle absorbait la plus grande partie de son activité.

En 1827, Henriette Kuchler mourut. Mais bien avant cette époque, la tranquillité, la gloire et le bien-être avaient succédé aux longs tourments qui avaient troublé la vie de Hahnemann. Les nombreuses guérisons qu'il avait opérées, le respect dont l'entouraient les hommes marquants de tous les pays, qui, ayant eu recours à ses soins, avaient pu l'apprécier, formaient autant d'heureuses compensations aux injustices dont il avait eu à se plaindre.

Le 18 janvier 1835, dans sa soixante-dix-neuvième année, il épousa en secondes noces, mademoiselle Mélanie d'Hervilly, Française, venue à Kœthen pour recevoir ses soins. Ce fut alors qu'il se décida à quitter l'Allemagne pour se rendre à Paris, où sa doctrine commençait à être connue et à se répandre.

Lorsque la population de Kœthen connut le projet qu'il avait conçu, elle s'en émut au point de menacer de retenir par la force le vieux docteur, qui était pourtant le même homme, que quinze ans auparavant, elle poursuivait de ses injures, le même qu'elle voulait lapider. Pour éviter des scènes de violence, Hahnemann résolut de partir secrètement et de nuit. Que les caprices de l'opinion sont chose bizarre et de peu d'intérêt ! Quel compte devons-nous tenir de ses arrêts, lorsqu'elle-même les brise si facilement ?

Le 25 juin 1835, Hahnemann arriva à Paris. Il y pratiqua l'homœopathie avec un succès incontestable, et les guérisons qu'il obtint ajoutèrent encore à sa renommée. Malgré son grand âge, il conserva jusqu'à ses derniers jours toute l'énergie de son intelligence, une activité sans égale et une santé robuste qui lui permettait de se livrer chaque jour au travail le plus assidu.

Cependant, sa santé s'affaiblit au milieu de l'hiver de 1843. La vie l'abandonnait, et le 2 juillet de la même année, il s'éteignit, emportant avec lui l'assurance qu'un demi-siècle de travaux et de services rendus à la médecine porterait d'heureux fruits ; sûr d'avoir banni à jamais de la science les vaines théories et les séduisantes hypothèses, et d'avoir élevé un édifice que le temps agrandira et perfectionnera, mais qu'il saura respecter.

§ II. — Doctrine de Hahnemann.

Quels services Hahnemann a-t-il donc rendus à la médecine ? Ces services sont-ils réels, ou ne faut-il voir en eux qu'un nouveau système à ajouter aux mille systèmes dont abonde l'histoire de la science, et qui s'éclipsent après avoir brillé pendant quelques instants? C'est ce qui me reste à dire et surtout à faire comprendre, à expliquer plutôt qu'à justifier.

Je dis expliquer l'homœopathie et la faire comprendre ; car il n'entre dans mes vues ni de la juger ni de prédire ses destinées. Pour juger une doctrine, il faut la dominer, lui être supérieur, et pour cela, il faut posséder soi-même une doctrine plus rigoureuse et plus compréhensive que celle qu'on prétend juger. Une semblable doctrine m'est inconnue. Quant aux destinées qui attendent l'homœopathie, il n'appartient qu'au temps de les indiquer. Nous sommes à une époque où chacun a prophétisé le sort le plus brillant aux idées qui lui étaient chères. De toutes ces prophéties, combien en est-il que l'avenir ait respectées? Du reste, ceux qui voudront lire avec attention l'exposition de la doctrine de Hahnemann, méditer sur les principes dont elle se compose, et que l'*Organon* résume d'une façon si heureuse et si concise, ceux-là comprendront combien est ferme et solide la base sur laquelle il a édifié.

I. Une première lecture de l'*Organon* leur permettra de saisir *l'esprit* et la *tendance* de la doctrine homœopathique. Ils verront qu'elle offre le double caractère d'une séparation complète, radicale, avec le passé de la science, sous le rapport théorique, c'en est la partie critique; et celui d'un dogmatisme absolu dans l'exposition de ses propres principes. Ils verront, enfin, que l'homœopathie forme un tout tellement homogène, que celui qui accorderait l'une de ses parties serait forcément conduit à accorder les autres. Unité et liaison étroite de tous les principes de la doctrine, peu de respect pour la tradition, tel est donc l'esprit de l'homœopathie. Cependant, il ne faut pas croire que par un esprit réactionnaire peu digne d'un homme doué d'un génie incontestable, Hahnemann ait été injuste envers le passé. Il repousse, il est vrai, l'orgueilleuse prétention qu'eurent ses devanciers de vouloir pénétrer l'essence intime des maladies, ce que l'école a nommé *prima causa morbi;* il poursuit de ses railleries et d'un dédain bien mérité les nombreuses hypothèses enfantées par l'imagination de nos devanciers; le solidisme de Frédéric Hoffmann, les archées de Vanhelmont, le spiritualisme de Stahl, l'humorisme de Sylvius de le Boé, la dichotomie brownienne, le spasme de Cullen, l'irritation de Broussais. Toutes ces conceptions aventureuses, ces systèmes artificiels et factices, que la logique repousse et que dément l'expérience : tous sont repoussés par lui comme ayant éloigné de la vérité, et surtout pour le mal qu'ils ont fait à l'espèce humaine. Mais il accepte les faits du passé, il s'en saisit et les utilise au profit de sa doctrine, souvent avec bonheur, toujours avec intelligence et équité.

Hahnemann avait-il donc si grand tort de séparer sa doctrine de systèmes vieillis pour la plupart et jugés par ses contemporains avec une sévérité qui allait parfois jusqu'à l'injustice? Pouvait-il jamais égaler, dans sa critique, la véhémence que déployèrent les uns contre les autres des adversaires d'autant moins charitables qu'ils avaient plus à redouter pour eux-mêmes? Bien des reproches lui ont été adressés, sous ce rapport, et vraiment ils ne sont pas mérités.

Qu'on y pense : Hahnemann était convaincu que toutes les doctrines antérieures à la sienne marchaient contre la fin que toute médecine doit poursuivre et atteindre; il regardait la théorie officiellement enseignée et pratiquée, comme un édifice sans base; il le dit et le prouva. Celui qui apportait une réforme radicale de l'art de guérir pouvait-il tenir un autre langage?

On l'a beaucoup blâmé de la hardiesse de sa parole; mais, en vérité, fallait-il s'incliner avec tant de respect devant des idoles aussi trompeuses? Qui, de nos jours, se croirait obligé à une grande condescendance envers la théorie du *chaud* et du *froid*, du *sec* et de l'*humide?* qui oserait soutenir que toutes nos maladies dérivent soit d'une révolte des archées, soit du plus ou moins de rigidité des solides, soit du plus ou moins d'alcalescence des humeurs; que toutes doivent être rapportées à la sthénie ou à l'asthénie de l'incitabilité, comme le voulait Brown? L'homme le moins expérimenté n'a-t-il pas dès longtemps fait justice de ces vues incomplètes de la vie physiologique? et n'est-ce pas avec le sourire sur les lèvres, que nous accueillons les tentatives d'application faites à la pathologie des découvertes récentes de la chimie? S'il est encore de rares partisans du principe de l'*irritation*, depuis longtemps, ils ont abandonné les hauteurs où les avait élevés leur maître. Les discussions qu'ils soulèvent ou qu'ils essayent de soutenir ne portent plus sur les principes auxquels ils restent attachés plutôt par habitude que par conviction : ils en sont venus à compter leurs succès et leurs revers, à nombrer les faits. Triste pronostic pour le sort d'une doctrine, que le moment où elle déserte la théorie pour se jeter dans l'empirisme, où elle abandonne la loi pour le fait dont toute la lumière est empruntée aux rayonnements que lui envoie la théorie.

Lorsque parut Hahnemann, toutes les hypothèses imaginables avaient fait leur temps. Toutes avaient eu leurs bons et leurs mauvais jours, toutes étaient jugées, condamnées, et, je puis le dire, toutes aujourd'hui sont abandonnées. Hahnemann surgit au milieu de ces ruines; il vint ranimer les médecins découragés par tant d'efforts inutiles, et leur rappeler sous une autre forme la pensée si profonde d'Hippocrate; d'Hippocrate toujours vanté, rarement imité, et avec lequel Hahnemann a des points de contact si nombreux et si peu appréciés.

« Tous ceux, disait le père de la médecine antique, « qui, de vive voix ou par écrit, ont essayé de traiter « de la médecine se créant à eux-mêmes, comme « base de leurs raisonnements, l'hypothèse ou du « chaud, ou du froid, ou de l'humide, ou du sec, ou « de tout autre agent de leur choix, simplifient les cho- « ses et attribuent, chez les hommes, les maladies et « la mort à un seul ou à deux de ces agents, comme à « une cause première et toujours la même; mais ils se « trompent évidemment dans plusieurs des points « qu'ils soutiennent; d'autant plus blâmables qu'ils « se trompent sur un art qui existe, que le monde em- « ploie dans les choses les plus importantes, et honore « particulièrement dans la personne des artistes et « des praticiens excellents (1). »

Toute la critique de Hahnemann n'a, en effet, d'autre but que d'affirmer l'existence et l'excellence de l'art, et de ruiner dans l'opinion les hommes à systèmes qui, voulant expliquer les maladies et la mort par un ou deux agents, faussent l'observation, compromettent l'expérience, et portent atteinte à la dignité de l'art et de l'artiste.

Hahnemann fut, en outre, très-absolu dans ses principes; c'est encore là ce qui caractérise sa doctrine. Faut-il l'en blâmer? S'il n'a créé que l'erreur, on peut et on doit déplorer qu'il ait eu assez de force et de

(1) V. *Traité de l'ancienne médecine* (*OEuvres complètes d'Hippocrate,* traduction de Littré. Paris, 1839, t. I, pag. 508 et suiv.).

puissance pour enchaîner aussi rigoureusement tous les compartiments de son édifice, et les souder si bien les uns aux autres, qu'il soit impossible d'en enlever un fragment sans que le tout s'affaisse aussitôt. S'il a découvert des vérités partielles, quelle que soit, du reste, leur importance, il est encore à regretter qu'allant au delà du but, il ait forcé les conséquences de ses découvertes : car, c'était compromettre le sort des vérités isolées qui s'étaient présentées à lui. Mais s'il a trouvé la vérité principe, immortelle comme toute vérité qui n'accepte ni conditions, ni contingences, parce qu'elle les domine toutes et les asservit à son empire, Hahnemann a été ce qu'il devait être : dogmatiste dans l'exposition de ses doctrines, absolu dans ses prescriptions, impitoyable pour toute déviation de la ligne qu'il avait tracée, et en cela, il témoignait de sa conviction et de sa loyauté. C'est en effet, la première impression que recevra de l'étude de l'*Organon* tout lecteur impartial et attentif.

II. Mais s'il veut pénétrer plus avant dans la connaissance de l'homœopathie, le lecteur dont je parle s'enquerra de la doctrine elle-même, et alors il ne tardera pas à s'apercevoir qu'elle repose sur une *conception physiologique*, qu'elle a une *loi thérapeutique*, un *système pathologique* et une *matière médicale*. Si, reprenant ensuite, par la pensée, les différents facteurs du problème vaste et difficile dont les médecins poursuivent la solution, il s'interroge sur chacun d'eux, bientôt il verra que la doctrine de Hahnemann est complète comme doctrine ; car le problème dont il s'agit est résolu du moment où le médecin a les moyens de connaître les maladies qu'il est appelé à guérir, ceux de découvrir les propriétés que possèdent les agents de la guérison ; du moment enfin, où le rapport établi entre le médicament et la maladie lui est également connu. La pathologie, la matière médicale et la thérapeutique satisfont évidemment, ou plutôt doivent satisfaire aux trois conditions indiquées. Puis, reportant la pensée sur l'homme sujet de la science qui nous occupe, on s'aperçoit bientôt que l'art du médecin, quelle que soit la méthode qui lui serve de guide, quels que soient les moyens qu'il emploie, a toujours pour but de modifier la vie humaine momentanément déviée de son type normal. Or, pour modifier un être, il faut connaître cet être, de même qu'en morale, on ne corrige les caractères qu'après les avoir pénétrés. Pour ramener la vie à l'état normal dont elle s'était écartée par l'influence morbide, il faut donc la connaître en elle-même et dans ses conditions d'existence. Il résulte de ce qui précède, que si la thérapeutique, la pathologie et la matière médicale constituent la médecine proprement dite, ces trois sources de la science se tariraient bientôt si elles n'étaient incessamment alimentées et fécondées par une conception physiologique.

Tout lecteur attentif qui voudra se rendre un compte sévère d'une doctrine médicale, l'interrogera donc sur sa pathologie, sa matière médicale et sa thérapeutique Il fera plus : il lui demandera quelle idée elle se fait de la vie humaine, et comment cette idée se lie aux autres parties du système. Hahnemann le satisfera sur tous ces points. Mais qu'il n'aille pas exiger de lui que chacune des propositions avancées soit accompagnée de toutes ses justifications : autant vaudrait demander à l'auteur d'un code de grossir ses lois de tous les commentaires et de tous les exposés de motifs qui l'ont porté à écrire le code dont il s'agit. Sous ce rapport, l'Organon ne le satisferait pas. L'*Organon* de Hahnemann est une méthode et non pas un livre élémentaire et descriptif. Il est à la médecine ce qu'étaient à la philosophie l'*Organon* d'Aristote et le *Novum organum* de Bacon : c'est au lecteur intelligent et instruit à suppléer aux développements qui manquent.

III. — Toute doctrine médicale digne de ce nom, ai-je dit, est nécessairement dominée par une manière de concevoir la vie humaine. Qu'elle soit vague ou précise, exprimée ou tenue dans l'ombre, cette idée vit indubitablement dans l'esprit de tout médecin qui essaye de se rendre compte de ses actions; à plus forte raison, occupe-t-elle une place immense dans les méditations de celui qui s'élève jusqu'aux régions de l'inconnu.

Sous le rapport physiologique, deux solutions sont en présence depuis l'origine des temps, et ces deux solutions ont le mérite d'être tellement tranchées dans leur expression et dans leur pensée, qu'entre elles deux il n'est pas de compromis possible.

La vie humaine est un fait, et ce fait peut être compris ou comme *cause* des phénomènes qui se succèdent d'une façon si merveilleuse dans notre organisation, ou elle peut être conçue comme *effet* du jeu des organes. En d'autres termes, pour le physiologiste comme pour le métaphysicien, il n'est pas de milieu entre le spiritualisme et le matérialisme. Tout homme dont l'esprit est assez vaste pour ne pas s'arrêter à moitié chemin d'un problème, se trouve forcément conduit jusqu'à cette redoutable question. Loin de reculer devant les difficultés qui l'obscurcissent, il s'y attache obstinément jusqu'à ce qu'il en ait fait jaillir la lumière. C'est pourquoi, malgré leur dédain pour les questions philosophiques, il n'est pas un médecin ayant laissé quelques traces de son nom dans la science, qui n'ait incliné ouvertement vers l'une ou l'autre des solutions indiquées. Brown, Rasori, Broussais, le savaient bien; aussi n'hésitèrent-ils pas à se prononcer. Je ne sais même si leur éducation philosophique ne fut pas pour beaucoup dans leurs différents systèmes, et si ces trois fils du dix-huitième siècle ne pourraient renvoyer à leur mère la responsabilité des doctrines qu'ils préconisèrent. Barthez et l'école de Montpellier connaissaient aussi l'importance d'une semblable question : ils la résolurent en sens opposé, mais ils ne la tinrent pas dans l'ombre.

De profonds mystères, il faut en convenir, couvrent l'une et l'autre de ces solutions, mais selon celle à laquelle on s'arrête, tout change de face. Le matérialisme médical, ne voyant que des organes qui fonctionnent, place en eux l'origine et le point de départ de la maladie; s'il étudie l'action des agents de guérison, il ne s'occupe que des modifications organiques qu'ils produisent, et lorsqu'il arrive à tracer ses indications thérapeutiques, il les emprunte à ces deux sources. Peu lui importe, si un sujet atteint de ce qu'il nomme une inflammation, est ou n'est pas débilité par la maladie et les traitements antérieurs; tant que les organes malades sont frappés de *congestion* il s'acharne après eux, les dégorge et les désemplit sans fin et sans relâche, jusqu'au moment où l'équilibre se rétablit, ou jusqu'à l'instant où une prostration évidente l'oblige à s'arrêter, et le laisse en face du danger, sans autre ressource que son impuissance.

Jusque-là, le matérialisme est conséquent. Mais suffit-il d'être rigoureux dans ses déductions, pour atteindre jusqu'à la vérité? Là est la question.

Pour juger le matérialisme médical, il faut l'examiner en lui-même, et dans ses conséquences. Sous le premier point de vue, il se réduit à une affirmation sans preuve, et sous le second rapport, on peut dire que les fruits qu'il a portés sont des plus stériles.

Dire que la vie résulte du jeu des organes et que l'organe lui-même ne soit qu'une modification de la matière, sans spécifier cette modification, sans justifier l'hypothèse avancée, c'est évidemment partir d'une supposition gratuite et construire sur cette base chancelante un fragile édifice.

Eh quoi! c'est au nom de la raison qu'on est venu jeter dans la physiologie et dans la médecine cette pensée ténébreuse? Est-ce qu'au delà de tous ces organes fonctionnants, conspirant tous vers un but unique, la conservation de l'individu, il n'est pas quelque chose qui produit, entretient et conserve l'harmonie des fonctions? Ce quelque chose, cet inconnu, qui échappe au scalpel et à l'œil armé des instruments les plus délicats, n'est-ce pas une force réelle, tout à fait distincte des forces matérielles, puisqu'elle jouit d'un mode d'action qui lui est particulier? Or, on définit la force une cause de mouvement. Toute cause est nécessairement antérieure à son effet, supérieure à lui et le dominant; on ne peut donc la confondre avec le phénomène, puisqu'elle l'engendre, moins encore la faire engendrer par lui; car il faudrait chercher ailleurs la cause du phénomène lui-même. Reculer la difficulté n'est pas la résoudre. La vie n'est donc point un effet, et ce qui le prouve sans réplique, c'est la manière dont elle se développe et parcourt ses phases. Les métamorphoses continues et régulières que subissent les corps organisés ont toutes un but déterminé, indépendant des circonstances extérieures. Ces corps portent avec eux *un type de changement*, comme le dit Burdach (1), qui peut être modifié par elles, sans qu'elles aient puissance de le donner, puisque jusqu'à un certain point, ils résistent à leur influence. Encore une fois, le type est antérieur, dans l'ordre de développement, à la chose qu'il veut exprimer, comme la pensée précède la parole, comme la volonté précède l'action.

Si cette cause, cette force qu'on nomme la vie n'est pas un vain mot, c'est elle qui constitue l'être vivant, l'organisme n'en étant que l'expression visible. Et dans la succession des phénomènes physiologiques, c'est elle encore qui les incite à l'action, comme c'est elle qui re-

(1) Traité de Physiologie considérée comme science d'observation, trad. par A. J. L. Jourdan. Paris, 1838.

çoit avant tout les impressions produites par les choses du dehors. Et l'organe obéit aux impressions que la vie lui communique : il obéit passivement, comme l'esclave le fait à l'égard du maître, comme le fait tout patient à l'égard de l'agent.

L'observation justifie-t-elle ces données? Il est de fait que les métamorphoses physiologiques, qu'on nomme les âges, s'accomplissent en des temps réguliers, qu'elles portent avant tout sur l'ensemble de la constitution, quoique prédominamment sur certaines de ses parties : que dans l'enfance, ces prédominances se dessinent sur les organes de la dentition; dans la puberté, vers les organes génitaux; que dans l'âge adulte le développement général de l'être s'accomplit et se perfectionne, pour ainsi parler, dans toutes ses parties; que dans l'âge mûr et dans la vieillesse, la décadence vitale commence et s'accomplit d'abord dans l'ensemble, puis en s'attaquant de préférence aux fonctions et aux organes qui s'étaient développés les derniers. Graduellement, le vieillard revient à la condition de l'enfant. Et cela se passe chez tous de la même manière et avec de faibles différences, quelles que soient les conditions de race, de climat, de tempérament, d'idiosyncrasie. Et chacune de ces métamorphoses change nos idées, nos goûts, nos penchants, jusqu'à nos habitudes. Comment expliquer, par une agrégation d'atomes, de molécules, de globules, cette marche incessante et fatale qui brave les circonstances extérieures et les défie, s'il était vrai que, même sous le rapport physiologique, l'homme ne fût qu'un amas de matière jeté dans un monde matériel. Enlever à la matière les forces qui la sollicitent, et à l'organisme la vie qui l'anime et le pénètre, c'est se condamner à ne rien comprendre à la vie physiologique elle-même, non plus qu'à la vie pathologique et à la thérapeutique.

Le matérialisme, faisant de la vie un résultat, a dû placer le point initial de toute maladie, dans les organes et les appareils : je le répète, il était conséquent. La maladie doit atteindre la source des actions vitales, et là où l'on veut que leur cause soit organique, il faut nécessairement que la maladie se développe conformément aux lois de la vie.

Mais je voudrais bien savoir le nom d'une maladie interne n'offrant pas à son début une série de précurseurs, de troubles généraux, qui n'attaque pas l'organisme dans son ensemble, sauf à laisser plus tard les prédominances se dessiner. Évidemment, ni les phlegmasies, ni les fièvres essentielles, ni les fièvres éruptives, ne sont dans ce cas ; les maladies qu'on nomme diathésiques et cachectiques n'y sont pas davantage. Il en est de même des deux grandes familles appelées scrofules et affections herpétiques. Que reste-t-il donc ? les affections spasmodiques ? Oh ! n'arguez pas de cette exception, qui, dans l'état actuel des connaissances, est simplement le rendez-vous de toutes les inconnues de la pathologie, le gouffre où viennent se perdre des espèces d'ordre très-différent.

S'il était vrai, d'ailleurs, que les maladies fussent organiques, ainsi qu'on l'a prétendu, les médicaments devraient avoir une action toute locale, puisqu'en définitive leur destination est la guérison des maladies. Les choses ne se passent pas ainsi. Il n'est pas dans la matière médicale, on le sait, une seule substance agissant exclusivement sur un organe ou sur un appareil ; mais toutes modifient l'homme dans son ensemble, déploient leur action sur tout son être, tout en agissant chacune à sa manière.

Ainsi, l'organicisme qui eut la prétention de parler à la raison et de dissiper les obscurités du vitalisme, a substitué au mystère insondable de la vie considérée comme cause, autant de mystères qu'il y a dans l'homme d'organes fonctionnants; en y ajoutant, par surcroît, le mystère de la vie de l'ensemble, plus impénétrable cent fois dans cette hypothèse, que dans le système qui lui est opposé. En pathologie, obligé, pour être conséquent, de se créer des affections organiques, il en est venu à méconnaître les symptômes généraux, à ne leur accorder aucune importance thérapeutique et à rompre toutes les concordances établies par la nature entre la maladie et le médicament. En thérapeutique, il concentre toute son action sur l'organe et sur l'appareil dont les lésions sont prédominantes, et à force de fatiguer l'organisme d'efforts mal dirigés, ou il échoue dans ses traitements, ou, si le malade guérit, c'est souvent au prix d'un abaissement irrémédiable dans sa puissance vitale.

Hahnemann s'est élevé avec force contre ce qu'il appelle cette médecine homicide. Essentiellement vitaliste, lui aussi a su être conséquent dans les déductions de son principe; il l'a été jusqu'à la dernière rigueur.

« L'organisme matériel, a-t-il dit, supposé sans

« force vitale, ne peut ni sentir, ni agir, ni rien faire « pour sa propre conservation. C'est à l'être immatériel « seul qui l'anime dans l'état de santé et de maladie, « qu'il doit le sentiment et l'accomplissement de ses « fonctions vitales (1). »

Deux faits ressortent de cette citation : pour Hahnemann, l'organisme sans force vitale est inerte. La vie lui est communiquée par une force *sui generis,* qu'il nomme la force vitale. Cette force est un être, et cet être est immatériel. Voilà toute sa pensée, voilà tout son système. Mieux on les comprend, plus on est maître de sa doctrine, et mieux on l'applique.

Hahnemann dit la force vitale, et non les forces vitales. Cette force est unique ; et c'est pourquoi, la multiplicité de nos actions organiques se développe dans une harmonie si merveilleuse, qu'elle a frappé d'admiration les plus grands esprits et les plus beaux génies. En cela, il échappe aux erreurs de Vanhelmont, qui, sorti de l'école de Paracelse, inclinait manifestement vers le matérialisme moderne, et compliquait l'action de son archée de celle d'une foule de ferments qui rompaient l'unité du système. Il échappe également à l'erreur de Stahl qui fait honneur à l'âme raisonnable de tous les phénomènes qu'accomplissent les êtres vivants. La force vitale de Hahnemann préside à toutes nos fonctions et nous donne le sentiment de leur accomplissement. Elle est une, je le répète, elle est spécifique. On ne saurait donc la confondre avec la force psychologique

(1) *Organon de l'art de guérir,* pag. 108.

d'où relèvent des faits d'un autre ordre, les faits intellectuels et moraux.

Cette force est un être. On ne peut, en effet, la concevoir autrement. Comme force, elle est un pouvoir; c'est d'elle que procèdent les actions vitales; elle a donc puissance de les engendrer, de les entretenir et de veiller à la conservation de l'ensemble. Sa permanence, au milieu des métamorphoses que subit l'organisme, implique son existence essentielle; car, c'est là précisément le trait distinctif entre l'*être* et le *phénomène*. Le phénomène est passager, variable, toujours différent. L'être est permanent, toujours semblable à luimême, et ne cesse d'agir un seul instant, sans cesser d'exister. La force vitale est permanente jusqu'au moment où la mort nous frappe; elle ne varie pas dans les caractères qui lui sont spécifiques. Elle est donc un être.

Cet être est immatériel: c'est la condition de toutes les forces. L'attraction, l'affinité sont dans le même cas. La vie se manifeste; mais elle ne se touche, ni ne se voit, ni ne se flaire, ni ne se goûte. Quand donc voudra-t-on croire que rien ne se produit au dehors sans une cause qui le produise, et que cette cause est mieux qu'un mot, mais un fait? Quand donc sentira-t-on que la réalité n'a pas pour limites les bornes étroites du visible et du tangible?

IV. Voici donc la pensée fondamentale de Hahnemann, la pierre angulaire du système. Ceux qui voudront comprendre ses écrits, se rendre maîtres de sa doctrine et l'appliquer heureusement, devront réfléchir sur elle. Et selon qu'ils la comprendront mieux et l'accepteront plus franchement, l'homœopathie attendra davantage de leurs succès et de leurs efforts, pour les développements qui lui restent à acquérir. Ceux qui voudront sérieusement la combattre et en finir avec elle, devront l'attaquer sur ce terrain : autrement, leurs critiques sont impuissantes et passent à côté de la question en litige.

Pour ces derniers, ils feront bien de peser leurs objections avant de les produire, et de réfléchir à la faiblesse des arguments dont ils ont prétendu appuyer *l'organicisme*, à la faiblesse de leurs connaissances en physiologie. Qu'ils restent bien convaincus que nous ne sommes plus au temps où les phénomènes de la vie s'expliquaient par l'existence de telle ou telle partie, la circulation du sang par la présence du cœur, les sécrétions par celle des glandes, la génération par celle des organes reproducteurs, la digestion par la présence des organes digestifs. Ils devront alors suivre Hahnemann dans toutes les déductions légitimes de sa pensée première, et le poursuivre jusqu'en ses derniers retranchements.

Pour cela faire, qu'ils continuent attentivement la lecture de l'*Organon*, afin de bien saisir l'économie du système. Que s'ils commencent par l'étude des questions pathologiques, trois pensées les frapperont, sans aucun doute : 1° La manière dont Hahnemann conçut l'*étiologie* ; 2° ses vues sur la *symptomatologie*; 3° les *conclusions diagnostiques* qu'il tire de ces deux éléments.

Quelle que soit la cause qui engendre une maladie, elle n'agit point par son *substratum matériel*, mais par sa virtualité, par la force dont elle est douée. Le genre de modification que les choses du dehors impriment à l'être vivant, dérive de la puissance qu'ils récèlent et qui fait leur individualité. Ce qu'on nomme le chaud et le froid, le sec et l'humide, ne consiste pas seulement dans l'élévation ou l'abaissement de la température, non plus que dans les qualités de sécheresse ou d'humidité. Ce sont là des effets de certaines forces physiques; et ce sont ces forces qui impressionnent le dynamisme vital d'une façon harmonieuse ou désharmonieuse. Les qualités matérielles ne sont ici que les enveloppes et les conducteurs de ces puissances. Ainsi, un galeux touche un autre galeux, ce n'est pas le pus contenu dans les pustules qui l'infecte, mais le miasme que ce pus récèle. Un enfant sain est atteint de scarlatine : selon Hahnemann, il en a puisé le germe dans le miasme scarlatineux contenu dans l'atmosphère à certaines époques de l'année et dans certaines conditions, dont les unes sont assez bien connues et dont les autres sont ignorées. Ainsi des autres maladies.

Toute l'étiologie de Hahnemann repose donc sur la théorie du dynamisme vital. Elle en est la conséquence rigoureuse. Il faut l'accepter du moment où on aura consenti les prémisses. Concevrait-on, en effet, l'existence d'un principe vital sur lequel repose la condition d'engendrement, de développement et de conservation d'un organisme, qui ne ressentirait pas tout d'abord l'action des causes morbides? Et comment cet être immatériel pourrait-il être modifié autrement que par un autre être de même ordre que lui?

Tel est donc le mode d'action des causes. Quelles sont-elles? Leur énumération est le point de départ de la division nosologique indiquée par Hahnemann. L'homme, dit-il, est soumis à des influences atmosphériques et telluriques : il est soumis à l'action des miasmes. De ces derniers, les uns sont des miasmes aigus, les autres sont des miasmes chroniques. Leur signe différentiel et caractéristique est, que les premiers parcourent dans l'organisme certaines périodes après lesquelles ils s'éteignent et cessent de faire ressentir leur influence; tandis que les seconds, étant abandonnés à eux-mêmes, ont une marche incessamment envahissante; qu'ils n'abandonnent l'organisation qu'après l'avoir complétement détruite, et que, dans leurs métamorphoses, ils se transmettent à travers les générations, acquérant toujours une intensité nouvelle : ce sont les miasmes chroniques. De là, résultent trois ordres de maladies : les maladies aiguës, provenant des influences atmosphériques ou telluriques, sont appelées *maladies sporadiques* ; les autres, résultant de la présence d'un miasme aigu, sont appelées *maladies épidémiques*. Les maladies chroniques surgissent de trois sources différentes que Hahnemann a parfaitement dénommées par les mots de *psore, syphilis* et *sycose*.

En vue de justifier le cadre nosologique dont je viens de retracer les linéaments, Hahnemann a fait appel à son expérience et à la tradition. Il reste encore beaucoup à éclaircir, beaucoup à justifier à cet égard; mais rien ne peut être contredit; on peut désirer beaucoup, nier est impossible.

La symptomatologie de Hahnemann repose sur deux principes : 1° Toute maladie est *individuelle* ou spécifique, ce qui est pour lui une seule et même chose; 2° une maladie se traduit, s'exprime par *l'universalité de ses symptômes.*

L'individualisation absolue des maladies joue un grand rôle dans la doctrine homœopathique. Sans vouloir accorder à ce principe une valeur qu'il serait difficile de justifier en théorie, il faut reconnaître qu'en fait, il est, aujourd'hui, le meilleur guide dans les études pathologiques. Le langage médical est d'une telle imperfection, qu'il convient à tout médecin qui veut rentrer dans la vérité et dans la sphère de l'observation, de briser, avant tout, les dénominations admises, et de ne plus croire à la valeur des expressions phlegmasies, névroses, goutte, rhumatisme, etc. C'est là tout ce que Hahnemann a voulu dire. Mais il n'a pas prétendu renoncer à grouper entre elles les espèces morbides, à les ranger selon leurs affinités et leurs différences; et la preuve, c'est que lui-même a tracé l'esquisse d'une nosologie nouvelle.

Broussais a dit avec énergie que les symptônes étaient le *cri des organes souffrants.* Dans un langage moins métaphorique, mais plus exact, Hahnemann les a considérés comme l'expression des désordres de la force vitale. Qu'en résulte-t-il ? C'est que le médecin doit tenir compte de tous, du plus minime comme du plus important; car, la force vitale ne saurait avoir de symptômes inutiles, et tous, à des degrés différents, sont indicateurs du médicament à employer. Tenir compte de l'*universalité des symptômes*, n'est donc point, dans la pensée de Hahnemann, une précaution de naturaliste qui enregistre tous les phénomènes dans l'unique but de compléter un tableau ou une description; c'est la pensée du praticien, qui va chercher dans chaque symptôme et dans tous leur signification pratique. Que de lumières ne doivent pas rejaillir sur la pathologie et sur la thérapeutique de cette manière d'envisager les maladies !

Je l'ai dit : les symptômes n'ont pas tous une égale importance. Il faut les coordonner entre eux. C'est l'œuvre du diagnostic. Dans cette partie de la doctrine hahnemanienne, on trouve beaucoup à recueillir dans les considérations dont il a fait précéder la description des propriétés de chaque médicament. Ce n'est donc pas à l'*Organon*, mais à la *Matière médicale pure* qu'il faut aller demander les opinions du maître sous ce rapport.

V. Les maladies une fois connues dans leurs causes, dans leur espèce et dans leurs symptômes, tout médecin doit faire un travail correspondant sur la *Matière médicale*. Qui révèlera au médecin les propriétés réelles, positives, des agents de guérison ? Hahnemann répond : *l'expérimentation pure*. Il est dans les vues de la nature que tout médicament développe sur l'homme sain une maladie artificielle de même ordre que celle qu'il a puissance de guérir. C'est un fait : on ne dispute pas avec les faits. Que les ennemis de l homœopathie expérimentent sur eux-mêmes, et ils seront convaincus.

Mais l'expérimentation pure suffit-elle à tout? Est-il permis, est-il légitime de la pousser jusqu'au point où la vie du sujet pourrait être compromise? C'est la seule question qu'en ce moment, je veuille examiner. Je ne puis, en effet, mettre en doute la valeur de l'expérimentation pure, ce serait s'occuper de ce que tout le monde accorde, prouver ce qui n'a pas besoin de l'être, justifier une pensée qui porte avec elle sa justification. Que l'expérimentation pure doive être utilisée en matière médicale, personne ne le conteste non plus. Qu'elle doive être la base principale, sinon exclusive de la matière médicale, ainsi que le voulait Hahnemann, voilà le point controversé ; et, cependant, c'est un des points essentiels et fondamentaux de la doctrine homœopathique.

S'il est vrai, comme je le dirai bientôt, que toutes les maladies qui ne sont pas du domaine exclusif de la chirurgie doivent être traitées et guéries par voie d'*appropriation* ou de *similitude*, l'expérimentation pure est la conséquence obligée de cette loi. Traiter les maladies par les semblables, ne peut vouloir dire autre chose que mettre en rapport deux termes homogènes, la maladie et le médicament : la maladie qui s'exprime par les symptômes qu'elle développe, le médicament qui dénote ses propriétés par les symptômes qu'il fait naître dans l'organisme sain. Autrement, il n'y aurait plus de similitude possible, puisque vous établiriez le rapport indiqué entre deux termes dont un seul serait connu.

Mais, dira-t-on, comment pousser cette expérimentation assez loin pour développer sur un sujet sain des affections de la nature des tubercules, des cancers, etc. Qui serait assez téméraire pour aller jusque-là? et si les homœopathes reculent devant une semblable nécessité, comment osent-ils affirmer que par l'expérimentation pure, la matière médicale est assise sur un fondement inébranlable?

Hahnemann l'a dit, cependant, et Hahnemann a eu raison de tenir ce langage.

Le cancer, les tubercules constituent des altérations organiques, symptômes avancés du développement d'une diathèse, et ne sont pas la diathèse elle-même. Or, toute altération d'organe n'est point la maladie véritable, mais seulement l'expression d'une de ses périodes. Cela est si vrai, qu'on peut prévoir et on prévoit tous les jours, que tel sujet deviendra tuberculeux, que tel autre sera affecté de cancer. Et ces prévisions, parfois probables, parfois d'une probabilité qui approche de la certitude, se fondent sur un ensemble de caractères dont les uns sont empruntés à l'état général de la constitution, les autres à certains états morbides antérieurs au moment où les tubercules et les tumeurs cancéreuses apparaissent, à certaines conditions d'hérédité, malheureusement trop réelles et trop irrémissibles dans leurs conséquences. Dans ces conditions, interrogez l'un après l'autre tous les organes et tous les appareils, vous n'y trouverez aucunes traces, si faibles qu'on les suppose, de tubercules ou de cancers. Et, cependant, vous avez pu les prévoir et les prédire avec raison ! Il est donc des états dynamiques généraux que tout le monde sait devoir entraîner certaines altérations organiques déterminées. Ces états morbides, préliminaires obligés des redoutables affections que j'ai prises pour exemple, l'expérimentation pure peut les donner et les donne en effet : c'est dans ce sens et dans ce sens seulement qu'on peut dire de l'expérimentation pure qu'elle suffit à tout et qu'elle est la base inébranlable de la matière médicale. Hahnemann l'a compris ainsi. Il n'a point rejeté absolument ce qu'il nomme le principe *à juvantibus et lædentibus*, comme quelques-uns l'ont semblé croire ; seulement il en fait un principe subordonné. Et, en effet, en regard des données fournies par *l'expérimentation pure*, celles que nous donne *l'observation clinique* ne sont plus que des indications empiriques, très-précieuses sans aucun doute, mais très-inférieures aux indications vraiment rationnelles de l'observation physiologique.

Il n'est donc pas nécessaire de pousser cette dernière jusqu'à ses limites, jusqu'au point de témérité qui serait un crime ; et les homœopathes ne sont pas placés entre l'alternative de reculer devant leurs propres principes ou d'établir leur doctrine sur la plus cruelle des extrémités.

Les partisans de la médecine organique qui ne voient que des organes malades, et, dans l'histoire d'une maladie, ne s'occupent que du moment actuel et des altérations qu'ils ont sous les yeux, ne comprendront pas ce qui précède. Mais celui qui s'élèvera jusqu'à la notion du dynamisme vital, et saura enchaîner tous les moments, toutes les périodes, toutes les métamorphoses d'un état morbide, comprendra la haute pensée de Hahnemann : il en mesurera la portée théorique et pratique. Nos habitudes d'éducation médicale sont trop éloignées de cette manière de comprendre les choses pour qu'il ne fût pas utile de s'arrêter un instant sur ce point de doctrine. Que d'hommes ont abordé l'homœopathie, ont voulu l'appliquer en conservant leurs habitudes d'organicisme ! Que d'insuccès dans l'application de la nouvelle doctrine n'ont pas d'autre cause ! Pour être bien maître de l'homœopathie, la première, la plus essentielle des transformations que l'homœopathe doive faire subir à ses idées, consiste à se dépouiller de l'organicisme pour s'élever au dynamisme.

VI. Enfin, la thérapeutique homœopathique a pour principe cardinal la grande loi *similia similibus curantur*. Cette loi se justifie par deux points : *théoriquement* et *pratiquement*. Sous le rapport pratique, la tradition et l'expérience fourniront ample moisson de faits, et de faits incontestables. Qu'on lise dans l'*Organon* les nombreux exemples de guérisons produites, à leur insu, par nos devanciers et par les contemporains. Certes, Hahnemann est loin d'avoir épuisé cette mine inépuisable. Cependant, il en a dit assez pour mettre son principe en évidence. Sous le rapport théorique, la loi des semblables se justifie par l'ancienne théorie des réactions. Il est de fait, que tout être vivant réagit contre l'action primitive des modificateurs externes. Ainsi, on explique la faiblesse qui succède à l'excitation que produisent le vin et les liqueurs alcooliques; l'engourdissement qu'éprouvent les preneurs de café lorsque l'effet primitif de cette liqueur s'est dissipé ; la grande excitabilité qui succède à l'engourdissement produit par l'opium; les constipations opiniâtres produites par l'abus des purgatifs. Ce sont là autant de faits avoués par toutes les écoles, et voici leur conséquence.

Si dans le traitement des maladies vous employez des médicaments dont les propriétés soient en opposition directe avec les symptômes de la maladie, lorsque la réaction surviendra, au soulagement momentané produit par l'effet primitif succédera nécessairement une aggravation de la maladie elle-même. Si, au contraire, vous employez des médicaments doués de propriétés analogues aux symptômes morbides, la réaction survenant en amènera nécessairement aussi ou la guérison ou une amélioration positive et durable. Ce raisonnement est d'une telle évidence qu'il ne comporte aucune objection. Aussi, vivons-nous dans l'intime confiance que les générations et les siècles se succéderont en répétant après Hahnemann ce principe d'éternelle vérité : *similia similibus curantur !*

§ III. — Ouvrages de Hahnemann.

I. Dissertatio inauguralis medica : Conspectus adfectuum spasmodicorum ætiologicus et therapeuticus. Erlangue, 1779, in-4.

II. Ueber die Arsenikvergiftung, ihre Hüelfe und gerichtliche Ausmittelung (*sur l'Empoisonnement par l'arsenic, les moyens d'y porter remède et ceux de le constater légalement*). Léipzick, 1786, in-8.

III. Abhandlung ueber die Vorurtheile gegen die Steinkohlenfeuerung, die Verbesserungarten dieses Brennstoffes und seiner Anwendung zu Backofenheizungen (*Traité sur les préjugés contre le chauffage par le charbon de terre, et les moyens tant d'améliorer ce combustible, que de le faire vir au chauffage des fours*). Dresde, 1787, in-8.

IV. Unterricht fuer Wundaerzte ueber die venerische Krankheiten, nebst einem neuen Quecksilberpræparate (*Instruction pour les chirurgiens sur les maladies vénériennes, avec l'indication d'une nouvelle préparation mercurielle*). Léipzick, 1789, in-8.

V. Freund der Gesundheit (*l'Ami de la santé*). 1er Cahier, Francfort, 1792; 2e cahier, Léipzick, 1796, in-8.

VI. Apothekerlexicon (*Dictionnaire de pharmacie*). Léipzick, 1re partie, 1793; 2e partie, 1795, in-8. — Ne va que jusqu'au K.

VII. Bereitung des Casseller Gelbes (*Préparation du jaune de Cassel*). Erford, 1793, in-4.

VIII. Handbuch fuer Muetter (*Manuel pour les mères*). Léipzick, 1796, in-8.

IX. Heilung und Verhuetung des Scharlachfiebers. Gotha, 1831, in-8. — Nous le donnons en extrait.

X. Der Kaffee in seinen Wirkungen (*le Café et ses effets*). Léipzick, 1803, in-8.

XI. Æsculap auf der Wagschaale (*Esculape dans la balance*). Léipzick, 1805, in-8.

XII. Heilkunde der Erfahrung (*la Médecine de l'expérience*). Berlin, 1805, in-8.

XIII. Fragmenta de viribus medicamentorum positivis, sive in sano corpore humano observatis. Léipzick, 1805, 2 volumes in-8.

XIV. Organon der rationellen Heilkunst (*Organon de la médecine rationnelle*). 1re Édition, Dresde, 1810, in-8; — 2e édition, sous le titre *Organon de la médecine*, 1819, in-8; — 3e édition, 1824, in-8; — 4e édition, 1829, in-8; — 5e édition, 1834, in-8. — Traduit en français par A. J. L.

Jourdan, 1re édition, Paris, 1832, in-8; — 2e édition, Paris, 1834, in-8; — 3e édition, Paris, 1845, in-8.

XV. Dissertatio historico-medica de helleborismo veterum. Léipzick, 1814.

XVI. Reine Arzneimittelehre. 1re Édition, Dresde, 1811-1821, 6 vol. in-8; — 2e édition, Dresde, 1822-1827, 6 volumes in-8. — Tomes : I, 3e édition, Dresde, 1830, in-8 de 504 pages; II, 3e édition, in-8 de 461 pages; III, 3e édition, 1825, in-8 de 308 pages; IV, 2e édition, 1825, in-8 de 356 pages; V, 2e édition, 1826, in-8 de 346 pages; VI, 2e édition, 1827, in-8 de 333 pages. — Traduit en français sur la dernière édition, sous le titre de *Traité de matière médicale pure, ou l'action pure des médicaments homœopathiques*, par le docteur A. J. L. Jourdan, Paris, 1834, 3 vol. in-8 : tomes I, de 616 pages; II, de 570 pages; III, de 780 pages. — L'édition française a l'avantage d'être d'un usage plus commode, en ce qu'elle est classée dans un ordre alphabétique général pour tout l'ouvrage, tandis que l'édition allemande a l'inconvénient d'être divisée par ordre alphabétique pour chacun des six volumes.

XVII. Die chronischen Krankheiten, ihre eigenthuemliche Natur und homœopathische Heilung. 1re Édition, Dresde, 1828-1830, 4 vol. in-8; — 2e édition, Dresde et Dusseldorf, 1835-1839, 5 vol. in-8. — Tomes I, de 188 pages; II, de 380 pages; III, de 404 pages; IV, de 528 pages; V, de 552 pages. — Traduit en français, sous le titre de *Doctrine et traitement homœopathique des maladies chroniques*, par le docteur A. J. L. Jourdan, Paris, 1832, 2 vol. in-8 : tomes I, de 570 pages, et II, de 684 pages.

XVIII. **Dans divers journaux :**

a. Ueber die Schwierigkeiten der Mineralaugensalzbereitung durch Potasche und Kochsalz (*Sur les difficultés de préparer l'alcali minéral par la potasse et le sel marin*), dans les Annales de Crell, 1787, cah. 2.

b. Ueber den Einfluss einiger Luftarten auf die Gæhrung des Weins

(*De l'influence que quelques gaz exercent sur la fermentation du vin*). *Ibid.*, 1788, cah. 10.

c. Ueber die Weinprobe auf Eisen und Blei (*Sur les moyens de reconnaître le fer et le plomb dans le vin*). *Ibid.*, 1788, cah. 4.

d. Ueber die Galle und Gallensteine (*Sur la bile et les calculs biliaires*). *Ibid.*, 1788, cah. 10.

e. Ueber ein ungemein kraeftiges, die Fæulniss hemmendes Mittel (*Sur un moyen très-puissant d'arrêter la putréfaction*). *Ibid.*, 1788, cah. 12. — Traduit en français par Cruet dans le *Journal de médecine*, Paris, 1789, t. LXXXI, p.

f. Missglueckte Versuche bei einigen angegebenen neuen Entdeckungen (*Essais malheureux de quelques prétendues découvertes modernes*). *Ibid.*, 1789, cah. 3.

g. Brief ueber den Schwerspath (*Lettre sur le spath pesant*). *Ibid.*, 1789.

h. Entdeckung eines neuen Bestandtheils im Reissblei (*Découverte d'un nouveau principe constituant dans la plombagine*). *Ibid.*, 1789.

i. Etwas ueber das Principium adstringens der Pflanzen (*Un mot sur le principe astringent des végétaux*). *Ibid.*, 1789.

j. Genaue Bereitungsart des auflœslichen Quecksilbers (*Mode exact de préparation du mercure soluble*), dans le *Magasin* de Baldinger, 1789.

k. Vollstændige Bereitungsart des auflœslichen Quecksilbers (*Exposé complet de la manière de préparer le mercure soluble*), dans les *Annales* de Crell, 1790.

l. Unauflœslichkeit einiger Metalle und ihrer Kalke im ætzenden Salmiakgeiste (*Insolubilité de quelques métaux et de leurs oxydes dans l'ammoniaque caustique*). *Ibid.*, 1791.

n. Mittel dem Speichelfluss und den verwuestenden Virkungen des Quecksilbers zu entgehen (*Moyens de prévenir la salivation et les effets désastreux du mercure*), dans la *Bibliothèque médicale* de Blumenbach, 1791.

o. Beitræge zur Weinpruefungslehre (*Addition aux moyens d'explorer la pureté du vin*), dans les *Archives* de Scherf, 1791.

p. Ueber Glaubensalzbereitung (*Sur la préparation du sel de glauber*), dans les *Annales* de Crell, 1792.

q. Etwas ueber die Wuertembergische und Hahnemannische Weinprobe (*Quelques mots sur les moyens employés à Wurtemberg et indiqués par Hahnemann pour essayer le vin*), dans *Intelligenzblatt der allgemeinen Literaturzeitung*, 1793.

r. Ueber Hahnemann's Weinprobe und den neuen Liquor probatorius

(*Sur la méthode de Hahnemann pour essayer le vin et sur la nouvelle liqueur probatoire*), dans le *Journal* de Trommsdorf 1794.

En outre, beaucoup de petits articles dans divers écrits périodiques, dont la plupart ont été imprimés dans les *Kleine medicinische Schriften* (opuscules) de S. Hahnemann, recueillis par Ernest Stapf. Dresde et Léipzick, 1829, 2 vol. in-8.

XIX. Il a en outre traduit de l'anglais en allemand :

Les Essais et observations physiologiques de J. Stodtmann. Léipzick, 1777, in-8°.

L'Essai sur l'hydrophobie de Nugent. Léipzick, 1777, in-8.

L'Essai sur les eaux minérales de G. Falconer. Léipzick, 1777, in-8.

La Médecine pratique moderne de Ball. Léipzick, 1777. in-8.

L'Histoire d'Abailard et d'Héloïse de Barington. Léipzick, 1789, in-8.

Les Recherches sur la phthisie pulmonaire de M. Ryan. Léipzick, 1790, in-8.

L'Avis aux femmes de J. Grigg. Léipzick, 1791.

Les Annales d'agriculture d'Arthur Young. Léipzick, 1790-1794, in-8°.

La Matière médicale de Cullen. Leipzick, 1790.

Le Traité de chimie médicale et pharmaceutique de D. Monro. Léipzick, 1791.

Les Observations chimiques sur le sucre de E. Ringby. Dresde, 1791.

XX. Il a traduit de l'italien en allemand :

L'Art de faire le vin, par A. Fabbroni. Léipzick, 1790.

XXII. Il a traduit du français en allemand :

L'Art de fabriquer les produits chimiques de Demachy. Léipzick, 1784.

L'Art du distillateur liquoriste de Demachy et Dubuisson. Leipzick, 1785.

L'Art du vinaigrier de Demachy. Léipzick, 1787.

La Falsification des médicaments dévoilée par J. B. van der Sande. Dresde, 1787.

L'Essai sur l'air pur et sur les différentes espèces d'air de Delamétherie. Leipzick, 1790-1791.

Dr LÉON SIMON.

Paris, 25 janvier 1845.

PRÉFACE DE L'AUTEUR.

L'Ancienne médecine, ou l'allopathie, pour dire quelque chose d'elle en général, suppose, dans le traitement des maladies, tantôt une surabondance de sang, qui n'a jamais lieu, tantôt des principes et des âcretés morbifiques. En conséquence, elle enlève le sang nécessaire à la vie, et cherche soit à balayer la prétendue matière morbifique, soit à l'attirer ailleurs, au moyen des vomitifs, des purgatifs, des sudorifiques, des sialagogues, des diurétiques, des vésicatoires, des cautères, etc. Elle s'imagine, par là, diminuer la maladie et la détruire matériellement. Mais elle ne fait qu'accroître les souffrances du malade, et priver l'organisme des forces et des sucs nourriciers nécessaires à la guérison. Elle attaque le corps par des doses considérables, longtemps continuées, et fréquemment renouvelées, de médicaments héroïques, dont les effets prolongés et assez souvent redoutables lui sont inconnus. Elle semble même prendre à tâche d'en rendre l'action méconnaissable, en accumulant plusieurs substances inconnues dans une seule formule. Enfin, par un long usage de ces médicaments, elle ajoute à la maladie déjà existante de nouvelles maladies médicinales, qu'il est parfois impossible de guérir. Elle ne manque jamais non plus, pour se maintenir en crédit auprès des malades (1), d'employer, quand elle le peut, des moyens qui, par leur opposition, suppriment et pallient pendant quelque temps les symtômes, mais laissent derrière eux une plus forte disposition à les reproduire, c'est-à-dire exaspèrent la maladie elle-même. Elle regarde à tort les maux qui occupent les parties extérieures du corps comme étant purement locaux, isolés, indépendans, et croit les avoir guéris quand elle les a fait disparaître par des topiques, qui obligent le mal interne de se jeter sur une partie plus noble et plus importante. Lorsqu'elle ne sait

(1) Le même motif lui fait chercher avant tout un nom déterminé, grec surtout, pour désigner l'affection, afin de faire croire au malade qu'on la connaît déjà depuis longtemps et qu'on n'en est que mieux en état de la guérir.

plus que faire contre la maladie qui refuse de céder, ou qui va toujours en s'aggravant, elle entreprend du moins en aveugle de la modifier par les altérants, notamment avec le calomélas, le sublimé corrosif et autres préparations mercurielles, à hautes doses.

Rendre au moins incurables, sinon même mortelles, les quatre-vingt-dix-neuf centièmes des maladies, celles qui affectent la forme chronique, soit en débilitant et tourmentant sans cesse le faible malade accablé déjà de ses propres maux, soit en lui attirant de nouvelles et redoutables affections, tel paraît être le but des funestes efforts de l'ancienne médecine, but auquel on parvient aisément lorsqu'une fois on s'est mis au courant des méthodes accréditées, et rendu sourd à la voix de la conscience.

Les arguments ne manquent point à l'allopathiste pour défendre tout ce qu'il fait de mal; mais il ne s'étaye jamais que des préjugés de ses maîtres ou de l'autorité de ses livres. Là il trouve de quoi justifier les actions les plus opposées et les plus contraires au bon sens, quelque hautement qu'elles soient condamnées par le résultat. Ce n'est que quand une longue pratique l'ayant convaincu des tristes effets de son prétendu art, il se borne à d'insignifiantes boissons, c'est-à-dire à ne rien faire, dans les cas même les plus graves, que les malades commencent à empirer et mourir moins souvent entre ses mains.

Cet art funeste, qui, depuis une longue suite de siècles, est en possession de statuer arbitrairement sur la vie et la mort des malades, qui fait périr dix fois plus d'hommes que les guerres les plus meurtrières, et qui en rend des millions d'autres infiniment plus souffrants qu'ils ne l'étaient dans l'origine, je l'examinerai tout à l'heure avec quelques détails, avant d'exposer les principes de la nouvelle médecine, qui est la seule vraie.

Il en est autrement de l'homœopathie. Elle démontre sans peine à tous ceux qui raisonnent que les maladies ne dépendent d'aucune âcreté, d'aucun principe morbifique matériel, mais qu'elles consistent uniquement en un désaccord dynamique de la force qui anime virtuellement le corps de l'homme. Elle sait que la guérison ne peut avoir lieu qu'au moyen de la réaction de la force vitale contre un médicament approprié, et qu'elle s'opère d'autant plus sûrement et promptement que cette force vitale conserve encore davantage d'énergie chez le malade. Aussi évite-t-elle tout ce qui pourrait débiliter le moins du monde (1); aussi se garde-t-elle, autant que possible, d'exciter la moindre douleur, parce que la douleur épuise les forces; aussi n'emploie-t-elle que des médicaments dont elle connaît bien les effets, c'est-à-dire la manière de modifier dynamiquement l'état de l'homme, cherche-t-elle parmi eux celui dont la faculté modifiante (la maladie médicinale) est capable de faire cesser la maladie par son analogie avec elle (SIMILIA SIMILIBUS), et donne-t-elle celui-là seul, à doses rares et faibles, qui, sans causer de douleur ni débiliter, excitent néanmoins une réaction suffisante. Il résulte de là qu'elle éteint la maladie naturelle sans affaiblir, tourmenter ou torturer le malade, et que les forces reviennent d'elles-mêmes à mesure que l'amélioration se dessine. Cette œuvre, qui aboutit à rétablir la santé des malades en peu de temps, sans inconvénients et d'une manière complète, semble facile, mais elle est pénible et exige beaucoup de méditation.

L'homœopathie s'offre donc à nous comme une

(1) L'homœopathie ne verse pas une seule goutte de sang; elle ne purge pas, et ne fait jamais ni vomir, ni suer; elle ne répercute aucun mal externe par des topiques et ne prescrit ni bains chauds, ni lavements médicamenteux; elle n'applique ni vésicatoires, ni sinapismes, ni sétons ou cautères; jamais elle n'excite la salivation; jamais elle ne brûle les chairs jusqu'à l'os avec le moxa ou le fer rouge, etc.

médecine très-simple, toujours la même dans ses principes et dans ses procédés, qui forme un tout à part, parfaitement indépendant, et se refuse à toute association avec la pernicieuse routine de l'ancienne école (1).

(1) Je me reproche d'avoir autrefois emprunté les allures de l'allopathie en conseillant d'appliquer sur le dos, dans les maladies psoriques, un emplâtre de poix, qui provoque des démangeaisons, et de recourir à de très-petites commotions électriques dans les paralysies. Comme ces moyens sont rarement utiles, et que l'homœopathie est assez perfectionnée pour n'en plus avoir besoin, je retire le conseil que j'avais donné d'y recourir, et dans lequel on a trouvé un prétexte pour chercher à combiner ensemble l'homœopathie et l'allopathie.

EXPOSITION

DE LA DOCTRINE MÉDICALE

HOMŒOPATHIQUE

OU

ORGANON DE L'ART DE GUERIR.

INTRODUCTION.

COUP D'ŒIL SUR LES MÉTHODES ALLOPATHIQUE ET PALLIATIVE DES ÉCOLES QUI ONT DOMINÉ JUSQU'A CE JOUR EN MÉDECINE.

Depuis que les hommes existent sur la terre, ils ont été, individuellement ou en masse, exposés à l'influence de causes morbifiques, physiques ou morales. Tant qu'ils sont demeurés dans l'état de pure nature, des remèdes en petit nombre leur ont suffi, parce que la simplicité de leur genre de vie ne les rendait accessibles qu'à peu de maladies. Mais les causes d'altération de la santé et le besoin de secours ont crû proportionnellement aux progrès de la civilisation. Dès lors, c'est-à-dire depuis les temps qui ont suivi de près Hippocrate, ou depuis deux mille cinq cents ans, il y eut des hommes qui s'adonnèrent au traitement des maladies, chaque jour de plus en plus multipliées, et que la vanité conduisit à chercher dans leur imagination des moyens de les soulager. Tant de têtes diverses firent éclore une infinité de doctrines sur la nature des maladies et de leurs remèdes, qu'on décora du nom de systèmes, et qui étaient toutes en contradiction les unes avec les autres comme avec elles-mêmes. Chacune de ces théories subtiles étonnait d'abord le monde par sa profondeur inintelligible, et attirait à son auteur une foule d'enthousiastes prosélytes, dont aucun ne pouvait cependant rien tirer d'elle qui lui fût utile dans la pratique, jusqu'à ce qu'un nouveau système, souvent tout à fait opposé au précédent, fît oublier celui-ci, et à son tour s'emparât pendant quelque temps de la renommée. Mais nul de ces systèmes ne s'accordait avec la nature et avec l'expérience. Tous étaient des tissus de subtilités, fondées sur des conséquences illusoires, qui ne pouvaient servir à rien au lit du malade, et qui n'étaient propres qu'à alimenter de vaines disputes.

A côté de ces théories, et sans nulle dépendance d'elles, se forma une méthode qui consiste à diriger des mélanges de médicaments inconnus contre des formes de maladies arbitrairement admises, le tout d'après des vues matérielles en contradiction avec la nature et l'expérience, et par conséquent sans résultat avantageux. C'est là l'ancienne médecine, qu'on appelle allopathie.

Sans méconnaître les services qu'un grand nombre de médecins ont rendus aux sciences accessoires de l'art de guérir, à la physique, à la chimie, à l'histoire naturelle, dans ses différentes branches, et à celle de l'homme en particulier, à l'anthropologie, à la physiologie, à l'anatomie, etc., je ne m'occupe ici que de la partie pratique de la médecine, pour montrer combien est imparfaite la manière dont les maladies ont été traitées jusqu'à ce jour. Mes vues s'élèvent bien au-dessus de cette routine mécanique qui se joue de la vie si précieuse des hommes, en prenant pour guide des recueils de recettes, dont le nombre chaque jour croissant prouve à quel point est malheureusement encore répandu l'usage qu'on en fait. Je laisse ce scandale à la lie du peuple médical, et je m'occupe seulement de la médecine régnante, qui s'imagine que son ancienneté lui donne réellement le caractère d'une science.

Cette vieille médecine se vante d'être la seule qui mérite le titre de rationnelle, parce qu'elle est la seule, dit-elle, qui s'attache à rechercher et à écarter la cause des maladies, la seule aussi qui suive les traces de la nature dans le traitement des maladies.

Tolle causam! s'écrie-t-elle sans cesse; mais elle s'en tient à cette vaine clameur. Elle se figure pouvoir trouver la cause de la maladie, mais ne la trouve point en réalité, parce qu'on ne peut ni la connaître, ni par conséquent la rencontrer. En effet, la plupart, l'immense majorité même, des maladies étant d'origine et de nature dynamiques, leur cause ne saurait tomber sous les sens. On était donc réduit à en imaginer une. En comparant, d'un côté, l'état normal des parties internes du corps humain après la mort (anatomie) avec les altérations visibles que ces parties présentent chez les sujets morts de maladies (anatomie pathologique), de l'autre, les fonctions du corps vivant (physiologie) avec les aberrations infinies qu'elles subissent dans les innombrables états morbides (pathologie, séméiotique), et tirant de là des conclusions par rapport à la manière invisible dont les changements s'effectuent dans l'intérieur de l'homme malade, on arrivait à se former une image vague et fantastique, que la médecine théorique regardait comme la cause première de la maladie (1), dont on faisait ensuite la cause prochaine et en même temps l'essence intime de cette maladie, la maladie même, quoique le bon sens dise que la cause d'une chose ne saurait être cette chose elle-même. Maintenant, comment pouvait-on, sans vouloir s'en imposer à soi-même, faire de cette essence insaisissable un objet de guérison, prescrire contre elle des médicaments dont la tendance curative était également inconnue,

(1) Leur conduite aurait été plus conforme à la saine raison et à la nature des choses, si, pour se mettre en état de guérir une maladie, ils avaient cherché à en découvrir la cause occasionnelle, et si, après avoir constaté l'efficacité d'un plan de traitement dans les affections dépendantes d'une même cause occasionnelle, ils avaient pu ensuite l'appliquer aussi avec succès à celles dont l'origine était la même, comme, par exemple, le mercure, qui convient dans tous les chancres vénériens, est approprié également aux ulcères du gland déterminés par un rapprochement impur; si, dis-je, ils avaient découvert que toutes les autres maladies chroniques (non vénériennes) ont pour cause occasionnelle l'infection récente ou ancienne par le miasme psorique, et trouvé d'après cela une méthode curative commune, modifiée seulement par les considérations thérapeutiques relatives à chaque cas individuel, qui leur permît de les guérir toutes. Alors ils auraient été en droit de dire qu'ils avaient sous les yeux la seule cause des maladies chroniques, non vénériennes, à laquelle on dût avoir égard pour les traiter avec succès. Mais, depuis tant de siècles, ils n'ont pu guérir les innombrables affections chroniques, parce qu'ils ignoraient que le miasme psorique en fût la source, découverte qui appartient à l'homœopathie, et qui l'a mise en possession d'une méthode curative efficace. Cependant ils se vantaient d'être les seuls dont le traitement fût rationnel et dirigé contre la cause première de ces maladies, quoiqu'ils n'eussent pas le moindre soupçon de cette vérité si utile, que toutes elles proviennent d'une origine psorique, et qu'en conséquence ils ne pussent jamais les guérir réellement.

du moins pour la majeure partie d'entre eux, et surtout accumuler plusieurs de ces substances inconnues dans ce qu'on appelait des formules ?

Cependant le sublime projet de trouver *à priori* une cause interne et invisible de la maladie se réduisait, du moins chez les médecins réputés les plus raisonnables de l'ancienne école, à rechercher, en prenant il est vrai aussi pour base les symptômes, ce que l'on pouvait présumer être le caractère générique de la maladie présente (1). On voulait savoir si c'était le spasme, la faiblesse ou la paralysie, la fièvre ou l'inflammation, l'induration ou l'obstruction de telle ou telle partie, la pléthore sanguine, l'excès ou le défaut d'oxygène, de carbone, d'hydrogène ou d'azote dans les humeurs ; l'exaltation ou l'affaissement de la vitalité du système artériel, ou veineux, ou capillaire ; un défaut dans les proportions relatives des facteurs de la sensibilité, de l'irritabilité ou de la nutrition. Ces conjectures, honorées par l'école du nom d'indications procédant de la cause, et regardées comme la seule rationalité possible en médecine, étaient trop hypothétiques et trop fallacieuses pour pouvoir jouir de la moindre utilité dans la pratique. Incapables même, quand elles eussent été fondées, de faire connaître le meilleur remède à employer dans tel ou tel cas donné, elles flattaient bien l'amour-propre de celui qui les avait laborieusement enfantées ; mais elles l'induisaient la plupart du temps en erreur, quand il prétendait agir d'après elles.

(1) Tout médecin qui traite les maladies d'après des caractères si généraux, s'arrogeât-il même le titre d'homœopathiste, n'en est pas moins dans la réalité un allopathiste généralisateur ; car on ne peut pas concevoir d'homœopathie sans l'individualisation la plus absolue.

C'était plutôt par ostentation qu'on s'y livrait que dans l'espoir sérieux de pouvoir en profiter pour parvenir à la véritable indication curative.

Combien n'arrivait-il pas souvent que le spasme ou la paralysie semblait exister dans une partie de l'organisme, tandis que l'inflammation paraissait avoir lieu dans une autre?

D'une autre part, d'où pouvait-il sortir des remèdes assurés contre chacun de ces prétendus caractères généraux? De pareils moyens n'auraient pu être que les spécifiques, c'est-à-dire les médicaments analogues à l'irritation morbifique dans leur manière d'agir (1); mais l'ancienne école les proscrivait comme très-dangereux (2), parce qu'en effet l'expérience avait démontré qu'avec les fortes doses consacrées par l'usage, ils compromettaient la vie dans les maladies, où l'aptitude à ressentir des irritations homogènes est portée à un si haut degré. Or l'ancienne école ne soupçonnait pas qu'on pût administrer les médicaments à des doses très-faibles et même extrêmement petites. Ainsi on ne devait et on ne pouvait pas guérir par la voie directe et la plus naturelle, c'est-à-dire par des remèdes homogènes et spécifiques, puisque la plupart des effets que

(1) Appelés aujourd'hui homœopathiques.

(2) « Dans les cas où l'expérience avait révélé la vertu curative « de médicaments agissant d'une manière homœopathique, dont le « mode d'action était inexplicable, on se tirait d'embarras en les dé- « clarant *spécifiques*, et ce mot, à proprement parler vide de sens, « dispensait désormais de réfléchir sur l'objet en question. Mais il y a « déjà longtemps que ces stimulants homogènes, c'est-à-dire spécifi- « ques ou homœopathiques, ont été interdits comme exerçant une in- « fluence extrêmement dangereuse. » (RAU, *Ueber d. homœopath. Heilverf.* Heildelberg, 1824, p. 101, 102.)

les médicaments produisent étaient et demeuraient inconnus, et que, quand bien même on les eût connus, on n'aurait jamais pu, avec des habitudes semblables de généralisation, deviner la substance qu'il était le plus à propos d'employer.

Cependant l'ancienne école, qui sentait fort bien qu'il est plus rationnel de suivre le droit chemin que de s'engager dans les voies détournées, croyait encore guérir directement les maladies en éliminant leur prétendue cause matérielle. Car il lui était presque impossible de renoncer à ces idées grossières ; en cherchant soit à se faire une image de la maladie, soit à découvrir les indications curatives, pas plus qu'il n'était en son pouvoir de reconnaître la nature, à la fois spirituelle et matérielle, de l'organisme pour un être si élevé que les altérations de ses sensations et actions vitales, qu'on nomme maladies, résultent principalement, presque uniquement même, d'impressions dynamiques, et ne pourraient être déterminées par nulle autre cause.

L'école considérait donc toute matière altérée par la maladie, qu'elle fût ou seulement turgescente, ou rejetée au dehors, comme la cause excitatrice de cette maladie, ou du moins, en raison de sa prétendue réaction, comme celle qui l'entretient ; et cette dernière opinion, elle l'admet encore aujourd'hui.

Voilà pourquoi elle croyait opérer des cures portant sur les causes, en faisant tous ses efforts pour expulser du corps les causes matérielles qu'elle supposait à la maladie. De là son attention à faire vomir, pour évacuer la bile dans les fièvres bilieuses (1), sa mé-

(1) Rau (*loc. cit.*, p. 276), dans un temps où il n'était point encore

thode de prescrire des vomitifs dans les affections de l'estomac (1), son empressement à expulser, la pi-

parfaitement initié à l'homœopathie, mais où cependant il avait l'intime conviction du caractère dynamique de la cause de ces fièvres, les guérissait déjà par une ou deux petites doses d'un médicament homœopathique, sans administrer aucun évacuant, ce dont il rapporte deux cas remarquables.

(1) Dans une affection gastrique qui survient d'un manière prompte, avec des rapports continuels et répugnants d'aliments corrompus, et en général avec abattement du moral, froid aux pieds et aux mains, etc., la médecine ordinaire ne s'est occupée jusqu'à présent que du contenu altéré de l'estomac. Un bon vomitif doit, suivant elle, être donné pour procurer l'expulsion des matières. La plupart du temps, on remplit cette indication au moyen du tartre stibié, mêlé ou non avec de l'ipécacuanha. Mais le malade recouvre-t-il la santé aussitôt qu'il a vomi? Oh! non. Ces affections gastriques d'origine dynamique sont ordinairement engendrées par quelque révolution morale (contrariété, chagrin, frayeur), par un refroidissement, par un travail d'esprit ou de corps auquel on s'est livré immédiatement après avoir mangé. L'émétique et l'ipécacuanha ne sont point propres à faire cesser ce désaccord dynamique, et le vomissement révolutionnaire qu'ils déterminent ne l'est pas davantage. En outre, les symptômes morbides particuliers dont eux-mêmes provoquent la manifestation, ont porté une atteinte de plus à la santé, et le désordre s'est mis dans la sécrétion biliaire, de sorte que si le malade ne jouit pas d'une constitution très-robuste, il doit se ressentir pendant plusieurs jours encore de ce prétendu traitement dirigé contre la cause, quoique la totalité du contenu de l'estomac ait été expulsée d'une manière violente. Mais si, au lieu de ces évacuants qui lui portent toujours préjudice, on fait respirer une seule fois au malade un globule de sucre, gros comme un grain de moutarde, et qui a été imbibé de suc de pulsatille très-étendu, ce qui infailliblement ramène l'ordre et l'harmonie dans l'économie entière et dans l'estomac en particulier, il se trouve guéri en deux heures de temps. Si quelques rapports ont lieu encore, ils sont dus à des gaz dénués de saveur et d'odeur; le contenu de l'estomac n'est plus altéré, et au prochain repas le sujet a recouvré son appétit habituel, il est bien portant et dispos. Voilà ce qu'on doit appeler une véritable cure qui a détruit la cause. L'autre ne porte ce titre que par usurpation; elle ne fait que fatiguer le malade et lui nuire.

Les médicaments vomitifs ne sont jamais réclamés par un estomac

tuite et les vers dans la pâleur de la face, la boulimie, les tranchées et l'enflure du ventre chez les enfants (1),

gorgé d'aliments, même difficiles à digérer. En pareil cas, la nature sait se débarrasser du trop-plein par les vomissements spontanés qu'elle excite, et qu'il est tout au plus permis de hâter au moyen de titillations mécaniques exercées sur le voile du palais et l'arrière-gorge. On évite ainsi les effets accessoires qui résulteraient de l'action des médicaments vomitifs, et un peu de café à l'eau suffit ensuite pour faire passer dans l'intestin les matières qui resteraient encore dans l'estomac.

Mais si, après avoir été rempli outre mesure, l'estomac ne possédait pas, ou s'il avait perdu l'irritabilité nécessaire à la manifestation spontanée du vomissement, et que le malade, tourmenté par de vives douleurs à l'épigastre, n'éprouvât pas la moindre envie de vomir, dans une semblable paralysie du viscère gastrique, un vomitif n'aurait pour effet que de déterminer une inflammation dangereuse ou mortelle des voies digestives, tandis que de petites doses fréquemment répétées d'une forte infusion de café ranimeraient dynamiquement l'excitabilité affaissée de l'estomac, et le mettraient en état de pousser seul par haut ou par bas les matières contenues dans son intérieur, quelque grande qu'en fût la quantité. Ici encore le traitement que les médecins ordinaires prétendent diriger contre la cause n'est point à sa place.

L'usage existe aujourd'hui, même dans les maladies chroniques, lorsque l'acide gastrique devient surabondant et reflue à la bouche, ce qui n'est point rare, d'administrer un vomitif pour débarrasser l'estomac de sa présence. Mais, dès le lendemain, ou quelques jours après, le viscère en contient tout autant, sinon même davantage. Les aigreurs cessent d'elles-mêmes, au contraire, lorsqu'on attaque leur cause dynamique par une très-petite dose d'acide sulfurique extrêmement étendu, ou mieux encore d'un remède antipsorique homœopathique aux autres symptômes.

C'est ainsi que, dans plusieurs des traitements qui, au dire de l'ancienne école, sont dirigés contre la cause morbifique, le but favori est d'expulser péniblement et au détriment du malade le produit matériel du désaccord dynamique sans qu'on s'inquiète le moins du monde de reconnaître la source dynamique du mal, pour la combattre homœopathiquement, elle et tout ce qui en découle, et de traiter ainsi les maladies d'une manière rationnelle.

(1) Symptômes qui dépendent uniquement d'un miasme psorique, et qui cèdent aisément, sans vomitifs ni purgatifs, à de doux antipsoriques (dynamiques).

sa coutume de saigner dans les hémorrhagies (1), et principalement l'importance qu'elle attache aux émissions sanguines de toute espèce (2), comme indication prin-

(1) Quoique presque toutes les hémorrhagies morbides dépendent uniquement d'un désaccord dynamique de la force vitale, cependant l'ancienne école leur assigne pour cause la surabondance du sang, et ne peut s'empêcher de prescrire des saignées pour débarrasser le corps de ce prétendu trop-plein. Les suites fâcheuses qui en résultent, la chute des forces et la tendance ou même la transition au typhus, sont mises par elle sur le compte de la maladie, dont souvent alors elle ne peut triompher. En un mot, lors même que le malade n'en réchappe pas, elle croit s'être conduite en conformité de l'adage *causam tolle*, avoir accompli, pour parler son langage, tout ce qu'il était possible de faire pour le malade et n'avoir rien à se reprocher quant à l'issue.

(2) Bien qu'il n'y ait peut-être jamais une seule goutte de sang de trop dans le corps humain vivant, l'ancienne école n'en regarde pas moins une prétendue pléthore, ou surabondance de sang, comme la cause matérielle principale des inflammations, qu'elle doit combattre par les saignées, les ventouses scarifiées et les sangsues. C'est là ce qu'elle appelle agir d'une manière rationnelle, et diriger le traitement contre la cause. Elle va même, dans les fièvres inflammatoires générales, dans les pleurésies aiguës, jusqu'à considérer la lymphe coagulable qui existe dans le sang, ou ce qu'on appelle la couenne, comme la matière peccante, et elle s'efforce d'en faire sortir le plus possible par des saignées réitérées, quoiqu'il ne soit pas rare de voir cette couenne devenir plus épaisse et plus dense à chaque nouvelle émission sanguine. C'est de cette manière que, quand la fièvre inflammatoire ne veut pas céder, elle verse souvent le sang jusqu'au point de tuer presque le malade, afin de faire disparaître la couenne ou la prétendue pléthore, sans soupçonner que le sang enflammé n'est qu'un produit de la fièvre aiguë, de l'irritation inflammatoire morbide, immatérielle ou dynamique, que cette dernière est l'unique cause du grand orage qui a lieu dans le système vasculaire, et qu'on peut la détruire avec une dose minime d'un remède homœopathique, par exemple avec un globule de sucre imbibé de suc d'aconit ou décillionième degré de dilution, en évitant les acides végétaux ; de telle sorte que la plus violente fièvre pleurétique, avec tous les symptômes alarmants qui l'accompagnent, se trouve complétement guérie dans l'espace de ving-quatre heures au plus, sans nulle émission sanguine, sans le moindre antiphlogistique,

cipale à remplir dans les inflammations. En agissant ainsi, elle croit obéir à des indications véritablement

et qu'un peu de sang tiré alors de la veine, par forme d'expérimentation, ne se couvre plus d'une couenne inflammatoire, tandis qu'un autre malade, en tous points semblable, qui a été traité d'après la méthode prétendue rationnelle de l'ancienne école, s'il échappe à la mort, après de nombreuses saignées et des souffrances cruelles, languit souvent encore des mois entiers avant de pouvoir, amaigri et épuisé, se tenir sur ses jambes, et que, dans beaucoup de cas, il succombe à une fièvre typheuse, à une leucophlegmatie ou à une phthisie ulcéreuse, suite fréquente d'un pareil traitement.

Celui qui a touché le pouls tranquille du sujet une heure avant le frisson qui précède toujours la pleurésie aiguë, n'est pas maître de sa surprise lorsque, deux heures après, quand la chaleur s'est déclarée, on cherche à lui persuader qu'une énorme pléthore alors existante rend nécessaires des saignées réitérées, et il se demande quel miracle a pu infuser les livres de sang dont on réclame l'émission, dans les vaisseaux du malade, qu'il a vus deux heures auparavant battre d'un mouvement si calme. On ne peut cependant pas avoir dans ses veines une once de sang en sus de celui qui s'y trouvait deux heures auparavant lorsqu'on se portait bien !

Ainsi, quand le partisan de la médecine allopathique pratique ses émissions sanguines, ce n'est point un superflu de sang qu'il enlève au malade atteint de fièvre aiguë, puisque ce liquide ne saurait jamais être en excès ; il le prive de la quantité de sang normale et indispensable à la vie, au rétablissement de la santé, perte énorme qu'il n'est plus en son pouvoir de réparer. Cependant il s'imagine avoir traité d'après l'axiome *causam tolle,* auquel il donne une si fausse interprétation, tandis que la seule et vraie cause de la maladie était, non une surabondance de sang, qui n'a pas lieu réellement, mais une irritation inflammatoire dynamique du système sanguin, comme le prouve la guérison qu'on obtient en pareil cas par l'administration, à des doses prodigieusement faibles, du suc d'aconit, qui est homœopathique à cette irritation.

L'ancienne école ne se fait pas faute non plus d'émissions sanguines partielles, et surtout d'applications copieuses de sangsues, dans le traitement des inflammations locales. Le soulagement palliatif qui en résulte dans les premiers moments n'est point couronné par une guérison rapide et complète : loin de là, la faiblesse et l'état valétudinaire auxquels reste toujours en proie la partie qui a été traitée de cette

déduites de la cause et traiter les malades d'une manière rationnelle. Elle s'imagine également, en liant un polype, extirpant une glande tuméfiée, ou la faisant détruire par la suppuration déterminée au moyen d'irritants locaux, disséquant un kyste stéatomateux ou méliceritique, opérant un anévrysme, une fistule lacrymale ou une fistule à l'anus, amputant un sein cancéreux ou un membre dont les os sont frappés de carie, etc., avoir guéri les maladies d'une manière radicale, en avoir détruit les causes. Elle a la même croyance quand elle fait usage de ses répercussifs, et dessèche de vieux ulcères aux jambes par l'emploi des astringents, des oxydes de plomb, de cuivre et de zinc, associés, il est vrai, à des purgatifs, qui ne diminuent point le mal fondamental, et ne font qu'affaiblir; quand elle cautérise les chancres, détruit localement les fics et verrues, et repousse la gale de la peau par les onguents de soufre, de plomb, de mercure ou de zinc; enfin quand elle fait disparaître une ophthalmie par des dissolutions de plomb et de zinc, et qu'elle chasse les douleurs des membres au moyen du baume Opodeldoch, des pommades ammoniacées ou des fumigations de cinabre et d'ambre. Dans tous ces cas elle s'imagine avoir anéanti le mal et opéré un traitement rationnel dirigé contre la cause. Mais quelles sont

manière, souvent même aussi le reste du corps, démontrent assez combien on avait tort d'attribuer l'inflammation locale à une pléthore locale, et combien sont tristes les résultats des émissions sanguines, tandis que cette irritation inflammatoire, d'apparence locale, qui est purement dynamique, peut être détruite d'une manière prompte et durable par une petite dose d'aconit, ou, suivant les circonstances, de belladone, moyen à la faveur duquel la maladie se trouve guérie sans qu'on ait besoin de recourir à des saignées que rien ne justifie.

les suites ? Des formes nouvelles de maladies, qui se manifestent infailliblement, soit plus tôt, soit plus tard, qu'on donne, quand elles paraissent, pour des maladies nouvelles, et qui sont toujours plus fâcheuses que l'affection primitive, réfutent assez hautement les théories de l'école. Elles devraient lui ouvrir les yeux, en prouvant que le mal a une nature immatérielle plus profondément cachée, que son origine est dynamique, et qu'il ne peut être détruit que par une puissance dynamique.

L'hypothèse que l'école a généralement préférée jusque dans les temps modernes, je pourrais même dire jusqu'à ce jour, est celle des principes morbifiques et des âcretés, qu'à la vérité elle subtilisait beaucoup. De ces principes, il fallait débarrasser les vaisseaux sanguins et lymphatiques, par les organes urinaires ou les glandes salivaires ; la poitrine, par les glandes trachéales et bronchiales ; l'estomac et le canal intestinal, par le vomissement et les déjections alvines ; sans quoi on ne se croyait point en droit de dire que le corps avait été nettoyé de la cause matérielle excitant la maladie, et qu'on avait opéré une cure radicale d'après le principe *tolle causam*.

En pratiquant à la peau des ouvertures que la présence habituelle d'un corps étranger convertissait en ulcères chroniques (cautères, sétons), elle s'imaginait soutirer la matière peccante du corps, qui n'est jamais malade que dynamiquement, comme on fait sortir la lie d'un tonneau en le perçant avec un foret. Elle croyait aussi attirer les mauvaises humeurs au dehors par des vésicatoires entretenus à perpétuité. Mais tous ces procédés, absurdes et contraires à la nature, ne faisaient qu'affaiblir les malades et les rendre enfin incurables.

Je conviens qu'il était plus commode pour la faiblesse humaine de supposer, dans les maladies qui se présentaient à guérir, un principe morbifique dont l'esprit pouvait concevoir la matérialité, d'autant mieux que les malades eux-mêmes se prêtaient volontiers à une telle hypothèse. Effectivement, en l'admettant, on n'avait qu'à s'occuper de faire prendre une quantité de médicaments suffisante pour purifier le sang et les humeurs, provoquer la sueur, faciliter l'expectoration, balayer l'estomac et l'intestin. Voilà pourquoi toutes les matières médicales qui ont paru depuis Dioscoride gardent un silence presque absolu sur l'action propre et spéciale de chaque médicament, et se bornent, après avoir énuméré ses vertus prétendues contre telle ou telle maladie nominale de la pathologie, à dire qu'il sollicite les urines, la sueur, l'expectoration ou le flux menstruel, et surtout qu'il a la propriété de chasser par haut ou par bas le contenu du canal alimentaire, parce qu'en tout temps les efforts des praticiens ont eu pour tendance principale l'expulsion d'un principe morbifique matériel et de plusieurs âcretés qu'ils se figuraient être la cause des maladies.

C'étaient là de vains rêves, des suppositions gratuites, des hypothèses dénuées de base, habilement imaginées pour la commodité de la thérapeutique, qui se flattait d'avoir une tâche plus facile à remplir quand il s'agirait pour elle de combattre des principes morbifiques matériels.

Mais l'essence des maladies et leur guérison ne se plient point à nos rêves et aux désirs de notre paresse.

Les maladies ne peuvent pas, pour complaire à nos folles hypothèses, cesser d'être des aberrations dynamiques que notre vie spirituelle éprouve dans sa manière de sentir et d'agir ; c'est-à-dire des changements immatériels dans notre manière d'être.

Les causes de nos maladies ne sauraient être matérielles, puisque la moindre substance matérielle étrangère (1), quelque douce qu'elle nous paraisse, qu'on introduit dans les vaisseaux sanguins, est repoussée tout à coup comme un poison par la force vitale, ou, si elle ne peut l'être, occasionne la mort. Que le plus petit corps étranger vienne à s'insinuer dans nos parties sensibles, le principe de vie qui est répandu partout dans notre intérieur n'a pas de repos jusqu'à ce qu'il ait procuré l'expulsion de ce corps par la douleur, la fièvre, la suppuration ou la gangrène. Et dans une maladie de peau datant d'une vingtaine d'années, ce principe vital, dont l'activité est infatigable, souffrirait avec patience pendant vingt ans, dans nos humeurs, un principe exanthématique matériel, un virus dartreux, scrofuleux ou goutteux ! Quel nosologiste a jamais vu aucun de ces principes morbifiques, dont il parle avec tant d'assurance, et sur lesquels il prétend construire un plan de conduite médicale ? Qui jamais

(1) La vie cessa tout à coup par l'injection d'un peu d'eau pure dans une veine (*voyez* Mullen, dans Birch, *History of royal society*, vol. IV). L'air atmosphérique introduit dans les veines a causé la mort (*voyez* J. H. Voigt, *Magasin fuer den neuesten Zustand der Naturkunde*, t. III, p. 25 ; — *Bulletin de l'académie royale de médecine*, Paris, 1837, t. II, pag. 182). Les liquides, même les plus doux, portés dans les veines, ont mis la vie en danger (*voy.* Autenrieth, *Physiologie*, II, § 784 ; — Cf. Burdach, *Traité de physiologie*, Paris, 1837, t. VI, pag. 404).

mettra sous les yeux de personne un principe goutteux, un virus scrofuleux ?

Lors même que l'application d'une substance matérielle à la peau, ou son introduction dans une plaie, a propagé des maladies par infection, qui pourrait prouver que, comme on l'affirme si souvent dans nos pathogénésies, la moindre parcelle matérielle de cette substance pénètre dans nos humeurs ou se trouve absorbée (1) ? On a beau se laver les parties génitales avec le plus grand soin et le plus promptement possible, cette précaution ne garantit pas de la maladie chancreuse vénérienne. Il suffit d'un faible souffle qui s'échappe d'un homme atteint de la variole pour produire cette redoutable maladie chez l'enfant bien portant.

Combien en poids doit-il pénétrer ainsi de ce principe matériel dans les humeurs pour produire, dans le premier cas, une maladie (la syphilis), qui, à défaut de traitement, durera jusqu'au terme le plus reculé de la vie, ne s'éteindra qu'à la mort, et, dans le second, une affection (la variole) qui fait souvent périr avec rapidité au milieu d'une suppuration presque générale (2) ? Est-

(1) Une petite fille de huit ans ayant été mordue par un chien enragé à Glasgow, un chirurgien excisa sur-le-champ la partie entière sur laquelle avait porté l'action des dents, ce qui n'empêcha pas l'enfant d'avoir, trente-six jours après la rage, dont elle mourut au bout de deux jours. (*Med. comment. of. Edinb., dec. II, vol. II*, 1793.)

(2) Pour expliquer la production de la quantité souvent si considérable de matières fécales putrides et d'ichor ulcéreux qui a lieu dans les maladies, et pouvoir représenter ces substances comme étant la cause qui provoque et entretient l'état morbide, quoiqu'au moment de l'infection rien de matériel n'ait été vu pénétrer dans le corps, on a imaginé une autre hypothèse consistant à admettre que certains principes contagieux très-subtils agissent dans le corps comme des ferments,

il possible d'admettre, dans ces deux circonstances et autres analogues, un principe morbifique matériel qui ait passé dans le sang? On a vu souvent des lettres écrites dans la chambre d'un malade communiquer la même maladie miasmatique à celui qui les lisait. Peut-on songer alors à quelque chose de matériel qui pénètre dans les humeurs? Mais à quoi bon toutes ces preuves? Combien de fois n'a-t-on pas vu des propos offensants occasionner une fièvre bilieuse qui mettait la vie en danger, une indiscrète prophétie causer la mort à l'époque prédite, et une surprise agréable ou désagréable suspendre subitement le cours de la vie? Où est alors le principe morbifique matériel qui s'est glissé en substance dans le corps, qui a produit la maladie, qui l'entretient, et sans l'expulsion matérielle duquel, par des médicaments, toute cure radicale serait impossible?

Les partisans d'une hypothèse aussi grossière que celle des principes morbifiques devraient rougir de méconnaître à ce point la nature spirituelle de notre

amènent les humeurs au même degré de corruption qu'eux, et les convertissent de cette manière en un ferment semblable à eux-mêmes, qui entretient et alimente la maladie. Mais, par quelles tisanes dépuratives espérait-on donc de pouvoir débarrasser le corps d'un ferment qui renaissait sans cesse, et le chasser si complétement de la masse des humeurs, qu'il n'en restât pas même la moindre parcelle, laquelle, dans l'hypothèse admise, aurait dû corrompre encore ces humeurs, et reproduire, comme précédemment, de nouveaux principes morbifiques? Il serait donc impossible de jamais guérir ces maladies à la manière de l'école! On voit à quelles grossières inconséquences mènent les hypothèses même les plus subtiles, quand elles reposent sur l'erreur. La syphilis la mieux constituée, après qu'on a écarté la psore qui la complique souvent, guérit sous l'influence d'une ou deux très-petites doses de la trentième dilution du mercure métallique, et l'altération syphilitique générale des humeurs se trouve ainsi anéantie pour toujours, d'une manière dynamique.

vie et le pouvoir dynamique des causes qui font naître les maladies, et de se rabaisser ainsi au rôle ignoble de gens qui, dans leurs vains efforts pour balayer des matières peccantes dont l'existence est une chimère, tuent les malades, au lieu de les guérir.

Les crachats, souvent si dégoûtants, qu'on observe dans les maladies, seraient-ils donc précisément la matière qui les engendre et les entretient (1) ? Ne sont-ils pas plutôt toujours des produits de la maladie, c'est-à-dire du trouble purement dynamique que la vie a éprouvé ?

Avec ces fausses idées matérielles sur l'origine et l'essence des maladies, il n'est pas surprenant que, dans tous les temps, les petits comme les grands praticiens, et même les inventeurs des systèmes les plus sublimes, n'aient eu pour but principal que l'élimination et l'expulsion d'une prétendue matière morbifique, et que l'indication le plus fréquemment établie ait été celle d'inciser cette matière, de la rendre mobile, de procurer sa sortie par la salive, les crachats, la sueur et l'urine, de purifier le sang par l'action intelligente des tisanes, de le débarrasser ainsi d'âcretés et d'impuretés qui n'y existèrent jamais, de soutirer le principe imaginaire de la maladie par des sétons, des cautères, des vésicatoires permanents, mais principalement de faire sortir la *matière peccante* par le canal intestinal, au moyen de laxatifs et de purgatifs, décorés du titre d'apéritifs et de dissolvants, afin de leur donner plus d'importance et des dehors plus imposants.

(1) S'il en était ainsi, il suffirait de se bien moucher pour guérir infailliblement et rapidement tout coryza quelconque, même le plus invétéré.

Maintenant, si nous admettons, ce dont il n'est pas permis de douter, qu'à l'exception des maladies provoquées par l'introduction de substances tout à fait indigestes ou nuisibles dans les organes digestifs ou autres viscères creux, par la pénétration de corps étrangers à travers la peau, etc., il n'en existe aucune qui ait pour cause un principe matériel, que toutes, au contraire, elles sont uniquement et toujours le résultat spécial d'une altération virtuelle et dynamique de la santé, combien les méthodes de traitement qui ont pour base l'expulsion (1) de ce principe imaginaire,

(1) L'expulsion des vers a quelque apparence de nécessité dans les maladies dites vermineuses. On trouve des lombrics chez quelques enfants et des ascarides chez un grand nombre. Mais ces parasites dépendent d'une affection générale (psore), liée à un genre de vie insalubre. Qu'on améliore le régime et qu'on guérisse homœopathiquement la psore, ce qui est plus facile à cet âge qu'à toute autre époque de la vie, il ne reste plus de vers, et les enfants n'en sont plus incommodés, tandis qu'on les voit promptement reparaître en foule après l'usage des seuls purgatifs, même associés au semen-contra.

Mais, dira-t-on, il ne faut assurément rien négliger afin de chasser du corps le ver solitaire, ce monstre créé pour le tourment du genre humain.

Oui, on fait quelquefois sortir le tænia. Mais, au prix de quelles souffrances consécutives et de quels dangers pour la vie ! Je ne voudrais point avoir sur la conscience la mort de tous ceux qui ont dû succomber à la violence des purgatifs dirigés contre ce ver, et les années de langueur qu'ont traînées ceux qui échappaient à la mort. Et combien de fois encore n'arrive-t-il pas qu'après avoir répété pendant plusieurs années de suite ces purgations destructives de la santé et de la vie, l'animal ne sort point, ou se reproduit ! Que serait-ce donc s'il n'y avait pas la moindre nécessité de chercher à l'expulser et à le tuer par des moyens violents et cruels, qui mettent souvent les jours du malade en danger ? Les diverses espèces de ténias ne se trouvent que chez les sujets psoriques, et disparaissent toujours quand la psore est guérie. Jusqu'au moment de la guérison, ils vivent, sans trop incommoder l'homme, non pas immédiatement dans les intestins, mais dans le résidu des ali-

doivent-elles paraître mauvaises à l'homme sensé, puisqu'il n'en peut rien résulter de bon dans les principales maladies de l'homme, les chroniques, et qu'au contraire elles nuisent toujours énormément ?

Les matières dégénérées et les impuretés qui deviennent visibles dans les maladies, ne sont autre chose, personne n'en disconviendra, que des produits de la maladie, dont l'organisme sait se débarrasser, d'une manière parfois trop violente, sans le secours de la médecine évacuante, et qui renaissent aussi longtemps que dure la maladie. Ces matières s'offrent souvent au vrai médecin comme des symptômes morbides, et l'aident à tracer le tableau de la maladie, dont il se sert ensuite

ments, où, plongés comme dans un monde à eux propre, ils restent tranquilles et rencontrent ce qui est nécessaire à leur nutrition. Tant que dure cet état de choses, ils ne touchent pas aux parois des intestins, et ne causent aucun dommage à celui dont le corps les recèle. Mais dès qu'une maladie aiguë quelconque s'empare du sujet, le contenu des intestins devient insupportable à l'animal, qui se tortille, irrite les parois sensibles du tube alimentaire, et excite une espèce de colique spasmodique, qui ne contribue pas peu à accroître les souffrances du malade. De même, l'enfant ne s'agite et ne se remue dans la matrice que quand la mère est malade, et il reste tranquille dans l'eau au milieu de laquelle il nage, tant que celle-ci se porte bien.

Il est digne de remarque que les symptômes observés à cette époque chez les personnes qui portent un ver solitaire, sont de nature telle que la teinture de fougère mâle, à la dose la plus exiguë, en procure rapidement l'extinction d'une manière homœopathique, parce qu'elle fait cesser ce qui, dans la maladie, causait l'agitation du parasite. L'animal, se trouvant désormais à son aise, continue à vivre tranquillement dans les matières intestinales, sans incommoder le malade d'une manière bien sensible, jusqu'à ce que le traitement antipsorique soit assez avancé pour que le ver ne rencontre plus, dans le contenu du canal intestinal, les substances propres à lui servir de nourriture, et qu'il disparaisse de lui-même pour toujours, sans que le moindre purgatif soit nécessaire.

pour chercher un agent médicinal homœopathique propre à guérir celle-ci.

Mais les partisans actuels de l'ancienne école ne veulent plus être regardés comme ayant pour but, dans leurs traitements, d'expulser des principes morbifiques matériels. Ils donnent aux évacuations nombreuses et variées qu'ils emploient le nom de méthode dérivative, et prétendent ne faire en cela qu'imiter la nature de l'organisme malade, qui, dans ses efforts pour rétablir la santé, juge la fièvre par la sueur et l'urine; la pleurésie par le saignement de nez, des sueurs et des crachats muqueux; d'autres maladies par le vomissement, la diarrhée et le flux de sang; les douleurs articulaires par des ulcérations aux jambes; l'angine par la salivation, ou par des métastases et des abcès qu'elle fait naître dans des parties éloignées du siége du mal.

D'après cela, ils croient n'avoir rien de mieux à faire qu'à imiter la nature, et prennent des voies détournées dans le traitement de la plupart des maladies. Aussi, marchant sur les traces de la force vitale malade abandonnée à elle-même, procèdent-ils d'une manière indirecte (1) en appliquant des irritations hétérogènes plus fortes sur des parties éloignées du siége de la maladie, et provoquant, ordinairement même entretenant, des évacuations par les organes qui diffèrent le plus des tissus affectés, afin de détourner en quelque sorte le mal vers cette nouvelle localité.

Cette dérivation a été et est encore une des princi-

(1) Au lieu d'éteindre le mal promptement, sans délai et sans épuiser les forces, comme fait l'homœopathie, à l'aide de puissances médicinales dynamiques dirigées contre les points malades de l'organisme.

pales méthodes curatives de l'école régnante jusqu'à ce jour.

En imitant ainsi la nature médicatrice, suivant l'expression employée par d'autres, ils cherchent à exciter violemment, dans les parties qui sont les moins malades et qui peuvent le mieux supporter la maladie médicamenteuse, des symptômes nouveaux qui, sous l'apparence de crises et la forme d'évacuations, doivent, suivant eux, dériver la maladie primitive (1), afin qu'il soit permis aux forces médicatrices de la nature d'opérer peu à peu la résolution (2).

Les moyens dont ils se servent pour parvenir à ce but sont l'emploi de substances qui poussent à la sueur et aux urines, les émissions sanguines, les sétons et cautères, mais de préférence les irritants du canal alimentaire propres à déterminer des évacuations, soit par le haut, soit surtout par le bas, irritants dont les derniers ont aussi reçu les noms d'apéritifs et de dissolvants (3).

(1) Comme si l'on pouvait dériver quelque chose d'immatériel ! Ainsi, c'est pour ainsi dire une matière morbifique, quelque subtile d'ailleurs qu'on la suppose.

(2) Les maladies médiocrement aiguës sont les seules qui aient coutume de se terminer d'une manière paisible quand elles ont atteint le terme de leur cours naturel, soit qu'on emploie des remèdes allopathiques qui n'aient pas trop d'énergie, soit qu'on s'abstienne de tout moyen semblable : la force vitale, en se ranimant, substitue alors peu à peu l'état normal à l'état anormal, qui s'est affaibli graduellement. Mais, dans les maladies fort aiguës et dans les chroniques, qui forment l'immense majorité de celles auxquelles l'homme est sujet, cette ressource manque tant à la grossière nature qu'à l'ancienne école : là, les efforts spontanés de la force vitale et les procédés imitatifs de l'allopathie sont impuissants pour amener une résolution ; tout au plus peut-il en résulter une trêve de courte durée, pendant laquelle l'ennemi réunit ses forces, pour reparaître tôt ou tard plus terrible que jamais.

(3) Cette expression annonce aussi qu'on supposait cependant la présence d'une matière morbifique à dissoudre et à expulser.

Au secours de cette méthode dérivative on en appelle une autre qui a beaucoup d'affinité avec elle, et qui consiste à mettre en usage des irritants antagonistes : les tissus de laine sur la peau, les bains de pieds, les nauséabonds, les tourments de la faim imposés à l'estomac et au canal intestinal, les moyens qui excitent de la douleur, de l'inflammation et de la suppuration dans des parties voisines ou éloignées, comme les sinapismes, les vésicatoires, le garou, les sétons, les cautères, la pommade d'Autenrieth, le moxa, le fer rouge, l'acupuncture, etc. En cela on suit encore les traces de la grossière nature, qui, livrée à elle-même, cherche à se débarrasser de la maladie dynamique par des douleurs qu'elle fait naître dans des régions éloignées du corps, par des métastases et des abcès, par des éruptions cutanées ou des ulcères suppurants, et dont tous les efforts à cet égard sont inutiles quand il s'agit d'une affection chronique.

Ce n'est donc point un calcul raisonné, mais seulement une indolente imitation qui a mis l'ancienne école sur la voie de ces méthodes indirectes, tant dérivative qu'antagoniste, qui l'a conduite à des procédés si peu efficaces, si affaiblissants et si nuisibles, pour avoir l'air d'apaiser ou d'écarter les maladies pendant quelque temps, mais en substituant un mal plus fâcheux à l'ancien. Un pareil résultat peut-il donc être appelé guérison ?

On s'est borné à suivre la marche de l'instinctive nature dans les efforts qu'elle tente et qui ne sont couronnés d'un pâle succès (1) que dans les maladies ai-

(1) La médecine ordinaire regardait les moyens que la nature de l'organisme emploie pour se soulager, chez les malades qui ne font

guës peu intenses. On n'a fait qu'imiter la puissance vitale conservatrice abandonnée à elle-même, qui, reposant uniquement sur les lois organiques du corps,

usage d'aucun médicament, comme des modèles parfaits à imiter. Mais elle se trompait beaucoup. Les efforts misérables et extrêmement incomplets que la force vitale fait pour se porter secours à soi-même dans les maladies aiguës, sont un spectacle qui doit exciter l'homme à ne pas se contenter d'une stérile compassion et à déployer toutes les ressources de son intelligence, afin de mettre un terme, par une guérison réelle, à ces tourments que s'impose elle-même la nature. Si la force vitale ne peut point guérir homœopathiquement une maladie déjà existante dans l'organisme par la provocation d'une autre maladie nouvelle et semblable à celle-ci (§§ 43-46), ce qui en effet est bien rarement à sa disposition (§ 50), et si l'organisme, privé de tous les secours du dehors, reste seul chargé de triompher d'une maladie qui vient d'éclater (sa résitance est tout à fait impuissante dans les affections chroniques), nous ne voyons qu'efforts douloureux et souvent dangereux pour sauver à quelque prix que ce soit, efforts dont il n'est pas rare que la mort soit le résultat.

N'apercevant point ce qui se passe dans l'économie, chez l'homme bien portant, nous ne pouvons pas voir davantage ce qui s'y opère quand la vie est troublée. Les opérations qui ont lieu dans les maladies ne s'annoncent que par les changements perceptibles, par les symptômes, au moyen desquels seuls notre organisme peut exprimer les troubles survenus dans son intérieur, de sorte que, dans chaque cas donné, nous n'apprenons même pas quels sont, parmi les symptômes, ceux qui sont dus à l'action primitive de la maladie et ceux qui ont pour origine les réactions au moyen desquelles la force vitale cherche à se tirer du danger. Les uns et les autres se confondent ensemble sous nos yeux, et ne nous offrent qu'une image réfléchie au dehors de tout l'ensemble du mal intérieur, puisque les efforts infructueux par lesquels la vie abandonnée à elle-même cherche à faire cesser la maladie, sont aussi des souffrances de l'organisme tout entier. Voilà pourquoi les évacuations que la nature excite ordinairement à la fin des maladies dont l'invasion a été brusque, et que l'on appelle crises, font souvent plus de mal que de bien.

Ce que la force vitale fait dans ces prétendues crises et la manière dont elle l'accomplit, sont des mystères pour nous, aussi bien que tous les actes intérieurs qui ont lieu dans l'économie organique de la vie. Ce qui est certain cependant, c'est que, dans le cours de ces efforts, il n'agit non plus qu'en vertu de ces lois, sans raisonner et réfléchir ses actes. On a copié la grossière nature, qui ne peut pas, comme un chirurgien intelligent, rapprocher les lèvres béantes d'une plaie et les réunir par première intention; qui, dans une fracture, est impuissante, quelque quantité de matière osseuse qu'elle fasse épancher, pour redresser et affronter les deux bouts de l'os; qui, ne sachant pas lier une artère blessée, laisse un homme plein de vie et de force succomber à la perte de tout son sang; qui ignore l'art deramener à sa situation normale la tête d'un os déplacée par l'effet d'une luxation, et rend même en très-peu de temps la

y a plus ou moins des parties souffrantes qui se trouve sacrifié pour sauver le reste. Ces opérations de la force vitale procédant à combattre une maladie aiguë uniquement d'après les lois de la constitution organique du corps, et non d'après les inspirations d'une pensée réfléchie, ne sont, la plupart du temps, qu'une sorte d'allopathie. Afin de débarrasser, par une crise, les organes primitivement affectés, elle augmente l'activité des organes sécrétoires, vers lesquels dérive ainsi l'affection des premiers; il survient des vomissements, des diarrhées, des flux d'urine, des sueurs, des abcès, etc., et la force nerveuse, attaquée dynamiquement, cherche en quelque sorte à se décharger par des produits matériels.

La nature de l'homme, abandonnée à elle-même, ne peut se sauver des maladies aiguës que par la destruction et le sacrifice d'une partie de l'organisme même, et si la mort ne s'ensuit pas, l'harmonie de la vie et de la santé ne peut se rétablir que d'une manière lente et incomplète.

La grande faiblesse dont les organes qui ont été exposés aux atteintes du mal et même le corps entier restent atteints après cette guérison spontanée, la maigreur, etc., prouvent assez l'exactitude de ce qui vient d'être avancé.

En un mot, toute la marche des opérations par lesquelles l'organisme cherche à se débarrasser seul des maladies dont il est atteint, ne fait voir à l'observateur, qu'un tissu de souffrances et ne lui montre rien qu'il puisse ou qu'il doive imiter, s'il veut exercer réellement l'art de guérir.

réduction impossible à la chirurgie par le gonflement qu'elle excite dans les alentours ; qui, pour se débarrasser d'un corps étranger violemment introduit dans la cornée transparente, détruit l'œil entier par la suppuration ; qui, dans une hernie étranglée, ne sait briser l'obstacle que par la gangrène et la mort ; qui, enfin, dans les maladies dynamiques, rend souvent, par les changements de forme qu'elle leur imprime, la position du malade beaucoup plus fâcheuse qu'elle ne l'était auparavant. Il y a plus encore : cette force vitale non intelligente admet sans hésitation dans le corps les plus grands fléaux de notre existence terrestre, les sources d'innombrables maladies qui affligent l'espèce humaine depuis des siècles, c'est-à-dire les miasmes chroniques, la psore, la syphilis et la sycose. Bien loin de pouvoir débarrasser l'organisme d'un seul de ces miasmes, elle n'a pas même la puissance de l'adoucir ; elle le laisse au contraire exercer tranquillement ses ravages jusqu'à ce que la mort vienne fermer les yeux du malade, souvent après de longues et tristes années de souffrances.

Comment l'ancienne école, qui se dit rationnelle, a-t-elle pu, dans une chose si importante que la guérison, dans une œuvre qui exige tant de méditation et de jugement, prendre cette aveugle force vitale pour son institutrice, pour son guide unique, imiter sans réflexion les actes indirects et révolutionnaires qu'elle accomplit dans les maladies, la suivre enfin comme le meilleur et le plus parfait des modèles, tandis que la raison, ce don magnifique de la Divinité, nous a été accordée pour pouvoir la surpasser infiniment dans les secours à porter à nos semblables ?

Lorsque la médecine dominante, appliquant ainsi, comme elle a coutume de le faire, ses méthodes antagoniste et dérivative, qui reposent uniquement sur une imitation irréfléchie de l'énergie grossière, automatique et sans intelligence qu'elle voit déployer à la vie, attaque des organes innocents, et leur inflige des douleurs plus aiguës que celles de la maladie contre laquelle elles sont dirigées, ou, ce qui arrive la plupart du temps, les oblige à des évacuations qui dissipent en pure perte les forces et les humeurs, son but est de détourner, vers la partie qu'elle irrite, l'activité morbide que la vie déployait dans les organes primitivement affectés, et ainsi de déraciner violemment la maladie naturelle, en provoquant une maladie plus forte, d'une autre espèce, sur un point qui avait été ménagé jusqu'alors, c'est-à-dire en se servant de moyens indirects et détournés qui épuisent les forces et entraînent la plupart du temps de la douleur (1).

(1) L'expérience journalière montre combien cette manœuvre réussit peu dans les maladies chroniques. C'est dans le plus petit nombre des cas qu'a lieu la guérison. Mais oserait-on se vanter d'avoir remporté une victoire si, au lieu d'attaquer son ennemi en face et à armes égales, et de terminer le différend par sa mort, on se bornait à incendier le pays derrière lui, à lui couper toute retraite, à tout détruire autour de lui? On réussit bien, par de tels moyens, à briser le courage de son adversaire; mais on n'atteint point au but pour cela; l'ennemi n'est pas anéanti, il est encore là, et quand il a pu ravitailler ses magasins, il redressera de nouveau la tête, plus farouche qu'il n'était auparavant. Cependant le pauvre pays, tout innocent qu'il est de la querelle, est tellement ruiné, qu'il ne pourra s'en relever de longtemps. Voilà ce qui arrive à l'allopathie, dans les maladies chroniques, lorsque, sans guérir la maladie, elle ruine et détruit l'organisme par des attaques indirectes contre d'innocents organes éloignés du siége de cette dernière. Voilà les résultats, dont elle n'a pas sujet de tirer vanité.

Il est vrai que, par ces fausses attaques, la maladie, quand elle était aiguë, et que par conséquent son cours ne pouvait point être de longue durée, se transporte sur des parties éloignées et non semblables à celles qu'elle occupait d'abord ; mais elle n'est point guérie. Il n'y a rien dans ce traitement révolutionnaire qui se rapporte d'une manière directe et immédiate aux organes primitivement malades, et qui mérite le titre de guérison. Si l'on s'était abstenu de ces atteintes fâcheuses portées à la vie du restant de l'organisme, on aurait souvent vu la maladie aiguë se dissiper seule, d'une manière même plus rapide, en laissant moins de souffrances après elle, en causant une moins grande consommation de forces. On ne peut d'ailleurs mettre ni le procédé suivi par la grossière nature, ni sa copie allopathique, en parallèle avec le traitement homœopathique, direct et dynamique, qui, ménageant les forces, éteint la maladie d'une manière immédiate et rapide.

Mais, dans l'immense majorité des maladies, dans les affections chroniques, ces traitements perturbateurs, débilitants et indirects de l'ancienne école ne produisent presque jamais aucun bien. Leur effet se borne à suspendre pour un petit nombre de jours tel ou tel symptôme incommode, qui revient aussitôt que la nature s'est accoutumée à l'irritation éloignée ; la maladie renaît plus fâcheuse, parce que les douleurs antagonistes (1) et d'imprudentes évacuations ont afffaibli l'énergie de la force vitale.

(1) Quel résultat favorable ont jamais eu ces cautères si souvent employés, qui répandent au loin leur odeur fétide? Si, dans les premiers quinze jours, tant qu'ils ne causent point encore beaucoup de dou-

Tandis que la plupart des allopathistes, imitant d'une manière générale les efforts salutaires de la grossière nature livrée à ses propres ressources, introduisaient ainsi dans la pratique ces dérivations soi-disant utiles, que chacun variait au gré des indications suggérées par ses propres idées, d'autres, visant à un but plus élevé encore, favorisaient de tout leur pouvoir la tendance que la force vitale montre, dans les maladies, à se débarrasser par des évacuations et des métastases antagonistes, cherchaient en quelque sorte à la soutenir en activant ces dérivations et ces évacuations, et s'imaginaient pouvoir d'après cette conduite s'arroger le titre de ministres de la nature.

Comme il arrive assez souvent, dans les maladies chroniques, que les évacuations provoquées par la nature procurent quelque peu de soulagement dans des cas de douleurs aiguës, de paralysies, de spasmes, etc., l'ancienne école s'imagina que le vrai moyen de guérir les maladies, était de favoriser, d'entretenir ou même d'augmenter ces évacuations. Mais elle ne s'aperçut pas que toutes les prétendues crises produites par la nature abandonnée à elle-même ne procurent qu'un soulagement palliatif et de courte durée, et que, loin de contribuer à la véritable guérison, elles aggravent au contraire le mal intérieur primitif, par la consommation qu'elles font des forces et des humeurs. Jamais

leurs, ils semblent, par antagonisme, diminuer légèrement une maladie chronique, plus tard, quand le corps s'est habitué à la douleur, ils n'ont plus d'autre effet que d'affaiblir le malade et d'ouvrir ainsi un champ plus vaste à l'affection chronique. Se trouverait-il donc encore, au dix-neuvième siècle, des médecins qui regarderaient ces exutoires comme des égouts par lesquels s'échappe la matière peccante? On serait presque tenté de le croire.

on n'a vu de pareils efforts d'une nature grossière procurer le rétablissement durable d'un malade ; jamais ces évacuations excitées par l'organisme (1) n'ont guéri de maladie chronique. Au contraire, dans tous les cas de ce genre, on voit, après une courte amélioration, dont la durée va toujours en diminuant, l'affection primitive s'aggraver manifestement, et les accès revenir plus fréquents et plus forts, quoique les évacuations ne discontinuent point. De même, quand la nature, abandonnée à ses propres moyens dans les affections chroniques internes qui compromettent la vie, ne sait se porter secours qu'en provoquant l'apparition de symptômes locaux externes, afin de détourner le danger des organes indispensables à l'existence, en le reportant par métastase sur ceux qui ne le sont pas, ces effets d'une force vitale énergique, mais sans intelligence, sans réflexion, sans prévoyance, n'aboutissent à rien moins qu'à un amendement réel, à la guérison ; ce ne sont que des palliations, de courtes suspensions imposées à la maladie interne, anx dépens d'une grande partie des humeurs et des forces, sans que l'affection primitive ait rien perdu de sa gravité. Ils peuvent tout au plus, sans le concours d'un véritable traitement homœopathique, retarder la mort, qui est inévitable.

L'allopathie de l'ancienne école, non contente d'exagérer beaucoup les efforts de la grossière nature, en donnait une très-fausse interprétation. S'imaginant à tort qu'ils sont vraiment salutaires, elle cherchait à les favoriser, à leur donner un plus grand développement, dans l'espoir de parvenir ainsi à détruire le mal tout

(1) Les évacuations provoquées par l'art ne l'ont jamais fait non plus.

entier et à procurer une guérison radicale. Lorsque, dans une maladie chronique, la force vitale paraissait amender tel ou tel symptôme fâcheux de l'état intérieur, par exemple au moyen d'un exanthème humide, alors le soi-disant ministre de la nature appliquait un épispastique ou tout autre exutoire sur la surface suppurante qui s'était établie, pour tirer de la peau une quantité d'humeur plus grande encore, et aider ainsi la nature à guérir en éloignant du corps le principe morbifique. Mais tantôt, quand l'action du moyen était trop violente, la dartre déjà ancienne, et le sujet trop irritable, l'affection externe augmentait beaucoup, sans profit pour le mal primitif, et les douleurs, devenues plus vives, ravissaient le sommeil au malade, diminuaient ses forces, souvent même déterminaient l'apparition d'un érysipèle fiévreux de mauvais caractère; tantôt, lorsque le remède agissait avec plus de douceur sur l'affection locale, encore récente peut-être, il exerçait une sorte d'homœopathisme externe sur le symptôme local que la nature avait fait naître à la peau pour soulager l'affection interne, renouvelait ainsi cette dernière, à laquelle se rattachait un plus grand danger, et exposait la force vitale, par cette suppression du symptôme local, à en provoquer de plus fâcheux sur quelque partie noble. Il survenait en remplacement une ophthalmie redoutable, la surdité, des spasmes d'estomac, des convulsions épileptiques, des accès de suffocation, des attaques d'apoplexie, des maladies mentales, etc. (1).

(1) Ce sont là les suites naturelles de la suppression des symptômes locaux dont il s'agit, suites que le médecin allopathiste regarde souvent comme des maladies tout à fait différentes et nouvelles.

La même prétention d'aider la force vitale dans ses efforts curatifs, portait le ministre de la nature, quand la maladie faisait affluer le sang dans les veines du rectum ou de l'anus (hémorrhoïdes borgnes), à recourir aux applications de sangsues, souvent en grand nombre, afin d'ouvrir une issue au sang de ce côté. L'émission sanguine procurait un court amendement, quelquefois trop léger pour mériter qu'on en parlât; mais elle affaiblissait le corps, et donnait lieu à une congestion plus forte encore vers l'extrémité du canal intestinal, sans apporter la moindre diminution au mal primitif.

Dans presque tous les cas où la force vitale malade cherchait à évacuer un peu de sang par le vomissement, l'expectoration, etc., afin de diminuer la gravité d'une affection interne dangereuse, on s'empressait de prêter main-forte à ces prétendus efforts salutaires de la nature, et on tirait du sang de la veine en abondance; ce qui n'était jamais sans inconvénient pour la suite, et affaiblissait manifestement le corps.

Lorsqu'un malade était sujet à de fréquentes nausées, sous prétexte d'entrer dans les vues de la nature, on lui prodiguait des vomitifs, qui jamais ne faisaient de bien, mais souvent entraînaient des suites fâcheuses, des accidents graves, la mort même.

Quelquefois la force vitale, pour apaiser un peu le mal interne, provoque des engorgements froids dans les glandes extérieures. Le ministre de la nature croit bien servir sa divinité en amenant ces tumeurs à suppuration par toutes sortes de frictions et d'applications échauffantes, pour ensuite plonger l'instrument tranchant dans l'abcès parvenu à maturité, et faire écouler la matière peccante au dehors. Mais l'expérience a mille et mille fois appris quels sont les maux interminables qui, presque sans exception, résultent de cette pratique.

Comme l'allopathiste a vu souvent de grandes souffrances être un peu soulagées, dans les maladies chroniques, par des sueurs nocturnes survenues spontanément ou par certaines déjections naturelles de matières liquides, il se croit appelé à suivre ces indications de la nature ; il pense même devoir seconder le travail qui se fait sous ses yeux, en prescrivant un traitement sudorifique complet, ou l'usage continué pendant plusieurs années de ce qu'il appelle des laxatifs doux, afin de débarrasser plus sûrement le malade de l'affection qui le tourmente. Mais cette conduite de sa part n'a jamais qu'un résultat contraire, c'est-à-dire qu'elle aggrave toujours la maladie primitive.

Cédant à l'empire de cette opinion qu'il a embrassée sans examen, malgré son défaut absolu de fondement, l'allopathiste continue à seconder (1) les efforts de la

(1) Il n'est pas rare, cependant, que l'ancienne école se permette une marche inverse, c'est-à-dire que, quand les efforts de la force vitale tendant à soulager le mal interne par des évacuations ou par la provocation de symptômes locaux à l'extérieur, portent évidemment préjudice au malade, elle déploie contre eux tout l'appareil de ses répercussifs : qu'ainsi elle combatte les douleurs chroniques, l'insomnie et les diarrhées anciennes, par l'opium à fortes doses, le vomissement par des potions effervescentes, les sueurs fétides des pieds par des pédiluves froids et des fomentations astringentes, les exanthèmes par des préparations de plomb et de zinc, les hémorrhagies utérines par des injections de vinaigre, les sueurs coliquatives par le petit-lait aluné, les pollutions nocturnes par une grande quantité de camphre, les accès de chaleur au corps et au visage par le nitre, les acides végétaux et l'acide sulfurique, les saignements de nez par le tamponnement des narines avec

force vitale malade, à exagérer même les dérivations et évacuations, et qui ne conduisent jamais au but, mais bien à la ruine des malades, sans s'apercevoir que toutes les affections locales, évacuations et apparentes dérivations, qui sont des effets provoqués et entretenus par la force vitale abandonnée à ses propres ressources afin de soulager un peu la maladie primitive, font elles-mêmes partie de l'ensemble des symptômes de la maladie, contre la totalité desquels il n'y aurait eu de remède véritable et expéditif qu'un médicament choisi d'après l'analogie des phénomènes déterminés par son action sur l'homme bien portant, ou, en d'autres termes, qu'un remède homœopathique.

Comme tout ce que la grossière nature opère pour se soulager dans les maladies, soit aiguës, soit surtout chroniques, est déjà fort imparfait, et constitue même déjà une maladie, on doit bien penser que les efforts de l'art travaillant dans le sens même de cette imperfection, pour en accroître les résultats, nuisent encore davantage, et que, du moins dans les maladies aiguës, ils ne peuvent remédier à ce que les tentatives de la nature ont de défectueux, puisque le médecin, hors d'état de suivre les voies cachées par lesquelles la force vitale accomplit ses crises, ne saurait opérer qu'à l'extérieur, par des moyens énergiques, dont les effets

des bourdonnets imbibés d'alcool ou de liqueurs astringentes, des ulcères aux membres inférieurs par les oxydes de zinc et de plomb, etc. Mais des milliers de faits attestent combien sont tristes les résultats de cette pratique. L'adepte de l'ancienne école se vante, de vive voix et par écrit, d'exercer une médecine rationnelle et de rechercher la cause des maladies, pour guérir toujours radicalement. Or, le voilà ici qui ne combat qu'un symptôme isolé, et toujours au grand détriment du malade.

sont moins bienfaisants que ceux de la nature livrée à elle-même, mais en revanche plus perturbateurs et plus funestes. Car ce soulagement incomplet que la nature parvient à procurer par des dérivations et des crises, il ne peut point y arriver en suivant la même route ; il reste encore, quoi qu'il fasse, bien au-dessous de ce misérable secours, qu'au moins la force vitale abandonnée à ses propres ressources a la faculté de porter.

On a cherché, en sacrifiant la membrane pituitaire, à produire des saignements de nez imitant les hémorrhagies nasales naturelles, pour apaiser, par exemple, les accès d'une céphalalgie chronique. Sans doute on pouvait ainsi tirer assez de sang des narines pour affaiblir le malade ; mais le soulagement était bien moindre que celui qui avait eu lieu dans un autre temps où, de son propre mouvement, la force vitale instinctive avait fait couler seulement quelques gouttes de sang.

Une de ces sueurs ou diarrhées dites critiques, que la force vitale, sans cesse agissante, excite à la suite d'une incommodité soudaine provoquée par le chagrin, la frayeur, un refroidissement, une courbature, a bien plus d'efficacité pour dissiper, momentanément au moins, les souffrances aiguës du malade, que tous les sudorifiques ou purgatifs d'une officine, qui ne font que rendre plus malade. L'expérience journalière ne permet pas d'en douter.

Cependant la force vitale, qui ne peut agir par elle-même que d'une manière conforme à la disposition organique de notre corps, sans intelligence, sans réflexion, sans jugement, ne nous a point été donnée pour que nous la regardions comme le meilleur guide à suivre dans la guérison des maladies, ni moins encore pour que nous imitions servilement les efforts incomplets et maladifs qu'elle fait pour ramener la santé, en y ajoutant même des actes plus contraires que les siens au but qu'on se propose d'atteindre, pour que nous nous épargnions les frais d'intelligence et de réflexion nécessaires à la découverte du véritable art de guérir, enfin pour que nous mettions à la place du plus noble de tous les arts humains une mauvaise copie des secours peu efficaces que la grossière nature est en état de donner, quand on l'abandonne à ses seules ressources.

Quel homme de bon sens voudrait l'imiter dans ses efforts conservateurs ? Ces efforts sont précisément la maladie elle-même, et c'est la force vitale morbidement affectée qui crée la maladie qu'on aperçoit ! L'art doit donc de toute nécessité augmenter le mal quand il l'imite dans ses procédés, ou susciter des dangers quand il supprime ses efforts. Or l'allopathie fait l'un et l'autre. Et c'est là ce qu'elle appelle une médecine rationnelle !

Non ! cette force innée chez l'homme, qui dirige la vie de la manière la plus parfaite pendant la santé, dont la présence se fait sentir également dans toutes les parties de l'organisme, dans la fibre sensible comme dans la fibre irritable, et qui est le ressort infatigable de toutes les fonctions normales du corps, n'a point été créée pour se porter secours à elle-même dans les maladies, pour exercer une médecine digne d'imitation. Non ! la vraie médecine, œuvre de réflexion et de jugement, est une création de l'esprit humain, qui, lorsque l'automatique énergie de la force vitale a été entraînée par la maladie à des actions anormales, sait, au moyen d'un remède homœopathique, lui imprimer une modification morbide analogue, mais un peu plus forte, de manière que la maladie naturelle ne puisse plus influer sur elle, et qu'après la disparition, qui ne se fait pas attendre longtemps, de la nouvelle maladie provoquée par le médicament, elle revienne aux conditions de l'état normal, à sa destination de présider au maintien de la santé, sans avoir souffert, durant cette conversion, aucune atteinte douloureuse ou capable de l'affaiblir. La médecine homœopathique enseigne les moyens d'arriver à ce résultat.

Un assez grand nombre de malades traités d'après les méthodes de l'ancienne école qui viennent d'être passées en revue, échappaient à leurs maladies, non pas dans les cas chroniques (non vénériens), mais dans les cas aigus, qui présentent moins de danger. Cependant, ils n'y parvenaient que par des détours si pénibles, et d'une manière souvent si imparfaite, qu'on ne pouvait dire qu'ils fussent redevables de leur guérison à l'influence d'un art doux dans ses procédés. Dans les circonstances où le danger n'avait rien de bien pressant, tantôt on se contentait de réprimer les maladies aiguës par des émissions sanguines ou par la suppression d'un de leurs principaux symptômes, au moyen d'un palliatif énantiopathique, tantôt aussi on les suspendait par des irritants et révulsifs appliqués sur des points autres que l'organe malade, jusqu'à ce que le cours de leur révolution naturelle fût achevé, c'est-à-dire qu'on leur opposait des moyens détournés entraînant une déperdition de forces et d'humeurs. En agissant ainsi, la plus grande partie de ce qui était nécessaire pour écarter entièrement la maladie et réparer les pertes éprouvées par le sujet, restait à faire à la force conservatrice de la vie. Celle-ci avait donc à triompher et du mal aigu naturel, et des suites d'un traitement mal dirigé. C'était elle qui, dans certains cas désignés par le hasard seul, avait à déployer sa propre énergie pour ramener les fonctions à leur rhythme normal, ce qu'elle n'opérait souvent qu'avec peine, d'une manière incomplète, et non sans accidents de nature diverse.

Il est douteux que cette marche, suivie par la médecine actuelle dans les maladies aiguës, abrége ou facilite réellement un peu le travail auquel la nature doit se livrer pour amener la guérison, puisque ni l'allopathie ni la nature ne peuvent agir d'une manière directe, puisque les méthodes dérivative et antagoniste de la médecine ne sont propres qu'à porter une atteinte plus profonde à l'organisme et à entraîner une plus grande perte de forces.

L'ancienne école a encore une autre méthode curative, celle qu'on appelle excitante et fortifiante (1), et qui procède à l'aide de substances dites excitantes, nervines, toniques, confortantes, fortifiantes. On a lieu d'être surpris qu'elle ose tirer vanité de cette méthode.

Est-elle jamais parvenue à dissiper la faiblesse qu'engendre et entretient ou augmente si souvent une maladie chronique, en prescrivant, ainsi qu'elle l'a fait tant de fois, le vin du Rhin ou celui de Tokay? Comme cette méthode ne pouvait guérir la maladie chronique, source de la faiblesse, les forces du malade baissaient

(1) Elle est, à proprement parler, énantiopathique, et je reviendrai encore sur son compte dans le texte de l'ORGANON (§ 59).

d'autant plus qu'on lui faisait prendre davantage de vin, parce qu'à des excitations artificielles, la force vitale oppose un relâchement pendant la réaction.

A-t-on jamais vu le quinquina, ou les substances disparates qui portent le nom collectif d'amers, redonner des forces dans ces cas, qui sont si fréquents? Ces produits végétaux, qu'on prétendait être toniques et fortifiants en toutes circonstances, n'avaient-ils pas, de même que les préparations martiales, la prérogative d'ajouter souvent de nouveaux maux aux anciens, par suite de leur action morbifique propre, sans pouvoir faire cesser la faiblesse dépendante d'une ancienne maladie inconnue?

Les onguents nervins, ou les autres topiques spiritueux et balsamiques, ont-ils jamais diminué d'une manière durable, ou même seulement momentanée, la paralysie commençante d'un bras ou d'une jambe, qui procède, comme il arrive si souvent, d'une maladie chronique, sans que celle-ci elle-même ait été guérie? Les commotions électriques et galvaniques ont-elles jamais eu d'autre résultat, en pareille circonstance, que de rendre peu à peu plus intense et finalement totale la paralysie de l'irritabilité musculaire et de l'excitabilité nerveuse (2)?

Les excitants et aphrodisiaques tant vantés, l'ambre

(1) Un pharmacien avait une pile voltaïque dont les décharges modérées amélioraient pour quelques heures la situation des personnes atteintes de dureté d'ouïe. Bientôt ces secousses demeuraient sans effet, et l'on était obligé, pour obtenir le même résultat, de les rendre plus fortes, jusqu'à ce qu'à leur tour celles-ci devinssent inefficaces. Après quoi les plus violentes avaient bien encore, dans les commencements, la faculté de rendre l'ouïe pour quelques heures aux malades, mais finissaient par les laisser en proie à une surdité absolue.

gris, la teinture de cantharides, les truffes, les cardamomes, la cannelle et la vanille, ne finissent-ils pas constamment par convertir en une impuissance totale l'affaiblissement graduel des facultés viriles, dont la cause est, dans tous les cas, un miasme chronique inaperçu?

Comment peut-on se vanter d'une acquisition de force et d'excitation qui dure quelques heures, quand le résultat qui s'ensuit amène à demeure l'état contraire, d'après les lois de la nature de tous les palliatifs?

Le peu de bien que les excitants et fortifiants procurent aux personnes traitées de maladies aiguës d'après l'ancienne manière, est mille et mille fois surpassé par les inconvénients qui résultent de leur usage dans les maladies chroniques.

Quand l'ancienne médecine ne sait comment s'y prendre pour attaquer une maladie chronique, elle use en aveugle des médicaments qu'elle désigne sous le nom d'altérants. Elle a recours aux mercuriaux, au calomélas, au sublimé corrosif, à l'onguent mercuriel, redoutables moyens qu'elle estime par-dessus tout, jusque dans les maladies non vénériennes, et qu'elle dispense avec tant de prodigalité, qu'elle fait agir pendant si longtemps sur le corps malade, que la santé finit par être ruinée de fond en comble. Elle détermine bien de grands changements; mais ces changements ne sont jamais favorables, et constamment la santé se trouve détruite sans ressource par un métal qui est pernicieux au plus haut degré toutes les fois qu'on ne sait pas le placer à propos.

Lorsque, dans toutes les fièvres intermittentes épidémiques, souvent répandues sur de vastes contrées, elle prescrit à hautes doses le quinquina, qui ne guérit homœopathiquement que la véritable fièvre intermittente des marais, en admettant même que la psore ne s'y oppose point, elle donne une preuve palpable de sa conduite légère et inconsidérée, puisque ces fièvres affectent un caractère différent chaque fois pour ainsi dire qu'elles se représentent, et qu'en conséquence elles réclament presque chaque fois aussi un autre remède homœopathique, dont une très-petite dose, unique ou répétée, suffit alors pour les guérir radicalement en quelques jours. Comme ces maladies reviennent par accès périodiques, comme l'ancienne école ne voit autre chose que le type dans toutes les fièvres intermittentes, comme enfin elle ne connaît et ne veut connaître d'autre fébrifuge que le quinquina, elle s'imagine que, pour guérir ces fièvres, il lui suffit d'en éteindre le type par des doses accumulées de quinquina ou de quinine, ce que l'instinct irréfléchi, mais ici bien inspiré, de la force vitale cherche souvent pendant des mois entiers à empêcher. Mais le malade, dupé par ce traitement fallacieux, ne manque jamais, après qu'on a supprimé le type de sa fièvre, d'éprouver des souffrances plus vives que celles qui lui étaient causées par cette fièvre elle-même. Il devient blême et asthmatique, ses hypochondres semblent étreints par une ligature, il perd l'appétit, son sommeil n'est jamais calme, il n'a ni force ni courage, l'enflure s'empare souvent de ses jambes, de son ventre, même de son visage et de ses mains. Il quitte ainsi l'hôpital, guéri, à ce qu'on prétend, et fort souvent des années d'un traitement homœopathique pénible sont ensuite nécessaires, non pas même pour le rendre à la santé, mais seulement pour l'arracher à la mort.

L'ancienne école tire vanité de ce qu'avec le secours de la valériane, qui en pareil cas agit comme moyen antipathique, elle parvient à dissiper pour quelques heures la morne stupeur dont les fièvres nerveuses sont accompagnées. Mais comme le résultat qu'elle obtient n'a pas de durée, comme elle est obligée d'accroître incessamment la dose de valériane pour ranimer le malade pendant quelques instants, elle ne tarde pas à voir les plus fortes doses même ne plus produire le résultat qu'elle espère, tandis que la réaction déterminée par une substance dont l'impression stimulante n'est qu'un simple effet primitif, paralyse entièrement la force vitale, et dévoue le malade à une mort prochaine, que ce traitement prétendu rationnel rend inévitable. Cependant l'école ne voit pas qu'elle tue à coup sûr en pareil cas, et elle n'attribue la mort qu'à la malignité de la maladie.

Un palliatif peut-être plus redoutable encore est la digitale pourprée, dont l'école régnante se montre si fière, quand elle veut ralentir le pouls dans les maladies chroniques. La première dose de ce moyen puissant, qui agit ici d'une manière énantiopathique, diminue assurément le nombre des pulsations artérielles pendant quelques heures; mais le pouls ne tarde pas à reprendre sa vitesse. On augmente la dose, pour obtenir qu'il se ralentisse encore un peu, ce qui a lieu en effet, jusqu'à ce que des doses de plus en plus fortes n'opèrent plus rien de semblable, et que, pendant la réaction, qu'on finit par ne pouvoir plus empêcher, la vitesse du pouls soit bien supérieure à ce qu'elle était avant l'administration de la digitale: le nombre des pulsations s'accroît alors à tel point qu'on ne peut plus les compter, le malade n'a plus le moindre appétit, il a perdu toutes ses forces, en un mot il est devenu un véritable cadavre. Nul de ceux qu'on traite ainsi n'échappe à la mort, si ce n'est pour tomber dans une manie incurable (1).

Voilà comment l'allopathiste dirigeait ses traitements. Mais les malades étaient obligés de se ployer à cette triste nécessité, puisqu'ils n'auraient rien trouvé de mieux chez les autres médecins, qui tous avaient puisé leur instruction à la même source impure.

La cause fondamentale des maladies chroniques non vénériennes et les moyens capables de les guérir demeuraient inconnus à ces praticiens, qui se pavanaient de leurs cures dirigées, suivant eux, contre les causes, et du soin qu'ils disaient prendre de remonter, dans leur diagnostic, à la source de ces affections (2). Comment auraient-ils pu guérir le nombre immense des maladies chroniques avec leurs méthodes indirectes, imparfaites et dangereuses imitations des efforts d'une force vitale automatique, qui n'ont point été destinées à devenir des modèles de la conduite à tenir en médecine ?

Ils regardaient ce qu'ils croyaient être le caractère

(1) Et cependant l'un des coryphées de l'ancienne école, Hufeland, vante encore la digitale pour remplir cette indication. « Personne ne niera, dit-il, que la trop grande énergie de la circulation ne puisse être apaisée par la digitale. » L'expérience journalière nie cet effet de la part d'un remède énantiopathique héroïque.

(2) C'est en vain qu'Hufeland veut faire honneur à sa vieille école de se livrer à cette recherche ; car on sait qu'avant la publication de mon *Traité des maladies chroniques* (Paris, 1832, 2 vol. in-8), l'allopathie avait ignoré pendant vingt-cinq siècles la vraie source de ces affections. N'avait-elle donc pas dû leur en assigner une autre, qui était fausse ?

du mal comme la cause de la maladie, et, d'après cela, dirigeaient leurs prétendues cures radicales contre le spasme, l'inflammation (pléthore), la fièvre, la faiblesse générale et partielle, la pituite, la putridité, les obstructions, etc., qu'ils s'imaginaient écarter à l'aide de leurs antispasmodiques, antiphlogistiques, fortifiants, excitants, antiseptiques, fondants, résolutifs, dérivatifs, évacuants, et autres moyens antagonistes, qui ne leur étaient eux-mêmes connus que d'une manière superficielle.

Mais des indications si vagues ne suffisent pas pour trouver des remèdes qui soient d'un véritable secours, et moins que partout ailleurs dans la matière médicale de l'ancienne école, qui, comme je l'ai fait voir ailleurs (1), ne reposait la plupart du temps que sur de simples conjectures et sur des conclusions tirées des effets obtenus dans les maladies.

On procédait d'une manière tout aussi hasardeuse, quand, se laissant guider par des indications bien plus hypothétiques encore, on agissait contre le manque ou la surabondance d'oxygène, d'azote, de carbone ou d'hydrogène dans les humeurs, contre l'exaltation ou la diminution de l'irritabilité, de la sensibilité, de la nutrition, de l'artérialité, de la vénosité ou de la capillarité, contre l'asthénie, etc., sans connaître aucun moyen d'atteindre à des buts si fantastiques. C'était là de l'ostentation. C'étaient des cures, mais qui ne tournaient point à l'avantage des malades.

Mais toute apparence même de traitement rationnel

(1) Voyez, dans les *Prolégomènes* de mon *Traité de matière médicale pure*, le chapitre sur les *Sources de la matière médicale ordinaire* (t. I, p. 1).

des maladies disparait dans l'usage consacré par le temps, et même érigé en loi, d'associer ensemble des substances médicamenteuses différentes, pour constituer ce qu'on appelle une *recette* ou une *formule*. On place en tête de cette formule, sous le nom de *base*, un médicament qui n'est cependant point connu par rapport à l'étendue de ses effets médicinaux, mais qu'on croit devoir vaincre le caractère principal attribué à la maladie par le médecin; on y joint, comme *adjuvants*, une ou deux substances non moins inconnues sous le point de vue de la manière dont elles affectent l'organisme, et qu'on destine, soit à remplir quelque indication accessoire, soit à corroborer l'action de la base; puis on ajoute un prétendu *correctif*, dont on ne connaît pas davantage la vertu médicinale proprement dite; on mêle le tout ensemble, en y faisant encore entrer parfois un sirop ou une eau distillée possédant également des propriétés médicamenteuses à part, et l'on s'imagine que chacun des ingrédients de ce mélange jouera, dans le corps malade, le rôle qui lui est assigné par la pensée du médecin, sans se laisser ni troubler ni induire en erreur par les autres choses dont il est accompagné, ce à quoi on ne peut raisonnablement pas s'attendre. L'un de ces ingrédients détruit l'autre, en totalité ou en partie, dans sa manière d'agir, ou lui donne, ainsi qu'au restant, un nouveau mode d'action auquel on n'avait pas songé, de sorte que l'effet sur lequel on comptait ne peut point avoir lieu. Souvent l'inexplicable énigme des mélanges produit, ce qu'on n'attendait ni ne pouvait attendre, une nouvelle modification de la maladie, qui ne s'aperçoit point au milieu du tumulte des symptômes, mais devient permanente quand on prolonge l'usage de la recette, par conséquent, une maladie factice, qui s'ajoute à la maladie originelle, une aggravation de la maladie primitive; ou si le malade ne fait point usage longtemps de la même recette, si on lui en donne une ou plusieurs autres, composées d'ingrédients différents, il en résulte au moins l'accroissement de la faiblesse, parce que les substances qui sont prescrites dans un pareil sens ont généralement peu ou point de rapport direct à la maladie primitive, et ne font qu'attaquer sans utilité les points sur lesquels ses atteintes ont le moins porté.

Quand bien même l'action sur le corps humain de tous les médicaments serait connue (et le médecin qui formule la recette ne connaît souvent pas celle de la centième partie d'entre eux), en mêler ensemble plusieurs, dont certains même sont déjà très-composés, et dont chacun doit différer beaucoup des autres, sous le rapport de son énergie spéciale, pour que ce mélange inconcevable soit pris par le malade à doses copieuses et souvent répétées, et cependant prétendre qu'on s'attend de sa part à un effet curatif déterminé, c'est là une absurdité qui révolte tout homme sans préventions et accoutumé à réfléchir (1). Le résultat est

(1) Il s'est trouvé jusque dans l'école ordinaire des hommes qui ont reconnu l'absurdité de mélanges des médicaments, quoique eux-mêmes suivissent cette éternelle routine condamnée par leur raison. Ainsi, Herz s'exprime de la manière suivante (*Journal de Hufeland*, II, p. 33); « S'agit-il de faire cesser l'état inflammatoire, nous n'em-
« ployons seuls ni le nitre, ni le sel ammoniac, ni les acides végétaux,
« mais nous mêlons ordinairement ensemble plusieurs antiphlogisti-
« ques, ou bien nous les faisons alterner les uns avec les autres. Est-il
« question de résister à la putridité, il ne nous suffit pas, pour atteindre
« à ce but, d'administrer en grande quantité un des antiseptiques con-

naturellement en contradiction avec ce qu'on espère d'une manière si positive. Des changements surviennent, sans contredit ; mais il n'y en a point un seul qui soit bon, qui soit conforme au but.

Je serais bien curieux de savoir laquelle de ces ma-

« nus, le quinquina, les acides minéraux, l'arnica, la serpentaire, etc.; « nous aimons mieux en joindre plusieurs ensemble, comptant davantage « sur le résultat de leur action combinée ; ou bien, par ignorance de « ce qui conviendrait le mieux, dans le cas présent, nous accumu-« lons des choses disparates, et nous laissons au hasard le soin de faire « produire, par l'une ou par l'autre, le soulagement que nous avons « en vue. C'est ainsi qu'il est rare qu'on excite la sueur, qu'on purifie « le sang, qu'on résolve des obstructions, qu'on provoque l'expectora-« tion, et même que l'on détermine la purgation, à l'aide d'un seul « moyen. Nos formules, pour arriver à ce résultat, sont toujours com-« pliquées, elles ne sont presque jamais simples et pures; aussi ne peut-« on point les considérer comme des expériences relatives aux effets des « diverses substances qui entrent dans leur composition. A la vérité, « dans nos formules, nous établissons doctoralement une hiérarchie « entre les moyens, et nous appelons base celui auquel nous confions, « à proprement parler, l'effet, donnant aux autres les noms d'adju-« vants, de correctifs, etc. Mais il est évident que l'arbitraire a fait en « grande partie les frais de cette classification. Les adjuvants contri-« buent tout aussi bien à l'effet total que la base, quoique, faute d'é-« chelle, nous ne puissions déterminer leur degré de participation. « L'influence des correctifs sur les vertus des autres moyens ne peut « pas non plus être tout à fait indifférente; ils doivent les augmenter, « les diminuer, ou leur imprimer une autre direction. Le changement « salutaire que nous déterminons à l'aide d'une pareille formule doit « donc être toujours considéré comme le résultat de tout l'ensemble de « son contenu, et nous n'en pouvons jamais rien conclure qui ait trait « à l'activité spéciale de chacun des ingrédients dont elle se com-« pose. Nous savons trop peu ce qu'il y a d'essentiel à connaître « dans tous les médicaments, et nos connaissances sont trop bornées à « l'égard des affinités qu'ils déploient peut-être par centaines quand « on les mêle les uns avec les autres, pour que nous puissions dire « avec certitude quels seront le mode et le degré d'énergie de la sub-« stance même la plus indifférente en apparence, quand elle aura été in-« troduite dans le corps humain, combinée avec d'autres substances. »

nœuvres exécutées en aveugle dans le corps de l'homme malade on serait tenté d'appeler une guérison !

On ne doit attendre la guérison que de ce qui reste encore de force vitale au malade après qu'on a ramené cette force à son rhythme normal d'activité par un médicament approprié. Vainement se flatterait-on de l'obtenir en exténuant le corps selon les préceptes de l'art. Cependant l'ancienne école ne sait opposer aux affections chroniques que des moyens propres à martyriser les malades, à épuiser les humeurs et les forces, à raccourcir la vie ! Peut-elle donc sauver quand elle détruit ? Mérite-t-elle le titre d'art de guérir ? Elle agit *lege artis*, de la manière la plus opposée au but, et elle fait, on serait tenté de croire avec intention, le contraire précisément de ce qu'il faudrait exécuter ? Peut-on donc la préconiser ? Doit-on la souffrir plus longtemps ?

Dans ces derniers temps elle s'est surpassée elle-même sous le point de vue de sa cruauté envers les malades et de l'absurdité de ses actions. Tout observateur impartial doit en convenir, et des médecins même sortis de son propre sein, comme Kruger-Hansan, se sont vus contraints, par l'éveil de leur conscience, d'en faire publiquement l'aveu.

Il était temps que la sagesse du divin Créateur et conservateur des hommes mît fin à ces abominations, et qu'elle fît apparaître une médecine inverse, qui, au lieu d'épuiser les humeurs et les forces par des vomitifs, des purgatifs, des bains chauds, des sudorifiques ou des sialagogues, de verser à flots le sang indispensable à la vie, de torturer par des moyens douloureux, d'ajouter sans cesse de nouvelles maladies aux anciennes, et de rendre enfin celles-ci incurables par l'usage prolongé d'héroïques médicaments inconnus dans leur action, en un mot, d'atteler les bœufs derrière la charrue, et de frayer impitoyablement une large voie à la mort, ménageât autant que possible les forces des malades, et les menât aussi doucement que promptement à une guérison durable, avec le secours d'un petit nombre d'agents simples, parfaitement connus, bien choisis, et administrés à des doses minimes. Il était temps qu'elle fît découvrir l'homœopathie.

EXEMPLES DE GUÉRISONS HOMOEOPATHIQUES OPÉRÉES INVOLONTAIREMENT PAR DES MÉDECINS DE L'ANCIENNE ÉCOLE.

L'observation, la méditation et l'expérience m'ont fait trouver qu'à l'inverse des préceptes tracés par l'homœopathie, la marche à suivre pour obtenir de véritables guérisons, douces, promptes, certaines et durables, consiste à choisir, dans chaque cas individuel de maladie, un médicament capable de produire par lui-même une affection semblable à celle qu'on veut guérir.

Cette méthode homœopathique n'avait été enseignée par personne avant moi; personne ne l'avait mise en pratique. Mais si elle seule est conforme à la vérité, comme chacun pourra s'en convaincre avec moi, on doit s'attendre à ce que, bien qu'elle ait été si longtemps méconnue, chaque siècle en offre cependant des traces palpables (1). C'est en effet ce qui a lieu.

(1) Car la vérité est éternelle comme la Divinité elle-même. Les hommes peuvent la négliger pendant longtemps, mais le moment ar

Dans tous les temps, les maladies qui ont été guéries d'une manière réelle, prompte, durable et manifeste, par des médicaments, et qui n'ont point dû leur guérison à ce qu'il s'est rencontré quelque autre circonstance favorable, à ce que la maladie aiguë avait accompli sa révolution naturelle, ou enfin à ce que les forces du corps avaient repris peu à peu la prépondérance pendant un traitement allopathique ou antipathique (car être guéri directement diffère beaucoup d'être guéri par une voie indirecte), ces maladies, dis-je, ont cédé, quoique à l'insu du médecin, à un remède homœopathique, c'est-à-dire ayant le pouvoir de susciter par lui-même un état morbide semblable à celui dont il procurait la disparition.

Il n'est pas jusqu'aux guérisons réelles opérées à l'aide de médicaments composés, et dont les exemples sont d'ailleurs fort rares, dans lesquelles on ne reconnaisse que le remède dont l'action dominait celle des autres était toujours de nature homœopathique.

Mais cette vérité s'offre à nous plus évidente encore dans certains cas où les médecins, violant l'usage qui n'admet que des mélanges de médicaments formulés sous forme de recettes, ont guéri promptement à l'aide d'un médicament simple. On voit alors avec surprise que la guérison fut toujours l'effet d'une substance médicinale capable de produire elle-même une affection semblable à celle dont le malade était atteint, quoique le médecin ne sût pas ce qu'il faisait, et n'agît ainsi que dans un moment d'oubli des préceptes de son école.

rive enfin où, pour l'accomplissement des décrets de la Providence, ses rayons percent le nuage des préjugés, et répandent sur le genre humain une clarté bienfaisante que rien désormais ne peut éteindre.

Il donnait un remède dont la thérapeutique reçue lui aurait prescrit d'administrer précisément le contraire, et c'était par là seulement que ses malades guérissaient avec promptitude.

Je vais rapporter ici quelques exemples de ces guérisons homœopathiques, qui trouvent leur interprétation claire et précise dans la doctrine aujourd'hui reconnue et vivante de l'homœopathie, mais qu'il ne faut point regarder comme des arguments en faveur de cette dernière, attendu qu'elle n'a besoin ni d'appui ni de soutien (1).

Déjà l'auteur du traité des Épidémies attribué à Hippocrate (2), parle d'un choléra-morbus rebelle à tous les remèdes, qu'il guérit uniquement au moyen de l'hellébore blanc, substance qui cependant excite par elle-même le choléra, comme l'ont vu Foreest, Ledel, Reimann et plusieurs autres (3).

(1) Si, dans les cas dont le récit va être fait, les doses de médicaments ont dépassé celle que prescrit la médecine homœopathique, il a dû s'ensuivre tout naturellement le danger qu'entraînent en général les hautes doses d'agents homœopathiques. Cependant diverses circonstances, qu'on ne peut pas toujours découvrir, font qu'il arrive assez souvent à des doses même très-considérables de remèdes homœopathiques de procurer la guérison, sans causer de préjudice notable, soit que la substance végétale ait perdu de son énergie, soit qu'il survienne des évacuations abondantes ayant pour résultat de détruire la plus grande partie de l'effet du remède, soit enfin que l'estomac ait reçu en même temps d'autres substances capables de contre-balancer la force des doses par l'action antidotique qu'elles exercent.

(2) Liv. V, au commencement.

(3) P. Foreest, XVIII, *obs.* 44. — Ledel, *Misc. nat. cur. dec. III*, *ann.* 1, *obs.* 65. — Reimann, *Bresl. Samml.* 1724, p. 535. — C'est avec intention que, dans cet exemple et dans tous les suivants, je n'ai point rapporté mes propres observations ni celles de mes élèves sur les propriétés spéciales de chaque médicament, mais seule-

La suette anglaise, qui se montra pour la première fois en 1485, et qui, plus meurtrière que la peste elle-même, enlevait d'abord, au témoignage de Willis, quatre-vingt-dix-neuf malades sur cent, ne put être domptée qu'au moment où l'on apprit à donner des sudorifiques aux malades. Depuis cette époque, il y eut peu de personnes qui en moururent, ainsi que Sennert (1) en fait la remarque.

Un flux de ventre, qui durait depuis plusieurs années, qui menaçait d'une mort inévitable, et contre lequel tous les médicaments étaient restés sans effet, fut, à la grande surprise de Fischer (2), et non à la mienne, guéri d'une manière rapide et durable par un purgatif qu'administra un empirique.

Murray, que je choisis entre tant d'autres, et l'expérience journalière, rangent le vertige, les nausées et l'anxiété parmi les principaux symptômes que produit le tabac. Or ce fut précisément de vertiges, de nausées et d'anxiété que Diemerbroeck (3) se débarrassa par l'usage de la pipe, quand il vint à être attaqué de ces symptômes au milieu des soins qu'il donnait aux victimes des maladies épidémiques de la Hollande.

Les effets nuisibles que quelques écrivains, Georgi entre autres (4), attribuent à l'usage de l'*Agaricus mus-*

ment celles de médecins des temps passés. Mon but, en agissant ainsi, a été de faire voir que la médecine homœopathique aurait pu être trouvée avant moi.

(1) *De febribus*, IV, cap. 15.

(2) Dans HUFELAND's *Journal fuer praktische Heilkunde*, X, IV, p. 127.

(3) *Tractatus de peste*. Amsterdam, 1665, p. 273.

(4) *Beschreibung aller Nationen des russischen, Reiches*, pag. 78, 267, 281, 321, 329, 352.

observés chez les habitants du Kamtschatka, et qui consistent en tremblements, convulsions, épilepsie, sont devenus salutaires entre les mains de C. G. Whistling (1), qui a employé ce champignon avec succès contre les convulsions accompagnées de tremblement, et entre celles de J. C. Bernhardt (2), qui s'en est également servi avec avantage dans une espèce d'épilepsie.

La remarque faite par Murray (3), que l'huile d'anis calme les maux de ventre et les coliques venteuses causées par les purgatifs, ne nous surprend pas, sachant que J. P. Albrecht (4) a observé des douleurs d'estomac produites par ce liquide, et P. Foreest (5) des coliques violentes dues également à son action.

Si F. Hoffmann vante la millefeuille dans plusieurs hémorrhagies; si G. E. Stahl, Buchwald et Loeseke ont trouvé ce végétal utile dans le flux hémorrhoïdal excessif; si Quarin et les rédacteurs du Recueil de Breslau parlent d'hémoptysies dont il a procuré la guérison; si enfin Thomasius, au rapport de Haller, l'a employé avec succès dans la métrorrhagie; ces cures se rapportent évidemment à la faculté dont jouit la plante de provoquer par elle-même des flux de sang et l'ématurie, comme l'a observé G. Hoffmann (6), et surtout de provoquer le saignement de nez, ainsi que Bockler (7) l'a constaté.

(1) *Diss. de virt. agaric. musc.* Iena, 1718, p. 13.

(2) *Chym. Vers. und Erfahrungen.* Leipsick, 1754; obs. 5, p. 324. — GRUNER, *De viribus agar. mus.* Iena. 1778, p. 13.

(3) *Apparatus medicaminum*, I, p. 429, 430.

(4) *Misc. nat. cur.*, *dec. II*, *ann.* 8, *obs.* 169.

(5) *Observat. et curationes*, lib. 21.

(6) *De medicam. officin.* Leyde, 1738.

(7) *Cynosura mat. med. cont.* p. 552.

Scovolo (1), parmi beaucoup d'autres, a guéri une émission douloureuse d'urine purulente au moyen de la busserole ; ce qui n'aurait pu avoir lieu si cette plante n'avait pas le pouvoir d'exciter par elle-même des ardeurs en urinant, avec émission d'une urine glaireuse, ainsi que Sauvages (2) l'a reconnu.

Quand bien même les nombreuses expériences de Stoerck, Marges, Planchon, Dumonceau, F. C. Junker, Schinz, Ehrmann et autres n'auraient point établi que le colchique guérit une espèce d'hydropisie, on devrait déjà s'attendre à cette propriété de sa part, d'après la faculté spéciale qu'il possède de diminuer la sécrétion rénale, tout en provoquant des envies continuelles d'uriner, et de donner lieu à l'écoulement d'une petite quantité d'urine d'un rouge ardent, ainsi que l'ont vu Stoerck (3) et de Berge (4). Il est évident aussi que la guérison d'un asthme hypochondriaque, effectuée par Goeritz (5) au moyen du colchique, et celle d'un asthme compliqué d'hydrothorax, opérée par Stoerck (6), à l'aide de cette même substance, sont fondées sur la faculté homœopathique qu'elle possède de provoquer par elle-même l'asthme et la dyspnée, effets de sa part dont de Berge (7) a constaté la réalité.

Muralto (8) a vu, ce dont on peut encore se convain-

(1) Dans GIRARDI, *De uva ursi*. Padoue, 1764.

(2) *Nosolog.*, III, p. 200.

(3) *Lib. de colchico*. Vienne, 1763, p. 12.

(4) Journal de médecine, Paris, 1765, XXII, pag. 506.

(5) A. E. BUECHNER, *Miscel. phys. med. mathem*, *ann.* 1728, *jul.* p. 1212, 1213. Erfurt, 1732.

(6) *Ibid. cas.* 11, 13, *Cont. cas.* 4, 9.

(7) *Ibid.*, *loc. cit.*

(8) *Miscell. nat. cur. cap. dec.* II, *a.* 7, *obs.* 112.

cre tous les jours, que le jalap, indépendamment de coliques, cause une grande inquiétude et beaucoup d'agitation. Tout médecin familier avec les vérités de l'homœopathie trouvera donc naturel que de cette propriété découle celle que G. W. Wedel lui attribue avec raison (1) de calmer souvent les tranchées qui agitent et font crier les jeunes enfants, et de procurer un sommeil tranquille à ces petits êtres.

On sait, ainsi qu'il est suffisamment attesté par Murray, Hillary et Spielmann, que les feuilles de séné occasionnent des coliques, qu'elles produisent, d'après G. Hoffmann (2) et F. Hoffmann (3), des flatuosités et de l'agitation dans le sang (4), cause ordinaire de l'insomnie. C'est en conséquence de cette vertu homœopathique naturelle du séné que Detharding (5) a pu avec son secours guérir des coliques violentes et débarrasser des malades de leurs insomnies.

Stoerck, qui possédait tant de sagacité, fut au moment de comprendre que l'inconvénient qu'il avait trouvé au dictame de provoquer parfois un flux muqueux par le vagin (6), dérivait précisément de la même source que la faculté en vertu de laquelle cette racine lui avait servi aussi à guérir une leucorrhée chronique (7).

Stoerck aurait dû également être frappé de guérir une espèce d'exanthème chronique général, humide et

(1) *Opiolog.*, lib. I, p. 1, II, p. 38.
(2) *De medicin. officin.*, lib. I, cap. 36.
(3) *Diss. de manna*, § 16.
(4) Murray, *loc. cit.* T. *II*, p. 507.
(5) *Ephem. nat. cur. cent.* 10, *obs.* 76.
(6) *Lib. de flamm. Jovis.* Vienne, 1769, cap. 2.
(7) *Lib. de flamm. Jovis.* Vienne, 1769, cap. 9.

phagédénique, avec la clématite (1), après avoir reconnu lui-même (2) que cette plante a le pouvoir de faire naître une éruption psorique sur tout le corps.

Si l'euphraise a guéri, d'après Murray (3), la lippitude et une espèce d'ophthalmie, comment a-t-elle pu amener ce résultat, sinon par la faculté que Lobel (4) a remarquée en elle d'exciter une sorte d'inflammation des yeux?

D'après J. H. Lange (5), la noix muscade s'est montrée fort efficace dans les évanouissements hystériques. La cause naturelle de ce phénomène est homœopathique, et tient à ce que la noix muscade, quand on en donne une forte dose à un homme bien portant, donne lieu, suivant J. Schmid (6) et Cullen (7), à l'émoussement des sens et à une insensibilité générale.

L'ancienne coutume d'employer l'eau de rose à l'extérieur contre les ophthalmies, semble un témoignage tacite de l'existence d'une propriété curative des maux d'yeux dans les fleurs du rosier. Elle repose sur la vertu homœopathique qu'ont ces fleurs d'exciter par elles-mêmes une espèce d'ophthalmie, effet que J. Echtius (8), Lodel (9) et Rau (10) leur ont réellement vu produire.

Si le sumac vénéneux a la propriété, d'après de

(1) *Lib. de flamm. Jovis*. Vienne, 1769, cap. 13.

(2) *Ibid.*, cap. 33.

(3) *Appar. medicaminum, II*, p. 221.

(4) *Stirp. adversar.*, p. 219.

(5) *Domest. Brunsvic.* 136.

(6) *Misc. nat. cur.*, *dec. II, ann.* 2, *obs.* 120.

(7) *Traité de matière médicale*, Paris, 1790, t. II, p. 216.

(8) M. ADAMI, *Vitæ germanorum medicorum*, Haidelbergæ, 1620, pag. 72.

(9) *Misc. nat. curios., dec. II, ann.* 2, *obs.* 140.

(10) *Ueber de Werth des homœop. Heilverf.*, p. 73.

Rossi (1), Van Mons (2), J. Monti (3), Sybel (4) et autres de faire naître sur le corps des boutons qui peu à peu le couvrent tout entier, on conçoit aisément d'après cela que cette plante ait pu guérir homœopathiquement quelques espèces de dartres, comme Dufresnoy et Van Mons nous apprennent qu'elle l'a fait réellement. Qu'est-ce qui a donné au sumac vénéneux, dans un cas cité par Alderson (5), le pouvoir de guérir une paralysie des membres inférieurs, accompagnée d'affaiblissement des facultés intellectuelles, si ce n'est la faculté dont il jouit évidemment par lui-même de produire un affaissement total des forces musculaires, en égarant l'esprit du sujet au point de lui faire croire qu'il va mourir, comme l'a vu Zadig (6)?

Selon Carrère (7), la douce-amère a guéri les plus violentes maladies causées par le refroidissement. Ce ne peut être que parce que cette herbe est très-sujette à produire, dans les temps froids et humides, des incommodités semblables à celles qui résultent d'un refroidissement, ainsi que l'ont remarqué Carrère lui-même (8) et Starcke (9), Fritze (10) a vu la douce-amère

(1) *Obs. de nonnullis plantis quæ pro venenatis habentur*. Pise, 1767.

(2) Dans Dufresnoy, *Ueber den wurzelnden Sumach*, p. 206.

(3) *Acta Inst. Bonon. sc. et art. III*, p. 165.

(4) Dans *Med. Annalen*., juillet 1811.

(5) Dans *Samml. aus. Abh. f. pr. Ærzte, XVIII*, 1.

(6) Dans Hufeland's *Journal der prakt. Heilk*. V, p. 3.

(7) Carrere et Starcke, *Abhandl. ueber die Eigenschaft des Nachtschattens oder Bittersuesse*. Iena, 1786, p. 20-23.

(8) Carrere et Starcke, *Abhandl. ueber die Eigenschaft des Nachtschattens oder Bittersuesse*, Iena, 1786, p. 20-23.

(9) Dans Carrere, *ib*.

(10) *Annalen des klinischen Instituts*, *III*, p. 45.

faire naître des convulsions, et de Haen (1) lui a également vu produire des convulsions accompagnées de délire. Or, des convulsions accompagnées de délire ont cédé, entre les mains de ce dernier médecin, à de petites doses de douce-amère. On chercherait en vain, dans l'empire des hypothèses, la cause qui fait que la douce-amère s'est montrée si efficace dans une espèce de dartre, sous les yeux de Carrère (2) de Fouquet (3) et de Poupart (4); mais la simple nature, qui demande l'homœopathie pour guérir sûrement, l'a placée tout auprès de nous, dans la faculté qu'a la douce-amère d'exciter de son chef la manifestation d'une espèce de dartre. Carrère a vu l'usage de cette plante provoquer une éruption dartreuse qui couvrit le corps entier pendant quinze jours (5), une autre qui s'établit aux mains (6); et une troisième qui fixa son siége aux lèvres de la vulve (7).

Ruecker (8) a vu la scrofulaire susciter une anasarque générale. C'est pour cette raison que Gataker (9) et Cirillo (10) sont parvenus avec son secours à guérir (homœopathiquement) une espèce d'hydropisie.

(1) *Ratio medendi*, t. IV, p. 228.
(2) *Loc. cit.*, p. 92.
(3) Dans RAZOUX, Tables nosologiques, p. 275.
(4) Traité des dartres. Paris, 1782, p. 184, 192.
(5) *Loc. cit.*, p. 96.
(6) *Loc. cit.*, p. 149.
(7) *Loc. cit.*, p. 164.
(8) *Commerc. liter. Noric.*, 1731, p. 372.
(9) *Versuche und Bemerk. der Edinb. Gesellschaft*. Altenbourg, 1762. VII, p. 95, 98.
(10) *Consult. medichi*, t. III, Naples, 1738, in-4°.

Boerhaave (1), Sydenham (2) et Radcliff (3) n'ont pu guérir une autre espèce d'hydropisie qu'à l'aide du sureau, parce que, comme nous l'apprend Haller (4), le sureau détermine une tuméfaction séreuse par sa seule application à l'extérieur du corps.

De Haën (5), Sarcone (6) et Pringle (7) ont rendu hommage à la vérité et à l'expérience en avouant qu'ils avaient guéri des pleurésies avec la scille, racine que sa grande âcreté devait faire proscrire dans une affection de ce genre, où le système reçu n'admet que des remèdes adoucissants, relâchants et rafraîchissants. Le point de côté n'en a pas moins disparu sous l'influence de la scille, et par suite de la loi homœopathique; car J.-C. Wagner (8) avait déjà vu l'action libre de cette plante provoquer une sorte de pleurésie et d'inflammation du poumon.

Un grand nombre de praticiens, D. Cruger, Ray, Kellner, Kaau-Boerhaave et autres (9), ont observé que la pomme épineuse (*Datura Stramonium*) excite un délire bizarre et des convulsions. C'est précisément cette faculté de sa part qui a mis les médecins en état de guérir, avec son secours, la démoniomanie (10) (délire

(1) *Historia plantarum*, P. I, p. 207.

(2) *Opera medica*, p. 496.

(3) Dans Haller, *Arzneimittellehre*, p. 349.

(4) Vicat, Plantes vénéneuses de la Suisse, Yverdon, 1776, p. 125.

(5) *Ratio medendi*, P. I, p. 13.

(6) *Maladies observées à Naples*, Lyon, 1804, t. I, p. 166.

(7) *Obs. sur les maladies des armées*, Paris, 1793, p. 127.

(8) *Observationes clinicæ*, Lubeck, 1737.

(9) C. Cruger, dans *Misc. nat. cur.*, dec. III, ann. 2, obs. 88. — Kaau-Boerhaave, *Impetum faciens*. Leyde, 1745, p. 282. — Kellner, dans *Bresl. Samml.*, 172.

(10) *Veckoshrift for Lækare*, VI, p. 40.

fantasque, accompagné de spasmes dans les membres) et autres convulsions, comme l'ont fait Sidren (1), et Wodenberg (2). Si, entre les mains de Sidren (3), elle a guéri deux chorées, qui avaient été déterminées, l'une par la frayeur, l'autre par la vapeur du mercure, c'est qu'elle a par elle-même la propriété d'exciter des mouvements involontaires dans les membres, comme l'ont remarqué Kaau-Boerhaave et Lobstein. Diverses observations, celles entre autres de Schenck, établissent qu'elle peut détruire la mémoire en très-peu de temps ; il n'est donc pas surprenant qu'au dire de Sauvages et de Schinz, elle possède la vertu de guérir l'amnésie. Enfin (4) Schmalz est parvenu à guérir au moyen de cette plante une mélancolie qui alternait avec la manie, parce qu'au dire de Da Costa (5) elle a le pouvoir de provoquer un état de choses analogue chez l'homme sain auquel on l'administre.

Plusieurs médecins, comme Percival, Stahl et Quarin, ont observé que l'usage du quinquina occasionnait des pesanteurs d'estomac. D'autres ont vu cette substance produire le vomissement et la diarrhée (Morton, Friborg, Bauer et Quarin), la syncope (D. Cruger et Morton), une grande faiblesse, une sorte de jaunisse (Thomson, Richard, Stahl et C.-E. Fischer), l'amertume de la bouche (Quarin et Fischer); enfin la tension du bas-ventre. Or c'est précisément lorsque ces incommodités et ces états morbides se trouvent réunis dans les

(1) *Diss. de stramonii usu in malis convulsivis. Upsal*, 1773.
(2) *Diss. de stramonii usu. Ups.*, 1773.
(3) *Diss. morborum casus, spec. I. Ups.*, 1785.
(4) *Chir. und medizin. Vorfaelle.* Leipzick, 1781, p. 178.
(5) Dans SCHENCK, I, obs. 139.

fièvres intermittentes que Torti et Cleghorn recommandent de n'avoir recours qu'au seul quinquina. De même, l'emploi avantageux qu'on fait de cette écorce dans l'état d'épuisement, les digestions laborieuses et le défaut d'appétit, qui restent à la suite des fièvres aiguës, surtout quand on les a traitées par la saignée, les évacuants et les débilitants, se fonde sur la propriété qu'elle a de produire une prostration extrême des forces, d'anéantir le corps et l'âme, de rendre la digestion pénible et de supprimer l'appétit, ainsi que l'ont observé Cleghorn, Friborg, Cruger, Romberg, Stahl, Thomson et autres.

Comment aurait-on pu arrêter plus d'une fois des flux de sang avec l'ipécacuanha, ainsi que Baglivi, Barbeyrac, Gianella, Dalberg, Bergius et autres y sont parvenus, si ce médicament ne possédait pas de son chef même la faculté d'exciter des hémorrhagies, ce qu'ont en effet remarqué Murray, Scott et Geoffroy ? Comment pourrait-il être aussi salutaire dans l'asthme, et surtout dans l'asthme spasmodique, qu'Akenside (1), Meyer (2), Bang (3), Stoll (4), Fouquet (5) et Ranoë (6) nous le dépeignent, s'il n'avait pas par lui-même la faculté de produire, sans exciter aucune évacuation, l'asthme en général, et l'asthme spasmodique en particulier, que Murray (7), Geoffroy (8) et Scott (9) ont vu

(1) *Medical Trans.*, I, n° 7, p. 39.
(2) *Diss. de ipecac. refracta dosi usu*, p. 34.
(3) *Praxis medica*, p. 346.
(4) *Prælectiones*, p. 221.
(5) Journal de médecine, Paris, 1784, t. 62, p. 137.
(6) Dans *Act. reg. soc. med. Hafn. II*, p. 163. *III*, p. 361.
(7) *Medic. pract. Bibl.* p. 237.
(8) Traité de la matière médicale, Paris, 1757, II, p. 157.
(9) Dans *Med. comment of Edinb.* IV, p. 74.

naître de son action sur l'économie ? Peut-on exiger des preuves plus claires que les médicaments doivent être appliqués à la guérison des maladies en raison des effets morbides qu'ils produisent ?

Il serait impossible de comprendre comment la fève Saint-Ignace a pu être aussi efficace dans une espèce de convulsion, que l'assurent Herrmann (1), Valentin (2) et un écrivain anonyme (3), si elle n'avait pas d'elle-même le pouvoir de provoquer des convulsions semblables, ainsi que Bergius (4), Camelli (5) et Durius (6) s'en sont convaincus.

Les personnes qui ont reçu des coups et des contusions éprouvent des points de côté, des envies de vomir, des élancements et des ardeurs dans les hypochondres, le tout accompagné d'anxiété et de tremblements, de soubresauts involontaires, semblables à ceux que provoquent les commotions électriques, pendant la veille et pendant le sommeil, des fourmillements dans les parties sur lesquelles l'atteinte a porté, etc. Or l'arnica pouvant produire par elle-même des symptômes semblables, comme l'attestent les observations de Meza, Vicat, Crichthon, Collin, Aaskow, Stoll et J. C. Lange, on conçoit sans peine que cette plante guérisse les accidents provenant d'un coup, d'une chute, d'une contusion, ainsi qu'une foule de médecins et des peuples entiers en ont fait l'expérience depuis des siècles.

(1) *Cynosura mat. med.* II, p. 231.
(2) *Hist. simplic. reform.*, p. 194, § 4.
(3) Dans *Act. Berol.*, *dec. II*, vol. 10, p. 12.
(4) *Materia medica*, p. 150.
(5) *Philos. trans.*, vol. XXI, n° 250.
(6) *Miscell. nat. cur.*, *dec. III*, *ann.* 9, 10.

Parmi les désordres que la belladonne provoque chez l'homme bien portant, se trouvent des symptômes dont l'ensemble compose une image qui ressemble beaucoup à l'espèce d'hydrophobie causée par la morsure d'un chien enragé, maladie que Mayerne (1), Munch (2), Buchholz (3) et Neimike (4) ont réellement et parfaitement guérie avec cette plante (5). Le sujet cherche en vain le sommeil ; il a la respiration gênée; une soif ardente et accompagnée d'anxiété le dévore ; à peine lui présente-t-on des liquides qu'aussitôt il les repousse, son visage est rouge, ses yeux sont fixes et étincelants (F. C. Grimm); il éprouve de la suffocation en buvant (E. Camerarius et Sauter); en général, il est incapable de rien avaler (May, Lottinger, Sicelius, Buchave, D'Hermont, Manetti, Vicat, Cullen); il éprouve alternativement de la frayeur et des envies de mordre les

(1) *Praxeos in morbis internis syntagma alterum*. Vienne, 1697, p. 156.

(2) *Beobachtungen bey angewendeter Belladonne bey den Menschen*. Stendal, 1789.

(3) *Heilsame Wirkungen der Belladonne in ausgebrochener Wuth*. Erfurt, 1785.

(4) Dans J. H. Munch's *Beobachtungen*, Th. I, p. 74.

(5) S'il est arrivé souvent à la belladonne d'échouer dans la rage déclarée, on ne doit pas perdre de vue qu'elle ne peut guérir ici que par sa faculté de produire des effets semblables à ceux de la maladie, et que par conséquent on n'aurait dû l'administrer qu'aux plus petites doses possible, comme tous les remèdes homœopathiques, ce qui sera démontré dans l'Organon. Mais la plupart du temps on l'a donnée à des doses énormes, de façon que les malades se voyaient nécessairement mourir, non de la maladie, mais du remède. Cependant il peut bien se faire aussi qu'il existe plus d'un degré ou d'une sorte d'hydrophobie et de rage, et qu'en conséquence, suivant la diversité des symptômes, le remède homœopathique le plus convenable soit parfois la jusquiame, et parfois aussi la pomme épineuse.

personnes qui l'entourent (Sauter, Dumoulin, Buchave, Mardorf); il crache autour de lui (Sauter); il cherche à s'échapper (Dumoulin, E. Gmelin, Buchoz); enfin son corps est dans une agitation continuelle (Boucher, E. Gmelin et Sauter). La belladonne a guéri aussi des espèces de manie et de mélancolie, dans des cas rapportés par Evers, Schmucker, Schmalz, Munch père et fils et autres, parce qu'elle possède elle-même la faculté de produire certaines espèces de démence, telles que celles qui ont été signalées par Rau, Grimm, Haseneest, Mardorf, Hoyer, Dillenius et autres. Henning (1), après avoir inutilement traité pendant trois mois une amaurose avec taches bigarées devant les yeux, par une multitude de moyens différents, vint à s'imaginer que cette affection pouvait bien être due à la goutte, dont le malade n'avait cependant jamais ressenti aucune atteinte, et fut conduit ainsi par le hasard à prescrire la belladonne (2), qui procura une guérison rapide et exempte de tout inconvénient. Nul doute qu'il eût fait choix de ce remède dès le principe s'il eût su qu'on ne peut guérir qu'à l'aide de moyens produisant des symptômes semblables à ceux de la maladie, et que la belladonne ne devait pas manquer, d'après l'infaillible loi de la nature, de guérir ici homœopathiquement, puisque, au témoignage de Sauter (3) et de Buchholz (4), elle excite

(1) Dans HUFELAND's *Journal*, XXV, IV, p. 70-74.

(2) Ce n'est que par conjecture qu'on a fait à la belladonne l'honneur de la ranger au nombre des remèdes de la goutte. La maladie qui pourrait encore avoir quelque droit à s'arroger le nom de goutte, ne sera jamais et ne peut point être guérie par la belladonne.

(3) Dans HUFELAND's *Journal*, XI.

(4) *Ibid.*, V, I, p. 252.

elle-même une sorte d'amaurose avec des taches bigarrées devant les yeux.

La jusquiame a fait disparaître, sous les yeux de Mayerne (1), Stœrck, Collin et autres, des spasmes qui avaient une grande ressemblance avec l'épilepsie. Elle a produit cet effet par la raison même qu'elle possède la faculté d'exciter des convulsions très-analogues à l'épilepsie, comme on le trouve indiqué dans les ouvrages d'E. Camerarius, C. Seliger, Hunerwolf, A. Hamilton, Planchon, Da Costa et autres.

Fothergill (2), Stœrck, Hellwig et Ofterdinger ont employé la jusquiame avec succès dans certains genres d'aliénation mentale. Mais elle aurait réussi en pareil cas à un bien plus grand nombre de médecins, si l'on n'avait pas entrepris de guérir avec son secours d'autres aliénations mentales que celle qui a de l'analogie avec l'espèce d'égarement stupide que Van Helmont, Wedel, J. G. Gmelin, Laserre, Hunerwolf, A. Hamilton, Kiernander, J. Stedmann, Tozzetti, F. Faber et Wendt ont vu succéder à l'action de cette plante sur l'économie.

En réunissant les effets que ces derniers observateurs ont vu produire à la jusquiame, on forme l'image d'une hystérie parvenue à un assez haut degré. Or nous trouvons dans J. A. P. Gessner, dans Stœrck et dans les Actes des curieux de la nature (3), qu'une hystérie ayant beaucoup de ressemblance avec celle-là fut guérie par l'emploi de cette plante.

(1) *Prax. med.*, p. 23.
(2) *Mem. of the medical soc. of London*, I, p. 310, 314.
(3) IV, obs. 8.

Schenkbecher (1) n'aurait jamais pu guérir avec la jusquiame un vertige qui durait depuis vingt ans, si ce végétal ne possédait pas à un haut degré la faculté de produire généralement un état analogue, ainsi que l'attestent Hunerwolf, Blom, Navier, Planchon, Sloane, Stedmann, Greding, Wepfer, Vicat et Bernigau.

Mayer Abramson (2) tourmentait depuis longtemps un maniaque jaloux avec des remèdes qui ne produisaient aucun effet sur lui, lorsqu'enfin il lui fit prendre, à titre de soporifique, de la jusquiame, qui procura une guérison rapide. S'il avait su que cette plante excite la jalousie et des manies chez les sujets bien portants, et s'il avait connu la loi homœopathique, seule base naturelle de la thérapeutique, il aurait pu dès le principe administrer la jusquiame en toute assurance, et éviter ainsi de fatiguer le malade par des remèdes qui, n'étant point homœopathiques, ne devaient lui servir à rien.

Les formules compliquées que Hecker (3) mit en usage, avec le succès le plus marqué, dans un cas de constriction spasmodique des paupières, auraient été inutiles si un hasard heureux n'y avait fait entrer la jusquiame, qui, selon Wepfer (4), provoque une affection analogue chez les sujets bien portants.

Withering (5) ne parvint non plus à triompher d'un resserrement spasmodique du pharynx, avec impossibilité d'avaler, qu'au moment où il administra de la jus-

(1) *Von der Kinkina, Schierling, Bilsenkraut, u. s. w.* Riga, 1769, p. 162. *Anhang.*

(2) Dans HUFELAND'S *Journal*, IX, II, p. 60.

(3) *Ibid.*, I, p. 354.

(4) *De cicuta aquatica.* Bâle, 1716, p. 320.

(5) *Edinb. med. comment, dec.* II, B. VI, p. 263.

quiame, dont l'action spéciale consiste à déterminer un resserrement spasmodique du gosier, avec impossibilité d'exécuter la déglutition, effet que Tozzetti, Hamilton, Bernigau, Sauvages et Hunerwolf lui ont vu produire, et à un haut degré.

Comment serait-il possible que le camphre fût aussi salutaire que le prétend le véridique Huxham (1), dans les fièvres dites nerveuses lentes, où la chaleur est moins élevée, où la sensibilité est émoussée, et où les forces générales sont considérablement diminuées, si le résultat de son action immédiate sur le corps n'était la manifestation d'un état semblable en tout point à celui-là, ainsi que G. Alexander, Cullen et F. Hoffmann l'ont observé ?

Les vins généreux pris à petites doses guérissent homœopathiquement la fièvre inflammatoire pure. C. Crivellati (2), H. Augenius (3), A. Mondella (4) et deux anonymes (5) en ont recueilli toutes les preuves. Déjà Asclepiades (6) avait guéri une inflammation du cerveau avec une petite dose de vin. Un délire fébrile, accompagné d'une respiration stertoreuse, et ressemblant à l'ivresse profonde que le vin produit, fut guéri en une seule nuit par du vin que Rademacher (7) fit boire au malade. Est-il possible de méconnaître ici le pouvoir d'une irritation médicinale analogue ?

(1) *Opera*, t. I, p. 172; t. II, p. 84.

(2) *Trattato dell' uso e modo di dare il vino nelle febbri acute*. Rome, 1600.

(3) *Epist*. T. II, lib. 2, ep. 8.

(4) *Epist*. 14. Bâle, 1538.

(5) *Eph. nat. cur.*, dec. II, ann. 2, obs. 53. — Gazette de santé, 1788.

(6) *Cœl. Aurelianus, de Morbis acut.* lib. I, c. 16.

(7) Dans Hufeland's *Journal*, XVI, I, p. 92.

Une forte infusion de thé occasionne aux personnes qui n'en ont pas l'habitude, des battements de cœur et de l'anxiété : aussi, prise à petites doses, est-elle un excellent remède contre ces accidents provoqués par d'autres causes, ainsi que G. L. Rau l'a constaté (1).

Un état semblable à l'agonie, dans lequel le malade éprouvait des convulsions qui lui ôtaient la connaissance, qui alternaient avec des accès de respiration spasmodique et saccadée, parfois aussi suspirieuse et stertoreuse, et qui s'accompagnaient d'un froid glacial à la face et au corps, avec lividité des pieds et des mains, et faiblesse du pouls (état tout à fait analogue à l'ensemble des accidents que Schweikert et autres ont vus résulter de l'action de l'opium), fut d'abord traité sans succès par Stutz (2) avec l'alcali, mais guérit ensuite d'une manière rapide et durable au moyen de l'opium. Qui ne reconnait ici la méthode homœopathique, mise en jeu à l'insu de celui qui l'emploie? L'opium produit aussi, d'après Vicat, J. C. Grimm et autres, une forte et presque irrésistible tendance au sommeil, accompagnée d'abondantes sueurs et de délire. Ce fut un motif pour Osthoff (3) de ne point l'administrer dans une fièvre épidémique qui présentait des symptômes fort analogues; car le système dont il suivait les principes défendait d'y avoir recours en pareille circonstance. Cependant, après avoir épuisé inutilement tous les remèdes connus, et croyant son malade sur le

(1) *Ueber den Werth des homœopathischen Heilf.* Heidelberg, 1824, p. 75.

(2) Dans Hufeland's *Journal*, X, IV.

(3) Dans *Salzb. med. chirurg. Zeitung*. 1805, III, p. 110.

point de mourir, il prit le parti de donner à tout hasard un peu d'opium, dont l'effet fut salutaire, et devait l'être effectivement d'après la loi éternelle de l'homœopathie. J. Lind (1) avoue également que l'opium enlève les pesanteurs de tête avec chaleur à la peau et manifestation difficile de la sueur, que la tête se dégage, la chaleur ardente de la fièvre disparait, la peau s'assouplit, et une sueur abondante en baigne la surface. Mais Lind ne savait pas que cet effet salutaire de l'opium est dû à ce que, en dépit des axiomes de l'école, cette substance produit chez l'homme bien portant des symptômes morbides fort analogues à ceux-là. Il s'est trouvé néanmoins quelques médecins dans l'esprit desquels cette vérité a passé comme un éclair, mais sans y faire naître le soupçon même de la loi homœopathique. Alston (2) dit que l'opium est un moyen échauffant, mais qu'il n'est pas moins certainement propre à modérer la chaleur quand elle existe déjà. De la Guerenne (3) administra de l'opium dans une fièvre accompagnée d'un violent mal de tête, de tension et dureté du pouls, de sécheresse et âpreté à la peau, de chaleur brûlante, enfin de sueurs débilitantes dont l'exhalation difficile était continuellement interrompue par l'agitation extrême du malade. Ce moyen lui réussit; mais il ne savait pas que, si l'opium avait amené un résultat avantageux, c'est parce qu'il possède la faculté de produire un état fébrile tout à fait analogue chez les personnes qui jouissent d'une bonne santé, ainsi que l'ont re-

(1) *Essai sur les maladies des Européens dans les pays chauds*. Paris, 1785, 2 vol. in 12.

(2) Dans *Edinb. Versuchen*, V. P. I, art. 12.

(3) Dans ROEMER, *Annalen der Arzneimittellehre*, ', II, pag. 6.

connu beaucoup d'observateurs. Dans une fièvre soporeuse où le malade, privé de la parole, était étendu, les yeux ouverts, les membres roides, le pouls petit et intermittent, la respiration gênée et stertoreuse, symptômes parfaitement semblables à ceux que l'opium lui-même peut exciter, suivant le rapport de Delacroix, Rademacher, Crumpe, Pyl, Vicat, Sauvages et beaucoup d'autres, cette substance fut la seule à laquelle C. L. Hoffmann (1) vit produire de bons effets, qui furent tout naturellement un résultat homœopathique, Wirthenson (2), Sydenham (3) et Marcus (4) sont parvenus de même à guérir des fièvres léthargiques avec l'opium. La léthargie dont de Meza (5) obtint la guérison ne put être vaincue que par cette substance, qui en pareil cas agit homœopathiquement, puisqu'elle occasionne elle-même la léthargie. Après avoir longtemps tourmenté par des remèdes inappropriés à sa situation, c'est-à-dire non homœopathiques, un homme atteint d'une maladie nerveuse opiniâtre, dont les principaux symptômes étaient l'insensibilité et l'engourdissement des bras, des cuisses et du bas-ventre, C. C. Mathaei (6) le guérit enfin par l'opium, qui, d'après Stutz, J. Young et autres, a la propriété d'exciter par lui-même des accidents semblables d'une grande intensité, et qui, en conséquence, comme chacun voit, n'a procuré la guérison dans cette occasion que par la voie de l'homœopa-

(1) *Von Scharbock, Lustseuche, u. s. w.* Munster, 1787, p. 295.
(2) *Opii vires fibræ cordis delibitare, etc.* Munster, 1775.
(3) *Opera*, p. 654.
(4) *Magazin fuer Therapie*, I, I, p. 7.
(5) *Act. reg. soc. med. Hafn.* III, p. 202.
(6) Dans Struve's *Triumph der Heilk.* III.

thie. D'après quelle loi s'opéra la guérison d'une léthargie datant de plusieurs jours, que Hufeland obtint au moyen de l'opium (1), si ce n'est d'après celle de l'homœopathie, qu'on a méconnue jusqu'à présent ? Une épilepsie ne se déclarait jamais que pendant le sommeil du malade ; de Haen reconnut que ce n'était point là un sommeil naturel, mais un assoupissement léthargique, avec respiration stertoreuse, tout à fait semblable à celui que l'opium suscite chez les sujets bien portants ; ce ne fut qu'à l'aide de l'opium qu'il le transforma en un sommeil sain et véritable, dans le même temps qu'il débarrassa le malade de son épilepsie (2). Comment serait-il possible que l'opium, qui, au su de chacun, est de toutes les substances végétales celle dont l'administration à petites doses produit la constipation la plus forte et la plus opiniâtre, fût cependant un des remèdes sur lesquels on dût le plus compter dans les constipations qui mettent la vie en danger, si ce n'était en vertu de la loi homœopathique tant méconnue, c'est-à-dire si la nature n'avait point destiné les médicaments à vaincre les maladies naturelles par une action spéciale de leur part qui consiste à produire une affection analogue ? Cet opium, dont la première impression est si puissante pour resserrer le ventre, Tralles (3) a reconnu aussi en lui l'unique moyen de salut dans un cas qu'il avait inutilement traité jusque-là par des évacuants et autres moyens non appropriés à la circonstance. Lentilius (4) et G. W. We-

(1) Dans Hufeland's *Journal*, XII, I.
(2) *Ratio medendi*, V, p. 126.
(3) *Opii usus et abusus*, sect. II, p. 260.
(4) *Eph. nat. cur.*, dec. III, ann. I. App. p. 131.

del (1), Wirthenson, Bell, Heister et Richter (2) ont également constaté l'efficacité de l'opium, même administré seul, dans cette maladie. Bohn s'était convaincu aussi par expérience que les opiacés pouvaient seuls débarrasser les entrailles de leur contenu dans la colique appelée *miserere* (3) ; et le grand F. Hoffmann, dans les cas les plus dangereux de ce genre, ne s'en rapportait qu'à l'opium combiné avec la liqueur anodine (4). Toutes les théories contenues dans les deux cent mille volumes de médecine qui pèsent sur la terre, pourraient-elles nous donner une explication rationnelle de ce fait et de tant d'autres semblables, elles qui sont tout à fait étrangères à la loi thérapeutique de l'homœopathie ? Sont-ce leurs doctrines qui nous conduisent à la découverte de cette loi naturelle si franchement exprimée dans toutes les guérisons vraies, rapides et durables, savoir que, quand on applique les médicaments au traitement des maladies, il faut prendre pour guide la ressemblance des effets qu'ils produisent chez l'homme bien portant avec les symptômes de ces affections ?

Rave (5) et Wedekind (6) ont arrêté des métrorrhagies inquiétantes avec le secours de la sabine, qui, chacun le sait, détermine des hémorrhagies utérines et par suite l'avortement chez les femmes bien portantes.

(1) *Opiologia*, p. 120.

(2) *Anfangsgründe der Wundarzneikunde*, V, § 328. — *Chronische Krankheiten*. Berlin, 1816, II, p. 220.

(3) *De officio medici*.

(4) *Medicin. rat. system*. T. IV, P. II, p. 297.

(5) *Beobachtungen und Schluesse*, II, p. 7.

(6) Dans Hufeland's *Journal*, X, 1, p. 77.

Pourrait-on méconnaître ici la loi homœopathique, celle qui prescrit de guérir *similia similibus*?

Le musc serait-il à peu près spécifique dans les espèces d'asthme spasmodique auxquelles on a donné le nom de Millard, s'il n'avait par lui-même la propriété d'occasionner des suffocations spasmodiques sans toux, comme l'a remarqué F. Hoffmann (1)?

Est-il possible que la vaccine garantisse de la petite vérole autrement que d'une manière homœopathique? car, sans parler d'autres grands traits de ressemblance qui existent souvent entre ces deux maladies, elles ont cela de commun, qu'elles ne peuvent se manifester qu'une seule fois dans le cours de la vie, qu'elles laissent des cicatrices également profondes, qu'elles déterminent toutes deux la tuméfaction des glandes axillaires, une fièvre analogue, une rougeur inflammatoire autour de chaque bouton, enfin l'ophthalmie et les convulsions. La vaccine détruirait même la variole qui vient d'éclater, c'est-à-dire guérirait cette affection déjà existante, si la petite vérole ne l'emportait pas sur elle en intensité. Il ne lui manque donc, pour produire cet effet, que l'excès d'énergie qui, d'après la loi naturelle, doit coïncider avec la ressemblance homœopathique pour que la guérison puisse s'effectuer (§ 152). La vaccine, considérée comme moyen homœopathique, ne peut donc avoir d'efficacité que quand on l'emploie avant l'apparition, dans le corps, de la petite vérole, qui est plus forte qu'elle. De cette manière elle provoque une maladie fort analogue à la variole, par conséquent homœopathique, après le cours de laquelle le

(1) *Med. ration. System.*, III, p. 92.

corps humain qui, dans la règle, ne peut être attaqué qu'une seule fois d'une maladie de ce genre, se trouve désormais à l'abri de toute contagion semblable (1).

On sait que la rétention d'urine est un des accidents les plus ordinaires et les plus pénibles que produisent les cantharides. Ce point a été suffisamment établi par J. Camerarius, Baccius, Fabrice de Hilden, Foreest, J. Lanzoni, Van der Wiel et Werlhoff (2). Les cantharides, administrées à l'intérieur avec précaution, doivent par conséquent être un remède homœopathique très-salutaire dans les cas analogues de dysurie douloureuse. Or, c'est ce qu'elles sont effectivement. Sans compter tous les médecins grecs, qui, au lieu de notre cantharide, employaient le *Meloe cichorii* de Fabricius, Fabrice d'Aquapendente, Capo di Vacca, Riedlin, Th. Bartholin (3), Young (4), Smith (5), Raymond (6), de Meza (7), Brisbane (8) et autres, ont guéri parfaitement avec des cantharides des ischuries fort douloureuses qui n'étaient point dues à un obstacle mécanique. Sydenham a vu ce moyen produire les meilleurs effets

(1) Cette guérison homœopathique anticipée (qu'on appelle préservation ou prophylaxie) nous paraît possible aussi dans quelques autres cas. Ainsi nous pensons qu'en portant sur soi du soufre pulvérisé, on peut se préserver de la gale des ouvriers en laine, et qu'en prenant une dose de belladonne aussi faible que possible, on se garantit de la fièvre scarlatine.

(2) V. mes *Fragmenta de viribus medicamentorum positivis*. Leipzick, 1805, I, p. 83.

(3) *Epist.* 4, p. 345.

(4) *Philos. Trans.*, nº 280.

(5) *Medic. Communications*, II, p. 505.

(6) Dans *Auserles. Abhandl. fuer pract. Aerzte*, III, p. 460.

(7) *Act. reg. soc. med. Hafn.*, II, p. 302.

(8) *Auserles. Faelle*, Altenb. 1776.

dans des cas du même genre; il le vante beaucoup, et il l'eût volontiers employé, si les traditions de l'école qui, se croyant plus sage que la nature, prescrit des adoucissants et des relâchants en pareille circonstance, ne l'eussent détourné, contre sa propre conviction, de mettre en usage le remède qui est spécifique ou homœopathique (1). Dans la gonorrhée inflammatoire récente, où Sachs de Lewenheim, Hannæus, Bartholin, Lister; et, avant eux tous, Werlhoff, ont administré les cantharides à très-petites doses avec un plein succès, cette substance a manifestement enlevé les symptômes les plus graves, qui commençaient à se déclarer (2). Elle a produit cet effet en vertu de la propriété dont elle jouit, d'après le témoignage de presque tous les observateurs, d'occasionner une ischurie douloureuse, l'ardeur d'urine, l'inflammation de l'urèthre (Wendt), et même, par sa simple application à l'extérieur, une sorte de gonorrhée inflammatoire (3).

L'usage du soufre à l'intérieur cause assez souvent, chez les personnes irritables, un ténesme accompagné quelquefois de douleurs dans le bas-ventre et de vomissements, comme l'atteste Walther (4). C'est en

(1) *Opera medica, ed. Reichel,* t. II, p. 124.

(2) Je dis « les symptômes les plus graves qui commencent à se déclarer », parce que le reste du traitement exige d'autres considérations; car, bien qu'il y ait des gonorrhées si légères qu'elles disparaissent bientôt d'elles-mêmes, et presque sans secours, il s'en trouve d'autres beaucoup plus graves, celle principalement qui est devenue plus commune depuis les campagnes des Français, et qui se communique par le coït, comme la maladie chancreuse, quoiqu'elle soit d'une nature tout à fait différente.

(3) Wichmann, *Auswahl aus den Nurnberger gelehrten Unterhaltungen.* I, p. 249.

(4) *Prog. de sulphure et marte.* Leipzick, 1743, p. 5.

vertu de cette propriété dévolue au soufre qu'on a pu (1), par son moyen, guérir des affections dyssentériques, un ténesme hémorrhoïdal, d'après Werlhoff (2), et, suivant Rave (3), des coliques occasionnées par des hémorrhoïdes. Il est connu que les eaux de Tœplitz, comme toutes les autres eaux sulfureuses tièdes et chaudes, provoquent l'apparition d'un exanthème qui ressemble beaucoup à la gale des ouvriers en laine. Or, c'est justement cette vertu homœopathique qui les rend propres à guérir diverses éruptions psoriques. Qu'y a-t-il de plus suffocant que la vapeur du soufre? C'est cependant la vapeur du soufre en combustion que Bucquet (4) cite comme le moyen qui réussit le mieux à ranimer les personnes asphyxiées par quelque autre cause.

Nous lisons, dans les écrits de Beddoes et ailleurs, que les médecins anglais ont trouvé l'acide nitrique d'un grand secours dans la salivation et les ulcérations de la bouche occasionnées par l'usage du mercure. Cet acide n'aurait pu être utile en pareil cas, s'il ne possédait par lui-même la faculté de provoquer la salivation et des ulcères à la bouche, effets pour la manifestation desquels il suffit de l'appliquer en bain à la surface du corps, comme le témoignent Scott (5) et Blair (6), et que l'on voit également survenir après son administration à l'intérieur, ainsi que l'at-

(1) *Med. National-Zeitung*, 1798, p. 153.
(2) *Observat. de febribus*, p. 3, § 6.
(3) Dans Hufeland's *Journal*, VII, II, p. 168.
(4) *Edinb. med. comment.*, IX.
(5) Dans Hufeland's *Journal*, IV, p. 353.
(6) *Neueste Erfahrungen*. Glogau, 1801.

testent Alyon (1), Luke (2), J. Ferriar (3), et G. Kellie (4).

Fritze (5) a vu un bain chargé de potasse caustique produire une sorte de tétanos, et A. de Humboldt (6) est parvenu, au moyen du sel de tartre fondu, espèce de potasse à demi caustique, à porter l'irritabilité des muscles jusqu'au point de provoquer la roideur tétanique. La vertu curative que la potasse caustique exerce dans tous les genres de tétanos, où Stutz et autres l'ont trouvée si avantageuse, pourrait-elle être expliquée d'une manière plus simple et plus vraie que par la faculté dont cet alcali jouit, de produire des effets homœopathiques ?

L'arsenic, dont l'immense influence sur l'économie fait qu'on n'oserait décider s'il ne peut pas être plus redoutable entre les mains d'un imprudent que salutaire entre celles d'un sage, l'arsenic n'aurait point opéré tant de frappantes guérisons de cancer à la face, sous les yeux d'une multitude de médecins, parmi lesquels je citerai seulement Fallope (7), Bernhardt (8) et Roennow (9), si cet oxyde métallique n'avait la faculté homœopathique de faire naître, chez les sujets en pleine santé, des tubercules très-douloureux et fort difficiles à

(1) *Mém. de la Soc. d'émulation*, I, p. 195.

(2) Dans *Beddoes*.

(3) *Sammlung auserles. Abhandl. fuer pract. Aerzte*, XIX, II.

(4) *Ibid*. XIX, I.

(5) Dans HUFELAND's *Journal*, XII, I, p. 116.

(6) *Versuch ueber die gereizte Muskel und Nervenfaser*. Posen et Berlin, 1797.

(7) *De ulceribus et tumoribus, lib.* 2, Venise 1563.

(8) Journal de méd. chir., et pharm., Paris, 1782, LVII, p. 256.—Mérat et Delens. *Dict. universel de matière médicale*. Paris, 1828, t. 1, p. 441.

(9) *Konigl. vetensk. Handl. f. a.* 1776.

guérir, d'après Amatus Lusitanus (1), des ulcérations très-profondes et de mauvais caractère, suivant Heinreich (2) et Knape (3), des ulcères cancéreux, au témoignage de Heinze (4). Les anciens ne seraient pas unanimes dans l'éloge qu'ils font de l'emplâtre magnétique ou arsénical d'Ange Sala (5) contre les bubons pestilentiels et le charbon, si l'arsenic n'avait point, au rapport de Degner (6) et de Pfann (7), la propriété de faire naître des tumeurs inflammatoires qui passent promptement à la gangrène, et des charbons ou des pustules malignes, comme l'ont observé Verzascha (8) et Pfann (9). Et d'où viendrait la vertu curative qu'il manifeste dans quelques espèces de fièvres intermittentes, vertu attestée par tant de milliers d'exemples, mais dans l'application pratique de laquelle on n'apporte point encore assez de précaution, et qui, proclamée, il y a déjà plusieurs siècles, par Nicolas Myrepsus, a été depuis mise hors de doute par Slevogt, Molitor, Jacobi, J. C. Bernhardt, Jungken, Fauve, Brera, Darwin, May, Jackson et Fowler, si elle n'était pas fondée sur la faculté de provoquer la fièvre qu'ont signalée presque tous les observateurs des inconvénients de cette substance, en particulier Amatus Lusitanus, De-

(1) *Obs. et cur.*, cent. II, cur. 34.

(2) *Act. nat. cur.*, II, obs. 10.

(3) *Annalen der Staatsarzneyk*, I, I.

(4) Dans HUFELAND's *Journal*, 1813, septembre, p. 48.

(5) *Anatom. vitrioli, tr.* II. *In Opp. med. chym.*, *Francfort*, 1647, p. 381, 463.

(6) *Act. nat. cur.*, VI.

(7) *Annalen der Staatsarzneykunde*, loc. cit.

(8) *Obs. med. cent.* Bâle, 1677, obs. 66.

(9) *Sammlung merkwuerd. Faelle.* Nuremberg, 1750, p. 119, 130.

gner, Buchholz, Heun et Knape? Nous pouvons en croire E. Alexander (1), quand il dit que l'arsenic est un remède souverain contre l'angine de poitrine, puisque Tachenius, Guilbert, Preussius, Thilenius et Pyl l'ont vu déterminer une vive oppression de poitrine, Griselius (2), une dyspnée allant presque jusqu'à la suffocation, enfin Majault surtout (3), des accès d'asthme provoqués subitement par la marche et accompagnés d'une grande prostration des forces.

Les convulsions que déterminent le cuivre et, d'après Tondi, Ramsay, Fabas, Pyl et Cosmier, l'usage des aliments chargés de particules cuivreuses; les attaques réitérées d'épilepsie qu'ont fait naître, sous les yeux de J. Lazerme (4), l'introduction d'une monnaie de cuivre dans l'estomac, et sous ceux de Pfundel (5), l'ingestion du sel ammoniac cuivreux dans les voies digestives, expliquent sans peine aux médecins qui prennent la peine de réfléchir comment le cuivre a pu guérir la chorée, au rapport de R. Willan (6), de Walcker (7), de Thuessink (8) et de Delarive (9); comment les préparations cuivreuses ont si souvent procuré la guérison de l'épilepsie, ainsi que l'attestent les faits rapportés par Batty, Baumes, Bierling, Boerhaave,

(1) *Med. comm. of Edinb.*, dec. II, t. I, p. 85.

(2) *Misc. nat. cur.*, dec. I, ann. 2, p. 149.

(3) Dans *Sammlung auserles. Abhandl.*, VII, 1.

(4) *De morbis int. capitis*. Amsterdam, 1748, p. 253.

(5) Dans HUFELAND's *Journal*, II, p. 264; et au témoignage de C. F. Burdach, dans son *System der Arzneien*. I, Leipzick, 1807, p. 284.

(6) *Samml. auserles. Abhandl.*, XII, p. 62.

(7) *Ibid.*, XI, 3, p. 672.

(8) *Waarnemingen*, n° 18.

(9) Dans KUHN's *phys. med. Journal*, 1800, janvier, p. 58.

Causland, Cullen, Duncan, Feuerstein, Hevelius, Lieb, Magennis, C. F. Michaëlis, Reil, Russel, Stisser, Thilenius, Weissmann, Weizenbreyer, Whithers et autres (1).

Si Poterius, Wepfer, F. Hoffmann, R. A. Vogel, Thierry et Albrecht ont guéri avec de l'étain une espèce de phthisie, une fièvre hectique, des catarrhes chroniques et un asthme muqueux, c'est que ce métal a de son propre chef la propriété de déterminer une sorte de phthisie, ainsi que Stahl (2) avait déjà pu s'en convaincre. Et comment lui aurait-il été possible d'opérer cette guérison de maux d'estomac que Geischlaeger lui attribue, s'il ne pouvait par lui-même produire quelque chose de semblable? Or, cette faculté dont il jouit, Geischlaeger lui-même (3) et Stahl (4) avant lui l'ont constatée.

Le fâcheux effet qu'a le plomb d'occasionner une constipation opiniâtre et même la passion iliaque, comme l'ont remarqué Thunberg, Wilson, Luzuriaga et autres, ne nous donne-t-il pas à entendre que ce métal possède aussi la vertu de guérir ces deux affections? Car il doit, comme tous les autres médicaments au monde, pouvoir vaincre et guérir d'une manière durable, par sa faculté d'exciter des symptômes morbides, les maux naturels ayant de la ressemblance avec ceux qu'il engendre. Or, Ange Sala (5) a guéri une sorte d'iléus, et J. Agricola (6) une autre constipation qui mettait la vie du malade en danger, par l'emploi du

(1) A. Portal, *Observ. sur l'épilepsie,* Paris, 1827, p. 417.

(2) *Mat. med.*, cap. 6, p. 83.

(3) Dans HUFELAND'S *Journal,* X, III, p. 165.

(4) *Mat. med., loc. cit.*

(5) *Opera,* p. 213.

(6) *Comment. in J. Poppii chym. med.*, Leipzick, 1638, p. 223.

plomb à l'intérieur. Les pilules saturnines, avec lesquelles beaucoup de médecins, Chirac, Van Helmont, Naudeau, Pererius, Rivinus, Sydenham, Zacutus Lusitanus, Bloch et autres, ont guéri la passion iliaque et la constipation invétérée, n'opéraient pas seulement d'une manière mécanique et par leur poids, car si telle eût été la source de leur efficacité, l'or, dont la pesanteur l'emporte sur celle du plomb, se serait montré préférable en pareil cas; mais elles agissaient surtout comme remède saturnin interne, et guérissaient homœopathiquement. Si Otton Tachenius et Saxtorph ont autrefois guéri des hypochondries opiniâtres avec le secours du plomb, il faut se rappeler que ce métal tend par lui-même à provoquer des affections hypochondriaques, comme on peut le voir dans la description que Luzuriaga (1) donne de ses effets nuisibles.

On ne doit pas s'étonner de ce que Marcus (2) a guéri rapidement un gonflement inflammatoire de la langue et du pharynx avec un remède (le mercure) qui, d'après l'expérience journalière et mille fois répétée des médecins, possède une tendance spécifique à déterminer l'inflammation et la tuméfaction des parties internes de la bouche, phénomènes auxquels il donne même lieu par sa seule application à la surface du corps, sous la forme d'onguent ou d'emplâtre, comme l'ont éprouvé Degner (3), Friese (4), Alberti (5), En-

(1) Recueil périod. de littérature, I, p. 20.

(2) *Magazin*, II, II.

(3) *Act. nat. cur.*, VI, app.

(4) *Geschichte und Versuche einer chirurg. Gesellschaft*. Copenhague, 1774.

(5) *Jurisprudentia medica*, V, p. 600.

gel (1) et une foule d'autres. L'affaiblissement des facultés intellectuelles (Swediauer) (2), l'imbécillité (Degner (3), et l'aliénation mentale (Larrey) (4), qu'on a vus résulter de l'usage du mercure, joints à la faculté presque spécifique qu'on connait à ce métal de provoquer la salivation, expliquent comment G. Perfect (5) a pu guérir d'une manière durable, avec du mercure, une mélancolie qui alternait avec un flux de salive. Pourquoi les mercuriaux ont-ils tant réussi à Seelig (6), dans l'angine accompagnée du pourpre, à Hamilton (7), Hoffmann (8), Marcus (9), Rush (10), Colden (11), Bailey et Michaëlis (12), dans d'autres esquinancies de mauvais caractère ? C'est évidemment parce que ce métal suscite lui-même une espèce d'angine, qui est des plus fâcheuses (13). N'est-ce pas homœopathique-

(1) *Specimina medica*, Berlin, 1781, p. 99.

(2) Traité des maladies vénér., II, p. 368.

(3) *Loc. cit.*

(4) Dans la Descript. de l'Égypte, t. I.

(5) *Annalen einer Anstalt fuer Wahnsinnige*, Hanovre, 1804.

(6) Dans HUFELAND's *Journal*, XVI, I, p. 24.

(7) *Edinb. med. comment.*, IX, I, p. 8.

(8) *Medic. Wochenblatt*, 1787, n° I.

(9) *Magazin fuer specielle Therapie*, II, p. 334.

(10) *Medic. inquir. and observ.*, n° 6.

(11) *Med. obs. and. inquir.*, n° 19, p. 211.

(12) Dans RICHTER's *chirurg. Biblioth.*, V, p. 737-739.

(13) On a cherché aussi à guérir le croup par le moyen du mercure; mais presque toujours on a échoué, parce que ce métal ne peut point produire par lui-même, dans la membrane muqueuse de la trachée-artère, un changement analogue à la modification particulière que cette maladie y fait naître. Le foie de soufre calcaire, qui excite la toux en gênant la respiration, et mieux encore, comme je l'ai constaté, l'éponge brûlée, agissent d'une manière bien plus homœopathique dans leurs effets spéciaux, et sont par conséquent d'un secours bien plus efficace, surtout aux plus faibles doses possible.

ment que Sauter (1) a guéri une inflammation ulcéreuse de la bouche, accompagnée d'aphthes et d'une fétidité d'haleine semblable à celle qui a lieu dans le ptyalisme, en prescrivant des gargarismes avec la dissolution de sublimé, et que Bloch (2) a fait disparaître des aphthes dans la bouche par l'emploi des préparations mercurielles, puisque, entre autres ulcérations buccales, cette substance produit spécialement une espèce d'aphthes, comme Schlegel (3) et Th. Acrey (4) nous l'attestent?

Hecker (5) a employé avec succès plusieurs mélanges de médicaments dans une carie survenue à la suite de la petite vérole. Par bonheur, il entrait dans tous ces mélanges du mercure, auquel on conçoit que la maladie pouvait céder, puisqu'il est du petit nombre des agents médicinaux qui ont la faculté de provoquer par eux-mêmes la carie, comme le prouvent tant de traitements mercuriels exagérés, soit contre la syphilis, soit même contre d'autres maladies, ceux entre autres de G. P. Michaëlis (6). Ce métal, si redoutable quand on en prolonge l'emploi, à cause de la carie dont il devient alors la cause excitatrice, exerce néanmoins une influence homœopathique extrêmement salutaire dans la carie qui succède aux lésions mécaniques des os, ce dont J. Schlegel (7), Joerdens (8) et J. M. Muller (9) nous ont trans-

(1) Dans HUFELAND's *Journal*, XII, 11.
(2) *Medic. Bemerk.*, p. 161.
(3) Dans HUFELAND's *Journal*, VII, 14.
(4) *Lond. med. journ.*, 1788.
(5) Dans HUFELAND's *Journal*, I, p. 362.
(6) *Ibid.*, 1809, juin, VI, p. 57.
(7) *Ibid.*, V, p. 605, 610.
(8) *Ibid.*, X, II.
(9) *Obs. med. chir.*, II, cas. 10.

mis des exemples fort remarquables. Des guérisons de caries non vénériennes d'un autre genre, qui ont été également obtenues au moyen du mercure par J. F. G. Neu (1) et J. D. Metzger (2), fournissent une nouvelle preuve de la vertu curative homœopathique dont cette substance est douée.

En lisant les écrits qui ont été publiés sur l'électricité médicale, on est surpris de l'analogie existant entre les incommodités ou accidents morbides qu'a parfois déterminés cet agent, et les maladies naturelles, composées de symptômes tout à fait semblables, dont il a procuré la guérison durable par homœopathie. Le nombre est immense des auteurs qui ont observé l'accélération du pouls parmi les premiers effets de l'électricité positive ; mais Sauvages (3), Delas (4) et Barillon (5) ont vu des paroxysmes complets de fièvre qui avaient été excités par l'électricité. Cette faculté qu'elle a de produire la fièvre est la cause à laquelle on doit attribuer que seule elle ait pu suffire à Gardini (6), Wilkinson (7), Syme (8) et Wesley (9), pour guérir une fièvre tierce, et même à Zetzel (10) et Willermoz (11), pour faire disparaître des fièvres quartes. On sait que l'électri-

(1) *Diss. med. pract.*, Gœttingue, 1776.
(2) *Adversaria*, P. II, sect. 4.
(3) Bertholon, *De l'électricité du corps humain, dans l'état de santé et de maladie*, Paris, 1786, t. I, p. 299.
(4) *Ib.*, p. 290.
(5) *Ib.*, p. 291.
(6) *Ib.*, p. 290.
(7) *Ib.*, p. 314.
(8) *Ib.*, p. 313.
(9) *Ib.*, p. 312.
(10) *Ib.*, p. 311.
(11) *Ib.*, p. 313.

cité détermine en outre, dans les muscles, des contractions qui ressemblent à des mouvements convulsifs. De Sans (1) pouvait même, par son influence, provoquer, aussi souvent qu'il lui plaisait de le faire, des convulsions durables dans le bras d'une jeune fille. C'est en raison de cette faculté dévolue à l'électricité que de Sans (2) et Franklin (3) l'ont appliquée avec succès au traitement des convulsions, et que Theden (4) est parvenu par son secours à guérir une petite fille de dix ans, à laquelle la foudre avait fait perdre la parole et l'usage du bras gauche, tout en donnant lieu à un mouvement involontaire continuel des bras et des jambes, accompagné d'une contraction spasmodique des doigts de la main gauche. L'électricité détermine également une espèce de sciatique, que Jallabert (5) et un autre (6) ont observée : aussi a-t-elle pu guérir homœopathiquement cette affection, comme l'ont constaté Hiortberg, Lovet, Arrigoni, Daboueix, Mauduyt (7), Syme et Wesley. Beaucoup de médecins ont guéri une espèce d'ophthalmie par l'électricité, c'est-à-dire au moyen du pouvoir que cette dernière a de provoquer elle-même des inflammations aux yeux, ce qui résulte des observations de P. Dickson (8) et Bertholon (9).

(1) Bertholon, t. I, p. 351.
(2) *Ib.*, p. 351.
(3) Recueil sur l'élect. médic. II, p. 386.
(4) *Neue Bemerkungen und Erfahrungen*, III.
(5) Expériences et observations sur l'électricité.
(6) *Philos. Trans.*, vol. 63.
(7) *Mémoire sur les différentes manières d'administrer l'électricité*, Paris, 1784, in-8.
(8) Bertholon, *loc. cit.*, p. 512.
(9) *Loc. cit.*, II, p. 381.

Enfin elle a guéri des varices entre les mains de Fushel, et elle doit cette vertu curative à la faculté que Jallabert (1) a constatée en elle de faire naître des tumeurs variqueuses.

Albers rapporte qu'un bain chaud à cent degrés du thermomètre de Fahrenheit apaisa beaucoup la vive chaleur d'une fièvre aiguë, dans laquelle le pouls battait cent trente fois par minute, et qu'il ramena le nombre des pulsations à cent dix. Lœffler a trouvé les fomentations chaudes fort utiles dans l'encéphalite occasionnée par l'insolation ou l'action de la chaleur des poêles (2), et Callisen (3) regarde les affusions d'eau chaude sur la tête comme le plus efficace de tous les moyens dans l'inflammation du cerveau.

Si l'on fait abstraction des cas où les médecins ordinaires ont appris à connaître, non par leurs propres recherches, mais par l'empirisme du vulgaire, le remède spécifique d'une maladie demeurant toujours semblable à elle-même, celui par conséquent à l'aide duquel ils pouvaient la guérir d'une manière directe, comme le mercure dans la maladie vénérienne chancreuse, l'arnica dans la maladie produite par les contusions, le quinquina dans la fièvre intermittente des marais, le soufre en poudre dans la gale développée depuis peu, etc. ; si, dis-je, on met ces cas de côté, nous trouvons que partout, sans presque aucune exception, les traitements de maladies chroniques entrepris d'un air si capable par les partisans de l'ancienne école, n'ont eu pour résultat que de tourmenter les malades, aggraver

(1) Bertholon, *loc. cit.*

(2) Dans Hufeland's *Journal*, III, p. 690.

(3) *Act. soc. med. Hafn.* IV, p. 419.

leur situation, les conduire même au tombeau, et imposer des dépenses ruineuses aux familles.

Quelquefois aussi un pur hasard les conduisait au traitement homœopathique(1); mais ils ne connaissaient

(1) Ainsi, par exemple, ils croient chasser de la peau la matière de la transpiration, suivant eux arrêtée dans cette membrane après les refroidissements, lorsqu'au milieu du froid de la fièvre, ils donnent à boire une infusion de fleurs de sureau, plante qui a la faculté homœopathique de faire cesser une fièvre semblable et de rétablir le malade, dont la guérison est d'autant plus prompte et plus assurée, sans sueur, qu'il boit peu de cette infusion, et qu'il ne prend pas autre chose. Ils couvrent de cataplasmes chauds et renouvelés souvent les tumeurs aiguës et dures dont l'inflammation excessive, accompagnée d'insupportables douleurs, ne permet pas à la suppuration de s'établir : sous l'influence de ce topique, l'inflammation ne tarde pas à tomber, les douleurs diminuent, et l'abcès se dessine, comme on le reconnaît à l'aspect luisant de la saillie, à sa teinte jaunâtre et à sa mollesse. Ils croient alors avoir ramolli la tumeur par l'humidité, tandis qu'ils n'ont fait que détruire homœopathiquement l'excès d'inflammation par la chaleur plus forte du cataplasme, et rendre possible ainsi la prompte manifestation de la suppuration. Pourquoi emploient-ils avec avantage, dans quelques ophthalmies, l'oxyde rouge de mercure, qui fait la base de la pommade Saint-Yves, et qui, si l'on accorde à quelque substance le pouvoir d'enflammer l'œil, doit nécessairement le posséder? Est-il difficile d'apercevoir que là ils agissent d'une manière homœopathique? Comment un peu de suc de persil procurerait-il un soulagement instantané dans la dysurie si fréquente chez les enfants, et dans la gonorrhée ordinaire, principalement reconnaissable aux douloureuses et vaines envies d'uriner qui l'accompagnent, si ce suc ne jouissait pas déjà par lui-même de la propriété d'exciter, chez les personnes bien portantes, des envies d'uriner douloureuses et qu'il est presque impossible de satisfaire; si, en conséquence, il ne guérissait pas homœopathiquement? La racine de boucage, qui provoque une abondante sécrétion de mucosités dans les bronches et la gorge, sert pour combattre avec succès l'angine dite muqueuse, et on arrête quelques métrorrhagies par une petite dose de feuilles de sabine, qui possèdent d'elles-mêmes la propriété de déterminer des hémorrhagies utérines : dans l'une et l'autre circonstance, on agit sans connaître la loi de l'homœopathie. L'opium à petites doses, qui resserre le ventre, a été trouvé l'un des prin-

point la loi naturelle en vertu de laquelle s'opèrent et doivent s'opérer les guérisons de ce genre.

Il est donc de la plus haute importance pour le bien du genre humain de rechercher comment se sont faites, à proprement parler, ces cures aussi remarquables par leur rareté que par leurs effets surprenants. Le problème est d'un grand intérêt. Effectivement nous trouvons, et les exemples qui viennent d'être cités le démontrent assez, que ces cures n'ont jamais eu lieu qu'à l'aide de moyens homœopathiques, c'est-à-dire possédant la faculté de provoquer un état morbide semblable à la maladie qu'il s'agissait de guérir. Elles ont été opérées d'une manière prompte et durable par des médicaments sur lesquels ceux qui les prescrivaient, en contradiction même avec tous les systèmes et toutes les thérapeutiques du temps, étaient tombés comme par hasard, souvent sans trop savoir ce qu'ils faisaient et pourquoi ils agissaient de cette manière, confirmant ainsi par le fait et contre leur volonté la nécessité de la seule loi naturelle en thérapeutique, celle de l'homœo-

cipaux et des plus sûrs moyens contre la constipation qui accompagne les hernies incarcérées et l'iléus, sans que cette découverte ait conduit à celle de la loi homœopathique, dont l'influence était cependant si sensible en pareil cas. On a guéri des ulcères non vénériens dans la gorge par de petites doses de mercure, qui agissait alors homœopathiquement. On a plusieurs fois arrêté la diarrhée par l'emploi de la rhubarbe, qui détermine des évacuations alvines. On a guéri la rage par la belladonne, qui occasionne une sorte d'hydrophobie. On a fait cesser, comme par enchantement, le coma, si dangereux dans les fièvres aiguës, par une petite dose d'opium, substance douée de vertus échauffantes et stupéfiantes. Et après tant d'exemples, qui parlent si haut, on voit encore des médecins poursuivre l'homœopathie avec un acharnement qui ne peut annoncer que le réveil d'une conscience bourrelée dans un cœur incapable de s'amender!

pathie, loi à la recherche de laquelle les préjugés médicaux n'avaient pas permis jusqu'à présent qu'on se livrât, malgré le nombre infini de faits et d'indices qui devaient mettre sur la voie de sa découverte.

La médecine domestique elle-même, exercée par des personnes étrangères à notre profession, mais douées d'un jugement sain et d'un esprit observateur, avait trouvé que la méthode homœopathique était la plus sûre, la plus rationnelle et la moins sujette à faillir.

On applique de la choucroûte glacée sur les membres qui viennent d'être congelés, ou bien on les frotte avec de la neige (1).

(1) M. Lux a établi sur ces exemples, tirés de la pratique domestique, sa méthode curative *per idem* (*æqualia æqualibus*), qu'il désigne sous le nom d'*Isopathie*, et que quelques têtes excentriques regardent déjà comme le *nec plus ultrà* de l'art de guérir, sans savoir comment ils pourront la réaliser.

Mais si l'on juge sainement ces exemples, la chose apparaît sous un tout autre aspect.

Les forces purement physiques sont d'une autre nature que les forces dynamiques des médicaments, dans leur action sur l'organisme vivant.

La chaleur et le froid de l'air ambiant, de l'eau, ou des aliments et boissons, n'exercent pas par eux-mêmes une influence nuisible absolue sur un corps bien portant. C'est une des conditions du maintien de la santé que le froid et le chaud alternent l'un avec l'autre, et par eux-mêmes ils ne sont point médicaments. Lors donc qu'ils agissent comme moyens curatifs dans les maladies du corps, ce n'est pas en vertu de leur essence, ou à titre de substances nuisibles par elles-mêmes, comme le sont les médicaments, même aux doses les plus exiguës; mais uniquement à raison de leur quantité plus ou moins considérable, c'est-à-dire du degré de la température, de même que, pour emprunter un autre exemple aux forces purement physiques, une masse de plomb écrase douloureusement ma main, non pas parce qu'elle est de plomb, puisqu'une lame mince ne produirait pas cet effet, mais parce qu'elle renferme beaucoup de métal et qu'elle est très-pesante.

Si donc le froid et le chaud sont utiles dans certaines affections du

Le cuisinier, qui vient de s'échauder la main, la présente au feu, à une certaine distance, sans faire attention

corps, telles que les congélations et les brûlures, ils ne le sont qu'en raison de leur degré, de même aussi que c'est seulement lorsqu'ils arrivent à un degré extrême qu'ils portent atteinte à la santé du corps.

Ceci bien établi, nous trouvons que, dans les exemples tirés de la pratique domestique, ce n'est pas l'application prolongée du degré de froid auquel le membre a été gelé qui le rétablit *isopathiquement*, puisque, loin de là, il y éteindrait la vie sans ressource, mais celle d'un froid rapproché seulement de celui-là (*homœopathiquement*), et ramene peu à peu jusqu'à une température supportable. Ainsi, la choucroûte glacée qu'on applique, dans un appartement, sur un membre congelé, ne tarde pas à se dégeler, à prendre par degrés la température de la chambre, et à guérir ainsi le membre d'une manière physiquement homœopathique. De même, une brûlure faite à la main par de l'eau bouillante ne guérit pas par la réapplication de cette eau bouillante, mais seulement par l'action d'une chaleur un peu moins vive, par l'immersion du membre dans un liquide échauffé à soixante degrés, dont la température baisse à chaque minute jusqu'à ce qu'elle soit retombée à celle de la chambre. De même aussi, pour donner un autre exemple d'action physique, la douleur et la tuméfaction causées par un coup reçu au front diminuent homœopathiquement lorsqu'on appuie le pouce sur la partie, d'abord avec vigueur et ensuite avec une force toujours décroissante, tandis qu'un coup semblable à celui qui les a déterminés, loin de les apaiser, ne ferait qu'accroître isopathiquement le mal.

Quant aux faits que M. Lux rapporte comme guérisons isopathiques, des contractures chez les hommes et une paralysie des reins chez un chien, causées les unes et les autres par un refroidissement, et qui cédèrent en peu de temps au bain froid, c'est à tort qu'il les explique par l'isopathie. Les accidents qu'on désigne sous le nom de refroidissements, sont improprement attribués au froid, puisque très-souvent on les voit survenir, chez des sujets qui y ont de la prédisposition, après l'action d'un courant rapide d'air qui n'était pas même frais. Les effets diversifiés d'un bain froid sur l'organisme vivant, dans l'état de santé et de maladie, ne peuvent pas non plus être tellement envisagés sous un point de vue unique qu'on soit autorisé à fonder là-dessus un système aussi hardi. Que le plus sûr moyen de guérir la morsure des serpents venimeux soit d'appliquer sur la plaie des portions de ces animaux, comme le dit M. Lux, c'est une assertion à reléguer parmi les fables que nos

à l'augmentation de douleur qui résulte de là dans le principe, parce qu'il a appris de l'expérience qu'en agissant ainsi il peut en très-peu de temps, souvent même en quelques minutes, guérir parfaitement la brûlure et faire disparaître jusqu'à la moindre trace de douleur (1).

D'autres personnes intelligentes, également étrangères à la médecine, par exemple les vernisseurs, appliquent sur les brûlures une substance qui, par elle-même, excite un pareil sentiment d'ardeur, savoir, de l'esprit-de-vin (2) chaud ou de l'essence de térében-

pères nous ont transmises, jusqu'à ce qu'elle ait été confirmée par des expériences qui n'admettent plus le doute. Enfin, qu'un homme déjà hydrophobe ait été, dit-on, guéri, en Russie, par la salive d'un chien enragé qu'on lui fit prendre, ce dit-on n'est pas suffisant pour engager un médecin consciencieux à répéter une semblable épreuve, ni pour justifier l'adoption d'un système aussi peu vraisemblable que celui de l'isopathie.

(1) Fernel (*Therap., lib. VI, cap.* 20) considérait déjà l'exposition de la partie brûlée au feu comme le moyen le plus propre à faire cesser la douleur. J. Hunter (*Traité du sang*) rappelle les graves inconvénients qui résultent du traitement des brûlures par l'eau froide, et préfère de beaucoup la méthode d'approcher les parties du feu. Il s'écarte en cela des doctrines médicales traditionnelles, qui prescrivent les rafraîchissants contre l'inflammation (*contraria contrariis*) : mais l'expérience lui avait appris qu'un échauffement homœopathique (*similia similibus*) était ce qu'il y avait de plus salutaire.

(2) Sydenham (*Opera*, p. 271) dit que les applications réitérées d'alcool sont préférables à tout autre moyen contre les brûlures. B. Bell (*Cours complet de chirurgie*) rend également hommage à l'expérience, qui indique les remèdes homœopathiques comme étant les seuls efficaces. Voici de quelle manière il s'exprime : « L'alcool est un des meilleurs moyens contre les brûlures de tout genre. Quand on l'applique, « il semble d'abord accroître la douleur ; mais celle-ci ne tarde pas « à s'apaiser, pour faire place à un sentiment agréable de calme. « Cette méthode n'est jamais plus puissante que quand on plonge la « partie dans l'alcool ; mais si l'immersion ne peut être pratiquée, il

thine (1), et se guérissent ainsi en peu d'heures, sachant bien que les onguents dits rafraîchissants ne produiraient

« faut tenir la brûlure continuellement couverte d'une compresse « imbibée de ce liquide. » J'ajoute que l'alcool chaud, et même très-chaud, soulage d'une manière encore plus prompte et plus certaine, parce qu'il est bien plus homœopathique que l'alcool froid. C'est ce que l'expérience confirme.

(1) E. Kentish, qui avait à traiter des ouvriers brûlés souvent d'une manière horrible, dans les mines de houille, par l'explosion des gaz inflammables, leur faisait appliquer de l'essence de térébenthine chaude ou de l'alcool, comme étant le meilleur remède qu'on pût employer dans les brûlures graves (*Essay on burns*, Londres, 1798). Nul traitement ne peut être plus homœopathique que celui-là; mais il n'y en a pas non plus qui ait davantage d'efficacité.

Heister, chirurgien habile et rempli de bonne foi, recommande aussi cette pratique d'après sa propre expérience (*Instit. chirurg.*, t. I, p. 333); il vante l'application de l'essence de térébenthine, de l'alcool et des cataplasmes aussi chauds que le malade peut les supporter.

Mais rien ne démontre mieux l'étonnante prééminence de la méthode homœopathique, c'est-à-dire de l'application aux parties brûlées de substances excitant par elles-mêmes une sensation de chaleur et de brûlure, sur la méthode palliative, consistant à faire usage de moyens rafraîchissants et frigorifiques, que les expériences pures dans lesquelles, pour comparer les résultats de ces deux procédés contraires, on les a simultanément employés sur le même sujet et dans des brûlures au même degré.

Ainsi J. Bell, ayant à traiter une dame qui s'était brûlé les deux bras avec du bouillon, couvrit l'un d'essence de térébenthine, et fit plonger l'autre dans de l'eau froide. Le premier ne causait déjà plus de douleurs au bout d'une demi-heure, tandis que le second continua encore pendant six heures à être douloureux : dès que la malade le retirait de l'eau, elle y ressentait des douleurs bien plus aiguës, et la guérison de ce bras exigea beaucoup plus de temps que celle de l'autre.

J. Anderson (dans Kentish, *loc. cit.*, p. 43) a traité de même une femme qui s'était brûlé le visage et les bras avec de la graisse bouillante. « Le visage, qui était très-rouge et fort douloureux, fut couvert d'huile « de térébenthine quelques minutes après l'accident; quant au bras, « la malade l'avait déjà plongé d'elle-même dans l'eau froide, et elle « témoigna le désir d'attendre pendant quelques heures l'effet de ce « traitement. Au bout de sept heures, le visage était mieux et la mapas le même résultat dans un égal nombre de mois, et que l'eau froide ne ferait qu'empirer le mal (1).

Un vieux moissonneur, quelque peu habitué qu'il soit aux liqueurs fortes, ne boit cependant jamais d'eau froide quand l'ardeur du soleil et la fatigue du travail l'ont mis dans un état de fièvre chaude : le danger d'agir ainsi lui est bien connu; il prend un peu d'une liqueur échauffante ; il avale une petite gorgée d'eau-de-vie. L'expérience, source de toute vérité, l'a convaincu des avantages et de l'efficacité de ce procédé homœopathique. La chaleur et la lassitude qu'il éprouvait ne tardent point à diminuer (2).

Il y a même eu de temps en temps des médecins qui

« lade soulagée de ce côté. A l'égard du bras, autour duquel on avait « souvent renouvelé le liquide, de vives douleurs s'y faisaient sentir « dès qu'on le retirait de l'eau, et l'inflammation y avait manifeste- « ment augmenté. Le lendemain j'appris que la malade avait ressenti « de grandes douleurs; l'inflammation s'était étendue au delà du « coude; plusieurs grosses ampoules avaient crevé, et des escarres « épaisses s'étaient formées sur le bras et la main, que l'on couvrit « alors d'un cataplasme chaud. Le visage ne causait plus la moindre « sensation douloureuse; mais il fallut employer les émollients pendant « quinze jours encore pour procurer la guérison du bras. »

Qui n'aperçoit ici l'immense avantage du traitement homœopathique, c'est-à-dire d'un agent produisant des effets semblables à ceux du mal même, sur la méthode antipathique que prescrit l'ancienne école?

(1) J. Hunter n'est pas le seul qui signale les graves inconvénients du traitement des brûlures par l'eau froide. Fabrice de Hilden (*De combustionibus libellus*, Bâle, 1607, cap. V, p. 11) assure également que les fomentations froides sont très-nuisibles dans ces sortes d'accidents, qu'elles produisent les effets les plus fâcheux, que l'inflammation, la suppuration, et parfois la gangrène, en sont le résultat.

(2) Zimmermann (*de l'Expérience*, t. II) nous apprend que les habitants des pays chauds en usent de même avec le plus grand succès, et qu'ils ont pour usage de boire une petite quantité de liqueur spiritueuse quand ils se sont fortement échauffés.

ont soupçonné les médicaments de guérir les maladies par la vertu dont ils sont doués de faire naître des symptômes morbides analogues (1).

Ainsi, l'auteur du livre περὶ τόπων των κατ' ἄνθρωπον (2), qui fait partie de la collection des œuvres comprises sous le nom d'Hippocrate, dit ces paroles remarquables : Διὰ τὰ ὅμοια νοῦσος γίνεται, καὶ διὰ τὰ ὅμοια προσφερόμενα ἐκ νοσούντων ὑγιαίνονται... διὰ τὸ ἐμέειν ἔμετος παύεται.

Des médecins moins anciens ont également senti et proclamé la vérité de la méthode homœopathique. Ainsi Boulduc (3) s'est aperçu que la propriété purgative de la rhubarbe était la cause de la faculté qu'a cette racine d'arrêter la diarrhée.

Detharding a deviné (4) que l'infusion de séné apaise la colique chez les adultes en vertu de la propriété qu'elle a de provoquer des coliques chez les personnes qui jouissent d'une bonne santé.

Bertholon (5) dit que dans les maladies l'électricité diminue et finit par faire disparaître une douleur fort analogue à celle qu'elle-même provoque.

Thoury (6) atteste que l'électricité positive accélère d'elle-même le pouls, mais aussi qu'elle le ralentit

(1) Mon intention, en citant les passages suivants d'écrivains qui ont soupçonné l'homœopathie, n'est pas non plus de prouver l'excellence de cette méthode, qui s'établit toute seule et d'elle-même, mais d'échapper au reproche d'avoir passé ces espèces de pressentiments sous silence, pour m'arroger la priorité de l'idée.

(2) Bâle, 1538, p. 72.

(3) *Mém. de l'Ac. roy. des Sciences,* 1710.

(4) *Eph. nat. cur., cent. X, obs.* 76.

(5) *De l'électricité du corps humain dans l'état de santé et de maladie*, t. II, p. 21.

(6) Mém. lu à l'Acad. de Caen.

quand il offre déjà trop d'accélération par le fait de la maladie.

Stœrck (1) a eu l'idée que, la pomme épineuse dérangeant l'esprit et produisant la manie chez les personnes bien portantes, on pourrait fort bien l'administrer aux maniaques pour essayer de leur rendre la raison en déterminant un changement dans la marche de leurs pensées.

Mais, de tous les médecins, celui dont la conviction à cet égard se trouve exprimée de la manière la plus formelle, est le Danois Stahl (2), qui parle en ces termes : « La règle admise en médecine, de traiter les « maladies par des remèdes contraires ou opposés aux « effets qu'elles produisent (*contraria contrariis*), est « complétement fausse et absurde. Je suis persuadé, « au contraire, que les maladies cèdent aux agents « qui déterminent une affection semblable (*similia si-* « *milibus*), les brûlures, par l'ardeur d'un foyer dont « on approche la partie ; les congélations, par l'appli- « cation de la neige et de l'eau froide ; les inflamma- « tions et les contusions, par celle des spiritueux. C'est « ainsi que j'ai réussi à faire disparaître la disposi- « tion aux aigreurs par de très-petites doses d'acide « sulfurique, dans des cas où l'on avait inutile- « ment administré une multitude de poudres absor- « bantes. »

Ainsi plus d'une fois on s'est approché de la grande vérité. Mais jamais on n'est allé au delà de quelque

(1) *Libell. de stramon.*, p. 8.

(2) Dans J. Hummel, *Comment. de arthritide tam tartarea, quam scorbutica, seu podagra et scorbuto. Budingæ*, 1738, in-8, p. 40-42.

idée passagère, et de cette manière l'indispensable réforme que la vieille thérapeutique devait subir pour faire place au véritable art de guérir, à une médecine pure et certaine, n'a pu être instituée que de nos jours seulement.

ORGANON

DE LA MÉDECINE.

1. La première, l'unique vocation du médecin (1), est de rendre la santé aux personnes malades; c'est ce qu'on appelle guérir.

2. Le beau idéal de la guérison consiste à rétablir la santé d'une manière prompte, douce et durable, à enlever et détruire la maladie tout entière, par la voie la plus courte, la plus sûre et la moins nuisible, en procédant d'après des inductions faciles à saisir.

(1) Sa mission n'est pas, comme l'ont cru tant de médecins qui ont perdu leur temps et leurs forces à courir après la célébrité, de forger des systèmes en combinant ensemble des idées creuses et des hypothèses sur l'essence intime de la vie et la production des maladies dans l'intérieur invisible du corps, ou de chercher incessamment à expliquer les phénomènes morbides et leur cause prochaine, qui nous restera toujours cachée, en noyant le tout dans un fatras d'abstractions inintelligibles, dont la pompe dogmatique en impose aux ignorants, tandis que les malades soupirent en vain après des secours. Nous avons assez de ces savantes rêveries, qu'on appelle *médecine théorique*, et pour lesquelles on a même institué des chaires spéciales. Il est temps que tous ceux qui se disent médecins cessent enfin de tromper les pauvres humains par des paroles vides de sens, et qu'ils commencent à agir, c'est-à-dire à soulager et guérir réellement les malades.

3. Quand le médecin aperçoit nettement ce qui est à guérir dans les maladies, c'est-à-dire dans chaque cas morbide individuel (*connaissance de la maladie, indication*) ; lorsqu'il a une notion précise de ce qui est curatif dans les médicaments, c'est-à-dire dans chaque médicament en particulier (*connoissance des vertus médicinales*) ; lorsque, guidé par des raisons évidentes, il sait choisir la substance que son action rend le plus appropriée à chaque cas (*choix du médicament*), adopter pour elle le mode de préparation qui convient le mieux, estimer la quantité à laquelle on doit l'administrer, et juger du moment où cette dose demande à être répétée, en un mot faire de ce qu'il y a de curatif dans les médicaments à ce qu'il y a d'indubitablement malade chez le sujet une application telle que la guérison doive s'ensuivre ; quand enfin, dans chaque cas spécial, il connaît les obstacles au retour de la santé, et sait les écarter pour que le rétablissement soit durable, alors seulement il agit d'une manière rationnelle et conforme au but qu'il se propose d'atteindre, alors seulement il mérite le titre de vrai médecin.

4. Le médecin est en même temps conservateur de la santé, quand il connaît les choses qui la dérangent, qui produisent et entretiennent les maladies, et qu'il sait les écarter de l'homme bien portant.

5. Lorsqu'il s'agit d'effectuer une guérison, le médecin s'aide de tout ce qu'il peut apprendre par rapport soit à la cause occasionnelle la plus vraisemblable de la maladie aiguë, soit aux principales phases de la maladie chronique, qui lui permettent de trouver la cause fondamentale de celle-ci, due la plupart du temps

à un miasme chronique. Dans les recherches de ce genre, on doit avoir égard à la constitution physique du malade, surtout s'il est question d'une affection chronique, à la tournure de son esprit et de son caractère, à ses occupations, à son genre de vie, à ses habitudes, à ses relations sociales et domestiques, à son âge, à son sexe, etc.

6. De quelque perspicacité qu'il puisse être doué, l'observateur exempt de préjugés, celui qui connait la futilité des spéculations métaphysiques auxquelles l'expérience ne prête pas d'appui, n'aperçoit, dans chaque maladie individuelle, que des modifications accessibles aux sens de l'état du corps et de l'âme, des signes de maladie, des accidents, des symptômes, c'est-à-dire des déviations du précédent état de santé, qui sont senties par le malade lui-même, remarquées par les personnes dont il se trouve entouré, et observées par le médecin. L'ensemble de ces signes appréciables représente la maladie dans toute son étendue, c'est-à-dire qu'il en constitue la forme véritable, la seule que l'on puisse concevoir (1).

(1) Je ne comprends pas comment il a pu se faire qu'au lit du malade, sans observer avec soin les symptômes et diriger le traitement en conséquence, on ait imaginé qu'il ne fallait chercher et qu'on ne saurait trouver ce qu'une maladie offre à guérir que dans l'intérieur de l'organisme, qui est inaccessible à nos regards. Je ne conçois pas qu'on ait eu la ridicule prétention de reconnaître le changement survenu dans cet intérieur invisible, sans avoir égard aux symptômes, de le ramener aux conditions de l'ordre normal par des médicaments (inconnus !), et de présenter cette méthode comme la seule qui soit fondée et rationnelle. Ce qui se manifeste aux sens par les symptômes n'est-il donc pas la maladie elle-même pour le médecin, puisqu'on ne peut jamais voir l'être spirituel, la force vitale, qui crée cette maladie, qu'on n'a jamais

7. Comme, dans une maladie à l'égard de laquelle il ne se présente point à écarter de cause qui manifestement l'occasionne ou l'entretienne (*causa occasionalis*) (1), on ne peut apercevoir autre chose que les symptômes, il faut aussi, tout en ayant égard à la présence possible d'un miasme et aux circonstances accessoires (*V.* 5), que les symptômes seuls servent de guide dans le choix des moyens propres à guérir. L'ensemble des symptômes, cette image réfléchie au dehors de l'essence intérieure de la maladie, c'est-à-dire de l'affection de la force vitale, doit être la principale ou la seule chose par laquelle le mal donne à connaître le

besoin de l'apercevoir, et que l'intuition de ses effets morbides suffit pour mettre en état de guérir? Que veut donc de plus l'ancienne école avec cette *prima causa* qu'elle va chercher dans l'intérieur soustrait à nos regards, tandis qu'elle dédaigne le côté sensible et appréciable de la maladie, c'est-à-dire les symptômes, qui nous parlent un langage si clair? « Le médecin qui s'amuse à rechercher des choses cachées dans « l'intérieur de l'organisme, peut se tromper tous les jours. Mais l'ho- « mœopathiste, en traçant avec soin le tableau fidèle du groupe entier « des symptômes, se procure un guide sur lequel il peut compter, et « quand il est parvenu à éloigner la totalité des symptômes, il a sûre- « ment aussi détruit la cause interne et cachée de la maladie. » (*Rau, loc. cit.*, p. 103.)

(1) Il va sans dire que tout médecin qui raisonne commence par écarter la cause occasionnelle; le mal cesse ordinairement ensuite de lui-même. Ainsi, on éloigne les fleurs trop odorantes qui déterminent la syncope et des accidents hystériques, on extrait de la cornée le corps étranger qui provoque une ophthalmie, on enlève, pour le réappliquer mieux, l'appareil trop serré qui menace de faire tomber un membre en gangrène, on met à découvert et on lie l'artère dont la blessure donne lieu à une hémorrhagie inquiétante, on cherche à faire rendre par le vomissement les baies de belladonne qui ont pu être avalées, on retire les corps étrangers qui se sont introduits dans les ouvertures du corps (le nez, le pharynx, l'oreille, l'urèthre, le rectum, le vagin), on broie la pierre dans la vessie, on ouvre l'anus imperforé du nouveau-né, etc.

médicament dont il a besoin, la seule qui détermine le choix du remède le plus approprié. En un mot, la totalité (1) des symptômes est la principale ou la seule chose dont le médecin doive s'occuper, dans un cas morbide individuel quelconque, la seule qu'il ait à combattre par le pouvoir de son art, afin de guérir la maladie et de la transformer en santé.

8. On ne saurait concevoir, ni prouver par aucune expérience au monde, qu'après l'extinction de tous les symptômes de la maladie et de tout l'ensemble des accidents perceptibles, il reste ou puisse rester autre chose que la santé, et que le changement morbide qui s'était opéré dans l'intérieur du corps n'ait point été anéanti (2).

(1) Ne sachant souvent à quel autre expédient recourir, l'ancienne école a plus d'une fois, dans les maladies, cherché à combattre et à supprimer par des médicaments un seul des divers symptômes qu'elles font naître. Cette méthode est connue sous le nom de *médecine symptomatique*. Elle a excité avec raison le mépris général, non-seulement parce qu'elle ne procure aucun avantage réel, mais encore parce qu'il en résulte beaucoup d'inconvénients. Un seul des symptômes présents n'est pas plus la maladie elle-même, qu'une seule jambe ne constitue l'homme entier. La méthode était d'autant plus mauvaise, qu'en attaquant ainsi un symptôme isolé, on le combattait uniquement par un remède opposé (c'est-à-dire d'une manière énantiopathique et palliative), de sorte qu'après un amendement de courte durée on le voyait reparaître plus grave que par le passé.

(2) Quand un homme a été guéri par un véritable médecin, de manière qu'il ne reste plus aucune trace, aucun symptôme de maladie, et que tous les signes de la santé aient reparu d'une manière durable, peut-on supposer, sans offenser l'intelligence humaine, que la maladie entière existe encore dans l'intérieur ? C'est néanmoins là ce que prétend l'un des coryphées de l'ancienne école, Hufeland, lorsqu'il dit que « l'homœopathie peut bien enlever les symptômes, mais que la maladie « reste ». Agit-il ainsi en dépit des progrès que l'homœopathie fait pour

9. Dans l'état de santé, la force vitale qui anime dynamiquement la partie matérielle du corps exerce un pouvoir illimité. Elle entretient toutes les parties de l'organisme dans une admirable harmonie vitale, sous le rapport du sentiment et de l'activité, de manière que l'esprit doué de raison qui réside en nous peut librement employer ces instruments vivants et sains pour atteindre au but élevé de notre existence.

10. L'organisme matériel, supposé sans force vitale, ne peut ni sentir, ni agir, ni rien faire pour sa propre conservation (1). C'est à l'être immatériel seul qui l'anime dans l'état de santé et de maladie, qu'il doit le sentiment et l'accomplissement de ses fonctions vitales.

11. Quand l'homme tombe malade, cette force spirituelle, active par elle-même et partout présente dans le corps, est au premier abord la seule qui ressente l'influence dynamique de l'agent hostile à la vie. Elle seule, après avoir été désaccordée par cette perception, peut procurer à l'organisme les sensations désagréables qu'il éprouve, et le pousser aux actions insolites que nous appelons maladie. Étant invisible par elle-même

le bonheur du genre humain, ou parce qu'il a encore une idée grossière de la maladie, parce qu'il la considère, non comme une modification dynamique de l'organisme, mais comme une chose matérielle, capable de rester cachée, après la guérison, dans quelque coin de l'intérieur du corps, et d'avoir un jour le caprice de manifester sa présence au milieu même de la santé la plus florissante? Voilà jusqu'où va encore l'aveuglement de l'ancienne pathologie! On ne doit pas s'étonner, d'après cela, qu'elle n'ait pu engendrer qu'une thérapeutique dont l'unique but est de balayer le corps du pauvre malade.

(1) Il est mort, et dès lors, soumis uniquement à la puissance du monde physique extérieur, il tombe en putréfaction, et se résout en ses éléments chimiques.

et reconnaissable seulement par les effets qu'elle produit dans le corps, cette force n'exprime et ne peut exprimer son désaccord que par une manifestation anormale dans la manière de sentir et d'agir de la portion de l'organisme accessible aux sens do l'observateur et du médecin, par des symptômes de maladie.

12. Il n'y a que la force vitale désaccordée qui produise les maladies (1). Les phénomènes morbides accessibles à nos sens expriment donc en même temps tout le changement interne, c'est-à-dire la totalité du désaccord de la puissance intérieure. En un mot, ils mettent la maladie tout entière en évidence. Par conséquent, la guérison, c'est-à-dire la cessation de toute manifestation maladive, la disparition de tous les changements appréciables qui sont incompatibles avec l'état normal de la vie, a pour condition et suppose nécessairement que la force vitale soit rétablie dans son intégrité et l'organisme entier ramené à la santé.

13. Il suit de là que la maladie, inabordable aux procédés mécaniques de la chirurgie, n'est point, comme les allopathistes la dépeignent, une chose distincte du tout vivant, de l'organisme et de la force vitale qui l'anime, cachée dans l'intérieur du corps et toujours matérielle, quelque degré de subtilité qu'on

(1) Il ne serait d'aucune utilité au médecin de savoir comment la force vitale détermine l'organisme à produire les phénomènes morbides, c'est-à-dire comment elle crée la maladie ; aussi l'ignorera-t-il éternellement. Le maître de la vie n'a rendu accessible à ses sens que ce qu'il lui était nécessaire et suffisant de connaître, dans la maladie, pour en procurer la guérison.

veuille bien d'ailleurs lui attribuer. Une pareille idée ne pouvait naître que dans des têtes imbues des doctrines du matérialisme. C'est elle qui, depuis des milliers d'années, a poussé la médecine dans toutes les fausses routes qu'elle a parcourues et où elle s'est écartée de sa véritable destination.

14. De tous les changements morbides invisibles qui surviennent dans l'intérieur du corps, et dont on peut opérer la guérison, il n'en est aucun que des signes et des symptômes ne fassent reconnaître à l'observateur attentif. Ainsi l'a voulu la bonté infiniment sage du souverain conservateur de la vie des hommes.

15. Le désaccord invisible pour nous de la force qui anime notre corps ne fait qu'un, en effet, avec l'ensemble des symptômes que cette force provoque dans l'organisme, qui frappent nos sens, et qui représentent la maladie existante. L'organisme est bien l'instrument matériel de la vie ; mais on ne saurait pas plus le concevoir non animé par la force vitale sentant et gouvernant d'une manière instinctive, que cette force vitale ne peut être conçue indépendamment de l'organisme. Tous deux ne font qu'un, quoique notre esprit partage cette unité en deux idées, mais uniquement pour sa propre commodité.

16. Notre force vitale étant une puissance dynamique ,l'influence nuisible sur l'organisme sain des agents hostiles qui viennent du dehors troubler l'harmonie du jeu de la vie, ne saurait donc l'affecter que d'une manière purement dynamique. Le médecin ne peut donc non plus remédier à ces désaccords (les maladies) qu'en faisant agir sur elle des substances douées de forces modificatrices également dynamiques ou virtuelles, dont elle perçoit l'impression à l'aide de la sensibilité nerveuse présente partout. Ainsi, les médicaments ne peuvent rétablir et ne rétablissent réellement la santé et l'harmonie de la vie qu'en agissant dynamiquement sur elle, après que l'observation attentive des changements accessibles à nos sens dans l'état du sujet (ensemble des symptômes) a procuré au médecin des notions sur la maladie aussi complètes qu'il avait besoin d'en avoir pour être en mesure de la guérir.

17. La guérison qui succède à l'anéantissement de tout l'ensemble des signes et accidents perceptibles de la maladie, ayant en même temps pour résultat la disparition du changement intérieur sur lequel cette dernière se fonde, c'est-à-dire, dans tous les cas, la destruction du total de la maladie (1), il est clair d'après cela que le médecin n'a qu'à enlever la somme des symptômes pour faire simultanément disparaître le changement intérieur du corps et cesser le désaccord morbide

(1) Un songe, un pressentiment, une prétendue vision enfantée par une imagination superstitieuse, une prophétie solennelle de mort infaillible à un certain jour ou à une certaine heure, ont souvent produit tous les symptômes d'une maladie commençante et croissante, les signes d'une mort prochaine, et la mort elle-même au moment indiqué, ce qui n'aurait pu avoir lieu s'il ne s'était opéré dans l'intérieur du corps un changement correspondant à l'état qui s'exprimait au dehors. Par la même raison, dans des cas de cette nature, on est quelquefois parvenu, soit en trompant le malade, soit en lui insinuant une conviction contraire, à dissiper tous les signes morbides annonçant l'approche de la mort, et à rétablir subitement la santé, ce qui n'aurait pu arriver, si le remède moral n'avait fait cesser les changements morbides internes et externes dont la mort devait être le résultat.

de la force vitale, c'est-à-dire pour anéantir le total de la maladie, la maladie elle-même (1). Mais détruire la maladie, c'est rétablir la santé, premier et unique but du médecin pénétré de l'importance de sa mission, qui consiste à secourir son prochain, et non à pérorer d'un ton dogmatique.

18. De cette vérité incontestable que, hors de l'ensemble des symptômes, il n'y a rien à trouver dans les maladies par quoi elles soient susceptibles d'exprimer le besoin qu'elles ont de secours, nous devons conclure qu'il ne peut point y avoir d'autre indication du remède à choisir que la somme des symptômes observés dans chaque cas individuel.

19. Les maladies n'étant donc que des changements dans l'état général de l'homme, qui s'annoncent par des signes morbides, et la guérison n'étant possible non plus que par la conversion de l'état de maladie en celui de santé, on conçoit sans peine que les médicaments ne pourraient guérir les maladies s'ils n'avaient la faculté de changer l'état général de l'homme, consistant en sensations et actions, et que c'est uniquement sur cette faculté que repose leur vertu curative.

(1) Le souverain conservateur des hommes ne pouvait manifester sa sagesse et sa bonté dans la guérison des maladies qui les affligent, qu'en faisant clairement apercevoir au médecin ce qu'il a besoin d'enlever à ces maladies pour les détruire et rétablir ainsi la santé. Que devrions-nous penser de sa sagesse et de sa bonté si, comme le prétend l'école dominante, qui affecte de plonger un regard divinatoire dans l'essence intime des choses, ce qu'il est nécessaire de guérir dans les maladies se trouvant enveloppé d'une obscurité mystique et renfermé dans l'intérieur caché de l'organisme, l'homme était par cela même réduit à l'impossibilité de reconnaître le mal, et par conséquent à celle aussi de le guérir?

20. Il n'y a pas moyen de reconnaître en elle-même, par les seuls efforts de l'intelligence, cette faculté cachée dans l'essence intime des médicaments, cette aptitude virtuelle à modifier l'état du corps humain, et par cela même à guérir les maladies. Ce n'est que par l'expérience, par l'observation des effets qu'elle produit en influant sur l'état général de l'économie, qu'on parvient à la connaître et à s'en faire une idée claire.

21. L'essence curative des médicaments n'étant point reconnaissable par elle-même, ce que personne ne sera tenté de contester, et les expériences pures, faites même par les observateurs doués de la plus rare perspicacité ne pouvant rien nous faire apercevoir qui soit capable de les rendre médicaments ou moyens curatifs, sinon cette faculté de produire des changements manifestes dans l'état général de l'économie, surtout chez l'homme bien portant, où ils suscitent plusieurs symptômes morbides bien caractérisés, nous devons conclure de là que, quand les médicaments agissent comme remèdes, ils ne peuvent également exercer leur vertu curative que par cette faculté qu'ils possèdent de modifier l'état général de l'économie en faisant naître des symptômes particuliers. Par conséquent il faut s'en tenir uniquement aux accidents morbides que les médicaments provoquent dans le corps sain, comme à la seule manifestation possible de la vertu curative dont ils jouissent, si l'on veut apprendre, à l'égard de chacun d'eux, quelles maladies il est en état de guérir.

22. Mais comme on ne découvre, dans les maladies, autre chose qu'il faille leur enlever, pour les convertir en santé, que l'ensemble de leurs signes et symptômes, comme on n'aperçoit non plus dans les médicaments rien autre chose de curatif que leur faculté de produire des symptômes morbides chez des hommes bien portants, et d'en faire disparaître chez les malades, il suit de là que les médicaments ne prennent le caractère de remèdes, et ne deviennent capables d'anéantir des maladies, qu'en excitant certains accidents et symptômes, ou, pour s'exprimer plus clairement, une certaine maladie artificielle qui détruit les symptômes déjà existants, c'est-à-dire la maladie naturelle qu'on veut guérir. Il s'ensuit aussi que, pour anéantir la totalité des symptômes d'une maladie, il faut chercher un médicament qui ait de la tendance à produire des symptômes semblables ou contraires, suivant qu'on a appris par l'expérience que la manière la plus facile, la plus certaine et la plus durable d'enlever les symptômes de la maladie et de rétablir la santé, est d'opposer à ces derniers des symptômes médicinaux semblables ou contraires (1).

(1) La manière autre que ces deux-là dont on peut encore employer les médicaments contre les maladies, est la méthode allopathique, celle dans laquelle on administre des remèdes produisant des symptômes qui n'ont aucun rapport direct avec l'état du malade, n'étant ni semblables, ni opposés, mais absolument hétérogènes. J'ai démontré, dans l'introduction, que cette méthode est une imitation grossière et nuisible des efforts imparfaits qu'une impulsion aveugle et purement instinctive pousse la force vitale troublée par quelque fâcheuse influence à tenter pour se sauver à tout prix en excitant et entretenant une maladie dans l'organisme; car l'aveugle force vitale n'a été créée que pour entretenir l'harmonie dans l'organisme, tant que dure la santé, et, une fois désaccordée, elle n'est pas plus apte à se rétablir dans l'état normal, que les symptômes ne constituent la maladie elle-même. Cependant, quelque inconvenante qu'elle soit, on s'en sert depuis si longtemps dans l'école

23. Or, toutes les expériences pures, tous les essais faits avec soin, nous apprennent que des symptômes morbides continus, loin de pouvoir être effacés et anéantis par des symptômes médicinaux opposés, comme ceux qu'excite la méthode antipathique, énantiopathique, ou palliative, reparaissent, au contraire, plus intenses qu'ils n'avaient jamais été, et aggravés d'une manière bien manifeste, après avoir semblé, pendant quelque temps, se calmer. (*V.* 58–62 et 69.)

24. Il ne reste donc d'autre manière d'employer avec avantage les médicaments contre les maladies, que de recourir à la méthode homœopathique, dans laquelle on cherche, pour le diriger contre l'universalité des symptômes du cas morbide individuel, celui d'entre tous les médicaments dont on connaît bien la manière d'agir sur l'homme en santé, qui possède la faculté de produire la maladie artificielle la plus ressemblante à la maladie naturelle qu'on a sous les yeux.

25. Mais le seul infaillible oracle de l'art de guérir, l'expérience pure (1), nons apprend, dans tous les es-

actuelle, qu'il n'est pas plus permis au médecin de la passer sous silence, qu'à l'historien de taire les oppressions que le genre humain a supportées pendant des milliers d'années sous des gouvernements absurdes et despotiques.

(1) Je n'entends pas parler d'une expérience semblable à celle dont nos praticiens vulgaires se vantent après avoir, pendant de longues années, combattu avec un tas de recettes compliquées une multitude de maladies qu'ils n'ont jamais examinées avec soin, mais que, fidèles aux errements de l'école, ils ont regardées comme suffisamment connues par les noms qu'elles portent dans la pathologie, croyant apercevoir en elles un principe morbifique imaginaire ou quelque autre anomalie interne non moins hypothétique. A la vérité, ils y voient toujours quelque chose, mais ils ne savent pas ce qu'ils voient, et ils

sais faits avec soin, qu'en effet le médicament qui, en agissant sur des hommes bien portants, a pu produire le plus de symptômes semblables à ceux de la maladie dont on se propose le traitement, possède réellement aussi, lorsqu'on l'emploie à des doses suffisamment atténuées, la faculté de détruire d'une manière prompte, radicale et durable l'universalité des symptômes de ce cas morbide, c'est-à-dire (*V.* 6-16) la maladie présente tout entière ; elle nous apprend que tous les médicaments guérissent les maladies dont les symptômes se rapprochent le plus possible des leurs, et que, parmi ces dernières, il n'en est aucune qui ne leur cède.

26. Ce phénomène repose sur la loi naturelle de l'homœopathie, loi méconnue jusqu'à présent, quoiqu'on en ait eu quelque vague soupçon, et qu'elle ait été dans tous les temps le fondement de toute guérison véritable, savoir, qu'*une affection dynamique, dans l'organisme vivant, est éteinte d'une manière durable par une plus forte, lorsque celle-ci, sans être de même espèce qu'elle, lui ressemble beaucoup quant à la manière dont elle se manifeste* (1).

arrivent à des résultats qu'un Dieu seul pourrait débrouiller au milieu d'un si grand concours de forces diverses agissant sur un sujet inconnu, résultat dont il n'y a aucune induction à tirer. Cinquante années d'une pareille expérience sont comme cinquante ans passés à regarder dans un kaléidoscope, qui, plein de choses inconnues et variées, tournerait continuellement sur lui-même : on aurait vu des milliers de figures changeant à chaque instant, sans pouvoir se rendre compte d'aucune.

(1) C'est aussi de cette manière qu'on traite les maux physiques et moraux. Pourquoi le brillant Jupiter disparaît-il, dans le crépuscule du matin, aux nerfs optiques de celui qui le contemple? parce qu'une puissance semblable, mais plus forte, la clarté du jour naissant, agit alors sur ses organes. Avec quoi est-on dans l'usage de cal-

27. La puissance curative des médicaments est donc fondée (*V.* 12–26) sur la propriété qu'ils ont de faire naître des symptômes semblables à ceux de la maladie et surpassant en force ces derniers. D'où il suit que la maladie ne peut être anéantie et guérie d'une manière certaine, radicale, rapide et durable, qu'au moyen d'un médicament capable de provoquer l'ensemble de symptômes le plus semblable à la totalité des siens, et doué en même temps d'une énergie supérieure à celle qu'elle possède.

28. Comme cette loi thérapeutique de la nature se manifeste hautement dans tous les essais purs et dans toutes les expériences sur les résultats desquelles on peut compter, que par conséquent le fait est positif, peu nous importe la théorie scientifique de la manière dont il a lieu. J'attache peu de prix aux explications

mer les nerfs olfactifs offensés par des odeurs désagréables? avec du tabac, qui affecte le nez d'une manière semblable, mais plus forte. Ce n'est ni avec de la musique, ni avec des sucreries, qu'on pourrait guérir le dégoût de l'odorat, parce que ces objets sont relatifs aux nerfs d'autres sens. Par quel moyen étouffe-t-on dans l'oreille compatissante des assistants les lamentations du malheureux condamné au supplice des verges? par le son glapissant du fifre, marié au bruit du tambour. Par quoi couvre-t-on le bruit éloigné du canon ennemi, qui porterait la terreur dans l'âme du soldat? par le retentissement de la grosse caisse. Ni cette compassion, ni cette terreur n'auraient pu être réprimées, soit par des admonitions, soit par une distribution de brillants uniformes. De même la tristesse et les regrets s'éteignent dans l'âme à la nouvelle, fût-elle même fausse, d'un chagrin plus vif survenu à une autre personne. Les inconvénients d'une joie trop vive sont prévenus par le café, qui, de lui-même, dispose l'âme aux impressions agréables. Il a fallu que les Allemands, plongés depuis des siècles dans l'apathie et l'esclavage, fussent écrasés sous le joug tyrannique de l'étranger, pour que le sentiment de la dignité de l'homme se réveillât en eux, et qu'une première fois enfin, ils relevassent la tête.

que l'on pourrait essayer d'en donner. Cependant celle qui suit me semble être la plus vraisemblable, parce qu'elle repose uniquement sur des données fournies par l'expérience.

29. Toute maladie qui n'appartient pas exclusivement au domaine de la chirurgie, ne provenant que d'un désaccord particulier de notre force vitale, sous le rapport de la manière dont s'accomplissent les sensations et les actions, le remède homœopathique attire à cette force une maladie médicinale ou artificielle analogue, mais un peu plus forte, qui se met à la place de la maladie naturelle. Cédant alors à l'impulsion de l'instinct, la force vitale, qui n'est plus malade que de l'affection médicinale, mais qui l'est un peu plus qu'auparavant, se trouve obligée de déployer davantage d'énergie contre cette nouvelle maladie ; mais l'action de la puissance médicinale qui la désaccorde ayant peu de durée (1), elle ne tarde pas à en triompher, de sorte que,

(1) Le peu de durée de l'action des puissances aptes à produire des maladies artificielles, auxquelles nous donnons le nom de *médicaments*, fait que, malgré leur supériorité sur les maladies naturelles, la force vitale a cependant beaucoup moins de peine à triompher d'elles que de ces dernières. Ayant une durée d'action très-longue, la plupart du temps aussi étendue que la vie elle-même (psore, syphilis, sycose), les maladies naturelles ne peuvent jamais être vaincues par la force vitale seule. Il faut, pour les éteindre, que le médecin affecte plus énergiquement celle-ci, au moyen d'un agent capable de provoquer une maladie très-analogue, mais doué d'une puissance supérieure (remède homœopathique). Cet agent, introduit dans l'estomac, ou respiré par le nez, fait en quelque sorte violence à l'aveugle et instinctive force vitale, et son impression prend la place de la maladie naturelle jusqu'alors existante, de telle sorte que la force vitale ne reste plus désormais qu'atteinte de la maladie médicamenteuse, à laquelle toutefois elle ne demeure en proie que peu de temps, parce que l'action du médicament (ou le

comme elle avait été débarrassée en premier lieu de la maladie naturelle, elle est maintenant délivrée aussi de la maladie médicinale artificielle substituée à celle-là, et par conséquent capable de remettre la vie de l'organisme dans la voie de la santé. Cette hypothèse, qui est très-vraisemblable, repose sur les propositions suivantes.

30. Les médicaments, sans doute aussi parce qu'il dépend de nous d'en varier la dose, paraissent avoir un pouvoir de désaccorder le corps humain bien supérieur à celui des irritations morbifiques naturelles; car les maladies naturelles sont guéries et vaincues par des médicaments appropriés.

31. Les puissances ennemies, tant physiques que morales, qui portent atteinte à notre vie ici-bas, et qu'on appelle influences morbifiques, ne possèdent pas d'une manière absolue la faculté d'altérer la santé (1); nous ne tombons malades, sous leur influence, que quand notre organisme est suffisamment prédisposé à

cours de la maladie déterminée par lui, ne dure pas longtemps. La guérison de maladies datant déjà de plusieurs années, que procure (*V.* 46) l'apparition de la variole et de la rougeole (qui n'ont toutes deux qu'une durée de quelques semaines), est un phénomène du même genre.

(1) Quand je dis que la maladie est une aberration ou un désaccord de l'état de santé, je ne prétends point donner une explication métaphysique de la nature intime des maladies en général, ou d'aucun cas morbide quelconque en particulier. Je veux seulement désigner par là ce que les maladies ne sont pas et ne peuvent point être, c'est-à-dire exprimer qu'elles ne sont pas des changements mécaniques ou chimiques de la substance matérielle du corps, qu'elles ne dépendent point d'un principe morbifique matériel, et qu'elles sont uniquement des altérations spirituelles ou dynamiques de la vie.

ressentir l'atteinte des causes morbifiques, et à se laisser mettre par elles dans un état où les sensations qu'il éprouve et les actions qu'il exécute soient différentes de celles qui ont lieu dans l'état normal. Ces puissances ne font donc naître la maladie, ni chez tous les hommes, ni chez un même homme dans tous les temps.

32. Mais il en est autrement des puissances morbifiques artificielles que nous appelons médicaments. En effet, dans tous les temps, dans toutes les circonstances, un véritable médicament agit sur tous les hommes, excite en eux les symptômes qui lui sont propres, et en provoque même qui tombent sous les sens, quand on le donne à des doses assez fortes; de sorte que tout organisme humain vivant quelconque doit être, en tout temps et d'une manière absolue, attaqué et en quelque sorte infecté par la maladie médicinale; ce qui, comme je l'ai dit tout à l'heure, n'est point le cas des maladies naturelles.

33. Il résulte donc incontestablement de toutes les observations (1) que l'organisme humain a beaucoup plus de propension à se laisser désaccorder par les

(1) Voici un fait remarquable de ce genre; lorsqu'avant l'année 1801, la fièvre scarlatine lisse de Sydenham régnait encore de temps en temps d'une manière épidémique parmi les enfants, elle attaquait, sans exception, ceux qui ne l'avaient point eue dans une épidémie précédente; mais, dans l'épidémie dont je fus témoin à Kœnigslutter, tous les enfants qui prirent assez à temps une très-petite dose de belladonne, furent exempts de cette maladie extrêmement contagieuse. Pour que des médicaments puissent préserver d'une maladie épidémique, il faut que leur puissance de modifier la force vitale soit supérieure à la sienne.

puissances médicinales que par les influences morbifiques et les miasmes contagieux ; ou, ce qui revient au même, que les influences morbifiques n'ont qu'un pouvoir subordonné, et souvent même très-conditionnel, de provoquer des maladies, tandis que les puissances médicinales en ont un absolu, direct et infiniment supérieur.

34. Une intensité plus grande des maladies artificielles à provoquer par le moyen des médicaments n'est cependant pas la seule condition exigible pour qu'elles aient le pouvoir de guérir les maladies naturelles. Avant tout il faut, pour qu'une guérison s'effectue, qu'il y ait la plus grande similitude possible entre la maladie qu'on traite et celle que le médicament a l'aptitude de susciter dans le corps humain, afin que cette ressemblance, jointe à l'intensité un peu plus forte de l'affection médicinale, permette à celle-ci de se substituer à l'autre, et de lui enlever ainsi toute influence sur la force vitale. Cela est tellement vrai, que la nature elle-même ne peut guérir une maladie déjà existante en y ajoutant une nouvelle maladie dissemblable, quelque forte que soit celle-ci, et que le médecin n'a également plus le pouvoir d'opérer des guérisons quand il emploie des médicaments qui ne sont pas susceptibles de faire naître, chez l'homme en santé, un état morbide semblable à la maladie qu'il a sous les yeux.

35. Pour faire ressortir davantage ces vérités, nous allons passer en revue trois cas différents ; savoir, la marche de la nature dans deux maladies naturelles dissemblables qui se rencontrent ensemble chez un même sujet, et le résultat du traitement médical ordinaire des maladies par des médicaments allopathiques, incapables de provoquer un état morbide artificiel semblable à celui dont il s'agit d'opérer la guérison. Cet examen démontrera, d'un côté, qu'il n'est pas en la puissance de la nature elle-même de guérir une maladie déjà existante par une autre maladie dissemblable, même plus forte ; et de l'autre, que les médicaments, même les plus énergiques, ne sauraient jamais procurer la guérison d'une maladie quelconque, quand ils ne sont point homœopathiques.

36. I. Si les deux maladies dissemblables qui viennent à se rencontrer chez l'homme ont une force égale, ou si la plus ancienne est plus forte que l'autre, la maladie nouvelle sera repoussée du corps par celle qui existait avant elle, et ne pourra s'y établir. Ainsi un homme, déjà tourmenté d'une affection chronique grave, ne ressentira pas les atteintes d'une dyssenterie automnale, ou de toute autre épidémie modérée. Suivant Larrey (1), la peste du Levant n'éclate pas dans les lieux où règne le scorbut, et les personnes qui portent des dartres n'en sont point non plus infectées. Le rachitisme empêche la vaccine de se développer, au dire de Jenner. Hildenbrand assure que les phthisiques ne se ressentent pas des fièvres épidémiques, à moins que celles-ci ne soient très-violentes.

37. De même, une maladie chronique ancienne ne cède point au mode ordinaire de curation par des mé-

(1) *Mémoires et observations*, dans la *Description de l'Égypte*, tom. I.

dicaments allopathiques, c'est-à-dire ne produisant pas chez l'homme en santé un état analogue à celui qui la caractérise. Elle résiste aux traitements de ce genre, prolongés même durant des années entières, pourvu qu'ils ne soient pas trop violents. Cette assertion se vérifie chaque jour dans la pratique, et n'a pas besoin d'être appuyée par des exemples.

38. II. Si la maladie nouvelle, qui ne ressemble point à l'ancienne, est plus forte que cette dernière, elle la suspend jusqu'à ce qu'elle-même ait achevé son cours ou soit guérie ; mais alors l'ancienne reparaît. Tulpius nous apprend (1) que deux enfants, ayant contracté la teigne, cessèrent d'éprouver des accès d'épilepsie auxquels ils avaient été sujets jusqu'alors, mais que ces accès revinrent après la disparition de l'exanthème à la tête. Schœpf a vu la gale s'éteindre à la manifestation du scorbut, et renaître après la guérison de cette dernière maladie (2). Un violent typhus a suspendu les progrès d'une phthisie pulmonaire ulcéreuse, qui reprit sa marche aussitôt après la cessation de l'affection typheuse (3). La manie qui se déclare chez un phthisique, efface la phthisie, avec tous ses symptômes ; mais la maladie du poumon renaît et tue le malade si l'aliénation mentale vient à cesser (4). Quand la rougeole et la petite vérole règnent ensemble, et qu'elles

(1) *Obs. medicæ, lib. I, obs.* 8.

(2) Dans le Journal de *Hufeland*, XV, II.

(3) Chevalier dans les *Nouvelles Annales de la Médecine française* de Hufeland, II, p. 192.

(4) *Mania phthisi superveniens eam cum omnibus suis phænomenis aufert, verum mox redit phthisis et occidit, abeunte mania.* Reil, *Memor. clinicorum*, fasc. III, V, p. 171.

ont attaqué toutes deux le même enfant, il est ordinaire que la rougeole déjà déclarée soit arrêtée par la variole qui éclate, et ne reprenne son cours qu'après la guérison de celle-ci; cependant Manget a vu aussi (1) la petite-vérole, pleinement déclarée à la suite de l'inoculation, être suspendue pendant quatre jours par une rougeole qui survint, et après la desquammation de laquelle elle se ranima, pour parcourir ensuite ses périodes jusqu'à la fin. On a même vu l'éruption de la rougeole, au sixième jour de l'inoculation, arrêter le travail inflammatoire de cette dernière, et la variole n'éclater que quand l'autre exanthème eut accompli sa période septénaire (2). Dans une épidémie rubéolique, la rougeole éclata, chez beaucoup d'inoculés, quatre ou cinq jours après l'insertion, et retarda jusqu'à son entière disparition l'éruption de la petite-vérole, qui se fit seulement alors et marcha ensuite d'une manière régulière (3). La véritable fièvre scarlatine de Sydenham (4), avec angine, fut effacée au quatrième jour par la manifestation de la vaccine, qui marcha jusqu'à sa fin, et après la terminaison seulement de laquelle on vit la scarlatine se manifester de nouveau. Mais, comme ces deux maladies paraissent être de force égale, on a vu aussi la vaccine être suspendue, au huitième jour, par l'éruption d'une véritable scarlatine,

(1) Dans *Edinb. med. comment.*, t. I, I.

(2) Jean Hunter, *Traité des maladies vénériennes.*

(3) Rainay, dans *Med. comment. of Edinb.*, III, p. 480.

(4) Elle a été décrite fort exactement par Withering et Plenciz. Mais elle diffère beaucoup de la miliaire pourprée (ou du *Roodvonk*), auquel on se plaisait à donner le nom de fièvre scarlatine. Ce n'est que dans ces dernières années que les deux maladies, originairement fort différentes, se sont rapprochées l'une de l'autre par leurs symptômes.

et son auréole rouge s'effacer jusqu'à ce que celle-ci eût terminé son cours, moment auquel elle reprit le sien et l'acheva régulièrement (1). Une vaccine était sur le point d'atteindre à sa perfection, au huitième jour, quand éclata une rougeole, qui la rendit sur-le-champ stationnaire, et après la desquammation seulement de laquelle elle reprit et acheva sa marche, de manière qu'au rapport de Kortum (2), elle avait, le seizième jour, l'aspect qu'elle présente ordinairement au dixième. On a vu la vaccine prendre au milieu même d'une rougeole déclarée, mais ne commencer à parcourir ses périodes que quand l'autre affection fut passée; c'est ce que nous apprend égalcment Kortum (3). J'ai eu moi-même occasion de voir une angine parotidienne disparaître aussitôt après l'établissement du travail particulier à la vaccine. Ce fut seulement lorsque la vaccine eut achevé son cours, et que l'auréole rouge des boutons eut disparu, qu'un nouveau gonflement, accompagné de fièvre, se manifesta dans les glandes parotides et sous-maxillaires, et parcourut sa période ordinaire de sept jours. Il en est ainsi de toutes les maladies dissemblables; la plus forte suspend la plus faible, à moins qu'elles ne se compliquent ensemble, ce qui arrive rarement aux affections aiguës; mais jamais elles ne se guérissent réciproquement.

39. L'école médicale ordinaire a été témoin de ces faits depuis des siècles. Elle a vu la nature elle-même impuissante à guérir aucune maladie par l'addition

(1) Jenner, dans *Medizinische Annalen*. 1800, août, p. 747.

(2) Dans le Journal de *Hufeland*, XX, III, p. 50.

(3) *Loc. cit.*

d'une autre, quelque intense que fût cette dernière, lorsque celle qui survient n'est point semblable à celle qui déjà existe dans le corps. Que doit-on penser d'elle, puisqu'elle n'en a pas moins continué à traiter les maladies chroniques par des moyens allopathiques, c'est-à-dire par des substances qui, la plupart du temps, ne pouvaient provoquer elles-mêmes qu'un état maladif non semblable à l'affection dont la guérison était en problème ? Et quand bien même les médecins n'eussent point jusqu'alors observé la nature avec assez d'attention, ne leur eût-il pas été possible de juger, d'après les tristes effets de leurs procédés, qu'ils étaient sur une fausse route, propre uniquement à les éloigner du but ? Ne s'apercevaient-ils pas qu'en ayant, selon leur coutume, recours à des moyens allopathiques violents contre les maladies chroniques, ils ne faisaient que créer une maladie artificielle non semblable à la primitive, qui réduisait bien celle-ci au silence, et la suspendait pendant tout le temps de sa propre durée, mais la laissait reparaître dès que la diminution des forces du malade ne permettait plus de continuer à saper le principe de la vie par les vives attaques de l'allopathie ? C'est ainsi que des purgations énergiques et souvent répétées nettoient réellement assez vite la peau de l'exanthème psorique ; mais, quand le malade ne peut plus supporter l'affection dissemblable qu'on a violemment fait naître dans ses entrailles, quand il est obligé de renoncer aux purgatifs, l'éruption cutanée reparaît telle qu'elle existait auparavant, ou bien la psore interne se manifeste par un symptôme fâcheux quelconque, attendu qu'outre l'affection primitive, qui n'est diminuée en rien, le malade a maintenant sa digestion troublée et ses forces anéanties. De même, quand les médecins ordinaires produisent et entretiennent des ulcérations à la surface du corps, croyant détruire par là une affection chronique, jamais ils n'atteignent au but qu'ils se proposent, c'est-à-dire que jamais ils ne guérissent, parce que ces ulcères factices sont tout à fait étrangers et allopathiques au mal interne. Cependant, comme l'irritation causée par plusieurs cautères est souvent un mal supérieur, quoique dissemblable à l'état morbide primitif, il lui arrive parfois de réduire celui-ci pour quelque temps au silence; mais elle ne fait que le suspendre, en épuisant par degrés le malade. Une épilepsie, qui avait été supprimée pendant nombre d'années par des cautères, reparaissait constamment, et plus violente que jamais, quand on cherchait à supprimer l'exutoire, comme l'attestaient Pechlin (1) et autres. Mais les purgatifs ne sont pas plus allopathiques à l'égard de la gale, ou les cautères par rapport à l'épilepsie, que les mélanges d'ingrédients inconnus dont on fait usage dans la pratique vulgaire, ne le sont relativement aux autres formes innombrables de maladies. Ces mélanges ne font non plus qu'affaiblir le malade et suspendre le mal pendant un laps de temps très-court, sans pouvoir le guérir, outre que leur emploi répété ne manque jamais d'ajouter un nouvel état morbide à l'ancien.

40. III. Il peut arriver aussi que la nouvelle maladie, après avoir agi longtemps sur l'organisme, finisse par s'allier à l'ancienne affection, malgré le défaut de si-

(1) *Obs. phys. med., lib.* 2, *obs.* 30.

militude entre elles, et que de là résulte une maladie compliquée, de telle sorte cependant que chacune occupe une région spéciale dans l'organisme, et qu'elle s'y installe dans les organes qui lui conviennent, abandonnant les autres à celle qui ne lui ressemble pas. Ainsi un vénérien peut devenir encore galeux, et réciproquement. Les deux maladies étant dissemblables, elles ne sauraient s'anéantir et se guérir l'une l'autre. Les symptômes vénériens s'effacent dans le principe, lorsque l'éruption psorique commence; mais, avec le temps, la maladie vénérienne étant au moins aussi forte que la gale, les deux affections s'allient l'une avec l'autre (1), c'est-à-dire que chacune s'empare uniquement des parties de l'organisme qui lui sont appropriées, et que le sujet devient par là plus malade et plus difficile à guérir.

En cas de concurrence de deux maladies aiguës contagieuses qui n'ont point de ressemblance ensemble, par exemple de la variole et de la rougeole, ordinairement l'une suspend l'autre, comme il a été dit plus haut. Cependant il s'est trouvé quelques épidémies violentes où, dans des cas rares, deux maladies aiguës dissemblables ont envahi simultanément un seul et même corps, et se sont, pour ainsi dire, compliquées l'une l'autre pendant un court espace de

(1) Des expériences précises et des guérisons que j'ai obtenues de ces sortes d'affections compliquées, m'ont convaincu qu'elles ne résultent pas d'une amalgamation de deux maladies, mais que celles-ci existent simultanément dans l'économie, occupant chacune les parties qui sont en harmonie avec elle. En effet, la guérison s'opère d'une manière complète en alternant à propos le mercure et les moyens propres à guérir la gale, administrés tous aux doses et sous le mode de préparation convenables.

temps. Dans une épidémie où la petite vérole et la rougeole régnaient ensemble, il y eut trois cents cas où l'une des deux maladies suspendit l'autre, où la rougeole n'éclata que vingt jours après l'éruption de la variole, et la petite vérole dix-sept à dix-huit jours après celle de la rougeole, c'est-à-dire après l'écoulement total de la première maladie; mais il s'en trouva un dans lequel P. Russell (1) rencontra simultanément ces deux maladies dissemblables chez le même sujet. Rainey (2) a observé la variole et la rougeole ensemble chez deux petites filles. J. Maurice (3) dit n'avoir rencontré que deux faits de ce genre dans sa pratique. On trouve des exemples semblables dans Ettmuller (4) et quelques autres encore. Zencker (5) a vu la vaccine suivre son cours régulier conjointement avec la rougeole et la fièvre miliaire pourprée, et Jenner la vaccine parcourir tranquillement ses périodes au milieu d'un traitement mercuriel dirigé contre la syphilis.

41. Les complications ou coexistences de plusieurs maladies chez un même sujet, qui résultent d'un long usage de médicaments non appropriés, et doivent naissance aux malencontreux procédés de la médecine allopathique vulgaire, sont infiniment plus fréquentes que celles auxquelles la nature elle-même donne lieu. En répétant sans cesse l'emploi de remèdes qui ne convien-

(1) *Transactions of a soc. for the improv. of med. and chir. knowledge*, II.

(2) *Med. Comment of Edinb.*, III, p. 480.

(3) *Med. and phys. Journal*, 1805.

(4) *Opera medica*, II, P. I, cap. 10.

(5) Dans le Journal de Hufeland, XVII.

nent pas, on finit par ajouter à la maladie naturelle qu'on a en vue de guérir les nouveaux états morbides, souvent très-opiniâtres, que ces remèdes sont appelés à provoquer par la nature même de leurs facultés spéciales. Ces états ne pouvant guérir par une irritation analogue, c'est-à-dire par homœopathie, une affection chronique avec laquelle ils n'ont aucune similitude, s'associent peu à peu avec cette dernière, et ajoutent ainsi une nouvelle maladie factice à l'ancienne, de sorte que le sujet devient doublement malade et bien plus difficile à guérir, souvent même incurable. Plusieurs faits consignés dans les journaux ou dans les traités de médecine viennent à l'appui de cette assertion. On en trouve une preuve aussi dans les cas fréquents où la maladie chancreuse vénérienne, compliquée surtout avec l'affection psorique, et même avec la gonorrhée ou la sycose, loin de guérir par des traitements longs ou répétés avec des doses considérables de préparations mercurielles mal choisies, prend place dans l'organisme à côté de la maladie mercurielle chronique, qui se développe peu à peu (1) et forme avec elle une monstrueuse complication, désignée sous le nom de syphilis larvée, qui, si elle n'est pas absolument incurable, ne peut du moins être ramenée à l'état de santé qu'avec la plus grande difficulté.

(1) Car indépendamment des symptômes analogues à ceux de la maladie vénérienne, qui lui permettent de guérir homœopathiquement cette dernière, le mercure en produit encore beaucoup d'autres, qui ne ressemblent pas à ceux de la syphilis, et qui, lorsqu'on l'administre à hautes doses, surtout dans la complication si commune avec la psore, engendrent de nouveaux maux et exercent de grands ravages dans le corps.

42. La nature elle-même, comme je l'ai dit, permet quelquefois la coïncidence de deux et de trois maladies spontanées dans un seul et même corps. Mais il faut bien remarquer que cette complication n'a lieu qu'à l'égard des maladies dissemblables, qui, d'après les lois éternelles de la nature, ne peuvent s'anéantir et se guérir réciproquement. Elle s'effectue, à ce qu'il paraît, de façon telle que les deux ou trois maladies se partagent pour ainsi dire l'organisme, et que chacune d'elles y occupe les parties qui lui conviennent le mieux, partage qui peut se faire sans nuire à l'unité de la vie, à cause du défaut de similitude entre elles.

43. Mais le résultat est tout autre quand deux maladies semblables viennent à se rencontrer dans l'organisme, c'est-à-dire lorsqu'à la maladie déjà existante il s'en joint une plus forte qui lui est semblable. C'est ici qu'on aperçoit comment la guérison peut s'opérer dans la voie de la nature, et comment l'homme doit s'y prendre pour guérir.

44. Deux maladies qui se ressemblent ne peuvent ni se repousser mutuellement, comme dans la première des trois hypothèses précédentes, ni se suspendre l'une l'autre, comme dans la seconde, en sorte que l'ancienne reparaisse après l'épuisement de la nouvelle, ni enfin, comme dans la troisième, exister à côté l'une de l'autre chez le même sujet, et former une maladie double ou compliquée.

45. Non! deux maladies qui diffèrent bien l'une de l'autre quant au genre (1), mais qui se ressemblent

(1) Voyez ci-dessus 26, la note.

beaucoup à l'égard de leurs manifestations et de leurs effets, c'est-à-dire des symptômes et souffrances qu'elles déterminent, s'anéantissent toujours mutuellement dès qu'elles viennent à se rencontrer dans un même organisme. La plus forte détruit la plus faible. Ce phénomène n'est pas difficile à concevoir. La maladie plus forte qui survient, ayant de l'analogie avec l'ancienne dans sa manière d'agir, envahit, et même de préférence, les parties qu'avait jusqu'alors attaquées cette dernière, qui, plus faible qu'elle, s'éteint, ne trouvant plus à exercer son activité (1). En d'autres termes, dès que la force vitale, désaccordée par une puissance morbifique, vient à être saisie par une nouvelle puissance fort analogue, mais supérieure en énergie, elle ne ressent plus que l'impression de celle-ci seule, et la précédente, réduite à la condition d'une simple force sans matière, doit cesser d'exercer une influence morbifique, par conséquent d'exister.

46. On pourrait citer beaucoup d'exemples de maladies que la nature a guéries homœopathiquement par d'autres maladies provoquant des symptômes semblables. Mais, si l'on veut des faits précis et à l'abri de toute contestation, il faut s'en tenir au petit nombre des maladies toujours semblables à elles-mêmes qui naissent d'un miasme permanent, et qui, par cette raison, sont dignes de recevoir un nom particulier.

Parmi ces affections se présente, au premier rang, la variole, si fameuse par le nombre et l'intensité de

(1) De même que l'image de la flamme d'une lampe est rapidement effacée dans le nerf optique par un rayon du soleil, qui frappe nos yeux avec plus de force.

ses symptômes, et qui a guéri une foule de maux caractérisés par des symptômes semblables aux siens.

Des ophthalmies violentes et allant jusqu'à l'abolition de la vue, sont un des accidents les plus communs dans la petite vérole. Or, Dezoteux et L. Valentin (1) et A. Leroy (2) rapportent chacun un cas d'ophthalmie chronique, qui fut guérie d'une manière parfaite et durable par l'inoculation.

Une cécité qui datait de deux ans, et qui avait été causée par la répercussion de la teigne, céda complétement à la variole, d'après Klein (3).

Combien de fois n'est-il point arrivé à la petite vérole d'occasionner la surdité et la dyspnée? J. F. Closs (4) l'a vue guérir ces deux affections, lorsqu'elle fut arrivée à son maximum d'intensité. Une tuméfaction, même très-considérable, des testicules, est un symptôme fréquent de la variole. Aussi a-t-on vu, suivant Klein (5), cet exanthème guérir homœopathiquement une intumescence volumineuse et dure du testicule gauche, qui était le résultat d'une contusion. Un engorgement analogue du testicule fut également guéri par elle, sous les yeux d'un autre observateur (6).

On compte une sorte de dyssenterie au nombre des accidents fâcheux que détermine la petite vérole : c'est pour cela que cette affection a guéri homœopathiquement

(1) Traité de l'inoculation, Paris, an VIII, p. 189.

(2) *Médecine maternelle*, ou *l'Art d'élever et de conserver les enfants*, Paris, 1830, p. 354.

(3) *Interpres clinicus*, p. 293.

(4) *Neue Heilart der Kinderpocken*. Ulm, 1769, p. 68; et *Specim., obs.*, n° 18.

(5) *Interpres clinicus*.

(6) *Nov. Act. nat. cur.*, *vol. I*, *obs.* 22.

la dyssenterie, dans un cas rapporté par F. Wendt (1).

Personne n'ignore que quand la variole survient après l'insertion de la vaccine, sur-le-champ elle détruit homœopathiquement celle-ci, et ne lui permet pas d'arriver à sa perfection, tant parce qu'elle a plus de force qu'elle, que parce qu'elle lui ressemble beaucoup. Mais, par la même raison, lorsque la vaccine approche du terme de la maturité, sa grande ressemblance avec la variole fait qu'homœopathiquement elle diminue et adoucit au moins beaucoup cette dernière, quand elle vient à se déclarer, et lui imprime un caractère plus bénin, comme le témoignent Muhry (2) et une foule d'autres auteurs.

La vaccine, outre les pustules préservatives de la petite vérole, provoque encore une éruption cutanée générale d'autre nature. Cet exanthème consiste en des boutons coniques, ordinairement petits, rarement gros et suppurants, secs, reposant sur des auréoles rouges peu étendues, souvent entremêlées de petites taches arrondies, d'une couleur rouge, et accompagnées parfois des plus vives démangeaisons (3). Chez beaucoup d'enfants, il précède de plusieurs jours l'apparition de l'auréole rouge de la vaccine; mais le plus souvent il se déclare après, et disparaît au bout de quelques jours, laissant sur la peau de petites taches rouges et dures. C'est en raison de leur analogie avec cet autre exanthème, que la vaccine, aussitôt qu'elle a pris, fait homœopathiquement disparaître d'une manière complète

(1) *Nachricht von dem Krankeninstitut zu Erlangen*, 1783.

(2) Dans Robert Willan, sur la Vaccine.

(3) Bousquet, *Traité de la vaccine et des éruptions varioleuses*, Paris, 1833, p. 52 et suiv.

et durable les éruptions cutanées, souvent fort anciennes et incommodes, qui existent chez certains enfants, ainsi que l'attestent un grand nombre d'observateurs (1).

La vaccine, dont le symptôme spécial est de causer un gonflement du bras (2), a guéri, après son éruption, un bras qui était tuméfié et à demi paralysé (3).

La fièvre de la vaccine, qui survient à l'époque où se forme l'auréole rouge, a guéri homœopathiquement deux fièvres intermittentes, ainsi que nous l'apprend Hardege (4) ; ce qui confirme la remarque déjà faite par J. Hunter (5), que deux fièvres (ou maladies semblables) ne peuvent pas subsister ensemble dans un même corps (6).

(1) Principalement Clavier, Hurel et Désormeaux, dans le *Bulletin des Sciences médicales de l'Eure*, 1808. *V.* aussi *Journal de méd.*, XV, 206.

(2) Balhorn, dans le journal de Hufeland, X, II.

(3) Stevenson, *Annals of medicine* de Duncan, vol. I, p. II, nº 9.

(4) Dans le journal de Hufeland, XXIII.

(5) *Traité de la maladie vénérienne*. Paris, 1787, in-8, fig.

(6) Dans les précédentes éditions de l'*Organon*, j'ai cité ici des exemples d'affections chroniques, guéries par la gale, qui d'après les découvertes dont j'ai fait part au public dans mon *Traité des maladies chroniques* (Paris, 1832, t. 1er), ne peuvent être considérées que sous un certain point de vue comme des guérisons homœopathiques. Les grands maux ainsi effacés (des asthmes suffocants et des phthisies ulcéreuses) étaient déjà d'origine psorique dès le principe ; c'étaient les symptômes, devenus menaçants pour la vie, d'une ancienne psore déjà complétement développée dans l'intérieur, que l'apparition d'une éruption psorique, déterminée par une nouvelle infection, ramenait à la forme simple d'une maladie psorique primitive, ce qui faisait disparaître le mal ancien et les symptômes alarmants. Ce retour à la forme primitive ne peut donc être regardé comme moyen curatif homœopathique des symptômes très-développés d'une psore ancienne, qu'en ce sens que la nouvelle infection place les malades dans la situation, infiniment plus favorable, de pouvoir désormais être guéris plus facilement de la psore entière par l'emploi des médicaments antipsoriques.

La rougeole et la coqueluche ont beaucoup de ressemblance l'une avec l'autre sous le rapport de la fièvre et du caractère de la toux. Aussi Bosquillon (1) a-t-il remarqué, dans une épidémie où ces deux maladies régnaient ensemble, que, parmi les enfants qui eurent la rougeole, il s'en trouva beaucoup qui ne furent point atteints de la coqueluche. Tous en auraient été exempts, et pour toujours, aussi bien qu'inaccessibles désormais à la contagion de la rougeole, si la coqueluche n'était pas une maladie qui ne ressemble qu'en partie à la rougeole, c'est-à-dire si elle avait un exanthème analogue à celui de cette dernière; voilà pourquoi la rougeole ne put garantir homœopathiquement de la coqueluche qu'un certain nombre d'enfants, et ne put le faire que pour la durée de l'épidémie présente.

Mais quand la rougeole rencontre une maladie qui lui ressemble dans son symptôme principal, l'exanthème, elle peut sans contredit l'anéantir et la guérir homœopathiquement. C'est ainsi qu'une dartre chronique fut guérie (2) d'une manière prompte, parfaite et durable par l'éruption de la rougeole, comme l'a observé Kortum (3). Une éruption miliaire qui, depuis six ans, couvrait la face, le cou et les bras, où elle causait une ardeur insupportable, et qui se renouvelait toutes les fois que le temps venait à changer, fut réduite par l'apparition de la rougeole à un simple gonflement de la peau; après la cessation de la rougeole, l'éruption miliaire se trouva guérie, et elle ne reparut plus (4).

(1) *Éléments de médec. prat.* de Cullen, p. II, l. 3, ch. 7.

(2) Ou du moins ce symptôme fut enlevé.

(3) Dans le Journal de Hufeland, XX, III, p. 50.

(4) Rau, *loc. cit.*, p. 85.

47. Rien ne peut enseigner au médecin d'une manière plus claire et plus persuasive, quel est le choix à faire entre les puissances capables de susciter des maladies artificielles (les médicaments), pour guérir d'une manière certaine, prompte et durable, à l'instar de la nature.

48. Tous les exemples qui viennent d'être rapportés font voir que jamais ni les efforts de la nature ni l'art du médecin ne peuvent guérir un mal quelconque par une puissance morbifique dissemblable, quelque énergique qu'elle soit, et que la cure n'est exécutable qu'au moyen d'une puissance morbifique apte à produire des symptômes semblables et un peu plus forts. La cause en est dans les lois éternelles et irrévocables de la nature, qu'on a méconnues jusqu'à présent.

49. Nous trouverions un bien plus grand nombre de ces véritables guérisons homœopathiques naturelles, si, d'un côté, les observateurs y avaient fait plus d'attention, et si, de l'autre, la nature avait à sa disposition davantage de maladies capables de guérir homœopathiquement.

50. La nature elle-même n'a presque pas d'autres moyens homœopathiques à sa disposition que les maladies miasmatiques peu nombreuses qui renaissent toujours semblables à elles-mêmes, comme la gale, la rougeole, la variole (1). Mais, de ces puissances morbifiques, les unes, la variole et la rougeole, sont plus dangereuses et plus effrayantes que le mal auquel elles por-

(1) Et le miasme exanthématique qui coexiste avec celui de la vaccine dans la lymphe vaccinique.

teraient remède ; et l'autre, la gale, exige elle-même, après avoir opéré la guérison, l'emploi de moyens capables de l'anéantir à son tour, circonstances qui, toutes deux, rendent leur emploi comme moyens homœopathiques difficile, incertain et dangereux. Et combien peu, d'ailleurs, dans le nombre des maladies de l'homme, s'en trouve-t-il qui auraient leur remède homœopathique dans la petite vérole, la rougeole et la gale ! La nature ne peut donc guérir que très-peu de maladies avec ces moyens aventureux. Elle ne s'en sert qu'avec danger pour le malade ; car les doses de ces puissances morbifiques ne sont pas, comme celles des médicaments, susceptibles d'être atténuées en raison des circonstances ; pour guérir l'ancienne maladie analogue dont un homme est atteint, elles accablent celui-ci du lourd et dangereux fardeau de la maladie tout entière, variolique, rubéolique ou psorique. Cependant on a vu que la rencontre a produit parfois de belles cures homœopathiques, qui sont autant d'irrécusables preuves à l'appui de cette grande et unique loi thérapeutique de la nature : *guérissez les maladies par des remèdes produisant des symptômes semblables aux leurs.*

51. Ces faits auraient suffi déjà pour révéler au génie de l'homme la loi qui vient d'être énoncée. Mais voyez quel avantage l'homme a ici sur une nature grossière, dont les actes sont irréfléchis ! combien les médicaments répandus par toute la création ne multiplient-ils pas les puissances morbifiques homœopathiques dont il peut disposer pour le soulagement de ses frères souffrants ! En eux, il trouve les moyens de faire naître des états morbides aussi variés que les innombrables maladies naturelles auxquelles ils doivent servir de remèdes homœopathiques. Ce sont des puissances morbifiques dont la force s'éteint d'elle-même après la guérison opérée, et qui ne réclament pas, comme la gale, d'autres moyens pour les anéantir à leur tour. Ce sont des influences que le médecin peut atténuer à l'infini, et dont il lui est facultatif de diminuer la dose au point de ne leur laisser qu'une force un peu supérieure à celle de la maladie naturelle semblable, pour la guérison de laquelle elles doivent travailler. Avec de si précieuses ressources, on n'a pas besoin d'atteintes violentes portées à l'organisme pour extirper un mal ancien et opiniâtre, et le passage de l'état souffrant à la santé durable se fait d'une manière douce et insensible, quoique souvent rapide.

52. Après des exemples d'une évidence si palpable, il est impossible à tout médecin qui raisonne de persévérer encore dans l'application de la méthode allopathique ordinaire, dans l'emploi de médicaments dont les effets n'ont aucun rapport direct ou homœopathique avec la maladie, et qui attaquent le corps dans ses parties les moins malades, en provoquant des évacuations, des contre-irritations, des dérivations, etc. (1). Il lui est impossible de persister dans l'adoption d'une méthode qui consiste à provoquer, au prix des forces du malade, la manifestation d'un état morbide tout à fait différent de l'affection primitive, par des doses élevées de mélanges dans lesquels entrent des médicaments inconnus pour la plupart. L'usage de pareils mélanges ne

(1) *V.* ci-dessus l'Introduction, p. 7, et plus loin l'opuscule sur l'Allopathie.

peut avoir d'autre résultat que celui qui découle des lois générales de la nature, quand une maladie dissemblable se joint à une autre dans l'organisme humain, c'est-à-dire que l'affection, loin de guérir, se trouve au contraire toujours aggravée. Trois effets pourront alors avoir lieu :

1° Si le traitement allopathique, quoique fort long, est doux, la maladie naturelle restera la même, et le malade aura seulement perdu de ses forces, parce que, comme on l'a vu plus haut, l'affection existant anciennement dans le corps ne permet pas à une nouvelle affection dissemblable, qui est plus faible, de s'y établir aussi.

2° Si les remèdes allopathiques attaquent l'économie avec violence, le mal primitif semblera céder pour quelque temps, et reparaîtra animé de la même force au moins, dès qu'on interrompra le traitement, parce que, ainsi qu'il a été dit également, la nouvelle maladie, étant forte, fait taire et suspend pour quelque temps celle plus faible et dissemblable qui existait avant elle.

3° Enfin, si les puissances allopathiques sont mises en usage à des doses élevées et pendant longtemps, ce traitement, sans guérir jamais la maladie primitive, ne fera qu'y ajouter de nouvelles maladies factices, et rendra la guérison plus difficile à obtenir, parce que, comme on l'a encore vu, lorsque deux affections chroniques dissemblables et d'égale intensité viennent à se rencontrer, elles prennent place l'une à côté de l'autre dans l'organisme et s'y établissent simultanément.

53. Les guérisons véritables et douces ont donc lieu uniquement par la voie homœopathique. Cette voie, comme nous l'avons déjà reconnu plus haut (7-25), en

consultant l'expérience et nous aidant du raisonnement, est la seule par laquelle l'art puisse guérir les maladies de la manière la plus certaine, la plus rapide et la plus durable, parce qu'elle repose sur une loi éternelle et infaillible de la nature.

54. J'ai déjà fait remarquer précédemment (43-49) qu'il n'y a de vraie que cette voie homœopathique, parce que, des trois seules manières dont on puisse employer les médicaments contre les maladies, il n'y a non plus que celle-là qui mène en ligne droite à une guérison douce, sûre et durable, sans nuire au malade d'un autre côté, ou sans l'affaiblir. La méthode homœopathique pure est aussi sûrement la seule par laquelle l'art de l'homme puisse opérer des guérisons, qu'il est certain qu'on ne peut pas tirer plus d'une ligne droite d'un point à un autre.

55. La seconde manière d'employer les médicaments dans les maladies, celle que j'appelle *allopathique* ou *hétéropathique*, est celle qu'on a le plus généralement employée jusqu'à présent. Sans nul égard à ce qui est à proprement parler malade dans le corps, elle attaque les parties que la maladie a le plus ménagées, pour dériver ou détourner le mal vers elles. J'ai déjà traité de cette méthode dans l'Introduction, et je n'en parlerai plus ici.

56. La troisième et dernière (1) manière d'employer

(1) On serait tenté d'admettre une quatrième manière d'employer les médicaments contre les maladies; savoir, la *méthode isopathique*, celle de traiter une maladie par le même miasme qui l'a produite. Mais, en supposant même que la chose fût possible, et ce serait là certainement

les médicaments contre les maladies est l'*antipathique, énantiopathique* ou *palliative*. C'est celle au moyen de laquelle les médecins ont jusqu'à présent réussi le mieux à se donner l'air de soulager les malades, et sur laquelle ils ont le plus compté pour gagner leur confiance, en les leurrant d'un soulagement instantané. Nous allons montrer combien elle est peu efficace, à quel point même elle est nuisible dans les maladies qui n'ont point un cours très-rapide. A la vérité, c'est la seule chose qui, dans l'exécution du plan de traitement des allopathistes, se rapporte à une partie des souffrances causées par la maladie naturelle. Mais en quoi consiste ce rapport? Nous allons voir qu'il est tel que cette chose est précisément celle qu'on devrait le plus éviter, si l'on voulait ne pas tromper les malades et ne point se moquer d'eux.

57. Un médecin vulgaire qui veut procéder d'après la méthode antipathique, ne fait attention qu'à un seul symptôme, celui dont le malade se plaint le plus, et néglige tous les autres, quelque nombreux qu'ils soient. Il prescrit contre ce symptôme un remède connu pour produire l'effet directement contraire; car, d'après l'axiome *contraria contrariis*, proclamé depuis plus de quinze cents ans par l'ancienne école, ce remède est celui dont il doit attendre le secours (palliatif) le plus prompt. Ainsi, il donne de fortes doses d'opium contre les douleurs de toute espèce, parce que cette substance

une découverte précieuse, comme on n'administre le miasme aux malades qu'après l'avoir modifié jusqu'à un certain point par les préparations qu'on lui fait subir, la guérison n'aurait lieu dans ce cas qu'en opposant *simillimum simillimo*.

engourdit rapidement la sensibilité. Il prescrit la même drogue contre les diarrhées, parce qu'en peu de temps elle arrête le mouvement péristaltique du canal intestinal, qu'elle frappe d'insensibilité. Il l'administre également contre l'insomnie, parce qu'elle plonge promptement dans un état de stupeur et d'hébétude. Il emploie des purgatifs quand le malade est tourmenté depuis longtemps déjà par la constipation. Il fait plonger la main échaudée dans l'eau froide, qui, par sa froideur, semble enlever tout à coup, et comme par enchantement, les douleurs cuisantes de la brûlure. Quand un malade se plaint d'avoir froid et de manquer de chaleur vitale, il le fait entrer dans un bain chaud, qui le réchauffe sur-le-champ. Celui qui accuse une faiblesse habituelle, reçoit le conseil de boire du vin, qui aussitôt le ranime et semble le restaurer. Quelques autres moyens antipathiques, c'est-à-dire opposés à des symptômes, sont également mis en usage : cependant, après ceux que je viens d'énumérer, il y en a peu encore, parce que le médecin ordinaire ne connaît les effets propres ou primitifs que d'un très-petit nombre de médicaments.

58. Je n'insisterai pas sur le vice (*voyez* § 7, la note) qu'a cette méthode de ne s'attacher qu'à un seul symptôme, et par conséquent qu'à une petite partie du tout, conduite de laquelle on ne doit évidemment rien attendre pour le soulagement de l'ensemble de la maladie, qui est la seule chose à laquelle le malade aspire. J'interrogerai cependant l'expérience pour savoir d'elle si, parmi les cas où l'on a fait ainsi une application antipathique de médicaments contre une maladie chroni-

que ou continue, elle pourrait nous en citer un seul dans lequel le soulagement de courte durée qu'on obtient par là n'ait point été suivi d'une aggravation manifeste non-seulement du symptôme ainsi pallié d'abord, mais encore de la maladie tout entière. Or, tous ceux qui ont observé avec attention s'accorderont à dire qu'après ce léger amendement antipathique, qui ne dure pas longtemps, l'état du malade empire toujours et sans exception, quoique le médecin vulgaire cherche ordinairement à expliquer cette augmentation trop évidente en l'attribuant à la malignité de la maladie primitive, ou à la manifestation d'une maladie nouvelle (1).

59. Jamais encore on n'a traité aucun symptôme grave d'une maladie continue par de tels remèdes opposés et palliatifs, sans qu'au bout de quelques heures le mal n'ait reparu, évidemment même aggravé. Ainsi, pour

(1) Quoique les médecins n'aient point été jusqu'à présent dans l'usage d'observer, cependant il n'a pu leur échapper que l'emploi des palliatifs est infailliblement suivi d'une aggravation du mal. On trouve un exemple frappant de ce genre dans J. H. Schulze (*Diss. qua corporis humani momentanearum alterationum specimina quædam expenduntur*. Halle, 1741, § 28). Quelque chose de semblable nous est attesté par Willis (*Pharm. rat.*, sect. 7, cap. 1, p. 298) : *Opiata dolores atrocissimos plerumque sedant atque indolentiam... procurant, eamque... aliquamdiu et pro stato quodam tempore continuant, quo spatio elapso, dolores mox recrudescunt et brevi ad solitam ferociam augentur*. Et p. 295 : *Exactis opii viribus illico redeunt tormina, nec atrocitatem suam remittunt, nisi dum ab eodem pharmaco rursus incantentur*. De même J. Hunter (*Traité des maladies vénériennes*) dit que le vin augmente l'énergie chez les personnes faibles, sans leur communiquer une véritable vigueur, et que les forces baissent ensuite dans la même proportion qu'elles avaient été excitées, de façon que le sujet n'y gagne rien, et qu'au contraire il y perd la plus grande partie de ses forces.

dissiper une tendance habituelle à s'assoupir, on donnait du café, dont l'effet primitif est de tenir éveillé; mais, dès que cette action était épuisée, la propension au sommeil reparaissait plus forte qu'auparavant. Quand un homme était sujet à se réveiller, sans prendre nul souci des autres symptômes de sa maladie, on lui faisait avaler, au moment de se mettre au lit, de l'opium, qui en vertu de son action primitive, lui procurait, pour la nuit, un sommeil d'engourdissement et de stupeur; mais l'insomnie n'en devenait que plus opiniâtre les nuits suivantes. On opposait l'opium aux diarrhées chroniques, sans égard aux autres symptômes, parce que son effet primitif est de resserrer le corps; mais le cours de ventre, après avoir été suspendu quelque temps, reparaissait plus fâcheux que par le passé. Des douleurs vives et revenant par accès fréquents se calmaient momentanément sous l'influence de l'opium, qui engourdit la sensibilité; mais elles ne manquaient jamais de se renouveler avec plus de violence, souvent même à un degré insupportable, ou bien elles étaient remplacées par un autre mal beaucoup plus fâcheux. Le médecin vulgaire ne connait rien de meilleur contre une ancienne toux dont les quintes reviennent surtout pendant la nuit, que l'opium, dont l'effet primitif est d'éteindre toute espèce d'irritation; il se peut faire que le malade éprouve du soulagement la première nuit; mais les nuits suivantes la toux renaîtra plus fatigante que jamais, et si le médecin s'obstine à la combattre par le même palliatif, en augmentant graduellement la dose, de la fièvre et des sueurs nocturnes viennent s'y joindre. On a cru dissiper la faiblesse de la vessie et la rétention d'urine qu'elle entraîne à sa suite en administrant la teinture de cantharides, qui stimule les voies urinaires ; de là résultent bien d'abord quelques évacuations forcées d'urine, mais la vessie n'en devient ensuite que moins irritable, moins susceptible de se contracter, et elle est à la veille de tomber en paralysie. On s'est flatté de pouvoir combattre une disposition invétérée à la constipation par des purgatifs à hautes doses, qui provoquent d'abondantes et fréquentes déjections ; mais ce traitement a pour effet secondaire de rendre le ventre encore plus resserré. Un médecin vulgaire conseille de boire du vin pour faire disparaître une faiblesse chronique ; mais ce liquide ne stimule que pendant la durée de son effet primitif, et la réaction qui s'ensuit a toujours pour résultat de réduire encore davantage les forces. On espère échauffer et fortifier un estomac froid et paresseux par l'usage des amers et des épiceries; mais l'effet secondaire de ces palliatifs, qui n'excitent que durant leur action primitive, est d'accroître encore l'inaction du viscère gastrique. On s'est imaginé que les bains chauds convenaient pour remédier au manque habituel de chaleur vitale, mais, au sortir de l'eau, les malades sont encore plus accablés, plus difficiles à réchauffer et plus frileux qu'ils ne l'étaient auparavant. L'immersion dans l'eau froide soulage bien instantanément les douleurs causées par une forte brûlure ; mais ensuite cette douleur augmente à un degré incroyable, l'inflammation s'étend au loin dans les parties environnantes (1), et n'en acquiert que davantage d'intensité. On prétend guérir un enchifrènement ancien par des sternutatoires, qui

(1) Voyez l'Introduction.

excitent la sécrétion des mucosités nasales, et l'on ne remarque pas qu'en dernier résultat cette méthode finit toujours par aggraver l'accident auquel on la suppose propre à mettre un terme. L'électricité et le galvanisme, puissances qui de prime abord exercent une grande influence sur le mouvement musculaire, restituent promptement la faculté d'agir à des membres affaiblis depuis longtemps et presque paralysés; mais l'effet secondaire est l'anéantissement absolu de toute irritabilité musculaire et une paralysie complète. La saignée est propre, dit-on, à faire cesser l'afflux habituel du sang vers la tête; mais il s'ensuit toujours de son emploi que le sang se porte en plus grande abondance aux parties supérieures. La seule chose que le commun des médecins sache opposer à l'anéantissement presque paralytique du physique et du moral, qui est un symptôme prédominant dans beaucoup d'espèces de typhus, c'est la valériane à hautes doses, parce que cette plante est un des plus puissants stimulants qu'on connaisse; mais il leur a échappé que l'excitation produite par la valériane est un pur effet primitif, et qu'après la réaction de l'organisme, la stupeur et l'impossibilité d'agir, c'est-à-dire la paralysie du corps et l'affaiblissement de l'esprit, augmentent infailliblement; ils n'ont pas vu que les malades auxquels on a prodigué la valériane, en pareil cas opposée ou antipathique, sont précisément ceux que la mort moissonne presque à coup sûr. Quand le pouls est petit et vite, dans les cachexies, les médecins de l'ancienne école (1)

(1) Voyez Hufeland, dans son opuscule, intitulé: *Die Homœopathie*, p. 20.

parviennent à le ralentir pour plusieurs heures avec une première dose de digitale pourprée, dont l'effet primitif est de procurer le ralentissement de la circulation; mais le pouls ne tarde pas à reprendre la même vitesse que par le passé, des doses répétées et chaque fois plus fortes de digitale réussissent de moins en moins et finissent par ne plus pouvoir parvenir à le ralentir; loin de là même, le nombre des pulsations devient, incalculable pendant la réaction, le sommeil se perd, avec l'appétit et les forces, et une mort prompte est inévitable, si la manie ne se déclare pas. En un mot, l'ancienne école n'a jamais compté combien de fois il arrive aux médicaments antipathiques d'avoir pour effet secondaire d'accroître le mal, ou même d'amener quelque chose de pis encore; mais l'expérience nous en donne des preuves capables de jeter l'effroi dans l'âme.

60. Quand ces résultats fâcheux, auxquels on doit naturellement s'attendre de la part des médicaments antipathiques, viennent à se manifester, le médecin vulgaire croit se tirer d'embarras en donnant une dose plus forte chaque fois que le mal empire. Mais il ne s'ensuit non plus de là qu'un soulagement de courte durée; et de la nécessité dans laquelle on se trouve d'augmenter incessamment la dose du palliatif, résulte tantôt qu'une autre maladie plus grave se déclare, tantôt que la vie est mise en péril, et même que le malade succombe. Mais jamais on n'obtient ainsi la guérison d'un mal existant déjà depuis quelque temps, ou à plus forte raison invétéré.

61. Si les médecins eussent été capables de réfléchir sur les tristes résultats de l'application des remèdes antipathiques, depuis longtemps ils auraient trouvé cette grande vérité, que *c'est en suivant une marche directement opposée à celle-là qu'on doit arriver à une méthode de traitement qui procure des guérisons réelles et durables.* Ils auraient compris que, ainsi qu'un effet médicinal contraire aux symptômes de la maladie (remède administré antipathiquement) ne procure qu'un soulagement de courte durée, à la suite duquel le mal empire constamment, de même la méthode inverse, c'est-à-dire l'application homœopathique des médicaments, leur administration basée sur l'analogie entre les symptômes qu'ils provoquent et ceux de la maladie, doit procurer une guérison parfaite et durable, pourvu qu'on ait soin de substituer aux doses énormes dont ils font usage les plus faibles qu'il soit possible d'employer. Mais, malgré le peu de difficultés que présentent cette série de raisonnements, malgré le fait que nul médecin n'a opéré de guérison durable, dans les maladies chroniques, qu'autant que ses formules renfermaient par hasard un médicament homœopathique prédominant, malgré cet autre fait, non moins positif, que la nature n'a jamais accompli de guérison rapide et complète qu'au moyen d'une maladie semblable ajoutée par elle à l'ancienne (46), malgré tout cela, ils n'ont pas pu, durant une si longue suite de siècles, arriver à une vérité dans laquelle seule on trouve le salut des malades.

62. En cherchant à m'expliquer d'une part les résultats pernicieux du traitement antipathique ou palliatif, de l'autre les heureux effets que produit au contraire la méthode homœopathique, j'y suis parvenu avec le secours des considérations suivantes, qui découlent de faits nombreux, et que personne n'a trouvées avant moi, quoiqu'on les eût pour ainsi dire sous la main, qu'elles soient d'une évidence parfaite, et qu'elles aient une importance infinie pour la médecine.

63. Toute puissance qui agit sur la vie, tout médicament, désaccorde plus ou moins la force vitale, et produit dans l'homme un certain changement qui peut durer plus ou moins longtemps. On appelle ce changement l'*effet primitif*. Quoique produit à la fois par la force médicinale et par la force vitale, il appartient cependant davantage à la puissance dont l'action s'exerce sur nous. Mais notre force vitale tend toujours à déployer son énergie contre cette influence. L'effet qui résulte de là, qui appartient à notre puissance vitale de conservation, et qui dépend de son activité automatique, porte le nom d'*effet secondaire* ou de *réaction*.

64. Tant que dure l'effet primitif des puissances morbifiques artificielles (médicaments) sur un corps sain, la force vitale paraît jouer un rôle purement passif, comme si elle était obligée de subir les impressions de la puissance qui agit du dehors, et de se laisser modifier par elle. Mais plus tard elle semble se réveiller en quelque sorte. Alors, s'il y a quelque état directement contraire à l'effet primitif, ou à l'impression qu'elle a reçue, elle manifeste une tendance à le produire qui est proportionnelle et à sa propre énergie et au degré de l'influence exercée par la puissance morbide artificielle ou médicinale ; s'il n'existe pas dans la nature d'état directement opposé à cet effet primitif, elle cherche à établir sa propre prépondérance en effaçant le

changement qui a été opéré en elle par une action du dehors (celle du médicament), et y substituant son propre état normal.

65. Les exemples du premier cas sautent aux yeux de chacun. Une main qu'on a tenue plongée dans l'eau chaude a bien plus de chaleur d'abord que l'autre qui n'a pas subi l'immersion (effet primitif); mais, quelque temps après avoir été retirée de l'eau et bien essuyée, elle se refroidit, et devient enfin beaucoup plus froide que celle du côté opposé (effet secondaire). La grande chaleur qui provient d'un exercice violent (effet primitif) est suivie de frissons et de froid (effet secondaire). L'homme qui s'était échauffé hier en buvant largement du vin (effet primitif), est aujourd'hui sensible au moindre courant d'air (effet secondaire). Un bras qui est resté longtemps dans de l'eau à la glace, est d'abord bien plus pâle et plus froid que l'autre (effet primitif); mais, qu'on le retire de l'eau et qu'on l'essuie avec soin, il deviendra non-seulement plus chaud que l'autre, mais même brûlant, rouge et enflammé (effet secondaire). Le café fort nous stimule d'abord (effet primitif), mais il nous laisse ensuite une pesanteur et une tendance au sommeil (effet secondaire) qui durent longtemps, si nous ne les chassons pas de nouveau pour quelque temps, et d'une manière purement palliative, en prenant derechef du café. Après s'être procuré du sommeil, ou plutôt un engourdissement profond, à l'aide de l'opium (effet primitif), on a d'autant plus de peine à s'endormir la nuit suivante (effet secondaire). A la constipation provoquée par l'opium (effet primitif) succède la diarrhée (effet secondaire), et aux

évacuations déterminées par des purgatifs (effet primitif), une constipation, un resserrement de ventre, qui durent plusieurs jours (effet secondaire). C'est ainsi qu'à l'effet primitif des hautes doses d'une puissance qui modifie profondément l'état d'un corps sain, la force vitale, par sa réaction, ne manque jamais d'opposer un état directement contraire, quand elle peut en faire apparaître un.

66. Mais on conçoit aisément que le corps sain ne donne aucun signe de réaction en sens contraire après l'action d'une dose faible et homœopathique des puissances qui changent le mode de sa vitalité. Il est vrai que même une petite dose de tous ces agents produit des effets primitifs appréciables quand on y apporte l'attention nécessaire ; mais la réaction qu'exerce ensuite l'organisme vivant ne dépasse jamais le degré nécessaire au rétablissement de l'état normal.

67. Ces vérités incontestables, qui s'offrent d'elles-mêmes à nous quand nous interrogeons la nature et l'expérience, expliquent d'un côté pourquoi la méthode homœopathique est si avantageuse dans ses résultats, et démontrent de l'autre l'absurdité de celle qui consiste à traiter les maladies par des moyens antipathiques et palliatifs (1).

(1) Ce n'est que dans des cas extrêmement pressants, où le danger que la vie court et l'imminence de la mort ne laisseraient point le temps d'agir à un médicament homœopathique, et n'admettraient ni des heures, ni parfois même des minutes de délai, dans des maladies survenues tout à coup chez des hommes auparavant bien portants, comme les asphyxies, la fulguration, la suffocation, la congélation, la submersion, etc., qu'il est permis et convenable de commencer au moins

68. Nous voyons, à la vérité, en examinant ce qui se passe dans les guérisons homœopathiques, que les infiniment petites doses qui suffisent pour surmonter et détruire les maladies naturelles, par l'analogie existante entre les symptômes de ces dernières et ceux des médicaments, laissent d'abord dans l'organisme, après l'extinction de la maladie primitive, une légère affection médicinale qui survit à celle-ci. Mais l'exiguité des doses rend cette maladie tellement légère, passagère et susceptible de se dissiper d'elle-même, que l'organisme

par ranimer l'irritabilité et la sensibilité à l'aide de palliatifs, tels que de légères commotions électriques, des lavements de café fort, des odeurs excitantes, l'action progressive de la chaleur, etc. Dès que la vie physique est ranimée, le jeu des organes qui l'entretiennent reprend son cours régulier, parce qu'il n'y avait point ici maladie (*a*), mais seulement suspension ou oppression de la force vitale, qui d'ailleurs se trouvait par elle-même dans l'état de santé. Ici se rangent encore divers antidotes dans des empoisonnements subits : les alcalis contre les acides minéraux, le foie de soufre contre les poisons métalliques, le café, le camphre (et l'ipécacuanha) contre les empoisonnements par l'opium, etc.

Il ne faut pas croire qu'un remède homœopathique ait été mal choisi contre un cas donné de maladie, parce que quelques-uns de ses symptômes ne correspondent qu'antipathiquement à quelques symptômes morbides de moyenne ou de faible importance. Pourvu que les autres symptômes de la maladie, ceux qui sont les plus forts et les plus marqués, ceux enfin qui la caractérisent, trouvent dans le remède des symptômes qui les couvrent, les éteignent et les anéantissent, les symptômes antipathiques en petit nombre qui ont pu se manifester, disparaissent d'eux-mêmes après que le remède a cessé d'agir, sans retarder le moins du monde la guérison.

(*a*) La nouvelle secte éclectique (celle des insufficientistes) s'appuie, mais en vain, sur cette remarque, pour admettre partout des exceptions à la règle, dans les maladies, et pouvoir appliquer à son aise les palliatifs allopathiques ; on dirait qu'elle n'agit ainsi que pour s'épargner la peine de chercher le remède homœopathique qui convient exactement à chaque cas morbide, ou plutôt pour ne pas se donner celle de devenir médecin homœopathiste, tout en ayant l'air de l'être ; mais ses faits répondent à ses principes, et ils se réduisent à peu de chose.

n'a pas besoin de déployer contre elle une réaction supérieure à celle qui est nécessaire pour élever l'état présent au degré habituel de la santé, c'est-à-dire pour rétablir complétement cette dernière. Or, tous les symptômes de la maladie primitive étant éteints, il ne lui faut pas de grands efforts pour arriver à ce but (*V.* 65).

69. Mais le contraire précisément a lieu dans la méthode antipathique ou palliative. Le symptôme médicinal opposé par le médecin au symptôme morbide (comme l'engourdissement qui constitue l'effet primitif de l'opium, opposé à une douleur aiguë), n'est pas tout à fait étranger et allopathique à ce dernier. Il y a entre les deux symptômes un rapport évident, mais inverse. L'anéantissement du symptôme morbide doit être effectué ici par un symptôme médicinal opposé. Or, voilà ce qui est impossible. Il est vrai que le remède antipathique agit précisément sur le point malade de l'organisme, tout aussi bien que le ferait un remède homœopathique ; mais il se borne à couvrir en quelque sorte le symptôme morbide naturel, et à le rendre insensible pour un certain laps de temps. Dans le premier moment de l'action du palliatif, l'organisme ne ressent aucune affection désagréable ni de la part du symptôme morbide, ni de celle du symptôme médicinal, qui semblent s'être anéantis réciproquement et neutralisés d'une manière pour ainsi dire dynamique. C'est ce qui arrive par exemple à la douleur et à la faculté stupéfiante de l'opium ; car, au premier abord, l'organisme se sent comme en santé, n'éprouvant ni sensation douloureuse, ni engourdissement. Mais le symptôme médicinal opposé ne pouvant pas occuper dans l'organisme la place même de la maladie déjà existante, comme il arrive par la méthode homœopathique, où le remède provoque une maladie artificielle semblable à la naturelle, et seulement plus forte qu'elle, la force vitale ne pouvant point par conséquent se trouver affectée, par le médicament qu'on emploie, d'une maladie nouvelle semblable à celle qui la tourmentait jusqu'alors, cette dernière n'est point réduite au néant. La nouvelle maladie rend bien l'organisme insensible dans les premiers moments, par une sorte de neutralisation dynamique (1), si l'on peut s'exprimer ainsi ; mais elle ne tarde pas à s'éteindre d'elle-même, comme toute affection médicinale ; et alors non-seulement elle laisse la maladie dans le même état où elle était auparavant, mais encore, les palliatifs ne pouvant jamais être donnés qu'à grandes doses pour procurer un soulagement apparent, elle met la force vitale dans la nécessité de produire un état

(1) Les sensations contrastantes ou opposées ne se neutralisent pas d'une manière permanente dans le corps de l'homme vivant; comme des substances douées de propriétés opposées le font dans un laboratoire de chimie, où l'on voit, par exemple, l'acide sulfurique et la potasse former en s'unissant un corps tout à fait différent d'eux, un sel neutre, qui n'est plus ni acide, ni alcali, et qui ne se décompose même point au feu. De telles combinaisons, produisant quelque chose de stable et de neutre, n'ont jamais lieu dans nos organes sensitifs, par rapport à des impressions dynamiques de nature opposée. Il y a bien au commencement une apparence de neutralisation ou de destruction réciproque, mais les sensations opposées ne s'effacent pas l'une l'autre d'une manière durable. Un affligé ne suspend qu'un instant l'expression de sa douleur à la vue d'un spectacle amusant : il oublie bientôt les distractions, et ses larmes recommencent à couler plus abondantes que jamais.

opposé (*V.* 63-65) à celui qu'avait provoqué le médicament palliatif, de déterminer un effet contraire à celui du remède, c'est-à-dire de faire naître un état de choses analogue à la maladie naturelle non encore détruite. Donc cette addition provenant de la force vitale elle-même (la réaction contre le palliatif), ne peut manquer d'accroître l'intensité et la gravité du mal (1). Ainsi le symptôme morbide (partie de la maladie) s'aggrave aussitôt que le palliatif a cessé son effet, et d'autant plus que ce palliatif avait été administré à des doses plus élevées. Pour ne pas sortir de l'exemple dont nous avons déjà fait usage, plus la quantité d'opium donnée pour couvrir la douleur a été forte, et plus aussi la douleur s'accroît au delà de sa violence primitive, après que l'opium a cessé d'agir (2).

70. D'après ce qui vient d'être dit, on ne saurait méconnaître les vérités suivantes :

1° Le médecin n'a pas autre chose à guérir que les

(1) Quelque claire que soit cette proposition, elle a cependant été mal interprétée, et l'on a objecté contre elle qu'un palliatif doit tout aussi bien guérir par son effet consécutif qui ressemble à la maladie existante, qu'un remède homœopathique le fait par son effet primitif. Mais, en élevant cette difficulté, on n'a pas réfléchi que l'effet consécutif n'est jamais un produit du médicament, et qu'il résulte toujours de la réaction qu'exerce la force vitale de l'organisme, que par conséquent cette réaction de la force vitale à l'occasion de l'emploi d'un palliatif est un état semblable au symptôme de la maladie, qui a été laissé intact par le médicament, et qui se trouve encore augmenté par là.

(2) Ainsi, dans l'obscur cachot où le prisonnier reconnaît à peine les objets qui l'entourent, de l'alcool allumé tout à coup répand autour de lui une clarté consolante ; mais, quand la flamme vient à s'éteindre, plus elle a été brillante, et plus les ténèbres qui enveloppent l'infortuné lui apparaissent profondes ; aussi a-t-il beaucoup plus de peine qu'auparavant à distinguer tout ce qui se trouve autour de lui.

souffrances du malade et les altérations du rhythme normal qui sont appréciables aux sens, c'est-à-dire la totalité des symptômes par lesquels la maladie indique le médicament propre à lui porter secours ; toutes les causes internes qu'on pourrait attribuer à cette maladie, tous les caractères occultes qu'on serait tenté de lui assigner, tous les principes matériels d'où l'on voudrait la faire dépendre, sont autant de vains songes.

2° Le désaccord que nous appelons maladie ne peut être converti en santé que par un autre désaccord provoqué au moyen de médicaments. La vertu curative de ces derniers consiste donc uniquement dans le changement qu'ils font subir à l'homme, c'est-à-dire dans la provocation de symptômes morbides spécifiques. Les expériences faites sur des sujets bien portants sont le meilleur et le plus sûr moyen de reconnaître cette vertu.

3° D'après tous les faits connus, il est impossible de guérir une maladie naturelle à l'aide de médicaments qui possèdent par eux-mêmes la faculté de produire, chez l'homme bien portant, un état morbide ou un symptôme artificiel dissemblable. La méthode allopathique ne procure donc jamais réellement la guérison. La nature elle-même n'opère jamais non plus de guérison dans laquelle une maladie se trouve anéantie par une seconde maladie dissemblable ajoutée à l'autre, quelque forte que puisse être cette nouvelle affection.

4° Tous les faits se réunissent aussi pour démontrer qu'un médicament susceptible de faire naître, chez l'homme en santé, un symptôme morbide opposé à la maladie qu'il s'agit de guérir, ne produit qu'un soulagement passager dans une maladie déjà ancienne, n'en procure jamais la guérison, et la laisse toujours reparaître, au bout d'un certain temps, plus grave qu'elle n'était par le passé. La méthode antipathique et purement palliative est donc tout à fait contraire au but qu'on se propose dans les maladies anciennes et de quelque importance.

5° La troisième méthode, la seule qui reste encore à laquelle on puisse s'adresser, l'homœopathie, qui, calculant bien la dose, emploie contre la totalité des symptômes d'une maladie naturelle, un médicament capable de provoquer, chez l'homme bien portant, des symptômes aussi semblables que possible à ceux qu'on observe chez le malade, est la seule réellement salutaire, la seule qui anéantisse les maladies, ou les aberrations purement dynamiques de la force vitale, d'une manière facile, complète et durable. La nature elle-même nous montre l'exemple à cet égard, dans certains cas fortuits où, en ajoutant à une maladie existante une maladie nouvelle qui lui ressemble, elle la guérit avec promptitude et pour toujours.

71. Comme on ne peut plus douter que les maladies de l'homme ne consistent qu'en des groupes de certains symptômes, et que la possibilité de les détruire par des médicaments, c'est-à-dire de les ramener à la santé, but de toute véritable guérison, ne dépende uniquement de la faculté inhérente aux substances médicinales de provoquer des symptômes morbides semblables à ceux de l'affection naturelle, la marche qu'on doit suivre dans le traitement se réduit aux trois points suivants :

1° Par quelle voie le médecin arrive-t-il à connaître ce qu'il a besoin de savoir relativement à la maladie, pour pouvoir en entreprendre la cure?

2° Comment doit-il étudier les instruments destinés à la guérison des maladies naturelles, c'est-à-dire la puissance morbifique des médicaments?

3° Quelle est la meilleure manière d'appliquer ces puissances morbifiques artificielles (les médicaments) à la guérison des maladies?

72. Pour ce qui est du premier point, il exige que nous entrions d'abord dans quelques considérations générales. Les maladies des hommes forment deux classes. Les unes sont des opérations rapides de la force vitale sortie de son rhythme normal, qui se terminent dans un temps plus ou moins long, mais toujours de médiocre durée. On les appelle maladies *aiguës*. Les autres, peu distinctes et souvent même imperceptibles à leur début, saisissent l'organisme chacune à sa manière, le désaccordent dynamiquement, et peu à peu l'éloignent tellement de l'état de santé, que l'automatique énergie vitale destinée au maintien de celui-ci, qu'on appelle force vitale, ne peut leur opposer qu'une résistance incomplète, mal dirigée et inutile, et que, dans son impuissance de les éteindre par elle-même, elle est obligée de les laisser croître jusqu'à ce qu'enfin elles amènent la destruction de l'organisme. Celles-là sont connues sous le nom de maladies *chroniques*. Elles proviennent de l'infection par un miasme chronique.

73. A l'égard des maladies aiguës, on peut les distribuer en deux catégories. Les unes attaquent des hommes isolés, à l'occasion de causes nuisibles dont ils ont eu à supporter l'influence. Des excès dans le boire et le manger, la privation des aliments nécessaires, de violentes impressions physiques, le refroidissement,

l'échauffement, les fatigues, les efforts, etc., ou des excitations, des affections morales, en sont fréquemment la cause. Mais la plupart du temps elles dépendent des récrudescences passagères d'une psore latente, qui retombe dans son état de sommeil et d'engourdissement quand la maladie chronique n'est point trop violente, ou lorsqu'elle a été guérie d'une manière prompte. Les autres attaquent plusieurs individus à la fois, et se développent çà et là (sporadiquement), sous l'empire d'influences météoriques ou telluriques dont il ne se trouve, pour le moment, qu'un petit nombre d'hommes qui soient disposés à ressentir l'action. A cette classe tiennent de près celles qui saisissent beaucoup d'hommes à la fois, dépendent alors d'une même cause, se manifestent par des symptômes fort analogues (épidémies), et sont dans l'usage de devenir contagieuses quand elles agissent sur des masses serrées et compactes d'individus. Ces maladies ou fièvres (1) sont chacune de nature spéciale, et comme les cas individuels qui s'en manifestent ont la même origine, constamment aussi elles mettent ceux qu'elles atteignent dans un état morbide identique partout, mais qui, abandonné à lui même, se termine en un assez court espace de temps par la mort ou la guérison. La guerre, les inondations et la famine sont fréquemment les causes

(1) Le médecin homœopathiste, qui ne partage pas les préjugés de l'école ordinaire, c'est-à-dire qui n'assigne pas comme elle à ces fièvres un nombre au delà duquel la nature n'en puisse produire d'autres, et qui ne leur impose pas des noms d'après lesquels il ait à suivre telle ou telle marche déterminée dans le traitement, ne reconnait point les dénominations de fièvre des prisons, fièvre bilieuse, typhus, fièvre putride, fièvre nerveuse, fièvre muqueuse; il guérit toutes les maladies, en les traitant chacune d'après ce qu'elle offre de particulier.

de ces maladies; mais elles peuvent dépendre aussi de miasmes aigus, qui reparaissent toujours sous la même forme, et auxquels par conséquent on donne des noms particuliers : miasmes dont les uns n'attaquent l'homme qu'une seule fois dans le cours de sa vie, comme la variole, la rougeole, la coqueluche, la fièvre scarlatine de Sydenham (1), etc., et dont les autres peuvent l'atteindre à plusieurs reprises, comme la peste du Levant, la fièvre jaune, le choléra-morbus asiatique, etc.

74. Nous devons malheureusement compter encore au nombre des maladies chroniques, ces affections si répandues que les allopathistes font naître par l'usage prolongé de médicaments héroïques à doses élevées et toujours croissantes, par l'abus du calomélas, du sublimé corrosif, de l'onguent mercuriel, du nitrate d'argent, de l'iode, de l'opium, de la valériane, du quinquina et de la quinine, de la digitale, de l'acide prussique, du soufre et de l'acide sulfurique, des purgatifs prodigués pendant des années entières, des saignées, des sangsues, des cautères, des sétons, etc. Tous ces moyens débilitent impitoyablement la force vitale, et,

(1) Après 1801, les médecins ont confondu une miliaire pourprée venue de l'ouest (*roodvonk*) avec la fièvre scarlatine, quoique les signes de ces deux affections fussent tout à fait différents, que l'aconit fût le moyen curatif et préservatif de la première, et la belladonne celui de la seconde, enfin, que la première affectât toujours la forme épidémique, tandis que l'autre n'apparaissait la plupart du temps que d'une manière sporadique. Ces deux affections paraissent s'être, sur les derniers temps, confondues, dans quelques localités, en une fièvre éruptive, d'espèce particulière, contre laquelle ni l'un ni l'autre des deux remèdes n'a plus été trouvé parfaitement homoeopathique.

quand elle n'y succombe pas peu à peu et d'une manière particulière à chacun d'eux, ils altèrent son rhythme normal à tel point que, pour garantir la vie d'atteintes hostiles, elle est obligée de modifier l'organisme, d'éteindre ou d'exalter outre mesure la sensibilité et l'excitabilité sur un point quelconque, de dilater ou resserrer, ramollir ou endurcir certaines parties, de provoquer çà et là des lésions organiques, en un mot de mutiler le corps tant à l'extérieur qu'à l'intérieur (1). Il ne lui reste pas d'autre ressource pour préserver la vie d'une destruction totale, au milieu des attaques sans cesse renaissantes de puissances si destructives.

75. Ces bouleversements de la santé, dus aux malencontreuses pratiques de l'allopathie, et dont on n'a jamais vu de plus tristes exemples que dans les temps modernes, sont les plus fâcheuses et les plus incurables de toutes les maladies chroniques. Je regrette de dire qu'il paraît impossible de jamais découvrir ou imaginer un moyen de les guérir, quand ils sont parvenus à un certain degré.

76. Le Tout-Puissant, en créant l'homœopathie, ne nous a donné des armes que contre les maladies naturelles. Quant à ces désordres qu'un faux art a fomentés souvent pendant des années entières dans l'intérieur et à l'extérieur de l'organisme humain, par des médica-

(1) Si le malade succombe enfin, celui qui l'a traité, découvrant, à l'ouverture du cadavre, les désordres organiques qui sont le résultat de son impéritie, ne manque jamais de les présenter aux parents inconsolables comme un mal primitif et incurable. (Voyez plus loin mon opuscule sur l'*Allopathie*.) Les traités d'anatomie pathologique contiennent les produits de ces déplorables erreurs.

ments et des traitements nuisibles, c'est à la force vitale seule qu'il appartiendrait de les réparer, quand elle n'a pas été par trop épuisée, et qu'elle peut, sans que rien la trouble, consacrer plusieurs années à une œuvre si laborieuse. Tout au plus est-il permis d'appeler à son secours des moyens dirigés contre quelque miasme chronique qui pourrait bien encore se trouver sur l'arrière-plan. Il n'y a point et il ne peut pas y avoir de médecine humaine pour ramener à l'état normal ces innombrables anomalies enfantées si souvent par la méthode allopathique.

77. C'est fort improprement qu'on donne l'épithète de chroniques aux maladies dont viennent à être atteints les hommes qui sont soumis sans relâche à des influences nuisibles auxquelles ils pourraient se soustraire, qui font habituellement usage d'aliments ou de boissons nuisibles à l'économie, qui se livrent à des excès ruineux pour la santé, qui manquent à chaque instant des objets nécessaires à la vie, qui vivent dans des contrées malsaines, et surtout dans des endroits marécageux, qui n'habitent que des caves ou d'autres réduits fermés, qui manquent d'air ou de mouvement, qui s'épuisent par des travaux immodérés de corps ou d'esprit, qui sont continuellement dévorés par l'ennui, etc. Ces maladies, ou plutôt ces privations de santé, que l'on s'attire soi-même, disparaissent par le seul fait d'un changement de régime, à moins qu'il n'y ait quelque miasme chronique dans le corps, et on ne peut pas leur donner le nom de maladies chroniques.

78. Les véritables maladies chroniques naturelles sont celles qui doivent naissance à un miasme chro-

nique, qui font incessamment des progrès lorsqu'on ne leur oppose pas des moyens curatifs spécifiques contre elles, et qui, malgré toutes les précautions imaginables par rapport au régime du corps et de l'esprit, accablent l'homme de souffrances toujours croissantes, jusqu'au terme de son existence. Ce sont là les plus nombreux et les plus grands tourments de l'espèce humaine, puisque la vigueur de la complexion, la régularité du genre de vie et l'énergie de la force vitale ne peuvent rien contre eux.

79. Parmi ces maladies miasmatiques chroniques qui, lorsqu'on ne les guérit pas, ne s'éteignent qu'avec la vie, la seule qu'on ait connue jusqu'à présent est la syphilis. La sycose, dont la force vitale ne peut également point triompher seule, n'a pas été considérée comme une maladie miasmatique chronique interne, formant une espèce à part, et on la croyait guérie après la destruction des excroissances à la peau, ne faisant pas attention que son foyer ou sa source existait toujours.

80. Mais un miasme chronique incomparablement plus important que ces deux-là, c'est celui de la psore. Les deux autres décèlent l'affection interne spécifique d'où ils découlent, l'un par des chancres, l'autre par des excroissances en forme de choux-fleurs. Ce n'est non plus qu'après avoir infecté l'organisme entier que la psore annonce son immense miasme chronique interne par une éruption cutanée toute particulière, qu'accompagnent un prurit voluptueux insupportable et une odeur spéciale. Cette psore est la seule vraie cause fondamentale et productive des innombrables formes mor-

bides (1) qui, sous les noms de faiblesse nerveuse, hystérie, hypochondrie, manie, mélancolie, démence, fureur, épilepsie et spasmes de toute espèce, ramollissement des os ou rachistime, scoliose et cyphose, carie, cancer, fongus hématode, tissus accidentels, goutte, hémorrhoïdes, jaunisse et cyanose, hydropisie, aménorrhée, gastrorrhagie, épistaxis, hémoptysie, hématurie, métrorrhagie, asthme et suppuration des poumons, impuissance et stérilité, migraine, surdité, cataracte et amaurose, gravelle, paralysie, abolition d'un sens, douleurs de toute espèce, etc., figurent dans les pathologies comme autant de maladies propres, distinctes et indépendantes les unes des autres.

81. Le passage de ce miasme à travers des millions

(1) Il m'a fallu douze années de recherches pour trouver la source de ce nombre incroyable d'affections chroniques, découvrir cette grande vérité, demeurée inconnue à tous mes prédécesseurs et contemporains, établir les bases de sa démonstration, et reconnaître en même temps les principaux moyens curatifs propres à combattre toutes les formes de ce monstre à mille têtes. Mes observations à ce sujet sont consignées dans mon *Traité des maladies chroniques*, Paris, 1832, 2 vol. in-8. Avant d'avoir approfondi cette importante matière, je ne pouvais enseigner à combattre toutes les maladies chroniques que comme des individus isolés, par les substances médicinales connues jusqu'alors d'après leurs effets sur l'homme en santé, de manière que mes disciples traitaient chaque cas d'affection chronique comme une maladie à part, comme un groupe distinct de symptômes, ce qui n'empêchait pas de les soulager souvent assez pour que l'humanité souffrante eût à se louer des bienfaits de la nouvelle médecine. Combien l'école moderne ne doit-elle pas être plus satisfaite, maintenant qu'elle s'est approchée davantage du but, et qu'elle a trouvé, pour la guérison des maux chroniques dus à la psore, des remèdes plus homœopathiques encore (les antipsoriques), parmi lesquels le vrai médecin choisit ceux dont les symptômes médicinaux correspondent le mieux à la maladie chronique qu'il veut guérir!

d'organismes humains, dans le cours de quelques centaines de générations, et le développement extraordinaire qu'il a dû acquérir par là, expliquent jusqu'à un certain point comment il peut maintenant se déployer sous tant de formes différentes, surtout si l'on a égard au nombre infini des circonstances (1) qui contribuent ordinairement à la manifestation de cette grande diversité d'affections chroniques (symptômes secondaires de la psore), sans compter la variété infinie des complexions individuelles. Il n'est donc pas surprenant que des organismes si différents, pénétrés du miasme psorique et soumis à tant d'influences nuisibles, extérieures et intérieures, qui souvent agissent sur eux d'une manière permanente, offrent aussi un nombre incalculable d'affections, d'altérations et de maux, que l'ancienne pathologie (2) a jusqu'à présent cités

(1) Quelques-unes de ces causes qui, en modifiant la manifestation de la psore, lui impriment la forme de maladies chroniques, tiennent évidemment, soit au climat et à la constitution naturelle spéciale du lieu d'habitation, soit aux diversités que présente l'éducation physique et morale de la jeunesse, ici négligée, là trop longtemps retardée, et ailleurs poussée à l'excès, à l'abus qu'on en fait dans les relations de la vie, au régime, aux passions, aux mœurs, aux usages et aux habitudes.

(2) Combien, dans le nombre de ces noms, ne s'en trouve-t-il pas qui sont à double entente, et par chacun desquels on désigne des maladies fort différentes, n'ayant souvent de rapport les unes avec les autres que par un seul symptôme, comme : fièvre intermittente, jaunisse, hydropisie, phthisie, leucorrhée, hémorrhoïdes, rhumatisme, apoplexie, spasme, hystérie, hypochondrie, mélancolie, manie, angine, paralysie, etc., qu'on donne pour des maladies fixes, toujours semblables à elles-mêmes, et qu'en raison du nom qu'elles portent on traite toujours d'après le même plan ? Comment justifier l'identité du traitement médical par l'adoption d'un pareil nom ? Et si le traitement ne doit pas être toujours le même, pourquoi un nom identique, qui suppose

comme autant de maladies distinctes, en les désignant sous une multitude de noms particuliers.

82. Quoique la découverte de cette grande source d'affections chroniques ait fait faire à la médecine quel-

coïncidence aussi dans la manière d'être attaqué par les agents médicinaux? *Nihil sanè in artem medicam pestiferum magis unquàm irrepsit malum, quàm generalia quædam nomina morbis imponere, iisque aptare velle generalem quamdam medicinam:* c'est ainsi que s'exprime Huxham (*Opp. phys. med.*, t. I), médecin aussi éclairé que consciencieux. Fritze se plaint aussi (*Annalen*, I, p. 80) de ce qu'on donne le même nom à des maladies essentiellement différentes.

« Les maladies épidémiques même, dit-il, qui probablement se pro-
« pagent par un miasme spécifique dans chaque épidémie, reçoivent
« des noms de l'école médicale régnante, comme si elles étaient des
« maladies stables, déjà connues, et se représentant toujours sous la
« même forme. C'est ainsi qu'on parle d'une fièvre des hôpitaux, d'une
« fièvres des prisons, d'une fièvre des camps, d'une fièvre putride, d'une
« fièvre bilieuse, d'une fièvre nerveuse, d'une fièvre muqueuse, quoique
« chaque épidémie de ces fièvres erratiques se montre sous la forme
« d'une maladie nouvelle, n'ayant encore jamais existé, et variant
« beaucoup, tant dans son cours que dans ses symptômes les plus mar-
« quants et dans toute la manière dont elle se comporte. Chacune d'elles
« diffère à tel point de toutes les épidémies antérieures, qui n'en portent
« pas moins le même nom, qu'il faudrait vouloir heurter de front les
« principes de la logique pour imposer à des maladies si diverses un
« des noms qui ont été introduits dans la pathologie, et régler ensuite
« sa conduite médicale d'après le nom dont on aurait ainsi abusé. Sy-
« denham est le seul qui ait compris cette vérité (*Opp.*, cap. 2, *de Morb.*
« *epid.*, p. 43); car il insiste sur ce point qu'on ne doit jamais croire à
« l'identité d'une maladie épidémique avec une autre qui s'est déjà
« manifestée, et la traiter en conséquence de ce rapprochement, parce
« que les épidémies qui ont éclaté en des temps divers, ont toutes été
« différentes les unes des autres: *Animum admiratione percellit,*
« *quam discolor et sui plane dissimilis morborum epidemicorum fa-*
« *cies; quæ tam aperta horum morborum diversitas tum propriis ac*
« *sibi peculiaribus symptomatis, tum etiam medendi ratione, quam*
« *hi a[illegible] illis disparem sibi vindicant, satis illucescit. Ex quibus cons-*
« *tat, morbos epidemicos, utut externa quatantenus specie et symp-*

ques pas de plus vers celle de la nature du plus grand nombre des maladies qui se présentent à guérir, cependant, à chaque maladie chronique (psorique) qu'il est appelé à traiter, le médecin homœopathiste n'en doit pas moins s'attacher, comme auparavant, à bien saisir les symptômes appréciables et tout ce qu'ils ont de particulier; car il n'est pas plus possible dans ces maladies que dans les autres, d'obtenir une véritable guérison sans individualiser chaque cas particulier d'une manière rigoureuse et absolue. Seulement, il faut distinguer si la maladie est aiguë ou si elle est chronique, parce que dans le premier cas, les symptômes principaux se dessinent plus rapidement, le tableau de la maladie se trace en beaucoup moins de temps, et il y a beaucoup moins de questions à faire, la plupart des

« *tomatis aliquot utrisque pariter convenire paullo incautioribus videantur, re tamen ipsa, si bene adverteris animum, alienæ esse admodum indolis et distare ut aera lupinis.* »

Il est clair, d'après tout cela, que ces inutiles noms de maladies, dont on abuse tant, ne doivent avoir aucune influence sur le plan de traitement adopté par un vrai médecin, qui sait qu'il ne doit pas juger et traiter les maladies d'après la ressemblance nominale d'un symptôme isolé, mais d'après l'ensemble de tous les signes de l'état individuel de chaque malade; donc son devoir est de rechercher scrupuleusement les maux, et non de les présumer à la faveur d'hypothèses gratuites. Cependant, si l'on croit avoir quelquefois besoin de noms de maladies pour se rendre intelligible en peu de mots au vulgaire, quand on parle d'un malade en particulier, qu'au moins on ne se serve que de mots collectifs. Il faut dire, par exemple, le malade a une espèce de chorée, une espèce d'hydropisie, une espèce de fièvre nerveuse, une espèce de fièvre intermittente. Mais on ne doit jamais dire : Il a la chorée, l'hydropisie, la fièvre nerveuse, la fièvre intermittente, etc., parce qu'il n'existe certainement pas de maladies permanentes et toujours semblables à elles-mêmes qui méritent ces dénominations.

signes s'offrant d'eux-mêmes aux sens de l'observateur (1).

83. Cet examen d'un cas particulier de maladie, qui a pour but de le présenter sous les conditions formelles de l'individualité, n'exige, de la part du médecin, qu'un esprit sans prévention, des sens parfaits, de l'attention en observant, et de la fidélité en traçant le portrait de la maladie. Je me contenterai d'exposer ici les principes généraux de la marche qu'on doit suivre ; on ne se conformera qu'à ceux qui sont applicables à chaque cas spécial.

84. Le malade fait le récit de ce qu'il éprouve ; les personnes qui l'entourent racontent de quoi il s'est plaint, comment il s'est comporté, et ce qu'elles ont remarqué en lui ; le médecin voit, écoute, en un mot observe avec tous ses sens ce qu'il y a de changé et d'extraordinaire chez le malade. Il inscrit tout sur le papier, dans les termes mêmes dont ce dernier et les assistants se sont servis. Il les laisse achever sans les interrompre (2), à moins qu'ils ne se perdent dans des digressions inutiles. Il a soin seulement, en commençant, de les exhorter à parler avec lenteur, afin de pouvoir les suivre en écrivant ce qu'il croit nécessaire de noter.

85. A chaque nouvelle circonstance que le malade ou les assistants rapportent, le médecin commence une

(1) D'après cela, la marche que je vais tracer pour aller à la recherche des symptômes, ne convient qu'en partie aux maladies aiguës.

(2) Toute interruption brise la chaîne des idées de celui qui parle, et les choses ne lui reviennent plus ensuite à la mémoire telles qu'il voulait d'abord les dire.

autre ligne, afin que les symptômes soient tous écrits séparément, les uns au-dessous des autres. En procédant ainsi, il aura, pour chacun d'eux, la facilité d'ajouter aux renseignements vagues qui lui auraient été communiqués de prime abord, les notions plus rigoureuses qu'il pourrait acquérir ensuite.

86. Quand le malade et les personnes qui l'entourent ont achevé ce qu'ils avaient à dire de leur propre impulsion, le médecin prend des informations plus précises sur le compte de chaque symptôme, et procède à cet égard de la manière suivante. Il relit tous ceux qu'on lui a signalés, et, à l'occasion de chacun en particulier, demande par exemple : A quelle époque tel accident a-t-il eu lieu ? était-ce avant l'usage des médicaments que le malade a pris jusqu'à présent, ou pendant qu'il les prenait, ou seulement quelques jours après qu'il en a cessé l'emploi ? Quelle douleur, quelle sensation, exactement décrite, s'est manifestée en telle partie du corps ? Quelle place occupait-elle au juste ? La douleur se faisait-elle sentir par accès seulement ? ou bien était-elle continuelle et sans relâche ? Combien de temps duraitelle ? A quelle époque du jour ou de la nuit, et dans quelle situation du corps était-elle le plus violente, ou cessait-elle tout à fait ? Quel était le caractère exact de tel accident, de telle circonstance ?

87. Le médecin se fait préciser ainsi chacun des indices qu'on lui avait donnés d'abord, sans que jamais ses questions soient conçues de manière à dicter en quelque sorte la réponse (1), ou à mettre le malade

(1) Par exemple, le médecin ne doit pas dire : Est-ce que telle ou

dans le cas de n'avoir à répondre que par oui ou par non. Agir autrement serait exposer celui qu'on interroge à nier ou à affirmer, par indifférence ou pour complaire au médecin, une chose ou fausse, ou à moitié vraie seulement, ou tout à fait différente de ce qui a lieu réellement. Or, il résulterait de là un tableau infidèle de la maladie, et par suite un mauvais choix de moyens curatifs.

88. Quand le médecin trouve que, dans cette relation spontanée, mention n'a point été faite, soit de plusieurs parties ou fonctions du corps, soit des dispositions de l'esprit, il demande si l'on n'a pas encore quelque chose à dire relativement à telle partie, à telle fonction, à telle ou telle disposition morale (1) ; mais il a grand soin de s'en tenir à des termes généraux, afin que la personne qui lui fournit les éclaircissements soit obligée de s'expliquer d'une manière catégorique sur ces divers points.

89. Quand le malade (car c'est à lui, excepté dans les maladies simulées, qu'on doit s'en rapporter de préférence pour tout ce qui a trait aux sensations qu'il éprouve) a ainsi de lui-même fourni tous les renseignements nécessaires, et assez bien complété le tableau de

telle chose n'a pas eu lieu ainsi ? Donner une pareille tournure à ses questions, c'est suggérer au malade des réponses fausses et des indications mensongères.

(1) Par exemple : Le malade va-t-il à la selle? comment urine-t-il? comment est le sommeil pendant le jour, pendant la nuit? quelle est la disposition de son esprit, de son humeur? jusqu'à quel point est-il maître de ses sens? où en est la soif? quel goût éprouve-t-il dans la bouche? quels sont les aliments et les boissons qui lui plaisent le plus? quels sont ceux qui lui répugnent davantage? trouve-t-il à chaque aliment, à chaque boisson, la saveur qu'il doit avoir, ou un autre goût étranger? comment se sent-il après avoir bu ou mangé? a-t-il quelque chose à dire relativement à sa tête, à ses membres, à son bas-ventre?

la maladie, le médecin est en droit de lui adresser des questions plus spéciales, s'il ne se trouve pas encore suffisamment éclairé (1).

(1) Par exemple : Combien de fois le malade est-il allé à la selle? de quelle nature étaient les matières? les déjections blanchâtres étaient-elles glaireuses ou fécales? la sortie des excréments était-elle accompagnée de douleurs ou non? quelles sont précisément ces douleurs, et où se faisaient-elles sentir? qu'est-ce que le malade a rendu par le haut? le mauvais goût qu'il a dans la bouche est-il putride, amer, acide ou autre? se fait-il sentir avant, pendant ou après le boire et le manger? à quelle époque de la journée l'éprouve-t-on plus particulièrement? quel goût ont les renvois? l'urine sort-elle trouble, ou ne se trouble-t-elle qu'au bout de quelque temps? de quelle couleur est-elle au moment de sa sortie? quelle est la couleur du sédiment? comment le malade se comporte-t-il en dormant? se lamente-t-il? gémit-il? parle-t-il? crie-t-il? se réveille-t-il en sursaut? ronfle-t-il en inspirant ou en expirant? se tient-il toujours sur le dos, ou sur quel côté se couche-t-il? se couvre-t-il bien de lui-même, ou ne souffre-t-il pas les couvertures? s'éveille-t-il aisément, ou bien a-t-il le sommeil par trop profond? comment se trouve-t-il au moment de son réveil? Telle ou telle incommodité se manifeste-t-elle souvent et à quelle occasion? est-ce quand le malade est assis, couché, debout, ou en mouvement? est-ce seulement à jeun, ou du moins le matin, de bonne heure, ou seulement le soir, ou bien après le repas? quand le froid a-t-il paru? était-ce seulement un sentiment de froid, ou bien y avait-il en même temps froid réel? dans quelles parties du corps le malade sentait-il du froid? sa peau était-elle chaude, tandis qu'il se plaignait d'avoir froid? n'éprouvait-il qu'une sensation de froid, sans frisson? avait-il chaud, sans que sa figure fût rouge? quelles parties du corps étaient chaudes au toucher? le malade se plaignait-il de chaleur, sans avoir la peau chaude? combien de temps a duré le froid, et combien la chaleur? quand la soif est-elle venue? pendant le froid, la chaleur, avant ou après? était-elle vive? que désirait boire le malade? quand la sueur a-t-elle paru? est-ce au début ou à la fin de la chaleur? combien de temps s'est-il écoulé entre elle et la chaleur? a-t-elle eu lieu pendant le sommeil ou durant la veille? quelle était son abondance? était-elle chaude ou froide? à quelles parties du corps se manifestait-elle? quelle odeur avait-elle? de quoi le malade se plaint-il avant ou pendant le froid, pendant ou après la chaleur, pendant ou après la sueur, etc.?

90. Après que le médecin a fini de mettre en écrit toutes les réponses, il note encore ce que lui-même observe chez le malade (1), et cherche à savoir si ce qu'il voit avait lieu ou non pendant que celui-ci jouissait encore de la santé.

91. Les symptômes qui ont lieu et ce que le malade éprouve pendant qu'il fait usage d'un médicament, ou peu de temps après, ne donnent pas l'image pure de la maladie. Au contraire, les symptômes et les incommodités qui se sont manifestés avant l'emploi des médicaments, ou plusieurs jours après qu'on a cessé d'en administrer, donnent une véritable notion de la forme originaire de cette maladie. Ce sont donc eux que le médecin doit noter de préférence. Quand l'affection est chronique, et que le malade a déjà fait usage de remèdes, on peut le laisser quelques jours sans lui en donner au-

(1) Par exemple : Comment le malade s'est-il comporté pendant la visite ? a-t-il été de mauvaise humeur, emporté, brusque, larmoyant, craintif, désespéré ou triste, calme ou rassuré, etc. ? était-il plongé dans la stupeur, ou, en général, n'avait-il pas la tête à lui ? est-il enroué ? parle-t-il très-bas ? dit-il des choses déplacées ? y a-t-il quelque chose d'insolite dans ses discours ? quelle est la couleur du visage, des yeux, de la peau en général ? quel est le degré d'expression et de vivacité de la face et des yeux ? comment sont la langue, la respiration, l'odeur de l'haleine, l'ouïe ? les pupilles sont-elles dilatées ou resserrées ? avec quelle promptitude et jusqu'à quel degré se meuvent-elles au jour et dans l'obscurité ? quel est l'état du pouls, du bas-ventre ? la peau est-elle moite ou chaude, froide ou sèche, sur telle ou telle partie du corps ou partout ? le malade est-il couché la tête renversée en arrière, avec la bouche à demi ou entièrement ouverte, avec les bras croisés par-dessus la tête ? est-il sur le dos, ou dans toute autre position ? a-t-il plus ou moins de peine à se mettre sur son séant ? En un mot, le médecin tient compte de tout ce qu'il a pu remarquer et qui paraît mériter d'être noté.

cun, ou du moins sans lui administrer autre chose que des substances non médicinales, et l'on diffère d'autant l'examen rigoureux, parce que c'est le moyen d'avoir les symptômes permanents dans toute leur pureté, et de pouvoir se faire une image fidèle de la maladie.

92. Mais lorsqu'il s'agit d'une maladie aiguë, présentant assez de danger pour ne permettre aucun délai, et que le médecin ne peut rien apprendre à l'égard de l'état qui a précédé l'usage des remèdes, alors il se contente d'observer l'ensemble des symptômes tel que ces derniers l'ont modifié, afin de saisir au moins l'état présent de la maladie, c'est-à-dire de pouvoir embrasser dans un seul et même tableau l'affection primitive et l'affection médicinale conjointe qui, rendue ordinairement plus grave et plus dangereuse que l'autre par des moyens la plupart du temps contraires à ceux qu'on aurait dû administrer, réclame souvent des secours très-prompts et l'application rapide du remède homœopathique approprié, pour que le malade ne périsse pas du traitement irrationnel qu'il a subi.

93. Si la maladie aiguë a été occasionnée naguère, ou si la maladie chronique l'a été il y a plus ou moins longtemps, par un événement remarquable, que le malade ou ses parents interrogés en secret ne dévoilent pas, il faudra que le médecin use d'adresse et de circonspection pour arriver à connaître cette circonstance (1).

(1) Si les causes de la maladie ont quelque chose d'humiliant, et que les malades ou ceux qui les entourent hésitent à les avouer, ou du moins à les déclarer spontanément, le médecin doit chercher à les découvrir par des questions faites avec ménagement, ou par des informa-

94. Lorsqu'on s'enquiert de l'état d'une maladie chronique, il est nécessaire de bien peser les circonstances particulières dans lesquelles le malade a pu se trouver sous le rapport de ses occupations ordinaires, de son genre de vie habituel, de ses relations domestiques. On examine s'il n'y a rien, dans ces circonstances, qui ait pu faire naître ou qui entretienne la maladie, afin de contribuer à la guérison en écartant celles qui seraient reconnues suspectes (1).

95. L'examen des symptômes énumérés précédemment et de tous les autres signes de maladie doit donc, dans les affections chroniques, être aussi rigoureux que possible, et descendre même à des minuties. En effet, c'est dans ces maladies qu'ils sont le plus pro-

tions prises en secret. Dans le nombre de ces causes se rangent les tentations de suicide, l'onanisme, l'abus des plaisirs de l'amour, les débauches contre nature, les excès de table ou de boisson, l'abus d'aliments nuisibles, l'infection vénérienne ou psorique, un amour malheureux, la jalousie, des contrariétés domestiques, le dépit, le chagrin causé par des malheurs de famille, les mauvais traitements, l'impossibilité de se venger, une frayeur superstitieuse, la faim, une difformité aux parties génitales, une hernie, un prolapsus, etc.

(1) Dans les maladies chroniques des femmes, il faut surtout avoir égard à la grossesse, à la stérilité, à la propension à l'acte vénérien, aux couches, aux avortements, à l'allaitement et à l'état du flux menstruel. Pour ce qui concerne ce dernier, on n'oubliera jamais de demander s'il revient à des époques trop rapprochées ou trop éloignées, combien de temps il dure; si le sang coule sans interruption ou seulement par intervalles, quelle est la quantité de l'écoulement, si le sang est foncé en couleur, si la leucorrhée se manifeste avant qu'il paraisse ou après qu'il a cessé de couler; mais on cherchera surtout à savoir quel est l'état du physique et du moral, quelles sensations et douleurs se manifestent avant, pendant et après les règles; si la femme est atteinte de flueurs blanches, de quelle nature elles sont, quelle en est l'abondance, quelles sensations les accompagnent, enfin dans quelles circonstances et à quelles occasions elles ont paru.

noncés, qu'ils ressemblent le moins à ceux des affections aiguës, et qu'ils demandent à être étudiés avec le plus de soin si l'on veut que le traitement réussisse. D'un autre côté, les malades ont tellement pris l'habitude de leurs longues souffrances, qu'ils font peu ou point d'attention à de petits symptômes, souvent caractéristiques et même décisifs par rapport au choix du remède, les regardant pour ainsi dire comme liés d'une manière nécessaire à leur état physique, comme faisant partie de la santé, dont ils ont oublié le véritable sentiment depuis quinze ou vingt années qu'ils souffrent, et à l'égard desquels il ne leur vient même pas dans la pensée que la moindre connexion puisse exister entre eux et l'affection principale.

96. D'ailleurs, les malades eux-mêmes sont d'humeur tellement différente, que quelques-uns, notamment les hypochondriaques et autres personnes sensibles et impatientes, peignent leurs souffrances sous des couleurs trop vives, et se servent d'expressions exagérées, pour engager le médecin à les secourir promptement (1).

(1) L'hypochondriaque même le plus insupportable n'imagine jamais d'accidents et d'incommodités qu'il ne ressente réellement. On peut s'en assurer en comparant les plaintes qu'il fait entendre à des époques différentes, tandis que le médecin ne lui donne rien, ou du moins ne lui administre aucune substance médicamenteuse. On doit seulement retrancher quelque chose de ses lamentations, ou mettre au moins l'énergie des expressions dont il se sert sur le compte de son excessive sensibilité. A cet égard, l'exagération même du tableau qu'il fait de ses souffrances devient un symptôme important dans la série de ceux dont se compose l'image de la maladie. Le cas est tout à fait différent chez les maniaques et chez ceux qui feignent d'être malades par malice ou autrement.

97. D'autres, au contraire, soit par paresse, soit par une pudeur mal entendue, soit enfin par une sorte de douceur ou de timidité, gardent le silence sur quantité de maux, ne les indiquent qu'en termes obscurs, ou les signalent comme ayant peu d'importance.

98. S'il est donc vrai qu'on doive s'en rapporter surtout à ce que le malade lui-même dit de ses maux et de ses sensations, et préférer les expressions qui lui servent à les peindre, parce que ses paroles s'altèrent presque toujours en passant par la bouche des personnes qui l'entourent, il ne l'est pas moins que, dans toutes les maladies, mais plus spécialement dans celles qui ont un caractère chronique, le médecin a besoin de posséder à un haut degré la circonspection, le tact, la connaissance du cœur humain, la prudence et la patience, pour arriver à se former une image vraie et complète de la maladie et de tous ses détails.

99. En général, la recherche des maladies aiguës et de celles qui se sont déclarées depuis peu, présente plus de facilité, parce que le malade et ceux qui l'entourent ont l'esprit frappé de la différence entre l'état de choses actuel et la santé détruite depuis si peu de temps, dont la mémoire conserve l'image encore fraîche. Le médecin doit également tout savoir ici ; mais il a moins besoin d'aller au-devant des renseignements, qui, pour la plupart, lui arrivent d'eux-mêmes.

100. Quant à ce qui concerne la recherche de l'ensemble des symptômes des maladies épidémiques et sporadiques, il est fort indifférent que quelque chose

de semblable ait déjà existé ou non dans le monde sous tel ou tel nom. La nouveauté ou le caractère de spécialité d'une affection de ce genre n'apporte aucune différence, ni dans la manière de l'étudier, ni dans celle de la traiter. En effet, on doit toujours regarder l'image pure de chaque maladie qui domine actuellement comme une chose nouvelle et inconnue, et l'étudier à fond, en elle-même, si l'on veut être véritablement médecin, c'est-à-dire ne jamais mettre l'hypothèse à la place de l'observation, et ne jamais regarder un cas donné de maladie comme connu, soit en totalité, soit même seulement en partie, qu'après en avoir approfondi avec soin toutes les manifestations. Cette conduite est d'autant plus nécessaire ici, que toute épidémie régnante est, sous beaucoup de rapports, un phénomène d'espèce particulière, qui, lorsqu'on l'examine avec attention, se trouve différer beaucoup des autres épidémies anciennes auxquelles on avait à tort imposé le même nom. Il faut cependant excepter les épidémies qui proviennent d'un miasme toujours semblable à lui-même, comme la variole, la rougeole, etc.

101. Il peut arriver que le médecin qui traite pour la première fois un homme atteint de maladie épidémique ne trouve pas sur-le-champ l'image parfaite de l'affection, attendu qu'on n'arrive à bien connaître la totalité des symptômes et signes de ces maladies collectives qu'après en avoir observé plusieurs cas. Cependant, un médecin exercé pourra souvent, dès le premier ou le second malade, s'approcher tellement du véritable état des choses, qu'il en conçoive une image caractéristique, et que déjà même il ait les moyens de déterminer le remède homœopathique auquel on doit recourir pour combattre l'épidémie.

102. Si l'on a soin de mettre par écrit les symptômes observés dans plusieurs cas de cette espèce, le tableau qu'on a tracé de la maladie va toujours en se perfectionnant. Il ne devient ni plus étendu, ni plus verbeux, mais plus graphique, plus caractéristique, et il embrasse davantage les particularités de la maladie collective. D'un côté, les symptômes généraux (par exemple, défaut d'appétit, perte de sommeil, etc.) acquièrent un plus haut degré de précision ; de l'autre, les symptômes saillants, spéciaux, rares dans l'épidémie même, et propres d'ailleurs à un petit nombre d'affections seulement, se dessinent et forment le caractère de la maladie (1). Les personnes atteintes de l'épidémie ont toutes, il est vrai, une maladie provenant de la même source et par conséquent égale ; mais l'étendue tout entière d'une affection de ce genre et la totalité de ses symptômes, dont la connaissance est nécessaire pour se former une image complète de l'état morbide, et choisir d'après cela le remède homœopathique le plus en harmonie avec cet ensemble d'accidents, ne peuvent être observées chez un seul malade ; il faut, pour arriver jusqu'à elles, les tirer par abstraction du tableau des souffrances de plusieurs malades doués d'une constitution différente.

103. Cette méthode indispensable à suivre dans les

(1) C'est alors que l'étude des cas subséquents montrera au médecin qui, par le secours des premiers, a déjà trouvé un remède approximativement homœopathique, si le choix était bon, ou s'il doit recourir à un moyen mieux approprié encore.

maladies épidémiques, qui sont aiguës pour la plupart, j'ai dû l'appliquer aussi d'une manière plus rigoureuse qu'on ne l'avait fait encore jusqu'à présent, aux maladies chroniques produites par un miasme qui demeure toujours semblable à lui-même quant au fond, et particulièrement à la psore. Ces affections demandent en effet qu'on recherche l'ensemble de leurs symptômes; car chaque malade n'en présente que quelques-uns, n'offre pour ainsi dire qu'une portion des phénomènes morbides dont la collection entière forme le tableau complet de la cachexie considérée dans son ensemble. Ce n'est donc qu'en observant un très-grand nombre de personnes atteintes de ces sortes d'affections qu'on parvient à saisir la totalité des symptômes appartenant à chaque miasme chronique, à celui de la psore en particulier, condition indispensable pour arriver à la connaissance des médicaments qui, propres à guérir homœopathiquement la cachexie entière, sont en même temps les véritables remèdes de tous les maux chroniques individuels dont elle est la source.

104. La totalité des symptômes qui caractérisent le cas présent, ou, en d'autres termes, l'image de la maladie, étant une fois mise par écrit (1), le plus difficile

(1) Les médecins de l'ancienne école se mettent fort à leur aise sous ce rapport. Non-seulement ils ne se livrent pas à une investigation rigoureuse de toutes les circonstances de la maladie, mais encore ils interrompent souvent le malade dans le récit détaillé qu'il veut faire de ses souffrances, pour se hâter d'écrire une recette composée d'ingrédients dont le véritable effet ne leur est point connu. Nul médecin allopathiste ne s'informe avec précision de toutes les particularités de la maladie qu'il a sous les yeux, et nul d'entre eux ne songe bien moins encore à les mettre par écrit. Quand il revoit le malade au bout de plusieurs jours, il a en grande partie ou totalement oublié les faibles ren-

est fait. Le médecin doit ensuite avoir toujours sous les yeux cette image, qui sert de base au traitement, surtout dans les maladies chroniques. Il peut la considérer dans toutes ses parties, et en faire ressortir les signes caractéristiques, afin d'opposer à ces symptômes, c'est-à-dire à la maladie elle-même, un remède exactement homœopathique, dont le choix a été déterminé par la nature des accidents morbides que lui-même fait naître dans son action pure. Pendant le cours du traitement on s'informe des effets du remède et des changements survenus dans l'état du malade, pour effacer du tableau primitif des symptômes ceux qui ont disparu en totalité, noter ceux dont il reste encore quelque chose, et ajouter les nouvelles incommodités qui ont pu survenir.

105. Le second point de l'office du vrai médecin est de rechercher les instruments destinés à la guérison des maladies naturelles, d'étudier la puissance morbifique des médicaments, afin, quand il s'agit de guérir, de pouvoir en trouver un dans le nombre dont la série des

seignements qui lui avaient été donnés, et que ses visites multipliées auprès d'autres personnes ont effacés de son esprit. Tout est entré par une oreille et sorti par l'autre. Dans sa nouvelle visite, il se borne également à quelques questions générales, fait mine de tâter le pouls au poignet, regarde la langue, et sur-le-champ, sans motif rationnel, il écrit une autre recette, ou fait continuer l'ancienne. Puis, prenant poliment congé, il court chez les cinquante ou soixante autres malheureux entre lesquels sa matinée doit être partagée, sans que son intelligence se fatigue par le moindre effort. Voilà comme ce qu'il y a de plus sérieux au monde, l'examen consciencieux de chaque malade et le traitement basé sur cette exploration, est traité par des gens qui se disent médecins, qui prétendent faire une médecine rationnelle. Le résultat est presque généralement mauvais, comme on doit bien s'y attendre, et cependant les malades sont obligés de s'adresser à ces gens-là, soit parce qu'il n'y a rien de mieux, soit pour suivre l'étiquette.

symptômes constitue une maladie factice aussi semblable que possible à l'ensemble des principaux symptômes de la maladie naturelle qu'on a en vue de faire disparaître.

106. On a besoin de connaître dans tout son développement la puissance morbifique des médicaments. En d'autres termes, il faut que les symptômes et changements qui sont susceptibles de survenir par l'action de chacun d'eux sur l'économie, aient été, autant que possible, tous observés avant qu'on puisse se livrer à l'espoir de trouver parmi eux des remèdes homœopathiques contre la plupart des maladies naturelles.

107. Si, pour arriver à ce but, on ne donnait des médicaments qu'à des personnes malades, même en les prescrivant simples et un à un, on ne verrait que peu de chose ou rien de leurs effets purs, parce que, les symptômes de la maladie naturelle déjà existante se mêlant avec ceux que les agents médicinaux sont aptes à produire, il serait fort rare que l'on pût apercevoir ces derniers d'une manière bien claire.

108. Il n'y a donc pas de moyen plus sûr et plus naturel, pour trouver infailliblement les effets propres des médicaments sur l'homme, que de les essayer séparément les uns des autres, et à des doses modérées, sur des personnes saines, et de noter les changements qui résultent de là dans l'état physique et moral, c'est-à-dire les éléments de maladie que ces substances sont capables de produire (1); car, ainsi qu'on l'a vu plus haut (*V.* 24-

(1) Aucun médecin, à ma connaissance, autre que le grand et immortel A. Haller, n'a, dans le cours de vingt-cinq siècles, soupçonné

27), toute la vertu curative des médicaments est fondée uniquement sur le pouvoir qu'ils ont de modifier l'état de l'homme, et ressort de l'observation des effets qui résultent de l'exercice de cette faculté.

109. Le premier j'ai suivi cette route avec une persévérance qui ne pouvait naître et se soutenir (1) que par l'intime conviction de cette grande vérité, si précieuse pour le genre humain, que l'administration homœopathique des médicaments est la seule méthode certaine de guérir les maladies (2).

cette méthode si naturelle, si absolument nécessaire, et si uniquement vraie, d'observer les effets purs et propres de chaque médicament, pour conclure de là quelles sont les maladies qu'il serait apte à guérir. Haller seul, avant moi, a compris la nécessité de suivre cette marche (voy. préface de sa *Pharmacopœa Helvet.*, Bâle, 1771, in-fol., p. 12): *Nempe primum in corpore sano medela tentanda est, sine peregrina ulla miscela; odoreque et sapore ejus exploratis, exigua illius dosis ingerenda et ad omnes, quæ indè contingunt, affectiones, quis pulsus, quis calor, quæ respiratio, quænam excretiones, attendendum Inde ad ductum phænomenorum, in sano obviorum, transeas ad experimenta in corpore ægroto*, etc. Mais nul médecin n'a profité de ce précieux avis, personne même n'y a fait attention.

(1) J'ai déposé les premiers fruits de mes travaux, tels qu'ils pouvaient être, dans un opuscule intitulé : *Fragmenta de viribus medicamentorum positivis, sive in sano corpore humano observatis*, p. I, II, Leipzick, 1805, in-8°. D'autres plus mûrs l'ont été dans la dernière édition de mon *Traité de matière médicale pure* (Paris, 1834, 3 vol. in-8) et dans mon *Traité des maladies chroniques*.

(2) Il ne peut pas plus y avoir d'autre vraie méthode de guérir les maladies dynamiques (c'est-à-dire non chirurgicales) que l'homœopathie, qu'il n'est possible de tirer plus d'une ligne droite entre deux points donnés. Il faut donc avoir bien peu approfondi l'étude de l'homœopathie, n'avoir jamais vu aucun traitement homœopathique bien motivé, n'avoir point su juger à quel point les méthodes allopathiques sont dénuées de fondement, et ignorer quelles suites, les unes mauvaises, les autres même effrayantes, elles entraînent, pour vouloir faire marcher

110. En parcourant ce que les auteurs ont écrit sur les effets nuisibles de substances médicinales qui, par négligence, intention criminelle ou autrement, étaient parvenues en grande quantité dans l'estomac de personnes saines, j'aperçus une certaine coïncidence entre ces faits et les observations que j'avais recueillies sur moi-même et sur d'autres, à l'occasion d'expériences dont le but était de reconnaître la manière d'agir des mêmes substances chez l'homme en santé. On les cite comme cas d'empoisonnement et comme preuves des effets pernicieux inhérents à l'usage de ces agents énergiques. La plupart de ceux qui les rapportent ont eu en vue de signaler un danger. Quelques-uns aussi les énoncent pour faire parade de l'habileté qu'ils ont déployée, en trouvant des moyens de ramener peu à peu à la santé des hommes qui l'avaient perdue d'une manière si violente. Plusieurs enfin, pour décharger leur conscience de la mort des malades, allèguent la malignité de ces substances, qu'ils nomment alors poisons. Nul d'entre eux n'a soupçonné que les symptômes dans lesquels ils voulaient voir seulement des preuves de la vénénosité des corps capables de les produire, étaient des indices certains, dévoilant l'existence dans ces mêmes corps de la faculté d'anéantir, à titre de remèdes, les symptômes semblables de maladies naturelles. Aucun n'a pensé que les maux qu'ils excitent sont l'annonce de leur homœopathicité salutaire. Aucun n'a compris que l'observation des changements auxquels les médicaments donnent

ces détestables méthodes de pair avec la véritable médecine, et les représenter comme des sœurs dont elle ne saurait se passer. L'homœopathie pure, qui ne manque presque jamais son but, qui réussit presque toujours, repousse toute association de ce genre.

lieu chez les personnes bien portantes, était l'unique moyen de reconnaître les vertus curatives dont ces derniers sont doués, parce qu'on ne peut arriver à ce résultat, ni par des raisonnements *à priori*, ni par l'odeur, la saveur ou l'aspect des substances médicinales, ni par l'analyse chimique, ni par l'administration aux malades de recettes dans lesquelles ils sont associés à un plus ou moins grand nombre d'autres drogues. Aucun enfin n'a pressenti que ces relations de maladies médicinales fourniraient un jour les éléments d'une véritable et pure matière médicale, science qui, depuis son origine jusqu'à ce jour, n'a consisté qu'en un amas de conjectures et de fictions, ou qui, en d'autres termes, n'a point encore eu d'existence réelle (1).

111. La conformité de mes observations sur les effets purs des médicaments avec ces anciennes remarques, qui avaient été faites dans des vues bien différentes, et même celle de ces dernières avec d'autres du même genre qu'on trouve éparses dans les écrits de divers auteurs, nous donnent aisément la conviction que les substances médicinales, en faisant naître un changement morbide chez l'homme qui se porte bien, suivent des lois naturelles positives et éternelles, et qu'en vertu de ces lois, elles sont capables de produire, chacune à raison de son individualité, certains symptômes morbides qu'elles ne manquent jamais de provoquer.

112. Dans les descriptions que les anciens auteurs nous ont laissées des suites souvent funestes qu'entraî-

(1) Voyez ce que j'ai dit à cet égard dans mon mémoire sur les sources de la matière médicale ordinaire (Prolégomènes de mon *Traité de matière médicale pure*, Paris, 1834, t. I, pag. 9 et suiv.).

nent les médicaments pris à des doses si exagérées, on remarque aussi des symptômes qui ne se sont pas montrés au début de ces tristes événements, mais seulement vers la fin, et qui sont de nature tout à fait opposée à ceux de la période commençante. Ces symptômes, contraires à l'effet primitif (*V.* 63) ou à l'action proprement dite des médicaments sur le corps, sont dus à la réaction de la force vitale de l'organisme. Ils constituent l'effet secondaire (*V.* 62-67), dont rarement on observe des traces lorsqu'on emploie des doses modérées à titre d'essai, et dont on ne voit jamais ou presque jamais aucun vestige quand les doses sont faibles, parce que, dans les cures homœopathiques, la réaction de l'organisme vivant ne va pas au delà de ce qui est rigoureusement nécessaire pour ramener l'état naturel de santé (*V.* 67).

113. Les substances narcotiques sont les seules qui fassent exception à cet égard. Comme, dans leur effet primitif, elles éteignent tant la sensibilité et la sensation que l'irritabilité, il arrive assez souvent, lorsqu'on les essaye sur des personnes bien portantes, même à doses modérées, que l'on observe, pendant la réaction, une exaltation de la sensibilité et un accroissement de l'irritabilité.

114. Mais, excepté les narcotiques, tous les médicaments qu'on essaye à des doses modérées sur des sujets bien portants, ne laissent apercevoir que leurs effets primitifs, c'est-à-dire les symptômes indiquant qu'ils modifient le rhythme habituel de la santé, qu'ils provoquent un état morbide destiné à durer plus ou moins longtemps.

115. Parmi les effets primitifs de quelques médicaments, il s'en trouve plusieurs qui sont opposés en partie, ou du moins sous certains rapports accessoires, à d'autres symptômes dont l'apparition a lieu soit avant, soit après. Cette circonstance ne suffit cependant pas pour les faire considérer comme des effets consécutifs proprement dits, ou comme un simple résultat de la réaction de la force vitale. Ils forment seulement une alternation des divers paroxysmes de l'action primitive. On les appelle *effets alternants*.

116. Quelques symptômes sont provoqués par les médicaments fréquemment, c'est-à-dire chez un grand nombre de sujets : certains le sont rarement, ou chez peu d'hommes ; quelques-uns ne le sont que chez peu d'individus.

117. C'est à cette dernière catégorie qu'appartiennent les idiosyncrasies. On entend par là des constitutions particulières qui, bien que saines d'ailleurs, ont de la tendance à se laisser mettre dans un état plus ou moins prononcé de maladie par certaines choses qui semblent ne faire aucune impression sur beaucoup d'autres personnes et ne point produire de changements en elles (1). Mais ce défaut d'action sur telle ou telle personne n'est qu'apparent. En effet, comme la production de tout changement morbide quelconque suppose dans la substance médicinale la faculté d'agir, et dans la force vitale qui anime l'organisme l'aptitude à être af-

(1) L'odeur de la rose fait tomber certaines personnes en défaillance, d'autres sont atteintes de maladies, quelquefois dangereuses, après avoir mangé des moules, des écrevisses ou du frai de barbeau, après avoir touché les feuilles de certains sumacs, etc.

fectée par elle, les altérations manifestes de la santé qui ont lieu dans les idiosyncrasies, ne peuvent point être mises uniquement sur le compte de la constitution particulière du sujet. On est obligé de les rapporter en même temps aux choses qui les ont fait naître, et dans lesquelles doit résider la faculté d'exercer la même influence sur tous les hommes, avec cette différence seulement que, parmi les sujets jouissant de la santé, il ne s'en trouve qu'un petit nombre ayant de la tendance à se laisser mettre par elles dans un état aussi évidemment morbide. Ce qui prouve que ces puissances font réellement impression sur tous les hommes, c'est qu'elles guérissent homœopathiquement, chez tous les malades, les mêmes symptômes morbides que ceux dont elles-mêmes paraissent ne provoquer la manifestation que chez les personnes sujettes aux idiosyncrasies (1).

118. Chaque médicament produit des effets particuliers dans le corps de l'homme, et nulle autre substance médicinale ne peut en faire naître qui soient exactement semblables (2).

119. De même que chaque espèce de plantes diffère

(1) C'est ainsi que la princesse Marie Porphyrogénète, en présence de sa tante Eudoxie, faisait revenir à lui, en l'aspergeant d'eau de rose (τὸ τῶν ῥόδων στάλαγμα), son frère, l'empeur Alexis, qui était sujet à tomber en syncope. (*Hist. byz. Alexias*, lib. 15, p. 503, ed. Posser.) Horstius (*Opp.* III, p. 59) a trouvé le vinaigre rosat très-efficace dans la syncope.

(2) Cette vérité avait été reconnue aussi par Haller, qui dit (préface de son *Hist. stirp. Helv.*) : *Latet immensa virium diversitas in iis ipsis plantis, quarum facies externas dudum novimus, animos quasi et quodcumque cœlestius habent, nondum perspeximus.*

de toutes les autres dans sa configuration, son mode propre de végéter et de croître, sa saveur et son odeur, de même que chaque minéral diffère des autres par rapport à ses qualités extérieures et à ses propriétés chimiques, circonstance qui aurait déjà dû suffire seule pour éviter toute confusion, de même aussi tous ces corps diffèrent entre eux à l'égard de leurs effets morbifiques, et par conséquent de leurs effets curatifs (1). Chaque substance exerce sur la santé de l'homme une influence particulière et déterminée, qui ne permet pas qu'on la confonde avec aucune autre (2).

(1) Celui qui sait que l'action de chaque substance sur l'homme diffère de celle de toutes les autres, et qui apprécie l'importance de ce fait, n'a pas de peine non plus à comprendre que, médicalement parlant, il ne peut pas y avoir de succédanés, c'est-à-dire de médicaments équivalents et capables de se remplacer mutuellement. Il n'y a que celui à qui les effets purs et positifs des substances médicinales sont inconnus, qui puisse être assez insensé pour chercher à nous faire croire qu'un remède peut en remplacer un autre, et produire le même effet salutaire dans un cas donné de maladie. C'est ainsi que des enfants, dans leur simplicité, confondent les choses les plus essentiellement différentes, parce qu'ils les connaissent à peine d'après leur extérieur, et qu'ils n'ont aucune idée de leurs propriétés intimes, de leur véritable valeur intrinsèque.

(2) Si c'est là l'exacte vérité, comme ce l'est effectivement, un médecin jaloux de passer pour un homme raisonnable et de mettre sa conscience en repos, ne peut désormais prescrire d'autres médicaments que ceux dont il connaît parfaitement la véritable valeur, c'est-à-dire dont il a étudié l'action sur des hommes bien portants, avec assez de soin pour être persuadé que tel ou tel d'entre eux est celui de tous qui peut provoquer l'état morbide le plus analogue à la maladie naturelle qu'il s'agit de guérir; car, ainsi qu'on l'a vu plus haut, ni l'homme ni la nature ne procurent jamais de guérison complète, prompte et durable, autrement qu'avec le secours d'un moyen homœopathique. Nul médecin ne peut donc éviter à l'avenir de se livrer à des recherches de ce genre, sans lesquelles il ne saurait acquérir, à l'égard des médicaments, les connaissances qui sont indispensables à l'exercice de son

120. Il faut donc bien distinguer les médicaments les uns des autres, puisque c'est d'eux que dépendent la vie et la mort, la maladie et la santé des hommes. Pour cela, il est nécessaire de faire avec soin des expériences pures, ayant pour objet de dévoiler les facultés qui leur appartiennent et les véritables effets qu'ils produisent chez les personnes bien portantes. En procédant ainsi, on apprend à les bien connaître, et à éviter toute méprise dans leur application au traitement des maladies, car il n'y a qu'un remède bien choisi qui puisse rendre au malade, d'une manière prompte et durable, le plus grand des biens de la terre, la santé du corps et de l'âme.

121. Quand on étudie les effets des médicaments sur l'homme bien portant, on ne doit pas perdre de vue qu'il suffit déjà d'administrer les substances dites héroïques à des doses peu élevées, pour qu'elles produisent des changements dans la santé même des personnes robustes. Les médicaments d'une nature plus douce doivent être donnés à des doses plus élevées, quand on veut aussi éprouver leur action. Enfin, lors-

art, et qui ont été négligées jusqu'à présent. La postérité aura de la peine à croire que jusqu'ici les praticiens se soient tous et toujours contentés de donner aveuglément, dans les maladies, des remèdes dont ils ignoraient la véritable valeur, dont ils n'avaient jamais étudié les effets purs et dynamiques sur l'homme en santé, qu'ils aient eu l'habitude d'associer ensemble plusieurs de ces substances inconnues, dont l'action est si diversifiée, et qu'ils aient ensuite abandonné au hasard le soin de régler tout ce qui pouvait résulter de là pour le malade. C'est ainsi qu'un insensé entre dans l'atelier d'un artiste, saisit à pleines mains tous les outils qui se trouvent à sa portée, et s'imagine qu'avec leur secours il pourra achever un ouvrage qu'il voit ébauché. Qui peut douter qu'il le gâtera par sa ridicule manière de travailler, que peut-être même il le mutilera irréparablement?

qu'il s'agit de connaître celle des substances les plus faibles, on ne peut choisir, pour sujets d'expérience, que des personnes exemptes de maladie, il est vrai, mais douées cependant d'une constitution délicate, irritable et sensible.

122. Dans les expériences de ce genre, d'où dépendent la certitude de l'art de guérir et le salut de toutes les générations à venir, on n'emploiera que des médicaments qu'on connaisse bien, et à l'égard desquels on ait la conviction qu'ils sont purs, qu'ils n'ont point été falsifiés, qu'ils possèdent toute leur énergie.

123. Chacun de ces médicaments doit être pris sous une forme simple et exempte de toute artifice. Pour ce qui est des plantes indigènes, on en exprime le suc, que l'on mêle avec un peu d'alcool, afin d'empêcher qu'il ne se corrompe (1). A l'égard des végétaux étrangers, on les pulvérise, ou bien on en prépare une teinture alcoolique, qu'on mêle avec une certaine quantité d'eau avant de la faire prendre. Les sels et les gommes, enfin, ne doivent être dissous dans l'eau qu'au moment même où l'on va en faire usage. Si l'on ne peut se procurer la plante qu'à l'état sec, et que de sa nature elle ait des vertus peu énergiques, on l'essaye sous la forme d'infusion, c'est-à-dire qu'après l'avoir hachée menu, on verse dessus de l'eau bouillante, dans laquelle on la laisse plongée pendant quelque temps; l'infusion doit être bue immédiatement après sa préparation et tandis qu'elle est encore chaude; car tous les sucs de plantes et toutes les infusions végétales aux-

(1) Jahr, *Nouvelle pharmacopée et posologie homœopathique*, Paris, 1841, in-12.

quels on n'ajoute point d'alcool, passent rapidement à la fermentation, à la corruption, et perdent ainsi leur vertu médicinale.

124. Chaque substance médicinale qu'on soumet à des essais de ce genre doit être employée seule et parfaitement pure. On se garde bien d'y associer aucune substance étrangère, ni de prendre aucun autre médicament, soit le jour même, soit moins encore les jours suivants, tant qu'on veut observer les effets qu'elle est capable de produire.

125. Il faut que le régime soit très-modéré pendant toute la durée de l'expérience. On s'abstient autant que possible des épices, et l'on se contente d'aliments simples, qui ne soient que nourrissants, en évitant avec soin les légumes verts (1), les racines, les salades et les soupes aux herbages, nourritures qui, malgré les préparations culinaires qu'elles ont subies, retiennent toujours quelque peu d'énergie médicinale, qui troublerait l'effet du médicament. La boisson restera la même que celle dont on fait journellement usage ; elle sera seulement aussi peu stimulante que possible (2).

126. Celui qui tente l'expérience doit éviter, pendant tout le temps qu'elle dure, de se livrer à des travaux fatigants de corps et d'esprit, à des débauches,

(1) On peut permettre les petits pois, les haricots verts, et même les carottes, comme étant les légumes verts qui ont le moins de vertus médicinales.

(2) La personne qui se soumet aux expériences doit ne point être accoutumée à l'usage du vin pur, de l'eau-de-vie, du café ou du thé, ou du moins s'être déshabituée déjà depuis longtemps de ces boissons nuisibles, dont les unes sont excitantes et les autres médicamenteuses.

à des passions désordonnées. Il faut que nulle affaire pressante ne l'empêche de s'observer avec soin, que de lui-même il porte une attention scrupuleuse à tout ce qui survi(. dans son intérieur, sans que rien l'en détourne, afin qu'il unisse à la santé du corps le degré d'intelligence nécessaire pour pouvoir désigner et décrire clairement les sensations qu'il éprouve.

127. Les médicaments doivent être expérimentés tant sur des hommes que sur des femmes, afin de mettre en évidence des changements relatifs au sexe qu'ils ont l'aptitude à produire.

128. Les observations les plus récentes ont appris que les substances médicinales ne manifestent pas à beaucoup près la totalité des forces cachées en elles, lorsqu'on les prend à l'état grossier, ou telles que la nature nous les offre. Elles ne déploient complétement leurs vertus qu'après avoir été amenées à un haut degré de dilution par le broiement et la succussion, mode très-simple de manipulation qui développe à un point incroyable et met en pleine action leurs forces jusqu'alors latentes et en quelque sorte plongées dans le sommeil. Il est reconnu aujourd'hui que la meilleure manière d'essayer même une substance réputée faible, consiste à prendre pendant plusieurs jours de suite quatre à six petits globules imbibés de sa trentième dilution, qu'on humecte avec un peu d'eau, et qu'on avale à jeun.

129. Si une pareille dose ne produit que de faibles effets, on peut, pour rendre ceux-ci plus prononcés et plus sensibles, ajouter chaque jour quelques globules, jusqu'à ce que le changement devienne appréciable. Car un médicament n'affecte pas tout le monde avec la même force, et il règne une grande diversité à cet égard. On voit quelquefois une personne qui paraît délicate n'être presque point affectée par un médicament qu'on sait être très-énergique, et qui lui avait été donné à dose modérée, tandis qu'elle l'est assez fortement par d'autres substances bien plus faibles. De même il y a des sujets très-robustes qui éprouvent des symptômes morbides considérables de la part d'agents médicinaux doux en apparence, et qui au contraire ressentent peu les effets d'autres médicaments plus forts. Or, comme on ne sait jamais d'avance lequel de ces deux cas aura lieu, il est à propos que chacun débute par une petite dose, et qu'il l'augmente ensuite de jour en jour, si la chose est jugée nécessaire.

130. Si dès le principe, et pour la première fois, on a donné une dose assez forte, il résulte de là un avantage, c'est que la personne qui se soumet à l'expérience apprend quel est l'ordre dans lequel se succèdent les symptômes, et peut noter avec exactitude le moment où chacun apparaît, chose fort importante pour la connaissance du caractère des médicaments, parce que l'ordre des effets primitifs et celui des effets alternants se montrent ainsi de la manière la moins équivoque. Souvent ainsi une très-faible dose suffit, quand le sujet mis en expérience est doué d'une grande sensibilité, et qu'il s'observe avec beaucoup d'attention. Quant à la durée de l'action d'un médicament, on ne parvient à la connaître qu'en comparant ensemble les résultats de plusieurs expériences.

131. Quant on est obligé, pour acquérir seulement quelques notions, de donner pendant plusieurs jours de suite des doses progressivement croissantes du médicament à une même personne, on apprend bien par là à connaître les divers états morbides que cette substance peut produire en général, mais on n'acquiert aucun renseignement sur leur succession, car la dose suivante guérit souvent l'un ou l'autre des symptômes provoqués par la précédente, ou produit à sa place un état opposé. Des symptômes de cette nature doivent être notés entre deux parenthèses, comme étant équivoques, jusqu'à ce que de nouvelles expériences plus pures aient décidé si l'on doit voir en eux une réaction de l'organisme ou un effet alternant du médicament.

132. Mais lorsqu'on se propose uniquement la recherche des symptômes qu'une substance médicinale, faible surtout, peut produire de son chef, sans avoir égard à la succession de ces symptômes et à la durée de l'action du médicament, il est préférable d'augmenter journellement la dose pendant plusieurs jours de suite. L'effet du médicament encore inconnu, même le plus doux, se manifestera de cette manière, surtout si on l'essaye sur une personne sensible.

133. Lorsque la personne qui se soumet à l'expérience éprouve une incommodité quelconque de la part du médicament, il est utile, nécessaire même, pour la détermination exacte du symptôme, qu'elle prenne successivement diverses positions et observe les changements qui s'ensuivent. Ainsi elle examinera si par les mouvements imprimés à la partie souffrante, par la marche dans la chambre ou en plein air, par la station sur ses jambes, par la situation assise ou couchée, le symptôme augmente, diminue ou se dissipe, et s'il revient ou non en reprenant la première position, s'il change en buvant ou mangeant, en parlant, toussant, éternuant, ou remplissant une autre fonction quelconque du corps. Elle doit remarquer également à quelle heure du jour ou de la nuit il se montre de préférence. Toutes ces particularités dévoilent ce qu'il y a de propre et de caractéristique dans chaque symptôme.

134. Toutes les puissances extérieures, et principalement les médicaments, ont la propriété de produire, dans l'état de l'organisme vivant, des changements particuliers, qui varient pour chacune d'elles. Mais les symptômes propres à une substance médicamenteuse quelconque ne se montrent pas tous chez la même personne, ni simultanément, ni dans le cours d'une même expérience ; on voit au contraire une même personne éprouver de préférence tantôt celui-ci et tantôt celui-là dans une seconde, une troisième expérience, de manière toutefois qu'à la quatrième, huitième, dixième, etc., personne, peut-être verra-t-on reparaître plusieurs symptômes qui se sont montrés déjà chez la seconde, la sixième, la neuvième, etc. Les symptômes ne se remontrent pas non plus aux mêmes heures.

135. Ce n'est que par des observations multipliées, sur un grand nombre de sujets des deux sexes convenablement choisis et pris dans toutes les constitutions, qu'on parvient à connaître d'une manière à peu près complète l'ensemble de tous les éléments morbides qu'un médicament a le pouvoir de produire. On n'a la certitude d'être au courant des symptômes qu'un agent médicinal peut provoquer, c'est-à-dire des facultés pures qu'il possède pour modifier et altérer la santé de l'homme, que quand les personnes qui en font une seconde fois l'essai remarquent peu de nouveaux accidents auxquels il donne naissance, et observent presque toujours les mêmes symptômes seulement qui avaient été aperçus par d'autres avant elles.

136. Quoique, comme il vient d'être dit, un médicament mis en expérience sur l'homme bien portant ne puisse manifester dans une seule personne toutes les altérations de santé qu'il est capable de produire, et ne les mette en évidence que chez un certain nombre de sujets différents les uns des autres à l'égard de la constitution physique et des dispositions morales, cependant il n'en est pas moins vrai qu'une loi éternelle et immuable de la nature a mis en lui la tendance à exciter ces symptômes chez tous les hommes (*V.* **110**). De là vient qu'il opère tous ses effets, même ceux qu'on le voit rarement produire chez les personnes en santé, quand on le donne à un malade atteint de maux semblables à ceux qui naissent de lui. Administré même alors aux doses les plus faibles, il provoque chez le malade, s'il a été choisi homœopathiquement, un état artificiel voisin de la maladie naturelle, qui guérit celle-ci d'une manière rapide et durable.

137. Plus la dose du médicament qu'on veut essayer sera modérée, sans cependant dépasser certaines bornes, plus aussi les effets primitifs, ceux qu'il importe surtout de connaître, seront saillants ; on n'apercevra même qu'eux, et il n'y aura aucune trace de réaction. Nous supposons d'ailleurs que la personne à laquelle l'expérience se trouve confiée, aime la vérité, qu'elle est modérée à tous égards, qu'elle a une sensibilité bien développée, et qu'elle s'observe avec toute l'attention dont elle est capable. Au contraire, si la dose est excessive, non-seulement il se montrera plusieurs réactions parmi les symptômes, mais encore les effets primitifs se manifesteront d'une manière si précipitée, si violente et si confuse, qu'il sera impossible de faire aucune observation précise. Ajoutons encore le danger qui peut résulter de là pour l'expérimentateur, danger que ne saurait envisager avec indifférence celui qui respecte ses semblables et voit un frère jusque dans le dernier homme du peuple.

138. En supposant que toutes les conditions assignées précédemment à une expérience pure pour qu'elle soit valable (*V.* 124-127), aient été remplies, les incommodités, les accidents et les altérations de la santé qui se montrent tant que dure l'action d'un médicament, dépendent de cette substance seule, et doivent être notés comme lui appartenant en propre, quand bien même la personne aurait longtemps auparavant éprouvé spontanément des symptômes semblables. La réapparition de ces symptômes dans le cours de l'expérience, prouve seulement qu'en vertu de sa constitution propre, cette personne a une prédisposition toute spéciale à ce qu'ils se manifestent en elle. Dans le cas présent ils sont des effets du médicament, car on ne peut admettre qu'ils soient venus d'eux-mêmes dans un moment où un puissant agent médicinal domine l'économie entière.

139. Quand le médecin n'a pas éprouvé le remède

sur lui-même, et qu'on l'a fait essayer par une autre personne, il faut que celle-ci écrive les sensations, incommodités, accidents et changements qu'elle éprouve, à l'instant même où elle les ressent. Il faut aussi qu'elle indique le temps écoulé depuis qu'elle a pris le médicament jusqu'à la manifestation de chaque symptôme, et qu'elle fasse connaître la durée de celui-ci, s'il se prolonge beaucoup. Le médecin lit ce rapport en présence de celui qui a fait l'expérience, immédiatement après qu'elle est terminée; ou si elle dure plusieurs jours, il fait la lecture chaque jour, afin que l'expérimentateur, ayant la mémoire fraîche encore, puisse répondre aux questions qu'il sera dans le cas de lui adresser relativement à la nature précise de chaque symptôme, et le mettre en état soit d'ajouter les nouveaux détails qu'il recueille, soit d'opérer les rectifications et modifications nécessaires (1).

140. Si la personne ne sait point écrire, il faudra que chaque jour le médecin l'interroge pour apprendre d'elle ce qu'elle a éprouvé. Mais cet examen doit se borner en grande partie à entendre la narration qu'elle lui fait d'elle-même. Il se gardera soigneusement de chercher à rien deviner ou conjecturer : il questionnera le moins possible, ou, s'il le fait, ce devra être avec la même prudence et la même réserve que j'ai recommandées plus haut (*V.* 84-99) comme des précautions indispensables quand on prend les informations dont

(1) Celui qui communique au public les résultats de pareilles expériences, est responsable du caractère de la personne qui s'y est soumise et des assertions qu'il émet d'après elle. Cette responsabilité est de droit, puisqu'il s'agit du bien-être de l'humanité souffrante.

on a besoin pour former le tableau des maladies naturelles.

141. Mais, de toutes les expériences pures relatives aux changements que les médicaments simples produisent dans la santé de l'homme et aux symptômes morbides dont ils peuvent provoquer la manifestation chez les personnes bien portantes, les meilleures seront toujours celles qu'un médecin doué d'une bonne santé, exempt de préjugés, et capable d'analyser ses sensations, fera sur lui-même, avec les précautions qui viennent d'être prescrites. On n'est jamais plus certain d'une chose que lorsqu'on l'a éprouvée par soi-même (1).

(1) Les expériences faites sur soi-même ont encore un avantage qu'il est impossible d'obtenir autrement. D'abord, elles procurent la conviction de cette grande vérité, que la vertu curative des remèdes se fonde uniquement sur la faculté dont ils jouissent de provoquer des changements dans l'état physique et moral de l'homme. En second lieu, elles apprennent à comprendre ses propres sensations, ses pensées, son moral, source de toute véritable sagesse (γνῶθι σεαυτόν), et font acquérir le talent de observation, dont un médecin ne peut se passer. Les observations faites sur autrui n'ont point le même attrait que celles qu'on fait sur soi-même. Celui qui observe les autres doit toujours craindre qu'ils n'éprouvent pas précisément ce qu'ils disent, ou n'expriment pas d'une manière convenable ce qu'ils ressentent. Il n'est jamais certain de n'avoir point été trompé, du moins en partie. Cet obstacle à la connaissance de la vérité, qu'on ne peut jamais écarter entièrement lorsqu'on s'informe des symptômes morbides provoqués chez un autre par l'action des médicaments, n'existe point dans les essais qu'on fait sur soi-même. Celui qui se met en expérience sait au juste ce qu'il sent, et chaque nouvel essai qu'il tente sur sa propre personne est pour lui un motif d'étendre davantage ses recherches, en les portant sur d'autres médicaments. Certain, comme il l'est, de ne point se tromper, il n'en devient que plus habile dans l'art si important d'observer, et son zèle redouble en même temps, parce qu'il lui apprend à connaître la véritable valeur des ressources de l'art, dont la pénurie est encore si grande Qu'on ne croie pas d'ailleurs que les petites incommodités qu'il con-

142. Quant à savoir comment s'y prendre, dans les maladies surtout chroniques, qui la plupart restent semblables à elles-mêmes, pour découvrir, parmi les symptômes de l'affection primitive, quelques-uns de ceux qui appartiennent au médicament simple appliqué à la guérison (1), c'est là un sujet de recherches qui exige une grande capacité de jugement, et qu'il faut abandonner aux maîtres dans l'art d'observer.

143. Lorsqu'après avoir éprouvé de cette manière un grand nombre de médicaments simples sur l'homme bien portant, on aura noté soigneusement et fidèlement tous les éléments de maladie, tous les symptômes qu'ils peuvent produire d'eux-mêmes, comme puissances morbifiques artificielles, alors seulement on aura une véritable matière médicale, c'est-à-dire un tableau des effets purs et infaillibles (2) des substances médicinales simples. On possèdera ainsi un code de la nature, dans lequel seront inscrits un nombre considérable de symptômes propres à chacun des agents qui auront été mis

tracte en essayant des médicaments soient préjudiciables à sa santé. L'expérience prouve, au contraire, qu'elles ne font que rendre l'organisme plus apte à repousser toutes les causes morbides, naturelles ou artificielles, et qu'elles endurcissent contre leur influence. La santé en devient plus solide, et le corps plus robuste.

(1) Les symptômes qui, dans le cours de la maladie entière, ne se sont fait remarquer que longtemps auparavant, ou même n'ont jamais été observés, qui par conséquent sont nouveaux et appartiennent au remède.

(2) Dans ces derniers temps on a confié le soin d'expérimenter les médicaments à des personnes inconnues et éloignées, qui se faisaient payer pour remplir cette tâche, et dont on publiait ensuite les observations. Mais cette méthode semble dépouiller de garantie morale, de certitude et de toute valeur réelle, cet important travail sur lequel doivent reposer les bases de la seule vraie médecine.

en expérience. Or ces symptômes sont les éléments des maladies artificielles avec le secours desquelles on guérira un jour ou l'autre plusieurs maladies naturelles semblables. Ce sont les seuls vrais instruments homœopathiques, c'est-à-dire spécifiques, capables de procurer des guérisons certaines et durables.

144. Que tout ce qui est conjecture, assertion gratuite ou fiction, soit sévèrement exclu de cette matière médicale. On n'y doit trouver que le langage pur de la nature interrogée avec soin et bonne foi.

145. Il faudrait assurément un nombre très-considérable de médicaments dont on connût bien l'action pure sur les personnes en santé, pour que nous fussions en état de trouver contre chacune des innombrables maladies naturelles qui assiégent l'homme un remède homœopathique, c'est-à-dire une puissance morbifique artificielle qui lui fût analogue (1). Cependant, grâce à la multitude d'éléments morbides que chacun des médicaments énergiques dont on a fait l'essai jusqu'à présent sur des sujets sains, a déjà permis d'observer, il ne reste plus dès aujourd'hui que peu de maladies contre lesquelles on ne puisse trouver, parmi ces substances, un remède homœopathique passable (2), qui rétablisse

(1) Je fus d'abord seul à faire de l'étude des effets purs des médicaments la principale et la plus importante de mes occupations. Depuis, j'ai été aidé par quelques jeunes médecins, dont j'ai scrupuleusement examiné les observations. Mais que ne parviendra-t-on pas à opérer, en fait de guérisons, dans l'immense domaine des maladies, quand de nombreux observateurs, sur l'exactitude desquels on pourra compter, auront contribué de leurs recherches sur eux-mêmes à enrichir cette matière médicale, la seule qui soit vraie ! L'art de guérir se rapprochera alors des sciences mathématiques, sous le rapport de la certitude.

(2) Voyez ci-dessus 109, la note.

la santé d'une manière douce, sûre et durable, c'est-à-dire avec infiniment plus de certitude qu'on n'en aurait en recourant aux thérapeutiques générales et spéciales de la médecine allopathique, dont les mélanges de médicaments inconnus ne font que dénaturer et aggraver les maladies chroniques, et retardent plutôt qu'ils n'accélèrent la guérison des maladies aiguës.

146. Le troisième point de la tâche d'un véritable médecin est d'employer les puissances morbifiques artificielles (médicaments) dont on a constaté les effets purs sur l'homme sain, de la manière la plus convenable pour opérer la guérison homœopathique des maladies naturelles.

147. Celui d'entre ces médicaments dont les symptômes connus ont le plus de ressemblance avec la totalité de ceux qui caractérisent une maladie naturelle donnée, celui-là doit être le remède le mieux approprié, le plus certainement homœopathique, qu'on puisse employer contre cette maladie; il en est le remède spécifique.

148. Un médicament qui possède l'aptitude et la tendance à produire une maladie artificielle aussi semblable que possible à la maladie naturelle contre laquelle on l'emploie, et qu'on administre à juste dose, affecte précisément, dans son action dynamique sur la force vitale morbidement désaccordée, les parties de l'organisme qui avaient été jusqu'alors en proie à la maladie naturelle, et excite en elles la maladie artificielle qu'il peut produire de sa nature. Or celle-ci, en raison de sa similitude et de sa prépondérance, se substitue à la maladie naturelle. Il suit de là qu'à dater de ce moment la force vitale automatique ne souffre plus de cette dernière, et n'est plus atteinte que de l'autre. Mais, la dose du remède ayant été très-faible, la maladie médicinale disparaît bientôt d'elle-même. Vaincue, comme l'est toute affection médicinale modérée, par l'énergie développée de la force vitale, elle laisse le corps libre de toute souffrance, c'est-à-dire dans un état de santé parfaite et durable.

149. Quand l'application du médicament choisi de manière à ce qu'il soit parfaitement homœopathique (1) a été bien faite, la maladie naturelle aiguë dont on veut

(1) Malgré les nombreux ouvrages destinés à diminuer les difficultés de cette recherche, parfois très-laborieuse, du remède sous tous les rapports le mieux approprié homœopathiquement à chaque cas spécial de maladie, elle exige encore qu'on étudie les sources elles-mêmes, qu'on procède avec beaucoup de circonspection, et qu'on ne prenne enfin son parti qu'après avoir sérieusement pesé une multitude de circonstances diverses. La plus belle récompense de celui qui s'y livre est le repos d'une conscience assurée d'avoir rempli fidèlement ses devoirs. Comment un travail si minutieux, si pénible, et cependant seul apte à mettre en état de guérir sûrement les maladies, pourrait-il plaire aux partisans de la nouvelle secte bâtarde qui, n'adoptant que les formes extérieures de l'homœopathie, prescrivent les médicaments pour ainsi dire à la volée (*quidquid in buccam venit*), et qui, lorsque le remède choisi à faux ne soulage pas sur-le-champ, s'en prennent non à leur impardonnable incurie, mais à la doctrine elle-même, qu'ils accusent d'imperfection? Ces habiles gens se consolent bientôt de l'insuccès des moyens à peine à demi homœopathiques qu'ils emploient, en recourant de suite aux procédés de l'allopathie, qui leur sont plus familiers, à quelques douzaines de sangsues, à d'innocentes saignées de huit onces, etc. Si le malade survit, ils s'écrient qu'on n'aurait pu le sauver par aucune autre méthode, donnant clairement à entendre que ces moyens empruntés, sans grand travail de tête, à la routine de l'ancienne école, ont eu au fond tout l'honneur de la cure. S'il succombe, ils consolent de leur mieux ses proches, en disant

se débarrasser, quelque maligne et douloureuse qu'elle puisse être, se dissipe en peu d'heures, si elle est récente, et en un petit nombre de jours, si elle est un peu plus ancienne. Toute trace de malaise disparaît; on n'aperçoit aucun ou presque aucun vestige de la maladie artificielle ou médicinale, et la santé se rétablit par une transition rapide, insensible. Pour ce qui est des maux chroniques, et principalement de ceux qui sont compliqués, ils exigent plus de temps pour guérir. Les maladies médicinales chroniques que la médecine allopathique engendre si souvent à côté de la maladie naturelle qu'elle n'a pu détruire, en demandent surtout un très-long, et sont même fréquemment rendues incurables par les soustractions de force et de sucs vitaux qui sont le résultat des moyens de traitement dont les partisans de cette médecine affectionnent l'emploi.

150. Si quelqu'un se plaint d'un ou deux symptômes peu saillants, dont il ne se soit aperçu que depuis peu, le médecin ne doit pas voir en cela une maladie parfaite, qui réclame sérieusement les secours de l'art. Une petite modification apportée au régime et au genre de vie suffit ordinairement pour dissiper de si légères indispositions.

151. Mais quand les symptômes peu nombreux dont se plaint le malade ont beaucoup de violence, le médecin observateur en découvre ordinairement plusieurs

qu'on n'a rien négligé de ce qu'il était humainement possible de faire pour le sauver. Qui voudrait faire à ces hommes inconsidérés et dangereux l'honneur de les admettre parmi les adeptes de l'art pénible, mais salutaire, auquel on donne le nom de médecine homœopathique?

autres encore, qui sont moins bien dessinés, et qui lui donnent une image complète de la maladie.

152. Plus la maladie aiguë est intense, plus les symptômes qui la composent sont ordinairement nombreux et saillants, et plus aussi il est facile de trouver un remède qui lui convienne, pourvu que les médicaments connus dans leur action positive, entre lesquels on doit choisir, soient en nombre suffisant. Parmi les séries de symptômes d'un grand nombre de médicaments, il n'est pas difficile d'en trouver un qui contienne des éléments morbides dont on puisse composer un ensemble de symptômes très-analogue à la totalité des symptômes de la maladie naturelle qu'on a sous les yeux. Or c'est justement ce médicament qui est le remède désirable.

153. Quand on cherche un remède homœopathique spécifique, c'est-à-dire quand on compare l'ensemble des signes de la maladie naturelle avec les séries de symptômes des médicaments bien connus, pour trouver parmi ces derniers une puissance morbifique artificielle semblable au mal naturel dont la guérison est en problème, il faut surtout et presque exclusivement s'attacher aux symptômes frappants, singuliers, extraordinaires et caractéristiques (1), car c'est à ceux-là principalement que doivent répondre des symptômes semblables dans la série de ceux qui naissent du médicament qu'on cherche, pour que ce dernier soit le re-

(1) M. de Bœnninghausen a rendu un grand service à l'homœopathie, par son Exposition des symptômes qui caractérisent les médicaments antipsoriques. (*Tableau de la principale sphère d'action et des propriétés caractéristiques des remèdes antipsoriques,* trad. de l'allemand, Paris, 1834, in-8.)

mède à l'aide duquel il convient le mieux d'entreprendre la guérison. Au contraire, les symptômes généraux et vagues, comme le manque d'appétit, le mal de tête, la langueur, le sommeil agité, le malaise, etc., méritent peu d'attention, parce que presque toutes les maladies et presque tous les médicaments produisent quelque chose d'analogue.

154. Plus la contre-image formée avec la série des symptômes du médicament qui paraît mériter la préférence, en renfermera de semblables à ces symptômes extraordinaires, marquants et caractéristiques de la maladie naturelle, plus la ressemblance sera grande de part et d'autre, et plus aussi ce médicament sera convenable, homœopathique, spécifique dans la circonstance. Une maladie qui n'existe pas de très-longue date cède ordinairement, sans de graves incommodités, à la première dose de ce remède.

155. Je dis *sans de graves incommodités,* parce que, quand un remède parfaitement homœopathique agit sur le corps, il n'y a que les symptômes correspondants à ceux de la maladie qui soient efficaces, qui travaillent à anéantir ces derniers en prenant leur place. Les autres symptômes, souvent nombreux, que la substance médicinale fait naître, et qui ne correspondent à rien dans la maladie présente, ne se montrent presque pas, et le malade va mieux d'heure en heure. La raison en est que la dose d'un médicament dont on veut faire une application homœopathique n'ayant besoin que d'être très-exiguë, la substance se trouve beaucoup trop faible pour manifester ceux de ses symptômes qui ne sont point homœopathiques dans les parties du corps exemptes de la maladie. Elle ne laisse donc agir que ses symptômes homœopathiques sur les points de l'organisme qui sont déjà en proie à l'irritation résultant des symptômes analogues de la maladie naturelle, afin d'y provoquer la force vitale malade à faire naître une affection médicinale analogue, mais plus forte, qui éteint la maladie naturelle.

156. Cependant il n'y a presque pas de remède homœopathique, quelque bien choisi qu'il ait été, qui, surtout à dose trop peu atténuée, ne produise au moins, pendant la durée de son action, des incommodités légères, ou quelque petit symptôme nouveau, chez des malades fort irritables et très-sensibles. Il est presque impossible, en effet, que les symptômes du médicament couvrent aussi exactement ceux de la maladie qu'un triangle peut le faire à l'égard d'un autre qui a des angles et des côtés égaux aux siens. Mais cette anomalie, insignifiante dans un cas favorable, est effacée sans peine par l'énergie propre de l'organisme vivant, et le malade ne s'en aperçoit même pas, à moins qu'il ne soit d'une délicatesse excessive. Le rétablissement de la santé n'en marche pas moins, s'il n'est entravé par des influences médicinales étrangères, des erreurs de régime, ou des passions.

157. Mais, quoiqu'il soit certain qu'un remède homœopathique administré à petite dose anéantit tranquillement la maladie aiguë qui lui est analogue, sans manifester ses autres symptômes non homœopathiques, c'est-à-dire sans exciter de nouvelles et graves incommodités, cependant il lui arrive presque toujours de produire, peu de temps après avoir été pris par le malade, au bout d'une ou plusieurs heures, suivant la dose, une sorte de petite aggravation, qui ressemble tellement à l'affection primitive que le sujet lui-même la prend pour un redoublement de sa propre maladie. Mais ce n'est en réalité qu'une maladie médicinale fort analogue au mal primitif et le surpassant un peu en intensité.

158. Cette petite aggravation homœopathique du mal durant les premières heures, heureux présage qui la plupart du temps annonce que la maladie aiguë cèdera à la première dose, est tout à fait dans la règle : car la maladie médicinale doit naturellement être un peu plus forte que le mal à l'extinction duquel on la destine, si l'on veut qu'elle le surmonte et le guérisse, comme aussi une maladie naturelle ne peut en détruire et faire cesser une autre qui lui ressemble que quand elle a plus de force et d'intensité qu'elle (§§ 43–48).

159. Plus la dose du remède homœopathique est faible, plus aussi l'augmentation apparente de la maladie, dans les premières heures, est légère et de courte durée.

160. Cependant, comme il est presque impossible d'atténuer assez la dose d'un remède homœopathique pour que celui-ci ne soit plus susceptible d'amender, de surmonter et de guérir parfaitement la maladie qui lui est analogue (*voyez* la note à 249), on conçoit sans peine que toute dose de ce médicament qui n'est pas la plus petite possible, puisse encore occasionner une aggravation homœopathique durant la première heure qui s'écoule après que le malade l'a prise (1).

(1) Cette prépondérance des symptômes médicamenteux sur les symptômes morbides naturels, qui ressemble à une exaspération de la ma-

161. Si je rapporte à la première ou aux premières heures l'aggravation homœopathique ou plutôt l'action primitive du remède homœopathique paraissant accroître un peu les symptômes de la maladie naturelle, ce délai s'applique aux affections aiguës et survenues depuis peu (1). Mais quand des médicaments dont l'action se prolonge beaucoup ont à combattre un mal ancien et très-ancien, que par conséquent une dose doit continuer à agir pendant plusieurs jours de suite, alors on voit saillir de temps en temps, durant les six, huit ou dix premiers

ladie, a été remarquée aussi par d'autres médecins, quand le hasard les mettait sur la voie d'un remède homœopathique. Lorsqu'après avoir pris du soufre, le galeux se plaint de ce que l'éruption augmente, le médecin, qui n'en sait point la cause, le console en lui disant qu'il faut que la gale sorte tout entière avant de pouvoir guérir; mais il ignore que c'est un exanthème provoqué par le soufre qui prend l'apparence d'une exaspération de la gale. Leroy (*Médecine maternelle, ou l'art d'élever les enfants*, pag. 376) nous assure que la pensée (*Viola tricolor*) commença par faire empirer une éruption à la face dont elle procura plus tard la guérison; mais il ne savait pas que ce redoublement apparent du mal provenait uniquement de ce qu'on avait administré à trop forte dose le médicament qui, dans ce cas, se trouvait homœopathique. Lysons (*Med. Trans.*, vol. II, Londres, 1772) dit que les maladies de peau qui cèdent le plus sûrement à l'écorce d'orme, sont celles que cette substance fait augmenter au commencement. S'il n'avait pas, suivant l'usage de la médecine allopathique, administré l'écorce d'orme à des doses énormes, mais que, comme l'exigeait son caractère homœopathique, il l'eût fait prendre à des doses extrêmement faibles, les exanthèmes contre lesquels il la prescrivait auraient guéri sans éprouver cet accroissement d'intensité, ou du moins n'en auraient subi qu'un très-peu prononcé.

(1) Quoique l'effet des médicaments qui sont doués par eux-mêmes de l'action la plus prolongée, se dissipe rapidement dans les maladies aiguës, il dure longtemps dans les affections chroniques (provenant de la psore), et de là vient que les médicaments antipsoriques ne produisent souvent pas cette exaspération homœopathique dans les premières heures, mais les déterminent plus tard et à des heures différentes des huit ou dix premiers jours.

jours, quelques-uns des effets primitifs de ces médicaments, quelques-unes de ces exaspérations apparentes des symptômes du mal primordial, qui durent une ou plusieurs heures, tandis que l'amendement général se prononce d'une manière sensible dans les intervalles. Ce petit nombre de jours une fois écoulés, l'amélioration produite par les effets primitifs du médicament continue encore pendant plusieurs jours, presque sans que rien la trouble.

162. Le nombre des médicaments dont on connait exactement l'action véritable et pure étant très-limité encore, il arrive quelquefois qu'il n'y a qu'une portion des symptômes de la maladie à guérir qui se rencontre dans la série des symptômes du médicament le plus homœopathique, et que par conséquent on est obligé d'employer cette imparfaite puissance morbifique artificielle, à défaut d'une autre qui le soit moins.

163. Dans ce cas, il ne faut pas espérer du remède dont on se sert une guérison complète et exempte d'inconvénients. On voit survenir pendant son emploi quelques accidents qui ne se remarquaient point auparavant dans la maladie, et qui sont des symptômes accessoires dépendants d'un médicament imparfaitement approprié. Cet inconvénient n'empêche pas, il est vrai, que le remède n'anéantisse une grande partie du mal, c'est-à-dire les symptômes morbides semblables aux symptômes médicinaux, et qu'il ne résulte de là un commencement bien prononcé de guérison; mais on n'en observe pas moins la provocation de quelques maux accessoires, qui seulement sont toujours très-modérés quand on a soin d'atténuer assez la dose.

164. Le petit nombre des symptômes homœopathiques qu'on rencontre parmi ceux du médicament auquel l'absence d'un autre mieux approprié oblige de recourir, ne nuit jamais à la guérison, quand il se compose en grande partie des symptômes extraordinaires qui distinguent et caractérisent la maladie ; la guérison ne s'ensuit pas moins, sans de graves incommodités.

165. Mais quand, parmi les symptômes du médicament choisi, il ne s'en trouve aucun qui ressemble parfaitement aux symptômes saillants et caractéristiques de la maladie, que le médicament ne correspond à cette dernière qu'à l'égard d'accidents généraux et vagues (mal de cœur, langueur, mal de tête, etc.), et que, parmi les médicaments connus, il n'y en a pas de plus homœopathique dont on puisse faire choix, le médecin ne doit pas s'attendre à un résultat avantageux immédiat de l'administration d'un remède si imparfait.

166. Ce cas est cependant fort rare, parce que le nombre des médicaments dont on connaît les effets purs a beaucoup augmenté dans ces derniers temps, et quand il se rencontre, les inconvénients qui en découlent diminuent dès qu'on peut employer ensuite un remède dont les symptômes ressemblent davantage à ceux de la maladie.

167. En effet, si l'usage du remède imparfaitement homœopathique, dont on se sert d'abord, entraîne des maux accessoires de quelque gravité, on ne permet pas, dans les maladies aiguës, que la première dose accomplisse son action tout entière ; avant qu'elle l'ait épuisée, on examine de nouveau l'état modifié du malade, et l'on joint ce qui reste des symptômes primitifs aux symptômes récemment apparus, pour former du tout une nouvelle image de maladie.

168. On trouve plus aisément alors, parmi les médicaments connus, un remède analogue, dont il suffira de faire usage une seule fois, sinon pour détruire tout à fait la maladie, du moins pour rendre la guérison bien plus prochaine. Si ce nouveau médicament ne suffit pas pour ramener complétement la santé, on recommence à examiner ce qui reste encore de l'état maladif, et l'on choisit ensuite le remède homœopathique le mieux approprié à la nouvelle image qu'on obtient. On continue de même jusqu'à ce qu'on soit arrivé au but, c'est-à-dire à rendre au malade la pleine jouissance de la santé.

169. Il peut arriver qu'en examinant une maladie pour la première fois, et choisissant pour la première fois aussi le remède, on trouve que la totalité des symptômes n'est pas suffisamment couverte par les éléments morbifiques d'un seul médicament, ce qui tient au petit nombre de ceux dont l'action pure est bien connue, et que deux remèdes rivalisent de convenance, l'un étant homœopathique pour telle partie des symptômes de la maladie, le second l'étant davantage pour telle autre. Cependant il n'est pas proposable d'employer d'abord celui de ces deux remèdes qu'on jugerait être le plus convenable, puis de donner aussitôt après le second, parce que, les circonstances ayant changé, celui-ci ne conviendrait plus au reste des symptômes encore subsistants, et qu'en pareil cas il faudrait examiner de nouveau l'état de la maladie, pour juger, d'après l'image qu'on s'en formerait, du remède qui homœopathiquement conviendrait alors le mieux à son nouvel état.

170. Ici, comme toutes les fois qu'un changement a eu lieu dans l'état de la maladie, il faut donc rechercher ce qui reste encore actuellement des symptômes, et choisir un remède aussi convenable que possible au nouvel état présent du mal, sans avoir nul égard au médicament qui, dans l'origine, avait paru être le meilleur après celui dont on s'est réellement servi. Il n'arrivera pas souvent que le second des deux remèdes qu'on avait d'abord jugés convenables, le soit encore à ce moment. Mais si, après un nouvel examen de l'état du malade, on trouvait qu'alors encore il lui convînt, ce serait un motif de plus pour lui accorder la préférence.

171. Dans les maladies chroniques non vénériennes, celles qui par conséquent proviennent de la psore, on a souvent besoin, pour guérir, d'employer l'un après l'autre plusieurs remèdes, dont chacun, soit qu'on n'en donne qu'une seule dose, soit qu'on le répète plusieurs fois de suite, doit être choisi homœopathique au groupe de symptômes qui subsiste encore après que le précédent a épuisé son action.

172. Une difficulté semblable naît du trop petit nombre des symptômes de la maladie, circonstance qui mérite également de fixer l'attention, puisqu'en parvenant à l'écarter, on lève presque toutes les difficultés qu'à part la pénurie de remèdes homœopathiques connus, peut présenter cette plus parfaite de toutes les méthodes curatives.

173. Les seules maladies qui paraissent avoir peu de symptômes, et par là se prêter plus difficilement à la guérison, sont celles qu'on pourrait appeler partielles, parce qu'elles n'ont qu'un ou deux symptômes principaux et saillants, qui masquent presque tous les autres. Ces maladies sont la plupart chroniques.

174. Leur symptôme principal peut être ou un mal interne, par exemple une céphalalgie datant de plusieurs années, une diarrhée invétérée, une ancienne cardialgie, etc., ou une lésion externe. Ces dernières affections sont celles qu'on appelle plus particulièrement *maladies locales*.

175. Pour ce qui est des maladies partielles de la première espèce, le défaut d'attention de la part du médecin est souvent la seule cause qui l'empêche d'apercevoir les autres symptômes à l'aide desquels il pourrait compléter le tableau de la maladie.

176. Il est cependant quelques maladies, en petit nombre, qui, malgré tout le soin avec lequel on les examine dans le principe (§§ 84- 98), ne montrent qu'un ou deux symptômes forts et violents ; tous les autres n'existent qu'à un degré peu prononcé.

177. Pour traiter avec succès ce cas, qui d'ailleurs se présente fort rarement, on commence par choisir, d'après l'indication des symptômes peu nombreux qu'on aperçoit, le médicament qui paraît être le plus homœopathique.

178. Il pourra se faire que ce remède, choisi d'après toutes les exigences de la loi homœopathique, offre la maladie artificielle que son analogie avec la maladie naturelle rend propre à opérer la destruction de cette dernière, et cela sera d'autant plus possible, que les symptômes du mal naturel seront plus saillants, plus prononcés, plus caractéristiques.

179. Mais ce qui arrive bien plus fréquemment, c'est qu'il ne conviendra qu'en partie à la maladie, et qu'il ne s'y adaptera pas d'une manière exacte, parce que le choix n'aura pu être fait d'après un nombre suffisant de symptômes.

180. Or, opérant alors sur une maladie à laquelle il ne correspond qu'en partie, le médicament provoquera des maux accessoires, comme dans le cas (*V.* § 162 et suivants) où le choix est rendu imparfait par la pénurie de remèdes homœopathiques. Il fera donc naître plusieurs accidents appartenant à la série de ses propres symptômes. Mais ces accidents sont également des symptômes propres à la maladie elle-même, dont le malade ne s'était point aperçu jusqu'à ce moment, ou qu'il n'avait encore éprouvés que rarement, et qui ne font alors que se développer à un plus haut degré. Des accidents se manifesteront ou s'exaspèreront, que peu de temps auparavant le malade n'apercevait point, ou ne ressentait que d'une manière très-vague.

181. On objectera peut-être que les maux accessoires et les nouveaux symptômes de maladie qui paraissent alors, doivent être mis sur le compte du remède qui vient d'être administré. Telle est leur source en effet (1). Sans doute ils proviennent de ce remède

(1) A moins qu'ils ne soient dus à un grand écart de régime, à une

(V. § 105); mais ils n'en sont pas moins des symptômes que la maladie était apte, par elle-même, à produire chez le sujet; et le médicament, en sa qualité de provocateur d'accidents semblables, les a seulement fait éclore, les a déterminés à paraître. En un mot, la totalité des symptômes qui se montrent alors doit être considérée comme appartenant à la maladie même, comme étant son véritable état actuel, et c'est sous ce point de vue qu'il faut l'envisager aussi en la traitant.

182. C'est ainsi que le choix des médicaments, presque inévitablement imparfaits à cause du trop petit nombre de symptômes présents, rend cependant le service de compléter l'ensemble des symptômes de la maladie, et facilite de cette manière la recherche d'un second remède plus homœopathique.

183. A moins donc que la violence des accidents nouvellement développés n'exige de prompts secours, ce qui doit être rare, à cause de l'exiguïté des doses homœopathiques, et l'est surtout dans les maladies très-chroniques, il faut, quand le premier médicament n'opère plus rien d'avantageux, tracer un tableau nouveau de la maladie, d'après lequel on choisit un second remède homœopathique qui soit justement conforme à son état actuel. Ce choix sera d'autant plus facile que le groupe des symptômes est devenu plus nombreux et plus complet (1).

passion violente, ou à un mouvement tumultueux dans l'organisme, comme l'établissement ou la cessation des règles, la conception, l'accouchement, etc.

(1) Un cas très-rare dans les maladies chroniques, mais qui se rencontre assez souvent dans les affections aiguës, est celui où, malgré l'exiguïté des symptômes, le malade se sent néanmoins fort mal, de

184. On continue de même, après l'effet complet de chaque dose, à noter l'état de ce qui reste de la maladie, en signalant les symptômes encore subsistants, et l'image qui résulte de là sert à trouver un nouveau remède aussi homœopathique que possible. Cette marche est celle qu'il faut suivre jusqu'à la guérison.

185. Parmi les maladies partielles, celles qui sont appelées *locales* tiennent une place importante. On entend par là des changements et des souffrances qui surviennent aux parties extérieures du corps. L'école a enseigné jusqu'ici qu'il n'y avait que ces parties extérieures qui fussent affectées en pareil cas, et que le reste du corps ne prenait point part à la maladie, proposition absurde en théorie, et qui a conduit aux applications thérapeutiques les plus pernicieuses.

186. Celles des maladies dites locales dont l'origine est récente, et qui proviennent uniquement d'une cause extérieure, semblent être les seules qui aient des titres réels à ce nom. Mais il faut alors que la lésion soit fort peu grave : car, quand elle a quelque importance, l'organisme vivant tout entier s'en ressent, la fièvre se déclare, etc. C'est à la chirurgie qu'il appartient de traiter ces maux, en tant qu'il faut porter des secours mécaniques aux parties souffrantes pour écarter et anéantir les obstacles également mécaniques à la guérison, qu'elle-même on ne doit attendre que de la force vitale. Ici se

manière qu'on peut attribuer cet état à l'engourdissement de la sensibilité, qui ne permet pas au sujet de percevoir nettement les douleurs et les incommodités. En pareil cas, l'opium fait cesser cet état de stupeur du système nerveux, et les symptômes de la maladie se dessinent clairement pendant la réaction de l'organisme.

rangent, par exemple, les réductions, la réunion des plaies, l'extraction des corps étrangers qui ont pénétré dans les parties vivantes, l'ouverture des cavités splanchniques, soit pour enlever un corps qui est à charge à l'économie, soit pour procurer issue à des épanchements ou collections de liquides, la coaptation des bouts d'un os fracturé, la consolidation d'une fracture, au moyen d'un bandage approprié, etc. Mais quand, à l'occasion de pareilles lésions, l'organisme entier réclame des secours dynamiques actifs pour être mis en état d'accomplir l'œuvre de la guérison, quand, par exemple, on a besoin de recourir à des médicaments internes pour mettre fin à une fièvre violente provenant d'une grande meurtrissure, d'une dilacération des parties molles, chairs, tendons et vaisseaux, quand il faut combattre la douleur causée par une brûlure ou par une cautérisation, alors commencent les fonctions du médecin dynamiste, et les secours de l'homœopathie deviennent nécessaires.

187. Mais il en est tout autrement des maux, changements et souffrances qui surviennent à la surface du corps sans avoir pour cause une violence exercée du dehors, ou du moins à la suite d'une lésion extérieure presque insignifiante. Ces maladies ont leur source dans une affection intérieure. Il est donc aussi absurde que dangereux de les donner pour des symptômes purement locaux, et de les traiter exclusivement, ou à peu près, par des applications topiques, comme s'il s'agissait d'un cas chirurgical, ainsi que l'ont fait jusqu'à présent les médecins de tous les siècles.

188. On donne à ces maladies l'épithète de locales

parce qu'on les croit des affections exclusivement fixées aux parties extérieures, auxquelles l'organisme prend peu ou point de part, en quelque sorte comme s'il en ignorait l'existence (1).

189. Cependant il suffit de la moindre réflexion pour concevoir qu'un mal externe qui n'a point été occasionné par une grave violence exercée du dehors, ne peut ni naître, ni persister, ni moins encore empirer, sans une cause interne, sans la coopération de l'organisme entier, sans, par conséquent, que ce dernier soit malade. Il ne saurait se manifester si la santé générale n'était désaccordée, si la force vitale dominante, toutes les parties sensibles et irritables, tous les organes vivants du corps n'y prenaient part. Sa production ne serait même pas concevable si elle n'était le résultat d'une altération de la vie entière, tant les parties du corps sont intimement liées les unes aux autres et forment un tout indivisible, eu égard à la manière de sentir et d'agir. Il ne peut pas survenir une éruption aux lèvres, un panaris, sans que, précédemment et simultanément, il n'y ait quelque dérangement intérieur chez le sujet.

190. Tout véritable traitement médical d'un mal survenu aux parties extérieures du corps sans violence exercée du dehors qui y ait donné lieu, doit donc avoir pour but l'anéantissement et la guérison, par des remèdes internes, du mal général dont l'organisme entier souffre. C'est de cette manière seulement qu'il peut être rationnel, sûr et radical.

(1) C'est là une des nombreuses absurdités pernicieuses de l'ancienne école.

191. Cette proposition est mise hors de doute par l'expérience, qui montre que tout remède interne énergique produit, immédiatement après avoir été administré, des changements considérables dans l'état général du malade, et en particulier dans celui des parties extérieures affectées, que la médecine vulgaire regarde comme isolées, lors même que ces parties sont situées aux extrémités du corps. Et ces changements sont de la nature la plus salutaire : ils consistent dans la guérison de l'homme tout entier, qui fait disparaître en même temps le mal local, sans qu'il soit nécessaire d'employer aucun remède extérieur, pourvu que le remède intérieur qu'on dirige contre l'ensemble de la maladie ait été bien choisi et soit parfaitement homœopathique.

192. La meilleure manière d'arriver à ce but consiste, quand on examine le cas de maladie, à prendre en considération non-seulement le caractère exact de l'affection locale, mais encore toutes les autres altérations qui se remarquent dans l'état du malade sans qu'on puisse les attribuer à l'action des médicaments. Tous ces symptômes doivent être réunis en une image complète, afin qu'on procède à la recherche d'un remède homœopathique convenable parmi les médicaments dont on connaît les symptômes morbides qu'ils sont capables de déterminer.

193. Ce remède, donné uniquement à l'intérieur, et dont une seule dose suffira si le mal est d'origine récente, guérit simultanément la maladie générale du corps et l'affection locale. Un pareil effet de sa part doit nous prouver que le mal local dépendait uniquement d'une maladie du corps entier, et qu'il faut le considérer comme une partie inséparable du tout, comme un des symptômes les plus considérables et les plus saillants de la maladie générale.

194. Il ne convient ni dans les affections locales aiguës qui se sont développées rapidement, ni dans celles qui existent déjà de longue date, de faire l'application sur la partie malade d'aucun topique quelconque, fût-ce même la substance qui, prise intérieurement, serait homœopathique ou spécifique, et quand bien même on administrerait simultanément cet agent médicinal à l'intérieur. Car les affections locales aiguës, comme inflammations, érysipèles, etc., qui ont été produites non par des lésions externes d'une violence proportionnée à la leur, mais par des causes dynamiques ou internes, cèdent d'ordinaire aux remèdes intérieurs susceptibles de faire naître un état de choses interne et externe semblable à celui qui existe actuellement (1). Si elles ne disparaissent pas tout à fait par là, si, malgré la régularité du genre de vie, il reste encore quelque trace de maladie que la force vitale n'ait point le pouvoir de ramener aux conditions de l'état normal, alors l'affection locale aiguë était, ce qui arrive assez souvent, le produit du réveil d'une psore jusqu'alors comme assoupie dans l'intérieur de l'organisme, et qui est sur le point de se manifester sous la forme d'une maladie chronique.

195. Dans ces cas, qui ne sont point rares, il faut, pour obtenir une guérison radicale, diriger un traitement antipsorique approprié à la fois et contre les affections qui persistent encore, et contre les symptômes

(1) Par exemple l'aconit, le rhus, la belladonne, le mercure, etc.

que le malade éprouvait ordinairement par le passé. Du reste, le traitement antipsorique interne est seul nécessaire dans les affections locales chroniques qui ne sont pas manifestement vénériennes.

196. On pourrait croire que la guérison de ces maladies s'effectuerait d'une manière plus prompte si le moyen reconnu homœopathique pour la totalité des symptômes était employé non-seulement à l'intérieur, mais encore à l'extérieur, et qu'un médicament appliqué sur le point malade même y devrait produire un changement plus rapide.

197. Mais cette méthode doit être rejetée non-seulement dans les affections locales qui dépendent du miasme de la psore, mais encore dans celles qui proviennent du miasme de la syphilis ou de celui de la sycose. Car l'application simultanée d'un médicament à l'intérieur et à l'extérieur, dans des maladies qui ont pour symptôme principal un mal local fixe, a l'inconvénient grave que l'affection extérieure (1) disparaît d'ordinaire plus vite que la maladie interne; ce qui peut faire croire à tort que la guérison est complète, ou du moins rend difficile et parfois même impossible de juger si la maladie totale a été anéantie par le remède donné intérieurement.

198. Le même motif doit faire rejeter l'application purement locale aux symptômes extérieurs d'une maladie miasmatique, des médicaments qui ont le pouvoir de guérir cette dernière, quand on les donne à l'intérieur. Car, si l'on se borne à supprimer localement ces

(1) L'éruption psorique récente, les chancres, les fics.

symptômes, une obscurité impénétrable se répand ensuite sur le traitement interne nécessaire au rétablissement parfait de la santé : le symptôme principal, l'affection locale, a disparu, et il ne reste plus que les autres symptômes, beaucoup moins significatifs et constants, qui souvent sont trop peu caractéristiques pour qu'on puisse en tirer une image claire et complète de la maladie.

199. Si le remède homœopathique de la maladie n'était point encore trouvé (1) lorsque le symptôme local a été détruit par la cautérisation, l'excision ou des applications dessiccatives, le cas devient beaucoup plus embarrassant, à cause de l'incertitude et de l'inconstance des symptômes qui restent encore ; car le symptôme externe qui, mieux qu'aucune autre circonstance, aurait pu guider dans le choix du remède et indiquer combien de temps on doit l'employer à l'intérieur pour anéantir entièrement la maladie, se trouve soustrait à l'observation.

200. Si ce symptôme existait encore, on aurait pu trouver le remède homœopathique convenable à l'ensemble de la maladie ; ce remède une fois découvert, la persistance de l'affection locale annoncerait que la cure n'est point encore parfaite, tandis que sa disparition prouverait qu'on a extirpé le mal jusqu'aux racines, et que la guérison est absolue, avantage qu'on ne saurait assez apprécier.

201. Il est évident que la force vitale chargée d'une

(1) Comme c'était le cas avant moi pour les remèdes antisycosiques et antipsoriques.

maladie chronique dont elle ne peut triompher par sa propre énergie, ne se décide à faire naître une affection locale dans une partie extérieure quelconque, qu'afin d'apaiser, en lui abandonnant des organes dont l'intégrité n'est pas absolument nécessaire à l'existence, un mal interne qui menace de briser les rouages essentiels de la vie et de détruire la vie elle-même. Son but est de transporter en quelque sorte la maladie d'un lieu dans un autre, et de substituer un mal externe à un mal interne. L'affection locale fait taire de cette façon la maladie intérieure, mais sans pouvoir la guérir ni la diminuer essentiellement (1). Le mal local n'est cependant jamais autre chose qu'une partie de la maladie générale, mais une partie que la force vitale organique a fort agrandie, et qu'elle a reportée sur la surface extérieure du corps, où le danger est moindre, afin de diminuer d'autant l'affection intérieure. Mais cette dernière n'est rien moins que guérie pour cela : au contraire, elle fait peu à peu des progrès, de sorte que la nature est forcée de grossir et d'aggraver aussi le symptôme local, afin qu'il continue à pouvoir la remplacer jusqu'à un certain point, et lui procurer une sorte de soulagement. Ainsi, les vieux ulcères aux jambes s'agrandissent tant que la psore interne n'est point guérie, et les chancres augmentent d'étendue tant que

(1) Les cautères des médecins de l'ancienne école produisent quelque chose d'analogue. Ces ulcères que l'art fait naître à l'extérieur apaisent bien plusieurs maladies chroniques intérieures, mais ne les réduisent au silence que pour un laps de temps très-court, sans pouvoir les guérir ; d'un autre côté, ils affaiblissent l'organisme, et lui portent une atteinte bien plus profonde que ne le feraient la plupart des métastases provoquées instinctivement par la force vitale.

la syphilis interne reste sans guérison, à mesure que, par les progrès du temps, la maladie totale prend plus de développement et acquiert plus d'intensité.

202. Si le médecin, imbu des préceptes de l'école ordinaire, détruit le mal local par des remèdes extérieurs, dans la persuasion où il est de guérir ainsi la maladie tout entière, la nature remplace ce symptôme en donnant l'éveil aux souffrances intérieures et aux autres symptômes qui, bien qu'existant déjà, semblaient n'avoir fait que sommeiller jusqu'alors, c'est-à-dire en exaspérant la maladie interne. Il est donc faux que, comme on a coutume de s'exprimer, les remèdes extérieurs aient fait alors rentrer le mal local dans le corps, ou qu'ils l'aient jeté sur les nerfs.

203. Tout traitement externe d'un symptôme local qui a pour but de l'éteindre à la surface du corps sans guérir la maladie miasmatique interne, qui, par exemple, se propose d'effacer l'éruption galeuse de la peau au moyen d'onctions, de faire cicatriser un chancre en le cautérisant, de détruire un fic par la ligature ou l'application d'un fer rouge, cette pernicieuse méthode, si généralement employée aujourd'hui, est la principale source des innombrables maladies chroniques, portant des noms ou n'en ayant point, sous le poids desquelles gémit l'humanité entière. C'est une des actions les plus criminelles dont la médecine ait pu se rendre coupable. Cependant on a généralement opéré ainsi jusqu'à ce jour, et l'on n'enseigne même pas d'autre règle de conduite dans les écoles (1).

(1) Car tous les médicaments qu'on prescrivait de donner à l'intérieur en pareil cas, ne servaient qu'à aggraver le mal, puisqu'ils ne

204. Si l'on excepte les maux chroniques qui tiennent à l'insalubrité du genre de vie habituel, et ces innombrables maladies médicamenteuses (*V.* 74) qui sont produites par les fausses et dangereuses méthodes de traitement dont les médecins de l'ancienne école aiment tant à prolonger l'emploi dans des affections souvent légères, toutes les autres maladies chroniques, sans exception, dépendent d'un miasme chronique, de la syphilis, de la sycose, mais surtout de la psore, qui se trouvait en possession de l'organisme entier et en pénétrait toutes les parties dès avant même l'apparition du symptôme local primitif, éruption psorique, chancre et bubon ou fic, et qui, lorsqu'on lui enlève ce symptôme, éclate inévitablement tôt ou tard, en faisant naître une multitude d'affections dont aucune ne serait aussi fréquente si les médecins s'étaient toujours attachés à guérir radicalement les miasmes eux-mêmes, et à les anéantir dans l'organisme, par des remèdes homœopathiques internes, sans attaquer leurs symptômes locaux par des topiques.

205. Le médecin homœopathiste ne traite jamais les symptômes primitifs des miasmes chroniques, non plus que les maux secondaires résultant de leur développement, par des moyens locaux agissant d'une manière soit dynamique (1), soit mécanique. Quand les uns ou

possédaient point la vertu spécifique de le guérir dans sa totalité, mais que cependant ils attaquaient l'organisme, l'affaiblissaient et lui attiraient d'autres maladies médicamenteuses chroniques.

(1) En conséquence, je ne puis conseiller, par exemple, la destruction locale du cancer aux lèvres ou à la face (fruit d'une psore très-développée?) par la pommade arsénicale du frère Côme, non-seulement parce que cette méthode est extrêmement douloureuse et échoue souvent, mais encore et surtout parce qu'un pareil moyen dynamique,

les autres viennent à paraître, il s'attache uniquement à guérir le grand miasme qui en est la base; de cette manière les symptômes primitifs et les symptômes secondaires disparaissent d'eux-mêmes. Mais, comme cette méthode n'était pas celle qu'on suivait avant lui, et que malheureusement il trouve la plupart du temps les symptômes primitifs (1) déjà effacés à l'extérieur par les médecins qui l'ont précédé, il a le plus souvent à s'occuper des symptômes secondaires, des maux provoqués par le développement des miasmes, et surtout des maladies chroniques nées d'une psore interne. Je renvoie sur ce point à mon *Traité des maladies chroniques*, dans lequel j'ai indiqué la marche à suivre d'une manière aussi rigoureuse qu'il était possible à un seul homme de le faire après de longues années d'expérience, d'observation et de méditation.

206. Avant d'entreprendre la cure d'une maladie

bien qu'il débarrasse localement le corps de l'ulcère cancéreux, ne diminue pas le moins du monde la maladie fondamentale, de sorte que la force conservatrice de la vie est obligée de reporter le foyer du grand mal qui existe à l'intérieur sur une partie plus essentielle (comme il arrive dans toutes les métastases), et de provoquer ainsi la cécité, la surdité, la démence, l'asthme suffocant, l'hydropisie, l'apoplexie, etc. Mais la pommade arsénicale ne parvient même à détruire l'ulcération locale que quand cette dernière n'est point très-étendue et que la force vitale conserve une grande énergie : or, dans un tel état de choses, il est encore possible de guérir le mal primitif tout entier. L'extirpation du cancer, soit à la face, soit au sein, et celle des tumeurs enkystées, donnent absolument le même résultat. L'opération est suivie d'un état un peu plus fâcheux encore, ou du moins l'époque de la mort se trouve avancée. Ces effets ont eu lieu dans une quantité innombrable de cas; mais l'ancienne école n'en persiste pas moins toujours dans son aveuglement. Voyez *Bulletin de l'Académie royale de médecine*, t. IX, pag. 330 et suiv.

(1) Éruption psorique, chancres (bubons), fics.

chronique, il est nécessaire de rechercher avec le plus grand soin (1) si le malade a été infecté de la syphilis ou de la gonorrhée ; car s'il en était ainsi, le traitement devrait recevoir une impulsion spéciale en ce sens, et même ne point avoir d'autre but, s'il n'existait que des signes de syphilis ou de sycose, ce qui est fort rare aujourd'hui. Mais dans le cas même où l'on aurait à guérir la psore, il faut également chercher à savoir si une infection de ce genre a eu lieu, parce qu'alors il y aurait complication des deux maladies, ce qui a lieu quand les signes ne sont pas purs ; car toujours, ou presque toujours, lorsque le médecin croit avoir sous les yeux une ancienne maladie vénérienne, c'est principalement une complication de syphilis et de psore qui s'offre à lui, le miasme psorique interne étant la cause fondamentale la plus fréquente des maladies chroniques, que trop souvent les aventureuses manœuvres de l'allopathie viennent encore défigurer et monstrueusement exaspérer.

207. Si ce qui précède est vrai, le médecin homœo-

(1) Quand on prend des informations de ce genre, il ne faut pas s'en laisser imposer par les assertions des malades et de leurs parents, qui assignent pour causes aux maladies chroniques, même les plus graves et les plus invétérées, un refroidissement subi longues années auparavant, une frayeur éprouvée jadis, un effort, un chagrin, etc. Ces causes sont beaucoup trop petites pour engendrer une maladie chronique dans un corps sain, l'y entretenir pendant des années entières et la rendre plus grande d'année en année, comme il arrive à toutes les affections chroniques provenant d'une psore développée. Des causes bien autrement importantes que celles-ci doivent avoir présidé à la naissance et aux progrès d'un mal chronique grave et opiniâtre, et celles qui viennent d'être énumérées sont propres tout au plus à tirer un miasme chronique de son assoupissement léthargique.

pathiste doit encore s'informer des traitements allopathiques auxquels la personne atteinte de maladie chronique a pu être soumise jusqu'alors, des médicaments qui ont été mis en usage de préférence et le plus fréquemment, des eaux minérales auxquelles on a eu recours et des effets qu'en a produits l'usage. Ces renseignements lui sont nécessaires pour concevoir jusqu'à quel point la maladie a dégénéré de son état primitif, corriger en partie ces altérations artificielles, s'il est possible d'y parvenir, ou du moins éviter les médicaments dont on a fait abus jusqu'à ce moment.

208. La première chose à faire ensuite, c'est de s'enquérir de l'âge du malade, de son genre de vie, de son régime, de ses occupations, de sa situation domestique, de ses rapports sociaux, etc. On examine si ces diverses circonstances contribuent à accroître le mal, et jusqu'à quel point elles peuvent favoriser le traitement ou lui être défavorables. On ne négligera pas non plus de rechercher si la disposition d'esprit et la manière de penser du malade mettent obstacle à la guérison, s'il faut leur imprimer une autre direction, les favoriser ou les modifier.

209. C'est seulement à la suite de plusieurs entretiens consacrés à se procurer tous ces renseignements préalables, que le médecin cherche à tracer, d'après les règles exposées précédemment, un tableau aussi complet que possible de la maladie, afin de pouvoir noter les symptômes saillants et caractéristiques d'après lesquels il choisit le premier remède antipsorique ou autre, en prenant pour guide, au début du traitement, l'analogie aussi grande que possible des symptômes.

210. A la psore se rapportent presque toutes les maladies que j'ai appelées autrefois partielles, et qui paraissent plus difficiles à guérir en raison de ce caractère même, consistant en ce que tous leurs autres accidents disparaissent devant un grand symptôme prédominant. Ici se rangent les maladies de l'esprit et du moral. Ces affections ne forment cependant point une classe à part et tout à fait séparée des autres : car l'état du moral et de l'esprit change dans toutes les maladies appelées corporelles (1), et l'on doit le comprendre parmi les symptômes principaux qu'il importe de noter, quand on veut tracer une image fidèle de la maladie, d'après laquelle on puisse ensuite la combattre homœopathiquement avec succès.

211. Cela va si loin que l'état moral du malade est souvent ce qui décide surtout dans le choix à faire du remède homœopathique : car cet état est un symptôme caractéristique, un de ceux que doit le moins laisser échapper un médecin habitué à faire des observations exactes.

(1) Combien de fois ne rencontre-t-on pas des malades qui, bien qu'en proie depuis plusieurs années à des affections très-douloureuses, ont conservé néanmoins une humeur douce et paisible, de sorte qu'on se sent pénétré de respect et de compassion pour eux ? Mais, quand on a triomphé du mal, ce qui est souvent possible par la méthode homœopathique, on voit parfois éclater le changement de caractère le plus affreux, et reparaître l'ingratitude, la dureté de cœur, la méchanceté raffinée, les caprices révoltants, qui étaient le lot du sujet avant qu'il ne tombât malade. Souvent un homme, patient quand il se portait bien, devient emporté, violent, capricieux, insupportable, ou impatient et désespéré, lorsqu'il tombe malade. Il n'est pas rare que la maladie hébète l'homme d'esprit, qu'elle fasse d'un esprit faible une tête plus capable, et d'un être apathique un homme plein de présence d'esprit et de résolution.

212. Le créateur des puissances médicinales a eu singulièrement égard aussi à cet élément principal de toutes les maladies, le changement de l'état du moral et de l'esprit: car il n'existe pas un seul médicament héroïque qui n'opère un changement notable dans l'humeur et la manière de penser du sujet sain auquel on l'administre, et chaque substance médicinale en produit un différent.

213. On ne guérira donc jamais d'une manière conforme à la nature, c'est-à-dire d'une manière homœopathique, tant qu'à chaque cas individuel de maladie, même aiguë, on n'aura pas simultanément égard au symptôme du changement survenu dans l'esprit et le moral, et qu'on ne choisira point pour remède un médicament susceptible de provoquer par lui-même, non-seulement des symptômes pareils à ceux de la maladie, mais encore un état moral et une disposition d'esprit semblables (1).

214. Ce que j'ai à dire du traitement des affections de l'esprit et du moral se réduira donc à peu de chose: car on ne peut pas les guérir autrement que toutes les autres maladies, c'est-à-dire que, dans chaque cas individuel, il faut leur opposer un remède ayant une puissance morbifique aussi semblable que possible à celle de la maladie elle-même, eu égard à l'effet qu'il produit sur le corps et sur l'âme des personnes en santé.

(1) L'aconit produit rarement, jamais même, une guérison rapide et durable, quand l'humeur du malade est égale et paisible; ni la noix vomique, quand le caractère est doux et flegmatique; ni la pulsatille, quand il est gai, serein et opiniâtre; ni la fève de Saint-Ignace, quand l'humeur est invariable et peu sujette à se ressentir soit du chagrin, soit de la frayeur.

215. Presque toutes les maladies qu'on appelle affections de l'esprit et du moral ne sont autre chose que des maladies du corps dans lesquelles l'altération des facultés morales et intellectuelles est devenue tellement prédominante sur les autres symptômes, dont la diminution a lieu plus ou moins rapidement, qu'elle finit par prendre le caractère d'une maladie partielle et presque d'une affection locale.

216. Les cas ne sont point rares, dans les maladies dites corporelles qui menacent l'existence, comme la suppuration du poumon, l'altération de tout autre viscère essentiel, la fièvre puerpérale, etc., où, le symptôme moral augmentant rapidement d'intensité, la maladie dégénère en une espèce de manie, de mélancolie ou de fureur, ce qui éloigne le danger de mort résultant jusque-là des symptômes physiques. Ceux-ci s'amendent au point d'en revenir presque à l'état de santé, ou plutôt ils diminuent tellement qu'on ne peut plus s'apercevoir de leur présence qu'en mettant beaucoup de persévérance et de finesse dans ses observations. De cette manière, ils dégénèrent en une maladie partielle et pour ainsi dire locale, dans laquelle le symptôme moral, auparavant très-léger, a pris une prépondérance telle qu'il est devenu le plus saillant de tous, qu'il tient en grande partie la place des autres, et qu'il apaise leur violence en agissant sur eux à la manière d'un palliatif. En un mot, le mal des organes grossiers du corps a été transporté aux organes presque spirituels de l'âme, qu'aucun anatomiste n'a pu atteindre encore et n'atteindra jamais de son scalpel.

217. Dans les affections de ce genre, il faut procé-

der avec un soin tout particulier à la recherche de l'ensemble des signes, tant sous le rapport des symptômes corporels, que notamment sous celui du symptôme principal et caractéristique, l'état de l'esprit et du moral. C'est le seul moyen de parvenir ensuite à trouver, dans le nombre des médicaments dont les effets purs sont connus, un remède homœopathique ayant la puissance d'éteindre la totalité du mal à la fois, c'est-à-dire dont la série des symptômes propres en contienne qui ressemblent le plus possible non-seulement aux symptômes corporels du cas présent de maladie, mais encore, et surtout, à ses symptômes moraux.

218. Pour arriver à posséder la totalité des symptômes, il faut en premier lieu décrire exactement tous ceux que la maladie corporelle offrait avant le moment où, par la prédominance du symptôme moral, elle a dégénéré en affection de l'esprit et de l'âme. Ces renseignements seront fournis par les personnes qui entourent le malade.

219. En comparant ces précédents symptômes de maladie corporelle avec les traces qui en subsistent encore aujourd'hui, mais presque effacées, et qui, même à cette époque, redeviennent parfois assez sensibles quand il y a quelque moment lucide, ou que la maladie mentale éprouve une diminution passagère, on se convaincra pleinement que, quoique voilés, ils n'ont jamais cessé d'exister.

220. Si l'on ajoute à tout cela l'état du moral et de l'esprit que les personnes placées autour du malade et le médecin lui-même ont observé avec le plus grand soin, on a une image complète de la maladie, et l'on peut ensuite procéder à la recherche du médicament homœopathique propre à la guérir, c'est-à-dire, si l'affection mentale dure déjà depuis quelque temps, de celui des moyens antipsoriques qui a la propriété de produire des symptômes semblables et principalement un désordre analogue dans les facultés morales.

221. Cependant si l'état de calme et de tranquillité ordinaire au malade a été subitement remplacé, sous l'influence de la peur, du chagrin, des boissons spiritueuses, etc., par la démence ou par la fureur, offrant ainsi le caractère d'une maladie aiguë, on ne peut pas, quoique l'affection provienne presque toujours d'une psore interne, chercher à la combattre de suite par l'emploi des remèdes antipsoriques. Il faut d'abord lui opposer les médicaments apsoriques, par exemple l'aconit, la belladonne, la pomme épineuse, la jusquiame, le mercure, etc., à des doses extrêmement faibles, afin de l'abattre assez pour ramener la psore à sa précédente condition latente, ce qui fait paraître le malade rétabli.

222. Mais qu'on se garde bien de regarder comme guéri le sujet qu'on a ainsi délivré d'une maladie aiguë du moral ou de l'esprit par des remèdes apsoriques. Loin de là, il faut se hâter de lui faire subir un traitement antipsorique prolongé, pour le débarrasser du miasme chronique, qui est redevenu latent à la vérité, mais qui n'en est pas moins tout prêt à reparaître de nouveau (1). En effet, il n'y a point à redouter d'accès

(1) Il arrive très-rarement qu'une affection de l'esprit ou du moral qui dure déjà depuis quelque temps, cesse d'elle-même (par le transport de la maladie interne sur les organes plus grossiers du corps). C'est

pareil à celui qu'on a fait cesser, quand le malade demeure fidèle au genre de vie qui lui a été prescrit.

223. Mais si l'on s'abstient de recourir au traitement antipsorique, on peut être presque certain qu'il suffira d'une cause bien plus légère encore que celle qui a provoqué la première apparition de la manie, pour en ramener un second accès plus grave et plus long, durant lequel la psore se développera presque toujours d'une manière complète, et dégénèrera en une aliénation mentale périodique ou continue, dont ensuite il sera plus difficile d'obtenir la guérison par les antipsoriques.

224. Dans le cas où la maladie mentale ne serait point encore tout à fait formée, et où l'on serait en doute de savoir si elle résulte réellement d'une affection corporelle, ou si elle n'est pas plutôt la suite d'une éducation mal dirigée, de mauvaises habitudes, d'une moralité pervertie, d'un esprit négligé, de la superstition ou de l'ignorance, le moyen suivant pourra tirer d'embarras. On fera au malade des exhortations amicales, on lui présentera des motifs de consolation, on lui adressera des remontrances sérieuses, on lui proposera des raisonnements solides : si le désordre de l'esprit ne

dans ces cas peu communs qu'on voit des hommes quitter une maison d'aliénés, en apparence guéris. Hors de là les établissements demeurent encombrés, et les nouveaux aliénés n'y trouvent de place qu'autant que la mort y établit des vacances. Nul n'en sort guéri d'une manière réelle et durable ! Preuve éclatante, entre tant d'autres, du néant de la médecine à laquelle on a ridiculement donné l'épithète de rationnelle. Combien de fois, au contraire, la pure et vraie médecine, l'homœopathie, n'a-t-elle pas réussi à remettre des aliénés en possession de la santé du corps et de l'esprit, à les rendre au monde pour lequel ils étaient perdus !

provient pas d'une maladie corporelle, il cèdera bientôt; mais si le contraire a lieu, le mal empirera rapidement, le mélancolique deviendra encore plus sombre, plus abattu et plus inconsolable, le maniaque plus malicieux et plus exaspéré, l'homme en démence plus imbécile (1).

225. Mais il y a aussi, comme on vient de le voir, quelques maladies mentales, en petit nombre, qui ne proviennent pas uniquement de la dégénérescence d'une maladie corporelle, et qui, le corps lui-même étant fort peu atteint, tirent leur source d'affections morales, telles qu'un chagrin prolongé, des mortifications, le dépit, des offenses graves, et surtout la crainte et la frayeur. Celles-là aussi influent avec le temps sur la santé du corps, et la compromettent souvent à un haut degré.

226. Ce n'est que dans les maladies mentales ainsi engendrées et alimentées par l'âme elle-même, qu'on peut compter sur les remèdes moraux, mais seulement aussi longtemps qu'elles sont encore récentes et qu'elles n'ont pas trop altéré l'état du corps. Dans ce cas, il est possible que la confiance qu'on témoigne au malade, les exhortations bienveillantes qu'on lui prodigue, les discours sensés qu'on lui tient, et souvent une déception masquée avec art, rétablissent promptement la santé de l'âme, et, avec l'assistance d'un régime con-

(1) Il semble que l'esprit sente à regret la vérité de ces représentations, et agisse sur le corps comme s'il voulait rétablir l'harmonie détruite; mais celui-ci réagit par sa maladie sur les organes de l'esprit et de l'âme, et augmente le désordre qui y règne déjà en rejetant ses propres souffrances sur eux. Comparez Esquirol : *Des maladies mentales considérées sous les rapports médical, hygiénique et médico-légal*, Paris, 1838, 2 vol. in-8, atlas.

venable, ramènent aussi le corps aux conditions de l'état normal.

227. Mais ces maladies ont également pour source un miasme psorique, qui seulement n'était pas encore sur le point de se développer d'une manière complète, et la prudence exige qu'on soumette le sujet à un traitement antipsorique radical, si l'on veut éviter qu'il retombe dans la même affection mentale, ce qui n'arrive que trop aisément.

228. Dans les maladies de l'esprit et du moral produites par une affection du corps dont la guérison s'obtient uniquement par un médicament homœopathique antipsorique, aidé d'un genre de vie sagement calculé, il est bon cependant de joindre à ces moyens un certain régime auquel l'âme doit être assujettie. Il faut que, sous ce rapport, le médecin et ceux qui entourent le malade tiennent scrupuleusement envers lui la conduite qui aura été jugée convenable. Au maniaque furieux on oppose le calme et le sang-froid d'une volonté ferme et inaccessible à la crainte; à celui qui exhale ses souffrances en plaintes et en lamentations, on témoigne une muette compassion par l'expression des traits du visage et le caractère des gestes; on écoute en silence le bavardage de l'insensé, sans cependant avoir l'air de n'y porter aucune attention, comme on le fait, au contraire, envers celui dont les actes ou les discours sont révoltants. Pour ce qui est des dégâts qu'un maniaque pourrait commettre, on se borne à les prévenir et à les empêcher, sans jamais lui en faire reproche, et il faut tout disposer de manière à ne jamais recourir aux châtiments et tourments corporels (1). Cette dernière condition est d'autant plus facile à remplir que l'usage des moyens coërcitifs ne trouve même pas son excuse dans la répugnance des malades à prendre les remèdes; car, avec la méthode homœopathique, les doses sont si faibles que jamais les substances médicinales ne se décèlent au goût, et qu'on peut les faire avaler au malade, dans sa boisson, sans qu'il s'en doute.

229. La contradiction, les admonitions trop vives, les remontrances trop acerbes et la violence conviennent aussi peu qu'une condescendance faible et timide, et ne nuisent pas moins dans le traitement des maladies mentales. Mais c'est surtout l'ironie et la déception dont ils peuvent s'apercevoir qui irritent les maniaques et aggravent leur état. Le médecin et celui qui les surveille doivent toujours avoir l'air de croire qu'ils jouissent de leur raison. On s'attache aussi à éloigner d'eux tous les objets extérieurs qui pourraient porter le trouble dans leurs sens ou leur âme. Il n'y a point de distractions pour leur esprit entouré d'un nuage. Pour

(1) On ne saurait trop s'étonner de la dureté et de l'absurdité que déploient, dans plusieurs maisons de fous, en Angleterre et en Allemagne, des médecins qui, sans connaître la seule vraie méthode de guérir les maladies mentales, l'emploi contre elles des médicaments homœopathiques antipsoriques, se contentent de torturer et d'accabler de coups les êtres les plus dignes de compassion parmi tous les infortunés. En usant de moyens aussi révoltants, ils se rabaissent bien au-dessous des geôliers dans les maisons de correction; car c'est en raison de la mission qu'ils en ont reçue, et sur des criminels, que ceux-ci agissent, tandis que ceux-là, trop ignorants ou trop paresseux pour chercher une méthode convenable de traitement, semblent n'exercer tant de cruauté sur d'innocents malades que par dépit de ne pouvoir les guérir.

leur âme révoltée ou languissante dans les chaînes d'un corps malade, il n'y a ni récréations salutaires, ni moyens de s'éclairer, ni possibilité de se calmer par des paroles, des lectures ou autrement. Rien ne peut leur procurer du calme, si ce n'est la guérison. La tranquillité et le bien-être ne rentrent dans leur âme que quand leur corps est revenu à la santé.

230. Si le remède antipsorique dont on a fait choix pour un cas donné d'aliénation mentale, affection qu'on sait être diversifiée à l'infini, est parfaitement homœopathique à l'image fidèle de l'état de la maladie, conformité d'autant plus facile à trouver, quand le nombre des médicaments bien connus est assez grand, que le symptôme principal, c'est-à-dire l'état moral du malade, se prononce hautement, alors la plus petite dose suffit souvent pour produire en peu de temps une amélioration très-prononcée, qu'on n'avait pu obtenir de tous les autres moyens allopathiques administrés aux doses les plus fortes et prodigués presque jusqu'au point d'amener la mort. Je puis même affirmer, d'après une longue expérience, que la supériorité de l'homœopathie sur toutes les autres méthodes curatives imaginables, ne se montre nulle part avec plus d'éclat que dans les maladies mentales anciennes qui doivent leur origine à des affections corporelles, ou qui se sont développées en même temps qu'elles.

231. Il est encore une classe de maladies qui méritent un examen tout particulier. Ce sont non-seulement celles qui reviennent à des époques fixes, comme les innombrables fièvres intermittentes et les affections en apparence non fébriles affectant la même forme, mais encore celles dans lesquelles certains états morbides alternent avec d'autres à des époques irrégulières.

232. Ces dernières, les maladies alternantes, sont également très-diversifiées(1), mais elles appartiennent toutes à la grande série des maladies chroniques. La plupart sont un résultat du développement de la psore, quelquefois, mais rarement, compliquée avec un miasme syphilitique. C'est pourquoi on les guérit, dans le premier cas, par des médicaments antipsoriques alternant avec des antisyphilitiques, comme je l'ai enseigné dans mon *Traité des maladies chroniques*.

233. Les maladies intermittentes proprement dites ou typiques sont celles dans lesquelles un état morbide semblable à celui qui existait antérieurement, re-

(1) Il est possible que deux ou trois états différents alternent ensemble. Il peut se faire, par exemple, en ce qui concerne l'alternance de deux états divers, que certaines douleurs se manifestent aux extrémités inférieures dès qu'une ophthalmie disparaît, et qu'ensuite celle-ci revienne aussitôt que les douleurs cessent; ou que des spasmes et des convulsions alternent immédiatement avec une autre affection quelconque, soit du corps entier, soit de quelqu'une de ses parties. Mais il est possible aussi, en cas d'une triple alliance d'états alternatifs dans une maladie continue, qu'à une surabondance apparente de santé, une exaltation des facultés du corps et de l'esprit (gaieté inaccoutumée, vivacité excessive, sentiment exagéré de bien-être, appétit immodéré, etc.), on voie succéder brusquement une humeur sombre et mélancolique, une insupportable disposition à l'hypochondrie, avec trouble de plusieurs fonctions vitales, de la digestion, du sommeil, etc., et que ce second état fasse place, d'une manière plus ou moins prompte, au sentiment de malaise que le sujet éprouve dans les temps ordinaires. Souvent il n'y a plus aucune trace de l'état antérieur quand le nouveau s'établit. Souvent aussi il en reste encore quelques vestiges. Dans certaines circonstances, les états morbides qui alternent ensemble sont, de leur nature, entièrement opposés l'un à l'autre, comme, par exemple, la mélancolie et la folie gaie ou la fureur.

paraît à la suite d'un intervalle assez régulier de bien-être apparent, et s'éteint de nouveau après avoir duré un laps de temps également déterminé. Ce phénomène a lieu, non-seulement dans les nombreuses variétés de fièvres intermittentes, mais encore dans les maladies en apparence apyrétiques qui paraissent et disparaissent à des époques fixes.

234. Les états morbides en apparence apyrétiques qui affectent un type bien prononcé, c'est-à-dire qui reviennent à des époques fixes chez un même sujet, et qui, en général, ne se manifestent point d'une manière sporadique ou épidémique, appartiennent tous à la classe des maladies chroniques. La plupart tiennent à une affection psorique pure, rarement compliquée avec la syphilis, et on les combat avec succès par le genre de traitement que réclame cette maladie. Cependant il est quelquefois nécessaire d'employer comme moyen intercurrent une très-petite dose homœopathique de quinquina, pour éteindre complétement leur type intermittent.

235. A l'égard des fièvres intermittentes (1) qui rè-

(1) Jusqu'à présent la pathologie, qui n'est point encore sortie de l'état d'enfance, ne connaît qu'une seule fièvre intermittente, qu'elle appelle aussi fièvre froide. Elle n'admet non plus d'autre différence que celle du temps dans lequel reviennent les accès, et c'est là-dessus que sont fondées les dénominations de fièvre quotidienne, fièvre tierce, fièvre quarte, etc. Mais, outre la diversité qu'elles offrent relativement à leurs époques de retour, les fièvres intermittentes présentent encore d'autres différences plus importantes. Parmi ces fièvres, il en est une foule auxquelles on ne peut donner le nom de froides, parce que leurs accès consistent uniquement en chaleur; d'autres ne sont caractérisées que par du froid, suivi ou non de sueur; d'autres encore glacent tout le corps du malade, et lui font cependant éprouver une sensation de cha-

gnent d'une manière sporadique ou épidémique, et non de celles qui sont endémiques dans les contrées marécageuses, nous trouvons souvent que chacun de leurs accès ou paroxysmes est également composé de deux états alternants contraires, froid et chaleur, ou chaleur et froid; mais le plus fréquemment il l'est de

leur, ou bien excitent en lui la sensation du froid, quoique son corps
paraisse très-chaud à la main qui y touche; dans plusieurs, l'un des paroxysmes se borne à des frissons ou à du froid, que remplace immédiatement le bien-etre, et celui qui vient après ne consiste qu'en chaleur,
suivie ou non de sueur; là, c'est la chaleur qui parait d'abord, et le froid
se déclare ensuite; ici, le froid et la chaleur font place à une apyrexie
complète, tandis que le paroxysme suivant, qui n'a souvent lieu qu'au
bout de plusieurs heures, est marqué uniquement par des sueurs; dans
certains cas, on n'observe aucune trace de sueur; dans certains autres,
l'accès se compose uniquement de sueur, sans froid ou sans chaleur, ou
de sueur coulant seulement pendant la chaleur. Il existe de même une
infinité de différences relatives surtout aux symptômes accessoires, au
caractère particulier du mal de tête, au mauvais goût dans la bouche,
au mal de cœur, au vomissement, à la diarrhée, à l'absence ou au degré
de la soif, au genre des douleurs qui se font sentir dans le corps et les
membres, au sommeil, au délire, aux altérations de l'humeur, aux spasmes, etc., qui se manifestent pendant ou après le froid, pendant ou
après la chaleur, pendant ou après la sueur, sans compter une multitude
d'autres diversités encore. Ce sont là assurément des fièvres intermittentes bien différentes les unes des autres, dont chacune réclame naturellement un mode de traitement homœopathique qui lui soit propre. Il
est vrai, on doit l'avouer, que presque toutes elles peuvent être supprimées (ce qui arrive souvent) par de grandes, par d'énormes doses de
quinquina ou de sulfate de quinine, c'est-à-dire que ces substances empêchent leur retour périodique et détruisent leur type; mais quand le
médicament a été mis en usage contre les fièvres intermittentes auxquelles il ne convenait point, le malade n'est point guéri parce qu'on a
éteint le type de son affection, il est malade d'une autre manière, et
souvent il l'est beaucoup plus qu'auparavant; il est en proie à une maladie quinique spéciale et chronique, que la véritable médecine a souvent
bien de la peine à guérir dans un court espace de temps. Et c'est là ce
qu'on voudrait appeler guérir!

trois, froid, chaleur et sueur. C'est pourquoi aussi il faut que le remède qu'on choisit contre elles, et qu'on prend en général dans la classe des apsoriques éprouvés, puisse également, ce qui est le plus sûr, exciter, chez les personnes en santé, deux (ou trois) états alternants semblables, ou du moins qu'il ait la faculté de provoquer par lui-même, avec tous ses symptômes accessoires, celui de ces deux ou trois états alternants, froid, chaleur et sueur, qui est le plus fort et le plus prononcé. Cependant c'est principalement d'après les symptômes de l'état du malade pendant l'apyrexie qu'on doit se guider pour choisir le médicament homœopathique (1).

236. La méthode qui convient le mieux et qui est la plus utile dans ces maladies, consiste à donner le remède immédiatement ou du moins très-peu de temps après la fin de l'accès. Administré de cette manière, il a le temps de produire dans l'organisme tous les effets qui dépendent de lui pour rétablir la santé sans violence et sans orage ; tandis que, si on le faisait prendre immédiatement avant le paroxysme, fût-il même homœopathique ou spécifique au plus haut degré, son effet coïnciderait avec le renouvellement naturel de la maladie, et provoquerait dans l'organisme un tel combat, une réaction si vive, que le malade perdrait au moins beaucoup de ses forces, et que sa vie pourrait

(1) M. de Bœnninghausen a le premier discuté ce sujet si vaste, et facilité par ses recherches le choix du médicament qui convient dans les diverses épidémies de fièvres intermittentes. (*Essai d'une thérapie homœopathique des fièvres intermittentes*, Paris, 1833, in-8.)

même courir des dangers (1). Mais quand on donne le médicament aussitôt après la fin de l'accès, et avant que le paroxysme prochain se prépare, même de loin, à paraître, l'organisme est dans la meilleure disposition possible pour se laisser tranquillement modifier par le remède et ramener ainsi à l'état de santé.

237. Si le temps de l'apyrexie est très-court, comme dans quelques fièvres graves, ou s'il est marqué par des accidents qui se rattachent au paroxysme précédent, alors il faut administrer le remède homœopathique dès que la sueur ou les autres symptômes indiquant la fin de l'accès commencent à diminuer.

238. Ce n'est que quand le médicament convenable a, par une seule dose, anéanti plusieurs paroxysmes et ramené manifestement la santé, mais que cependant on voit reparaître au bout de quelque temps des indices d'un nouvel accès, qu'on peut et qu'on doit répéter le même remède, pourvu que la totalité des symptômes soit encore la même. Mais ce retour de la même fièvre, après un intervalle de santé, n'est possible que quand la cause qui a provoqué la maladie pour la première fois continue encore à exercer son influence sur le sujet, comme il arrive dans les contrées marécageuses. En pareil cas, on ne parvient souvent à obtenir une guérison durable qu'en éloignant le sujet de cette cause occasionnelle ; par exemple, en lui conseillant d'aller habiter un pays montagneux, si la fièvre dont il était atteint a été produite par des effluves de marais.

(1) On en a la preuve dans les cas, malheureusement trop peu rares, où une dose modérée d'opium, administrée pendant le froid de la fièvre, a causé d'une manière prompte la mort du malade.

239. Comme presque tous les médicaments, dans l'exercice de leur action pure, excitent une fièvre particulière, et même une sorte de fièvre intermittente, qui diffère de toutes les fièvres provoquées par d'autres médicaments, l'immense liste des substances médicinales nous offre les moyens de combattre homœopathiquement toutes les fièvres intermittentes naturelles. Déjà même nous en trouvons d'efficaces contre une foule de ces affections dans le petit nombre de médicaments qui ont été essayés jusqu'à présent sur des personnes bien portantes.

240. Lorsque l'on a reconnu qu'un remède est homœopathique ou spécifique dans une épidémie régnante de fièvres intermittentes, qu'on rencontre cependant un malade qui ne guérit pas d'une manière complète, et que ce n'est pas l'influence d'une contrée marécageuse qui s'oppose à la guérison, l'obstacle vient constamment alors d'un miasme psorique occulte, et l'on doit par conséquent mettre les médicaments antipsoriques en usage jusqu'à ce que la santé soit parfaitement rétablie.

241. Les fièvres intermittentes qui se déclarent épidémiquement dans des contrées où d'ailleurs elles ne sont point endémiques, sont des maladies chroniques composées d'accès aigus isolés. Chaque épidémie spéciale a son caractère propre, commun à tous les individus qu'elle attaque, et qui, lorsqu'on l'a reconnu d'après l'ensemble des symptômes communs à tous les malades, indique le remède homœopathique ou spécifique convenable aussi dans la totalité des cas. En effet, ce remède guérit presque généralement les malades qui, avant l'épidémie, jouissaient d'une santé supportable, c'est-à-dire n'étaient point atteints d'une affection chronique due au développement de la psore.

242. Mais si, dans une épidémie de fièvres intermittentes, on a laissé passer les premiers accès sans les guérir, ou si les malades ont été affaiblis par de faux traitements allopathiques, alors la psore, qui malheureusement existe chez un si grand nombre d'individus, quoiqu'à l'état de sommeil, se développe, revêt ici le type intermittent, et joue en apparence le rôle de la fièvre intermittente épidémique, de sorte que le médicament qui aurait été salutaire dans les premiers paroxysmes, et qui rarement appartient à la classe des antipsoriques, cesse de convenir, et ne peut plus être d'aucun secours. Dès lors on n'a plus sous les yeux qu'une fièvre intermittente psorique, dont on triomphe ordinairement avec une très-petite dose de soufre ou de foie de soufre, qu'on est rarement obligé de répéter.

243. Dans les fièvres intermittentes, souvent fort graves, qui affectent un individu isolé, hors de toute influence des émanations marécageuses, on doit bien, comme dans les maladies aiguës en général, dont elles se rapprochent sous le point de vue de leur origine psorique, commencer par essayer, pendant quelques jours, un remède non antipsorique, homœopathique au cas qui se présente ; mais, si la guérison se fait attendre, on saura qu'il s'agit d'une psore qui est au moment de se développer, et que les antipsoriques sont dès lors les seuls moyens dont on puisse attendre secours efficace.

244. Les fièvres intermittentes endémiques dans les contrées marécageuses et dans les pays sujets aux inondations, embarrassent beaucoup les médecins de l'école régnante. Cependant un homme peut s'accoutumer dans sa jeunesse à l'influence d'un pays couvert de marais, et y vivre en santé, pourvu qu'il s'astreigne à un genre de vie régulier, et qu'il ne soit pas assailli par la misère, les fatigues ou des passions destructives. Les fièvres intermittentes endémiques l'attaqueront tout au plus à son arrivée dans le pays ; mais une ou deux petites doses de quinquina préparé selon la méthode homœopathique suffiront pour l'en délivrer promptement, si, du reste, il ne s'écarte point de la régularité dans sa manière de vivre. Mais quand un homme qui prend assez d'exercice et qui suit un régime convenable dans tout ce qui a rapport à l'esprit et au corps, ne guérit point d'une fièvre intermittente des marais par l'influence de ce seul moyen, on doit être certain qu'il existe chez lui une psore sur le point de se développer, et que sa fièvre intermittente ne cèdera qu'à un traitement antipsorique (1). Il arrive quelquefois, si cet homme quitte sans délai la contrée marécageuse pour en aller habiter une autre sèche et montueuse, qu'il semble renaître à la santé, que la fièvre l'abandonne, quand elle n'avait pas encore jeté de profondes racines, c'est-à-dire que la psore repasse à l'état latent, parce qu'elle n'était point encore arrivée à son dernier degré de développement ; mais jamais il ne guérit, jamais il ne jouit d'une santé parfaite, s'il ne se soumet à l'usage des remèdes antipsoriques.

245. Après avoir vu quel égard on doit avoir, dans

(1) Des doses considérables et souvent répétées de quinquina, et le sulfate de quinine, peuvent bien délivrer le malade des accès typiques de la fièvre intermittente des marais, mais il n'en demeure pas moins malade d'une autre manière, tant qu'on ne lui administre pas de remèdes antipsoriques.

les traitements homœopathiques, aux diversités principales des maladies et aux circonstances particulières qu'elles peuvent offrir, nous passons aux remèdes eux-mêmes, à la manière de s'en servir, et au genre de vie que le malade dois observer pendant qu'il est soumis à leur action,

Toute amélioration, dans les maladies aiguës ou chroniques, qui se dessine franchement, et fait des progrès continuels, est un état qui, aussi longtemps qu'il dure, interdit formellement la répétition d'un médicament quelconque, parce que celui dont le malade a fait usage continue encore à produire le bien qui peut en résulter. Toute nouvelle dose d'un remède quelconque, même de celui qui a été donné en dernier lieu, et qui jusqu'à ce moment s'est montré salutaire, n'aboutirait alors qu'à troubler l'œuvre de la guérison.

246. Il arrive bien quelquefois, quand la dose du médicament homœopathique est très-exiguë, que, si rien ne trouble ce remède dans son action, il continue lentement à améliorer l'état du malade, et accomplit, en quarante, cinquante, cent jours, tout le bien qu'on peut attendre de lui dans la circonstance où on l'emploie. Mais, d'un côté, ce cas est rare, et, de l'autre, il importe beaucoup au médecin comme au malade que cette longue période soit raccourcie de moitié, des trois quarts ou même plus, si faire se peut, afin d'obtenir une guérison beaucoup plus prompte. Des observations faites depuis peu, et répétées un grand nombre de fois, nous ont appris qu'on peut arriver à ce résultat, sous trois conditions cependant : d'abord que le choix du médicament ait été parfaitement homœopathique à tous égards ; en second lieu, qu'on le donne à la dose la plus exiguë, celle qui est le moins susceptible de révolter la force vitale, tout en conservant assez d'énergie pour la modifier convenablement ; enfin que cette faible mais efficace dose du médicament choisi avec un soin scrupuleux soit répétée aux intervalles (1) que l'expérience enseigne convenir le mieux pour accélérer autant que possible la guérison, sans que néanmoins la force vitale, qui doit créer par là une affection médicinale analogue à la maladie naturelle, puisse se sentir poussée à des réactions contraires au but qu'on veut atteindre.

247. Sous ces conditions, les doses minimes d'un remède parfaitement homœopathique peuvent être répétées, avec un succès marqué, souvent incroyable, à des distances de quatorze, douze, dix, huit et sept jours. On peut même les rapprocher davantage dans les maladies chroniques qui diffèrent peu des affections aiguës et qui demandent qu'on se hâte. Les intervalles peuvent diminuer encore dans les maladies aiguës, et se réduire à vingt-quatre, douze, huit et quatre heures. Enfin ils peuvent être d'une heure et même de cinq minutes seulement dans les affections extrêmement aiguës. Le tout est réglé d'après la rapidité plus ou moins grande du cours de la maladie et de l'action du médicament qu'on emploie.

248. La dose d'un même médicament est répétée

(1) L'auteur place ici une longue note que nous supprimons, parce que nous l'avons reproduite en entier dans le premier volume de notre Traduction du *Traité de matière médicale pure*, Paris, 1834. (*Prolégomènes*, t. I, p. 87, *sur la répétition d'un médicament homœopathique*.) (*Note du traducteur.*)

à plusieurs reprises en raison des circonstances. Mais on ne la réitère que jusqu'à la guérison, ou jusqu'à ce que, le remède cessant de produire aucune amélioration, le reste de la maladie offre un groupe différent de symptômes, qui réclame le choix d'un autre remède homœopathique.

249. Tout médicament prescrit pour un cas de maladie qui, dans le cours de son action, provoque des symptômes nouveaux, non inhérents à l'affection qu'on veut guérir et graves, n'est point habile à procurer une véritable guérison (1). On ne peut pas le regarder comme homœopathique. En pareil cas, il faut, si l'aggravation est considérable, s'empresser de recourir à l'antidote, pour l'éteindre en partie, avant de choisir un médicament dont les symptômes ressemblent davantage à ceux de la maladie, ou si les accidents ne sont pas trop graves, donner de suite un autre remède qui ait plus de conformité avec l'état actuel du mal.

250. Cette conduite sera prescrite plus impérieusement encore si, dans un cas pressant, le médecin ob-

(1) L'expérience ayant prouvé qu'il est presque impossible d'atténuer assez la dose d'un remède parfaitement homœopathique pour qu'elle ne suffise point à produire une amélioration prononcée dans la maladie contre laquelle on la dirige (*V*. §§ 161, 179), ce serait agir en sens inverse du but qu'on se propose, et vouloir nuire au malade, que d'imiter la médecine vulgaire, qui, lorsqu'elle n'obtient pas d'amendement, ou voit même les choses empirer, répète le même médicament, en redouble même la dose, dans la persuasion où elle est qu'il n'a pu servir parce qu'on l'avait donné en trop petite quantité. Si le malade n'a commis aucun écart, soit au physique, soit au moral, toute augmentation qui s'annonce par de nouveaux symptômes atteste seulement que le remède dont on a fait choix n'était point adapté au cas, mais elle ne prouve jamais que la dose en ait été trop faible.

servateur, qui épie avec soin les événements, s'aperçoit, au bout de six, huit ou douze heures, qu'il s'est trompé dans le choix du dernier remède, parce que l'état du malade empire un peu d'heure en heure et qu'il se manifeste de nouveaux symptômes. En pareille occurrence, il lui est permis, il est même de son devoir de réparer la faute qu'il a faite, en choisissant un autre remède homœopathique qui ne convienne pas seulement d'une manière passable à l'état présent de la maladie, mais qui y soit aussi approprié que possible (*V.* 161).

251. Il est quelques médicaments, par exemple la fève Saint-Ignace, le sumac vénéneux, et peut-être aussi la bryone, dont la faculté de modifier l'état de l'homme consiste principalement en effets alternants, sorte de symptômes d'action primitive qui sont en partie opposés les uns aux autres. Si, après avoir prescrit une de ces substances, en conséquence d'un choix rigoureusement homœopathique, le médecin ne voyait survenir aucune amélioration, une seconde dose, tout aussi exiguë que la première, et qu'il pourrait faire prendre au bout de quelques heures déjà, si la maladie était aiguë, le conduirait promptement au but, dans la plupart des cas (1).

252. Mais si, en ce qui concerne les autres médicaments, on voyait, dans une maladie chronique (psorique), le remède le mieux homœopathique (antipsorique), administré à la dose convenable (la plus petite possible), ne pas procurer d'amélioration, ce serait un signe certain que la cause qui entretient la maladie

(1) Comme je l'ai développé dans les Prolégomènes de l'article consacré à la fève Saint-Ignace. (*Traité de matière médicale pure*, Paris, 1834, t. II, p. 378.)

subsiste encore, et qu'il y a, dans le genre de vie du malade, ou dans ce qui l'entoure, quelque circonstance qu'on doit commencer par écarter, si l'on veut rendre la guérison durable.

253. Parmi les signes qui, dans toutes les maladies, celles surtout dont le caractère est aigu, annoncent un léger commencement d'amélioration ou d'augmentation que tout le monde n'a pas le talent d'apercevoir, les plus manifestes et les plus sûrs se tirent de l'humeur du malade et de la manière dont il se comporte en tous points. Si le mal commence à s'amender, quelque peu que ce soit, le malade se sent plus à son aise, il est plus tranquille, il a plus de liberté d'esprit, le courage renaît en lui, et toutes ses manières deviennent pour ainsi dire plus naturelles. Le contraire a lieu si la maladie empire, même très-légèrement ; on aperçoit dans l'humeur et l'esprit du malade, dans toutes ses actions, dans tous ses gestes, dans toutes les positions qu'il prend, quelque chose d'insolite qui n'échappe point à un observateur attentif, mais qu'on éprouve beaucoup de peine à décrire (1).

254. Si l'on ajoute encore, soit l'apparition de nou-

(1) Les signes d'amélioration relatifs à l'humeur et à l'esprit du malade se manifestent peu de temps après qu'il a pris le remède, quand la dose a été convenablement atténuée, c'est-à-dire aussi petite que possible. Une dose plus forte que la nécessité ne l'exige, même du remède le plus homœopathique, agit avec trop de violence, et porte de suite un trouble trop grand et trop prolongé dans les facultés intellectuelles et morales, pour qu'on puisse reconnaître de bonne heure l'amélioration dans l'état de ces dernières. Je ferai remarquer ici que cette règle si importante est une de celles contre lesquelles pèchent le plus les homœopathistes qui débutent et les médecins qui passent de l'ancienne école à la nouvelle. Ceux-ci, aveuglés par les préjugés, craignent en pareil cas de

veaux symptômes, soit l'exaspération de ceux qui existaient déjà, ou, au contraire, la diminution des symptômes primitifs, sans qu'il s'en soit manifesté de nouveaux, le médecin doué d'un esprit observateur et pénétrant ne pourra bientôt plus douter que la maladie ne soit aggravée ou améliorée, quoique, dans le nombre des malades, il s'en trouve qui soient incapables d'annoncer eux-mêmes s'ils vont mieux ou plus mal, et certains même qui ne veulent pas le dire.

255. Cependant, même dans ce dernier cas, on peut arriver à une pleine et entière conviction en reprenant tous les symptômes qu'on a notés dans le tableau de la maladie, et les passant en revue l'un après l'autre, de concert avec le malade. Quand ce dernier n'accuse pas de nouveaux symptômes, dont il n'avait point parlé autrefois, quand aucun des anciens accidents ne s'est aggravé, quand enfin on a déjà remarqué de l'amélioration dans les facultés morales et intellectuelles, il faut bien que le médicament ait opéré une diminution essentielle de la maladie, ou, si trop peu de temps encore s'est écoulé depuis son administration, qu'il soit sur le point de la produire. Mais si, le remède ayant été bien choisi, l'amendement tardait trop à se manifester, il faudrait s'en prendre ou à quelque faute commise par le malade, ou à la trop longue durée de l'aggravation homœopathique (*V.* 157) provoquée par la substance médicinale, et dans ce dernier cas, conclure de là que la dose n'était point assez faible.

recourir aux plus petites doses des dilutions les plus fortes des médicaments, et se privent ainsi des grands avantages qu'on en a mille et mille fois retirés; ils ne peuvent faire ce qu'accomplit la véritable homœopathie, et se donnent à tort pour ses adeptes.

256. D'un autre côté, si le malade accuse quelque symptôme important développé depuis peu et annonçant que le médicament n'était pas parfaitement homœopathique, il aura beau avoir la bonhomie de dire qu'il se sent mieux, le médecin, loin de l'en croire, doit au contraire considérer son état comme plus grave qu'auparavant, et il aura lieu bientôt de s'en convaincre par ses propres yeux.

257. Le vrai médecin se gardera de prendre en affection certains remèdes que le hasard lui a procuré souvent l'occasion d'employer avec succès. Cette prédilection lui en ferait souvent négliger d'autres qui seraient plus homœopathiques et par conséquent plus efficaces.

258. Il évitera également de se prévenir contre des remèdes qui lui auraient fait éprouver quelque échec parce qu'il les avait mal choisis, c'est-à-dire par sa propre faute. Sans cesse il aura présente à l'esprit cette grande vérité que, de tous les médicaments connus, un seul mérite la préférence, celui dont les symptômes ont le plus de ressemblance avec la totalité de ceux qui caractérisent la maladie. Nulle petite passion ne doit être écoutée dans une affaire si sérieuse.

259. Comme il est nécessaire dans la pratique homœopathique que les doses soient très-faibles, on conçoit aisément qu'il faut écarter du régime et du genre de vie des malades tout ce qui pourrait exercer sur eux une influence médicinale quelconque, afin que

l'effet de doses si exiguës ne soit éteint, surpassé ou troublé par aucun stimulant étranger (1).

260. C'est surtout dans les maladies chroniques qu'il importe d'éloigner avec soin tous les obstacles de ce genre, puisque déjà elles sont ordinairement aggravées par eux, ou par d'autres erreurs de régime souvent méconnues (2).

(1) Les doux sons de la flûte qui, de loin et dans le silence de la nuit, disposent un cœur tendre à l'enthousiasme religieux, frappent l'air en vain quand ils sont accompagnés de cris et de bruits discordants.

(2) Par exemple, le café, le thé, la bière contenant des substances végétales douées de propriétés médicamenteuses qui ne sont point appropriées à l'état du malade, les liqueurs préparées avec des aromates médicinaux, toutes les sortes de punch, les chocolats épicés, les eaux de senteur et parfumeries de toute espèce, les bouquets très-odorants, les préparations dentifrices, pulvérulentes ou liquides, dans lesquelles il entre des substances médicinales, les sachets parfumés, les mets fortement assaisonnés, les pâtisseries et les glaces aromatisées, les légumes consistant en herbes, racines ou pousses médicinales, le fromage fait, les viandes faisandées, la chair et la graisse de porc, d'oie et de canard, le veau trop jeune, les aliments aigres. Toutes ces choses exercent une action médicinale accessoire, et doivent être éloignées avec soin du malade. On défendra aussi l'abus de toutes les jouissances de la table, même du sucre et du sel. On interdira les boissons spiritueuses, la trop grande chaleur des appartements, les vêtements de flanelle sur la peau (qu'il faut remplacer dans la saison chaude par d'autres vêtements d'abord en coton, puis en toile), la vie sédentaire dans un air renfermé, l'abus de l'exercice purement passif (du cheval, de la voiture, de la balançoire) et de l'allaitement, l'habitude de se mettre au lit pour faire la méridienne et de dormir longtemps, les plaisirs nocturnes, la malpropreté, les voluptés contre nature, les lectures érotiques. On évitera les causes de colère, de chagrin et de dépit, le jeu poussé jusqu'à la passion, les travaux forcés de tête et de corps, le séjour dans les contrées marécageuses, l'habitation dans des lieux où l'air ne se renouvelle point, les besoins pressants, etc. Toutes ces influences doivent être, autant que possible, évitées ou éloignées, si l'on veut que la guérison ait lieu sans obstacle, ou même qu'elle soit possible. Quelques-uns de mes élèves

261. Le régime qui convient le mieux dans les maladies chroniques, pendant qu'on fait usage des médicaments, consiste à éloigner tout ce qui pourrait entraver la guérison, et à faire naître au besoin les conditions inverses, en prescrivant par exemple les distractions innocentes, l'exercice actif au grand air et sans égard au temps, les aliments convenables, nourrissants et privés de vertus médicinales, etc. (1).

262. Dans les maladies aiguës, au contraire, l'aliénation mentale exceptée, l'instinct conservateur de la vie parle d'une manière si claire et si précise que le médecin n'a qu'à recommander aux assistants de ne point contrarier la nature en refusant au malade ce qu'il demande avec instance, ou cherchant à lui persuader de prendre des choses qui pourraient lui nuire.

263. Les aliments et boissons que demande une personne atteinte de maladie aiguë ne sont pour la plupart, il est vrai, que des choses palliatives et aptes tout au plus à procurer un soulagement momentané; mais ils n'ont pas de qualités à proprement parler médicinales, et répondent seulement à une espèce de besoin. Pourvu que la satisfaction qu'à cet égard on procure au malade soit renfermée dans de justes bornes, les faibles obstacles qu'elle pourrait mettre à la guérison radicale de la maladie (2) sont couverts, et au

semblent, en interdisant d'autres choses encore qui sont assez indifférentes, rendre inutilement le régime plus difficile à observer aux malades, ce qu'on ne saurait approuver.

(1) Voyez Bigel, *Homœopathie domestique, comprenant l'hygiène. le régime à suivre pendant le traitement des maladies*, etc., Paris, 1839, in-18.

(2) Cependant, ce cas arrive rarement. Ainsi, par exemple, le malade

delà, par la puissance du remède homœopathique, par la mise en liberté de la force vitale, et par le calme qui suit la possession d'un objet ardemment désiré. La température de l'appartement et le nombre des couvertures doivent également être réglés d'après les désirs du malade, dans les maladies aiguës. On aura soin d'éloigner tout ce qui pourrait lui causer quelque contention d'esprit, ou ébranler son moral.

264. Le vrai médecin ne peut compter sur la vertu curative des médicaments que quand il les a entre les mains aussi purs et aussi parfaits que possible. Il a donc besoin de savoir en apprécier lui-même la pureté (1).

265. C'est un cas de conscience pour lui d'avoir l'intime conviction que le malade prend toujours le remède qui lui convient réellement.

266. Les substances provenant du règne animal et du règne végétal ne jouissent pleinement de leurs vertus médicinales que quand elles sont crues (2).

inflammatoires, qui réclament si impérieusement l'aconit, dont l'action serait détruite par l'introduction dans l'organisme de boissons aiguisées avec des acides végétaux.

(1) Voyez *Nouvelle pharmacopée et posologie homœopathiques, ou de la Préparation des médicaments homœopathiques et de l'administration des doses*, par le docteur Jahr, Paris, 1841, in-12.

(2) Les substances animales et végétales crues ont toutes plus ou moins de vertus médicinales, et peuvent modifier l'état de l'homme, chacune à sa manière. Les plantes et les animaux dont les peuples civilisés se nourrissent ont sur les autres l'avantage de contenir une plus grande quantité de parties nutritives, et d'avoir des vertus médicinales moins énergiques, qui diminuent encore par les préparations qu'on leur fait subir, comme l'expression du suc nuisible (la cassave, en Amé-
n'a presque jamais soif que d'eau pure dans les maladies franchement

267. La manière la plus parfaite et la plus certaine de s'emparer de la vertu médicinale des plantes indigènes et qu'on peut se procurer fraîches, consiste à en exprimer le suc, qu'aussitôt on mêle exactement avec parties égales d'alcool. On laisse le mélange en repos pendant vingt-quatre heures, dans un flacon bouché, et, après avoir décanté la liqueur claire, au fond de laquelle se trouve un sédiment fibreux et albumineux, on la conserve pour l'usage de la médecine (1). L'alcool

rique], la fermentation (celle de la pâte dont on fait le pain, de la choucroûte, etc.), les fumigations, la cuisson, la torréfaction, etc., qui détruisent ou dissipent les parties auxquelles ces vertus adhèrent. L'addition du sel (salaison) et du vinaigre (sauces, salades) produit aussi cet effet, mais il en résulte d'autres inconvénients.

Les plantes douées des vertus médicinales les plus énergiques, s'en dépouillent également en tout ou en partie, lorsqu'on les traite de la même manière. Les racines d'iris, de raifort, de pédiveau et de pivoine deviennent presque inertes par la dessiccation. Le suc des végétaux les plus violents se réduit souvent en une masse totalement inerte par l'action de la chaleur qui sert à préparer les extraits ordinaires. Il suffit même de laisser quelque temps en repos le suc de la plante la plus dangereuse, pour qu'il perde toutes ses propriétés; de lui-même, il passe rapidement à la fermentation vineuse, quand la température est modérée, et aussitôt après, il s'aigrit, puis se putréfie, ce qui achève de détruire en lui toute vertu médicinale; le sédiment qui se dépose alors au fond n'est plus qu'une fécule inerte. Les herbes vertes qu'on met en tas perdent même déjà la plus grande partie de ce qu'il y a de médicinal en elles par l'espèce d'exsudation ou de sueur qu'elles éprouvent.

(1) Bucholz (*Taschenbuch fuer Scheidekuenstler und Apotheker*, 1815, I, VI) assure à ses lecteurs (et celui qui a rendu compte de son livre, dans la *Leipziger Literaturzeitung*, 1816, n° 82, ne le relève point), qu'on doit cette excellente manière de préparer les médicaments à la campagne de Russie (1812), d'où elle est venue en Allemagne. Mais en la rapportant dans les propres termes de la première édition de mon *Organon*, il oublie de dire que c'est moi qui en suis l'auteur; je l'avais publiée deux années déjà avant la campagne de Moscou (en 1810). On aime mieux feindre de croire qu'une découverte soit venue des déserts

ajouté au suc s'oppose au développement de la fermentation, pour le présent comme pour l'avenir. On tient la liqueur à l'abri des rayons du soleil, dans des flacons de verre bien bouchés. De cette manière la vertu médicinale des plantes se conserve entière, parfaite, et sans la moindre altération (1).

268. Quant aux plantes, écorces, graines et racines exotiques, qu'on ne peut avoir à l'état frais, un médecin sage n'en acceptera jamais la poudre sur la foi d'autrui. Avant d'en faire usage dans sa pratique, il voudra les avoir entières et non préparées, afin de pouvoir se convaincre de leur pureté (2).

de l'Asie, que d'en faire honneur à un compatriote ! Jadis, il est vrai, on mêlait de l'alcool aux sucs des plantes, par exemple, afin de pouvoir les conserver quelque temps avant d'en préparer des extraits; mais jamais on n'a fait cette addition dans la vue de donner ensuite le mélange lui-même à titre de remède.

(1) Quoique parties égales d'alcool et de suc récemment exprimé soient généralement la proportion qui convienne le mieux pour déterminer la matière fibreuse et l'albumine à se déposer, cependant il est des plantes très-chargées de mucosités, comme la consoude, la pensée, etc., qui exigent, pour l'ordinaire, le double d'alcool. Quant aux plantes peu riches en suc, comme le laurier-rose, le buis, la sabine, le galé, le ledum, etc., il faut commencer par les broyer en une pâte homogène et humide, à laquelle on ajoute ensuite une quantité double d'alcool, qui s'unit au suc végétal, et permet de l'obtenir par l'action de la presse; mais on peut aussi broyer ces plantes sèches avec du sucre de lait, jusqu'au millionnième degré d'atténuation, dissoudre alors un grain de cette poudre, et se servir de la dissolution pour obtenir les dilutions subséquentes (*V*. 271).

(2) Pour les conserver sous la forme de poudre, on a besoin d'une précaution inusitée jusqu'à ce jour dans les pharmacies, où l'on ne peut garder, sans qu'elles s'altèrent, les poudres même bien desséchées de substances animales et végétales. C'est que les matières végétales, même quand elles sont parfaitement sèches, retiennent encore une certaine quantité d'humidité, condition indispensable à la cohérence de leur

269. Par un procédé qui lui est propre et qu'on n'avait jamais essayé avant elle, la médecine homœopathique développe tellement les vertus médicinales dynamiques des substances grossières, qu'elle procure une action des plus pénétrantes à toutes, même à celles qui, avant d'avoir été traitées ainsi, n'exerçaient pas la moindre influence médicamenteuse sur le corps de l'homme.

270. On prend deux gouttes du mélange à parties égales d'un suc végétal frais avec de l'alcool, on les fait tomber dans quatre-vingt-dix-huit gouttes d'alcool, et on donne deux fortes secousses au flacon contenant le liquide. On a ensuite vingt-neuf autres flacons aux trois quarts remplis de quatre-vingt-dix-neuf gouttes d'alcool, et dans chacun desquels on verse successivement une goutte du liquide contenu dans le précédent, en

tissu, qui n'empêche pas la drogue de rester incorruptible tant qu'on la laisse entière, mais qui devient superflue dès qu'on la pulvérise. Il s'ensuit qu'une substance animale et végétale qui était bien sèche dans son entier, donne une poudre légèrement humide, qui ne tarde pas à s'altérer et à se moisir dans des flacons, même bien bouchés, si l'on n'a pas eu soin de lui enlever préalablement son humidité. La meilleure manière d'y parvenir consiste à l'étaler sur un plateau en fer-blanc, à bords relevés, qu'on chauffe au bain-marie, et à la remuer jusqu'à ce que ses parties ne s'agglomèrent plus ensemble, mais glissent les unes sur les autres comme du sable fin. Ainsi desséchées, et tenues dans des flacons bouchés et cachetés, les poudres sont à jamais inaltérables et conservent la totalité de leurs vertus primitives, sans jamais se moisir ni engendrer de mites. Il faut avoir soin de tenir les flacons à l'abri de la lumière, dans des boîtes ou des tiroirs. Quand l'air a accès dans ces vases, quand ils sont exposés à l'action des rayons du soleil ou de la lumière diffuse, les substances animales et végétales perdent de plus en plus leurs vertus médicinales, ce qui leur arrive déjà quand elles sont en grandes masses, et à plus forte raison sous forme de poudre.

ayant soin de donner deux secousses à chaque flacon (1). Le dernier, ou le trentième, renferme la dilution au décillionième degré de puissance (x), celle qu'on emploie le plus souvent.

271. Toutes les autres substances destinées aux usages de la médecine homœopathique, comme les métaux purs, les oxydes et sulfures métalliques, les autres substances minérales, le pétrole, le phosphore, les parties et sucs de plantes qu'on ne peut se procurer qu'à l'état sec, les substances animales, les sels neutres et autres, etc., sont amenées au millionième degré d'atténuation pulvérulente, par un broiement qui dure trois heures ; après quoi on dissout un grain de la poudre, et l'on traite la dissolution dans vingt-sept flacons successifs, de la même manière qu'on fait à l'égard des sucs végétaux, afin de l'amener jusqu'au trentième degré du développement de sa puissance (2).

(1) Me fondant sur des expériences multipliées et des observations exactes, et voulant fixer un terme précis et moyen au développement de la vertu des médicaments liquides, j'en suis venu à prescrire de ne donner que deux secousses à chaque flacon, au lieu qu'autrefois j'en imprimais davantage, ce qui développait trop la puissance des remèdes. Il y a des homœopathistes qui transportent avec eux les médicaments homœopathiques sous forme liquide, dans le cours de leurs visites, et qui prétendent que les vertus n'acquièrent point par là d'exaltation avec le temps. Soutenir une pareille thèse, c'est prouver qu'on ne possède point un esprit d'observation bien rigoureux. J'ai dissous un grain de natron dans une demi-once d'eau mêlée avec un peu d'alcool, et pendant une demi-heure j'ai secoué, sans interruption, le flacon, rempli aux deux tiers, qui contenait la liqueur : j'ai trouvé ensuite que celle-ci égalait la trentième dilution en énergie.

(2) Comme il est dit plus au long encore dansl es discours qui précèdent l'exposé des symptômes des médicaments que comprend le premier volume de mon *Traité de matière médicale pure*.

272. Il n'est, dans aucun cas, nécessaire d'employer plus d'un médicament simple à la *fois* (1).

273. On ne conçoit pas que le moindre doute puisse s'élever sur la question de savoir s'il est plus raisonnable et plus conforme à la nature de n'employer à la fois, dans une maladie, qu'une seule substance médicinale bien connue, ou de prescrire un mélange de plusieurs médicaments différents.

274. Comme le vrai médecin trouve dans les médicaments simples et non mélangés tout ce qu'il peut désirer, c'est-à-dire des puissances morbifiques artificielles qui, par leur faculté homœopathique, guérissent complétement les maladies naturelles, et que c'est un précepte fort sage de ne jamais chercher à faire avec plusieurs forces ce qu'on peut accomplir avec une seule, il ne lui viendra jamais à l'esprit de donner comme remède autre chose qu'un seul médicament simple à la fois. Car il sait que, quand bien même on aurait étudié sur l'homme sain les effets spécifiques et purs de tous les médicaments simples, nous n'en serions pas moins hors d'état de prévoir et de calculer la manière dont deux substances médicinales mêlées ensemble peuvent se contrarier et se modifier réciproquement dans leurs effets. Il n'ignore pas non plus qu'un médicament simple, donné dans une maladie dont l'ensemble des

(1) A la vérité, quelques homœopathistes ont essayé, dans les cas où un médicament convenait à une partie des symptômes, et un second à une autre partie, de donner les deux médicaments à la fois, ou presque en même temps ; mais je préviens sérieusement de se mettre en garde contre cette manœuvre, qui ne sera jamais nécessaire, quand bien même elle semblerait par fois devoir être utile.

symptômes ressemble parfaitement aux siens, suffit à lui seul pour la guérir d'une manière parfaite. Il est bien convaincu enfin que, dans le cas même le moins favorable, celui où le remède ne serait pas tout à fait en harmonie avec le mal, sous le rapport de la ressemblance des symptômes, il procurerait au moins quelque profit à la matière médicale, les nouveaux symptômes qu'il exciterait en pareil cas, confirmant ceux qu'il avait provoqués ailleurs, dans des expériences sur des sujets sains, avantage dont on se prive en faisant usage de médicaments composés (1).

275. L'appropriation d'un médicament à un cas donné de maladie ne se fonde pas seulement sur son choix parfaitement homœopathique, mais encore sur la précision ou plutôt sur l'exiguïté de la dose à laquelle on le donne. Si l'on administre une dose trop forte d'un remède, même tout à fait homœopathique, elle nuira infailliblement au malade, quoique la substance médicinale soit salutaire de sa nature ; car l'impression qui en résulte est trop forte, et d'autant plus vivement sentie, qu'en vertu de son caractère homœopathique, le remède agit précisément sur les parties de l'organisme qui déjà ont le plus ressenti les atteintes d'une maladie naturelle.

276. C'est pour cette raison qu'un médicament, même homœopathique, devient toujours nuisible quand

(1) Le médecin qui raisonne se contente de donner, à l'intérieur, le remède qu'il aura choisi aussi homœopathique que possible ; il laissera aux routiniers les tisanes, les applications de sachets d'herbes, les fomentations avec des décoctions végétales, les lavements, les frictions avec telle ou telle sorte d'onguent.

on le donne à trop haute dose, et nuit d'autant plus que la dose est plus forte. Mais l'élévation de la dose elle-même porte d'autant plus préjudice au malade, que le remède est plus homœopathique, que sa puissance dynamique a été plus développée (1), et une forte dose d'un médicament semblable fera plus de mal qu'une dose égale d'une substance médicinale allopathique, c'est-à-dire sans rapport aucun de convenance avec la maladie ; car alors l'aggravation homœopathique (*V.* 157-160), c'est-à-dire la maladie artificielle, très-analogue à la maladie naturelle, que le remède a excitée dans les parties les plus souffrantes de l'organisme, va jusqu'au point de nuire (2), tandis que, si elle était demeurée dans de justes limites, elle aurait effectué doucement la guérison. Le malade, à la vérité, ne souffre plus de la maladie primitive, qui a été détruite homœopathiquement ; mais il souffre d'autant plus de la maladie médicinale, qui a été beaucoup trop forte, et de la débilitation qui en est la conséquence naturelle.

277. Par la même raison, et parce qu'un remède donné à dose assez faible se montre d'autant plus merveilleusement efficace qu'on a eu soin de le mieux choisir homœopathique, un médicament dont les symptômes propres s'accorderont parfaitement avec ceux

(1) Les éloges que quelques homœopathes peu nombreux ont donnés dans ces derniers temps aux fortes doses, tiennent, d'une part, à ce qu'ils avaient choisi les premières dilutions du médicament, à peu près comme je le faisais moi-même, il y a vingt ans, quand je n'avais pas encore été éclairé par l'expérience ; d'un autre côté, à ce que les médicaments choisis par eux n'étaient point parfaitement homœopathiques.

(2) *Voyez* mon *Traité de matière médicale pure,* t. 1, p. 87.

de la maladie, devra être d'autant plus salutaire que sa dose approchera davantage de l'exiguïté à laquelle elle a besoin d'être réduite pour amener doucement la guérison (1).

278. Il s'agit maintenant de savoir quel est le degré d'exiguïté qui convient le mieux pour donner à la fois le caractère de la certitude et celui de la douceur aux effets secourables qu'on veut produire, c'est-à-dire combien on doit abaisser la dose du remède homœopathique à un cas donné de maladie, pour obtenir la meilleure guérison possible de cette dernière. On conçoit aisément que ce n'est pas aux conjectures théoriques qu'il faut s'adresser pour obtenir la solution de ce problème, que ce n'est pas par elles qu'on peut établir, eu égard à chaque médicament en particulier, à quelle dose il suffit de le donner pour produire l'effet homœopathique et procurer une guérison aussi prompte que douce. Toutes les subtilités imaginables ne serviraient à rien ici. Ce n'est que par des expériences pures, par des observations exactes, qu'on peut arriver au but. Il serait absurde d'objecter les hautes doses qu'emploie la pratique allopathique vulgaire, dont les médicaments ne s'adressent pas aux parties souffrantes elles-mêmes, mais seulement à celles qui ne sont point attaquées par la maladie. On ne peut rien conclure de là contre la faiblesse des doses dont les expériences pures démontrent la nécessité dans les traitements homœopathiques.

(1) *Voyez* les ouvrages du docteur Jahr : *Nouveau Manuel de médecine homœopathique*, 4e édition, Paris, 1845, 4 vol. in-12.—*Nouvelle pharmacopée et posologie homœopathiques, ou de la préparation des médicaments*, Paris, 1841, in-12.

279. Or, les expériences pures établissent d'une manière absolue que quand la maladie ne dépend pas manifestement d'une altération profonde d'un organe important, fût-elle même de la classe des chroniques et des compliquées, et quand on a soin d'éloigner du malade toute influence médicinale étrangère, la dose du remède homœopathique ne saurait jamais être assez faible pour le rendre inférieur en force à la maladie naturelle, qu'elle peut éteindre et guérir cette dernière tant qu'elle conserve l'énergie nécessaire pour provoquer, immédiatement après avoir été prise, des symptômes pareils aux siens et un peu plus intenses (*V.* 157-160).

280. Cette proposition, solidement établie par l'expérience, sert de règle pour atténuer la dose de tous les médicaments homœopathiques, sans exception, jusqu'à un degré tel qu'après avoir été introduits dans le corps, ils ne produisent qu'une aggravation presque insensible. Peu importe alors que l'atténuation aille jusqu'au point de paraître impossible aux médecins vulgaires dont l'esprit ne se nourrit que d'idées matérielles et grossières (1). Les déclamations doivent cesser quand l'infaillible expérience a prononcé son arrêt.

(1) Qu'ils apprennent des mathématiciens qu'en quelque nombre de parties qu'on divise une substance, chaque portion contient cependant encore un peu de cette substance, que, par conséquent, la plus petite parcelle qu'on puisse imaginer ne cesse point d'être quelque chose, et ne devient pas rien! Qu'ils apprennent des physiciens qu'il y a des puissances immenses qui n'ont pas de poids, comme le calorique, la lumière, etc., et qui, par cela même, sont infiniment plus légères encore que le contenu médicinal des plus petites doses de l'homœopathie! Qu'ils pèsent, s'ils le peuvent, les paroles outrageantes qui provoquent une fièvre bilieuse, ou la nouvelle affligeante de la mort d'un fils unique, qui fait périr une tendre mère! Qu'ils touchent, pendant

281. Tous les malades ont, surtout en ce qui regarde leur maladie, une incroyable tendance à ressentir l'influence des puissances médicinales homœopathiques. Il n'y a pas d'homme, quelque robuste qu'il soit, qui, atteint même seulement d'une maladie chronique, ou de ce qu'on appelle un mal local, n'aperçoive bientôt un changement favorable dans la partie malade, après avoir pris le remède homœopathique convenable, à la plus petite dose possible, qui en un mot n'éprouve, par l'effet de cette substance, une impression supérieure à celle qu'elle ferait sur l'enfant né depuis vingt-quatre heures, mais bien portant. Qu'elle est donc ri-

un quart d'heure seulement, un aimant capable de porter cent livres, et les douleurs qu'ils ressentiront leur apprendront que des influences impondérables peuvent aussi produire sur l'homme les effets médicinaux les plus violents! Que ceux d'entre eux qui sont d'une complexion faible, se fassent appliquer doucement, au creux de l'estomac pendant quelques minutes, l'extrémité du pouce d'un magnétiseur qui a fixé sa volonté, et les sensations désagréables qu'ils éprouveront, les feront bientôt repentir d'avoir voulu assigner des bornes à l'activité de la nature!

L'allopathiste qui, en essayant la méthode homœopathique, n'ose prendre sur lui de donner des doses si faibles et si atténuées, n'a qu'à se demander seulement quel risque il court en les prescrivant. S'il n'y avait de réel que ce qui a du poids, si tout ce qui n'en a pas devait être estimé égal à zéro, une dose qui lui paraît n'être rien ne pourrait avoir d'autre résultat fâcheux que de ne produire aucun effet, ce qui du moins est une chose beaucoup plus innocente que les résultats auxquels conduisent les fortes doses des médicaments allopathiques. Pourquoi veut-il croire son inexpérience flanquée de préjugés plus compétente qu'une expérience de plusieurs années qui s'appuie sur des faits? D'ailleurs, le médicament homœopathique, à chaque division ou dilution, acquiert un nouveau degré de puissance par la secousse qu'on lui imprime, moyen inconnu avant moi de développer les vertus inhérentes aux substances médicinales, et qui est tellement énergique que, dans ces derniers temps, l'expérience m'a forcé de réduire à deux le nombre des secousses, dont auparavant je prescrivais dix à chaque dilution.

dicule, l'incrédulité purement théorique qui refuse de se rendre à l'évidence des faits !

282. Quelque faible que soit la dose du remède, pourvu qu'elle produise la plus légère aggravation homœopathique, pourvu qu'elle ait la puissance de faire naître des symptômes semblables à ceux de la maladie primitive, mais un peu plus forts, elle affecte de préférence, et presque exclusivement, les parties déjà souffrantes de l'organisme, qui sont fortement irritées et très-prédisposées à recevoir une irritation si semblable à la leur. Elle substitue ainsi à la maladie naturelle une autre maladie artificielle qui lui ressemble beaucoup et qui est seulement un peu plus forte. L'organisme vivant ne souffre plus que de cette dernière affection, qui, d'après sa nature et en raison de l'exiguïté de la dose par laquelle elle a été produite, cède bientôt aux efforts de la force vitale pour rétablir l'ordre normal, et laisse ainsi, quand l'affection était aiguë, le corps exempt de souffrances, c'est-à-dire sain.

283. Pour procéder d'une manière conforme à la nature, un véritable médecin n'administrera le remède homœopathique qu'à la dose exactement nécessaire pour surpasser et anéantir la maladie présente, de manière que, si par une de ces erreurs pardonnables à la faiblesse humaine, on avait fait choix d'un médicament qui ne convînt pas, le dommage qui en résulterait serait si léger qu'il suffirait, pour le réparer, de l'énergie de la force vitale, et de l'administration d'un autre remède plus homœopathique, donné lui-même à la plus petite dose possible.

284. L'effet des doses ne s'affaiblit pas non plus dans la même proportion que la quantité matérielle du médicament diminue dans les préparations homœopathiques. Huit gouttes de teinture prises à la fois ne produisent pas sur le corps humain un effet quatre fois aussi grand qu'une dose de deux gouttes; elles n'en opèrent qu'un à peu près double. De même une goutte de mélange d'une goutte de teinture avec dix gouttes d'un liquide sans propriétés médicinales, ne produit pas un effet décuple de celui d'une goutte dix fois plus étendue, mais seulement un effet à peine double. La progression continue ainsi suivant la même loi, de sorte qu'une goutte de la dilution la plus étendue doit encore produire et produit réellement un effet très-considérable (1).

285. On atténue aussi la force du médicament en diminuant le volume de la dose, c'est-à-dire que quand, au lieu de faire prendre une goutte entière d'une dilution quelconque, on ne donne qu'une très-petite frac-

(1) Supposons qu'une goutte d'un mélange qui contient un dixième de grain de substance médicinale, produise un effet $= a$; une goutte d'un autre mélange contenant seulement un centième de grain de cette même substance, ne produira qu'environ un effet $= \frac{a}{2}$; si elle contient un dix millième de grain du médicament, l'effet sera $= \frac{a}{4}$; si un millionième, il sera $= \frac{a}{8}$, et ainsi de suite, à égal volume des doses, l'effet du remède sur le corps humain ne s'affaiblit que de moitié environ chaque fois que sa quantité diminue des neuf dixièmes de ce qu'elle était auparavant. J'ai vu très-souvent une goutte de teinture de noix vomique au décillionième degré de dilution, produire exactement la moitié de l'effet d'une autre au quintillionième degré, quand je les administrais l'une et l'autre à une même personne et dans les mêmes circonstances.

tion de cette goutte (1), le but auquel on vise, celui de rendre l'effet moins prononcé, se trouve parfaitement atteint. La raison en est facile à concevoir : le volume de la dose ayant été diminué, il s'ensuit qu'elle doit toucher moins de nerfs, et que ceux avec lesquels elle entre en contac tcommuniquent bien également la vertu du remède à l'organisme entier, mais la lui transmettent à un degré beaucoup plus faible.

286. Par la même raison, l'effet d'une dose homœopathique s'accroît en proportion de la masse du liquide dans lequel on la dissout pour la faire prendre au malade, quoique la quantité de substance médicinale reste la même. Mais alors le remède se trouve mis en contact avec une surface beaucoup plus étendue, et le nombre des nerfs qui en ressentent l'effet est plus considérable. Quoique les théoriciens prétendent qu'on affaiblit l'action du médicament en l'étendant de liquide, l'expérience dit précisément le contraire, au moins pour ce qui concerne les moyens homœopathiques (2).

287. On doit cependant remarquer qu'il y a une

(1) Ce qu'il y a de mieux à faire pour cela, c'est d'employer de petites dragées en sucre, de la grosseur d'une graine de pavot. Une de ces dragées, imbibée du médicament et introduite dans le véhicule, forme une dose qui contient environ la trois centième partie d'une goutte, car trois cents dragées de la sorte sont suffisamment imbibées par une goutte d'alcool. En mettant une semblable dragée sur la langue, sans rien boire ensuite, on diminue considérablement la dose. Mais si, le malade étant très-sensible, on éprouve le besoin d'employer la plus faible dose possible, et cependant d'arriver au résultat le plus prompt, on se contente d'une simple et unique inspiration.

(2) Le vin et l'alcool, les plus simples de tous les excitants, sont les seuls dont l'effet échauffant et inébriant diminue quand on les étend de beaucoup d'eau.

grande différence entre mêler imparfaitement la substance médicinale avec une certaine quantité de liquide, et opérer ce mélange d'une manière si intime (1), que les moindres fractions de la liqueur contiennent une quantité de médicament proportionnellement égale à celle qui existe dans toutes les autres. En effet, le mélange a bien plus de puissance médicinale dans le second cas que dans le premier. On pourra déduire de là les règles à suivre dans l'aménagement des doses, quand il sera nécessaire d'affaiblir autant que possible l'effet des remèdes, pour les rendre supportables aux malades les plus sensibles (2).

(1) Quand je me sers du mot *intime*, je veux dire qu'en secouant une fois la goutte de liquide médicinal avec cent gouttes d'alcool, c'est-à-dire qu'en prenant dans la main le flacon qui le contient tout, et le faisant mouvoir avec rapidité en ramenant une seule fois le bras de haut en bas avec force, j'obtiendrai déjà un mélange exact, mais que deux, trois ou dix mouvements pareils rendront le mélange plus intime encore, c'est-à-dire développeront davantage la vertu médicinale, déploieront en quelque sorte la puissance du médicament, et en rendront l'action sur les nerfs beaucoup plus pénétrante. Lors donc qu'on procède à la dilution des substances médicinales, on fait bien de ne donner que deux secousses à chacun des vingt ou trente flacons successifs, quand on veut ne développer que modérément la puissance active. Il sera bon aussi, en étendant les poudres, de ne pas trop insister sur le broiement dans le mortier : ainsi, quand il faudra mêler un grain du médicament entier avec les premiers cent grains de sucre de lait, on ne broiera avec force que pendant une heure, laps de temps qui ne sera pas non plus dépassé dans les atténuations subséquentes, afin que le développement de la force du remède n'aille pas au delà de toutes bornes.

(2) Plus on porte loin la dilution, en ayant soin de lui imprimer chaque fois deux secousses, plus l'action médicinale que la préparation exerce sur la force vitale en l'état du sujet paraît acquérir de rapidité et devenir pénétrante. Sa force ne diminue que très-peu par là, même lorsqu'on pousse la dilution très-loin, et qu'au lieu de s'ar-

288. L'action des médicaments liquides (1) sur nous est si pénétrante, elle se propage avec tant de rapidité, et d'une manière si générale, du point irritable et sensible qui a reçu le premier l'impression de la substance médicinale, à toutes les autres parties du corps, qu'on serait presque tenté de l'appeler un effet spirituel, dynamique ou virtuel.

289. Toute partie de notre corps qui possède le sens du toucher est également susceptible de recevoir l'impression des médicaments, et de la propager aux autres parties (2).

290. Après l'estomac, la langue et la bouche sont les parties du corps les plus susceptibles de recevoir les influences médicinales. Cependant l'intérieur du nez, le rectum, les organes génitaux et toutes les parties douées d'une grande sensibilité, ont presque autant d'aptitude à ressentir l'action des médicaments. La même cause fait que ces derniers s'introduisent dans le corps par la surface des plaies et des ulcères avec presque autant de facilité que par la bouche ou les voies aériennes.

291. Les organes mêmes qui ont perdu le sens auquel

rêter, comme d'ordinaire, à X, qui est presque toujours suffisant, on va jusqu'à XX, L, C, et au delà : il n'y a que la durée de l'action qui semble alors diminuer de plus en plus.

(1) Nous omettons la note que l'auteur place ici, et qui se trouve déjà dans les *Prolégomènes* du premier volume de notre traduction du *Traité de matière médicale pure*, p. 93. *C'est surtout sous forme vaporeuse*, etc., jusqu'à la fin du paragraphe. (*Note du Traducteur.*)

(2) L'absence de l'odorat chez un malade n'empêche pas les médicaments qu'il flaire d'exercer complétement sur lui leur action médicinale et curative.

ils étaient spécialement destinés, par exemple, la langue et le palais privés du goût, le nez privé de l'odorat, communiquent à toutes les autres parties du corps l'effet des remèdes qui n'agissent immédiatement que sur eux, d'une manière aussi parfaite que s'ils étaient en possession de leur faculté propre.

292. La surface du corps, quoique couverte de peau et d'épiderme, n'est point non plus inhabile à recevoir l'action des médicaments, surtout de ceux qui sont liquides. Cependant les portions les plus sensibles de cette enveloppe sont aussi celles qui ont le plus d'aptitude à la ressentir (1).

293. Je crois nécessaire de parler encore ici du magnétisme animal, dont la nature diffère tant de celle des autres remèdes. Cette force curative, qu'on devrait appeler *Mesmérisme* du nom de son inventeur, sur la réalité de laquelle des insensés seuls peuvent élever des doutes, et que la volonté ferme d'un homme bienveillant fait affluer dans le corps d'un malade, au moyen d'attouchements, agit d'une manière homœopathique en exci-

(1) Le frottement paraît ne favoriser l'action des médicaments qu'en ce qu'il rend la peau plus sensible et la fibre vivante plus apte non-seulement à sentir en quelque sorte la vertu médicinale, mais encore à communiquer au restant de l'organisme cette sensation modificatrice de l'état général où il se trouve. Quand on commence par frotter le dedans des cuisses, il suffit ensuite d'y appliquer simplement la pommade mercurielle pour obtenir le même résultat médical que si on avait frictionné directement avec l'onguent. Car on ignore encore si cette dernière opération a ou non pour effet soit de faire pénétrer le métal dans le corps, soit de le faire admettre par les lymphatiques. Cependant l'homœopathie n'a presque jamais besoin, pour guérir, d'avoir recours à l'emploi d'aucun médicament en frictions.

tant des symptômes semblables à ceux de la maladie, but auquel on parvient à l'aide d'une seule passe exécutée, la volonté médiocrement tendue, en glissant lentement le plat des mains sur le corps, depuis le sommet de la tête jusqu'au delà du bout des pieds (1). Sous cette forme, le mesmérisme convient, par exemple, dans les hémorrhagies utérines, même à leur dernière période, quand elles sont sur le point de causer la mort. Il agit aussi en répartissant la force vitale avec uniformité dans l'organisme, quand elle se trouve en excès sur un point et en défaut sur un autre, comme lorsque le sang se porte à la tête, quand un sujet affaibli éprouve une insomnie accompagnée d'agitation et de malaise, etc. Dans ce cas, on pratique une seule passe semblable à la précédente, mais un peu plus forte. Enfin, il agit en communiquant immédiatement de la force vitale à une partie affaiblie ou à l'organisme entier, effet que nul autre moyen ne produit d'une manière si certaine et moins propre à troubler le reste du traitement médical. On remplit cette troisième indica-

(1) La dose homœopathique la plus minime, qui néanmoins opère souvent des miracles lorsqu'elle est convenablement placée. Il n'est pas rare que les médecins incomplétement homœopathistes s'imaginent redoubler de sagesse en prescrivant aux malades atteints d'affections graves des doses très-peu distantes de médicaments divers, d'ailleurs choisis homœopathiquement et employés à des degrés élevés de dilution. Ils les plongent ainsi dans un tel état de surexcitation, que la vie et la mort se trouvent aux prises ensemble, et qu'il suffit ensuite du moindre médicament pour amener une mort inévitable. En pareil cas, il suffit d'une passe magnétique douce, ou de l'application, mais peu prolongée, de la main d'un homme bien intentionné, sur la partie qui souffre plus spécialement, pour rétablir l'harmonie dans la répartition de la force vitale, et procurer ainsi repos, sommeil et guérison.

tion en prenant une volonté fixe et bien prononcée, et appliquant les mains ou le bout des doigts sur la partie affaiblie dont une affection chronique interne a fait le siége de son principal symptôme local, comme, par exemple, dans les ulcères anciens, la goutte sereine, la paralysie d'un membre, etc. (1). Ici se rangent certaines cures apparentes qu'ont opérées dans tous les temps les magnétiseurs doués d'une grande force naturelle. Mais le résultat le plus brillant de la communication du magnétisme à l'organisme entier est le rappel à la vie de personnes plongées depuis longtemps dans un état de mort apparente, par la volonté ferme et bien tendue d'un homme plein de force vitale (2), sorte de résurrection dont l'histoire rapporte plusieurs exemples incontestables (3).

(1) Quoique l'opération de compléter localement la force vitale, opération qu'il faut réitérer de temps en temps, ne puisse pas procurer de guérison durable lorsque l'affection locale, étant ancienne, dépend, comme il arrive toujours, d'un miasme interne général, cependant cette corroboration positive, cette saturation immédiate de force vitale, qui n'est pas plus un palliatif que le boire et le manger ne le sont dans la faim et la soif, n'est pas d'un faible secours dans le traitement réel de l'affection entière par les médicaments homœopathiques.

(2) Principalement d'un de ces hommes comme il y en a peu, qui, avec une constitution robuste et une grande bonté d'âme, ont peu de propension aux plaisirs de l'amour, peuvent même, sans beaucoup de peine, imposer silence à leurs désirs, chez lesquels, par conséquent, tous les esprits vitaux, employés ailleurs à la sécrétion du sperme, sont disposés, et en grande abondance, à se communiquer aux autres hommes, par l'effet d'attouchements fortifiés d'une volonté ferme. Quelques-uns des magnétiseurs doués du pouvoir de guérir, que j'ai eu occasion de connaître, se trouvaient placés dans cette catégorie.

(3) Voyez les ouvrages de M. A. Teste, *Manuel pratique du Magnétisme animal*, 2e édition, Paris, 1843, in-18. — *Le Magnétisme animal expliqué*, Paris, 1845, in-8.

294. Toutes ces méthodes de pratiquer le mesmérisme reposent sur l'afflux d'une plus ou moins grande quantité de force vitale dans le corps du malade. Elles ont reçu d'après cela le nom de mesmérisme positif (1). Mais il en existe une autre qui mérite celui de mesmérisme négatif, parce qu'elle produit l'effet inverse. Ici se rapportent les passes usitées pour faire sortir un sujet de l'état de somnambulisme, et toutes les opérations manuelles dont se composent les actes de *calmer* et de *ventiler*. La manière la plus sûre et la plus simple de décharger, par le mesmérisme négatif, la force vitale accumulée en excès dans une partie du corps d'un sujet qui n'a point été affaibli, consiste à mouvoir rapidement la main droite étendue, à un pouce de distance du corps, depuis le sommet de la tête jusqu'au delà du bout des pieds (2). Plus cette passe se fait vite, et plus la décharge qu'elle opère est forte. Elle peut, par exemple, lorsqu'une femme auparavant bien portante (3) a été plongée dans un état de mort

(1) En traitant ici de la vertu curative, certaine et décidée, du mesmérisme positif, je ne parle pas de l'abus qu'on en fait si souvent lorsque, répétant ces passes pendant des demi-heures, des heures entières, ou même des journées, on amène, chez des personnes dont les nerfs sont faibles, cet énorme bouleversement de l'économie humaine tout entière qui porte le nom de somnambulisme, état dans lequel l'homme, soustrait au monde des sens, semble appartenir davantage à celui des esprits, état contraire à la nature, et extrêmement dangereux, au moyen duquel on a plus d'une fois osé tenter de guérir des maladies chroniques.

(2) C'est une règle connue que la personne qu'on veut magnétiser, positivement ou négativement, ne doit porter de soie sur aucune partie de son corps.

(3) Par conséquent, une passe négative, surtout très-rapide, serait extrêmement nuisible à une personne atteinte de faiblesse chronique et chez laquelle la vie n'aurait guère d'énergie.

apparente par la suppression de ses règles due à une commotion violente, la rappeler à la vie en enlevant la force vitale probablement accumulée à la région précordiale et rétablissant l'équilibre dans tout l'organisme (1). De même une légère passe négative moins rapide apaise l'agitation souvent très-grande et l'insomnie fatigante qui résultent d'une passe positive trop forte pratiquée sur un sujet très-irritable, etc.

(1) Un jeune et robuste campagnard, âgé de dix ans, fut magnétisé, à cause d'une légère incommodité, par une femme qui lui fit plusieurs fortes passes, avec le bout des deux pouces, à la région précordiale, au-dessous des côtes; sur-le-champ, il tomba, pâle comme un mort, dans une telle insensibilité et immobilité, que tous les moyens furent inutiles pour le rappeler à la vie et qu'on le crut mort. Je lui fis faire par son frère aîné une passe négative aussi rapide que possible depuis le sommet de la tête jusqu'au delà des pieds; aussitôt il revint à lui, plein de santé et dispos, comme si rien ne lui fût arrivé.

OPUSCULES DIVERS

DU

DOCTEUR S. HAHNEMANN.

I

DES FORMULES EN MÉDECINE (1).

Au texte de l'ouvrage dont j'offre la traduction j'ai ajouté des notes signées de la lettre Y, qui faciliteront le voyage d'Anticyra à une partie des lecteurs, et peut-être même le leur épargneront.

Si la préface de l'auteur nous apprend qu'à Londres même le libéralisme médical a besoin du voile de l'incognito pour ne pas être honni, cette précaution n'est pas moins nécessaire dans notre cher pays. Mais qu'importe ? la vérité n'en est ni plus ni moins vraie pour avoir été dite par un anonyme ou par un homme porteur d'un nom brillant.

On verra que l'original est un recueil de recettes choisies, ou du moins élégantes, mais on s'apercevra aussi du peu de goût qu'a l'annotateur pour les mélanges de médicaments. Comment donc, demandera-t-on, lui est-il venu à l'idée de traduire un pareil livre ? Je réponds que c'est précisément pour cela que je l'ai fait. J'ai voulu montrer à mes compatriotes que les meilleures formules mêmes sont boiteuses, qu'elles sont contraires à la nature, qu'elles sont en contradiction avec

(1) Préface publiée, en 1800, en tête de la traduction allemande d'un formulaire anglais qui avait paru à Londres en 1794.

elles-mêmes et avec le but dans lequel on les a imaginées. C'est une vérité qu'on devrait prêcher sur les toits. Quand verrai-je le monde guéri de la manie des recettes ? Quand sera-t-on convaincu que la guérison des maladies exige des médicaments moins nombreux, tout à fait simples, mais parfaitement appropriés à chaque cas ? Veut-on rester toujours en butte aux sarcasmes des Arcésilas ? Ne veut-on jamais cesser d'accoupler ensemble une foule de substances dont chacune n'est souvent qu'à demi connue, ou est même totalement inconnue aux plus grands médecins ? Quoique Jones, à Londres, consomme chaque année cent livres de quinquina, quelles notions certaines et complètes avons-nous sur le mode d'action particulier de ce puissant moyen ? Nous en possédons bien peu ! Que savons-nous de l'action pure et spéciale du mercure, dont la consommation énorme en médecine semblerait cependant devoir faire supposer que nous connaissons bien la manière dont il se comporte envers notre corps ? Peu de chose également ! Rien même, si ce n'est qu'il guérit la maladie vénérienne, fait établi déjà depuis trois cents ans ; car tout le reste se réduit à des fragments incertains. Quelles données positives avons-nous sur le compte de l'opium, qui nous autorisent à en abuser autant que nous le faisons ? Presque aucune. Que savons-nous du camphre ? Rien, pour ainsi dire.

Apprenez, Arcésilas, que les opinions sont aujourd'hui partagées sur la question de savoir si le mercure peut ou non exciter un changement dans l'énergie, la mobilité et la sensibilité de la fibre, en un mot une fièvre *sui generis ;* si le quinquina est antipyrétique à titre seulement de substance amère et astringente, comme le serait un composé de gentiane et de bistorte, ou s'il l'est en vertu d'un principe spécial qui lui soit inhérent; si l'opium fortifie ou débilite; si le camphre rafraîchit ou échauffe, et que ceux qui soutiennent ou le pour ou le contre oublient de nous faire connaître les motifs exacts de leurs assertions. Mais s'il règne encore tant de vague en ce qui concerne les vertus de choses dont on se sert tous les jours, combien ne doit-on pas moins connaître encore celles de substances qu'on emploie plus rarement!

Si une obscurité si singulière enveloppe encore chaque drogue en particulier, n'est-ce point au néant que doivent se réduire les phénomènes que les mélanges de ces substances inconnues produisent dans les maladies, c'est-à-dire dans des états non ordinaires du corps humain, qu'il n'est pas toujours facile de reconnaître d'une manière claire, et qui sont les plus énigmatiques de tous les êtres organisés! Je dis que c'est prendre une poignée de billes inégales, les lancer, en fermant les yeux, sur un billard, et vouloir déterminer d'avance quel effet elles produiront ensemble, quelle direction chacune d'elles suivra, enfin quelle position toutes prendront après une foule de réflexions et de chocs incalculables. Cependant l'appréciation des résultats de toutes les puissances mécaniques est infiniment plus facile que celle des résultats des puissances dynamiques.

Ce n'est point là le cas d'une recette, entends-je dire autour de moi. Le médecin qui la formule prescrit à chaque ingrédient le rôle qu'il doit jouer dans le corps de l'homme. Celui-ci sera la base, celui-là l'adjuvant, un troisième le correctif, un quatrième l'excipient! En vertu de ma toute-puissance, je défends à tous ces ingrédients de s'écarter du poste que je leur assigne ; je veux que le correctif ne manque pas de couvrir les vices de la base et de l'adjuvant, mais je lui interdis expressément de sortir des bornes qui lui sont tracées, et de prétendre à jouer par lui-même un rôle contraire à celui de cette base. Quant à toi, adjuvant, tu seras le mentor de ma base, tu l'assisteras dans son œuvre pénible ; mais souviens-toi bien que tu dois te borner à la soutenir, et ne va pas t'aviser de faire autre chose ou de la contrarier : n'aie pas l'audace d'entreprendre quelque expédition pour ton propre compte, ou de contrecarrer les intentions de ma base ; il te faut agir de concert avec elle, quoique tu sois une autre chose, car je te le commande. Je vous confie à tous la conduite d'une affaire très-importante ; expulsez du sang ce qu'il contient d'impur, sans toucher le moins du monde à ce qui s'y trouve de bon ; altérez ce que vous trouverez n'avoir pas une composition convenable, modifiez ce qui vous semblera être d'une mauvaise constitution. Songez bien que cette mission d'altérer et de modifier vous donne plein pouvoir de changer tout ce que Dieu sait et ne sait pas. Vous avez à diminuer l'irritabilité de la fibre musculaire, à calmer la sensibilité excessive des nerfs, à procurer du sommeil et du repos. Voyez-vous ces convulsions du bras, ces spasmes du col de la vessie? je veux que vous les apaisiez ; le drôle que voilà est en proie à la jaunisse, je vous commande de lui blanchir le teint et de lui désobstruer les voies biliaires, que ce soit un spasme ou un obstacle mécanique qui les rende imperméables. Mes longs traitements et mes jus d'herbes du printemps n'ont abouti à rien chez cette matrone hystérique, dans ces anciens exanthèmes; c'est ce qui me détermine à admettre des obstructions dans les capillaires du bas-ventre, ma ressource favorite pour sortir d'embarras. Viens ici, chère base qu'il y a quelques jours seulement un pamphlet tout récent m'a vantée comme un désopilant infaillible. Je te charge de résoudre ces indurations, quoique je ne les connaisse pas moi-même, puisqu'elles sont invisibles, et que je ne sache pas quel menstrue a le pouvoir de les dissoudre, ou de les fondre, pour employer les mots sonores de notre école. Mais tu sauras ce qu'il faudra faire quand tu seras sur les lieux. Sœmmerring dit bien que les vaisseaux des glandes tuméfiées, loin d'être obstrués, sont au contraire plus amples qu'à l'ordinaire; mais que nous importent les idées creuses de ce rêveur? N'y a-t-il pas déjà bien des siècles que nous désobstruons, nous autres médecins? Il suffit donc, chère base, que je te commande de désopiler. Vois-tu ce malade atteint de fièvre putride, chère base salpêtre? Je te prie d'aller en toute hâte arrêter la putréfaction. Ne va pas t'excuser en disant que tu as toujours été malheureuse dans tes expéditions, car je te donne pour adjuvant l'acide vitriolique, qui t'aidera dans tout ce que tu entreprendras, quoique ces fous de chimistes veuillent nous persuader que vous ne pouvez pas vous trouver ensemble sans cesser aussitôt d'être ce que vous êtes, sans vous convertir en acide nitrique et en sulfate de potasse, comme si cela pouvait avoir lieu sans la permission du médecin qui règne par des recettes! N'importe, je te commande de faire cesser la fièvre putride; tu tiens de moi pour cela ton diplôme de base, et je mets en outre à ton service toute une troupe d'adjuvants et de correctifs. Chère base opium, j'ai une toux opiniâtre et douloureuse dont je te réserve l'attaque. Je te confie ce soin, à toi pour qui les Asclépiades ont fait un devoir d'apaiser les spasmes et douleurs, quelque divers qu'ils puissent être, comme les sept planètes ont reçu l'ordre, dans le calendrier séculaire, de dominer telle ou telle partie de notre corps. On m'a dit cependant qu'il t'arrivait assez souvent de resserrer le ventre. Afin que cette fantaisie ne te prenne point ici, je t'associe telle ou telle drogue laxative; c'est à toi de veiller à ce que cette substance ne détruise pas ton action, car à quoi servirait-il sans cela que tu fusses base? Il m'est revenu aussi que souvent tu causais de la chaleur et mettais la transpiration en train. Afin qu'il n'en soit point ainsi, je te donne le camphre pour correctif, pour contrôleur de ta conduite. Quelqu'un prétendait dernièrement que tu perdais toutes tes propriétés lorsque le camphre marchait à côté de toi. Mais ne va pas souffrir cela! Chacun de vous deux doit remplir l'office qne lui assigne la matière médicale constitutionnelle. On me dit encore que tu affectes l'estomac; mais pour empêcher cette inconvenante sortie, je fais marcher de concert avec toi plusieurs substances cardiaques, et je prescris au malade de boire ensuite une tasse de café, qui aide à la digestion, comme l'assurent les écrits de nos praticiens, car je n'ai aucune foi dans les paroles de quelques innovateurs, au dire desquels il l'affaiblit au contraire. Au reste, tu auras soin de ne pas permettre que l'estomac soit débilité, c'est pour cela que tu es base.

Et voilà comment chaque ingrédient d'une recette composée obtient son rôle, de même que si c'était un être doué de la spontanéité et de la liberté. Il ne lui reste plus qu'à satisfaire aux indications; trois, quatre symptômes et davantage doivent être combattus par tout autant de moyens différents. Imaginez donc, Arcésilas, combien il faut accumuler de drogues, *secundùm artis leges*, pour diriger l'attaque à la fois sur tous les points. L'envie de vomir réclame une chose, la diarrhée une autre, la fièvre du soir et les sueurs de la nuit une troisième. En outre, le pauvre malade est si faible, qu'il lui faut bien encore un fortifiant ou même plusieurs, afin que ce qui ne serait point opéré par l'un, puisse être fait par l'autre.

Mais qu'arriverait-il si tous les symptômes dépendaient d'une même cause, comme c'est presque toujours le cas, et s'il existait une drogue qui satisfît à tous ces symptômes ?

Ce serait autre chose. Mais il y aurait gêne pour nous à faire des recherches de ce genre; nous trouvons plus commode d'introduire dans la recette quelque chose qui réponde à chaque indication; et, en agissant ainsi, nous obéissons à toutes les exigences de l'école.

Mais la science, mais la vie si précieuse des hommes!

On ne peut servir deux maîtres à la fois.

Mais croyez-vous de bonne foi que votre mélange va produire ce que vous attribuez à chaque ingrédient, comme si les drogues dont il se compose ne devaient exercer aucune influence, aucune action, les unes sur les autres? Ne voyez-vous donc pas que deux agents dynamiques ne peuvent jamais, quand ils sont réunis, produire ce qu'aurait fait chacun d'eux isolément ? que de là doit résulter un effet mitoyen qu'on ne saurait calculer d'avance ? Qui aurait prévu que le résultat de l'opium donné avec le café serait presque toujours une abondante émission d'urine ? Est-ce que l'opium amènera encore la stupeur, si vous l'associez à l'ipécacuanha ? Alors il n'obéira point à votre volonté, à vos principes atomistiques ; car l'effet de cette association est de déterminer l'anxiété et la sueur.

Cependant l'émétique excitera d'autant plus sûrement à vomir, que j'y adjoindrai du quinquina en raison de la faiblesse de l'estomac.

Point du tout, ami à courte vue !

Mais pourquoi l'hellébore blanc a-t-il produit si peu d'effet chez ce malade ?

Parce que vous avez donné en même temps un lavement de camomille.

Quels effrayants effets ne doit pas, au dire des auteurs, produire un bon extrait de pomme épineuse ! Mais ils mentent tous ; car dernièrement j'ai donné une forte dose de cet extrait à un malade très-irritable, et il n'a rien fait, rien du tout !

N'entrait-il pas de l'oxymel dans la potion ?

Sans doute ! mais qu'importe ? L'oxymel n'était là qu'à titre de véhicule. Il n'y en avait que quatre onces.

Quatre onces de cet acide végétal ! Alors je ne suis plus surpris du défaut d'action de la pomme épineuse.

Mais ne vous ai-je pas vu naguère prescrire ensemble le sel de tartre et la gomme-gutte ? Dans quel but donniez-vous ce mélange, et qu'a-t-il produit ?

Le sel de tartre devait inciser la pituite, et la gomme-gutte expulser les vers par le bas. Mais, à ma grande surprise, il ne survint pas même une seule selle.

Je n'en suis pas étonné, moi. Sachez donc que deux, trois quatre, etc., substances qu'on mêle ensemble ne produisent pas ce qu'on pourrait attendre d'elles, si on les donnait chacune à part, dans des temps différents, et qu'elles déterminent alors, que vous le vouliez ou non, un effet dynamique intermédiaire. En pareil cas, l'ordre de bataille que vous assignez aux ingrédients, d'après les préceptes de votre école, ne sert absolument à rien. La nature obéit à des lois éternelles, sans vous demander si elle le doit. Elle aime la simplicité, et fait beaucoup avec un seul moyen, tandis que vous faites peu avec plusieurs. Imitez donc la nature !

Prescrire des recettes composées est le comble de l'empirisme. Ne donner que des remèdes simples, et attendre, pour en prescrire un second, que le premier ait épuisé son action, voilà ce qui mène en ligne droite dans le sanctuaire de l'art, choisissez !

II

LES EFFETS DU CAFÉ (1).

Pour vivre longtemps et conserver la santé, l'homme doit faire usage d'aliments qui ne soient que nourrissants et qui ne contiennent rien d'irritant, rien de médicinal. Ses boissons doivent également n'être qu'humectantes, ou humectantes et nutritives à la fois, comme l'eau de source pure et le lait.

Quant aux assaisonnements qui stimulent le palais, il n'y a que le sel, le sucre et le vinaigre, tous les trois en petite quantité, qui aient été reconnus incapables de nuire au corps de l'homme. Tous ceux que nous appelons épices et toutes les boissons spiritueuses tiennent plus ou moins de la nature des médicaments. Plus ils se rapprochent de ces derniers, plus on les introduit fréquemment et en grande quantité dans le corps, plus aussi ils nuisent à la santé et abrégent notre carrière.

Ce qu'il y a de plus dangereux, c'est d'user habituellement de substances purement médicinales qui jouissent d'une grande force.

Le vin était la seule boisson purement médicinale chez les anciens; mais du moins les Grecs et les Romains avaient-ils la sagesse de ne jamais en boire sans l'avoir copieusement arrosé d'eau.

(1) Publié en 1803.

Les temps modernes ont vu bien d'autres substances médicinales liquides et solides s'introduire dans le régime ; on prise le tabac, on le fume, on en mâche les feuilles, de même que celles du chanvre, on avale de l'opium, on mange des champignons suspects, on boit de l'eau-de-vie et plusieurs sortes de bières irritantes, on prend du thé et du café (1).

Les substances médicinales sont celles qui ne nourrissent pas, mais qui portent atteinte à la santé. Or, toute atteinte à la santé est un état contraire à la nature, une sorte de maladie (2).

Le café est une substance purement médicinale.

Tout médicament donné à forte dose exerce une impression désagréable sur la sensibilité de l'homme bien portant. Personne n'a fumé du tabac sans éprouver la première fois du dégoût ; personne n'a trouvé agréable le café pur et non sucré la première fois qu'il en a pris. C'est un avertissement que la nature nous donne de ne point violer les lois de la santé, de ne pas fouler inconsidérément aux pieds l'instinct conservateur de la vie.

Si, cédant à la mode et à l'exemple, on continue

(1) Le chocolat est un aliment nourrissant, à moins qu'on ne le surcharge d'épices, car alors il peut devenir très-nuisible.

(2) Les substances qu'on nomme médicaments ont un pouvoir d'anéantir les états contre nature et dangereux qu'on appelle maladies, proportionné à celui qu'elles possèdent de rendre malades les corps qui se portent bien. Leur unique destination est de transformer la maladie en santé. Hors du cas de maladie, les médicaments nuisent à la santé ; ils n'appartiennent donc pas au régime de la vie naturelle. En faire fréquemment usage, les introduire dans le régime diététique, c'est détruire l'harmonie des organes, miner la santé et abréger la vie. Médicament salutaire pour l'homme en santé, est une proposition dont les termes impliquent contradiction.

à faire usage de substances médicinales, l'habitude émousse peu à peu l'impression désagréable qu'elles produisaient d'abord sur nous. Elles finissent même par plaire, c'est-à-dire que l'action en apparence agréable qu'elles exercent sur nos organes devient insensiblement un besoin pour nous. Le vulgaire croit trouver le bonheur dans des besoins artificiels, à la satisfaction desquels il attache bientôt l'idée d'un plaisir sensuel.

Il se peut aussi qu'ayant été indisposés jusqu'à un certain point par ces substances médicinales, l'instinct nous porte à continuer d'en faire usage, c'est-à-dire à nous soulager, momentanément au moins, par l'influence palliative qu'elles exercent sur les incommodités dont elles-mêmes sont de temps en temps la source.

Pour comprendre ceci, il faut savoir que tout médicament produit deux effets opposés dans le corps de l'homme. Son effet primitif est précisément l'inverse de l'effet secondaire, c'est-à-dire de l'état dans lequel il laisse le corps plusieurs heures après que l'effet primitif a cessé (1).

La plupart des médicaments occasionnent chez l'homme en santé des sensations désagréables et douloureuses, qui, pendant l'effet secondaire, sont l'inverse de ce qu'elles avaient été durant l'effet primitif, et leur usage même prolongé ne produit jamais d'impressions agréables sur celui qui se porte bien.

Il n'y a qu'un petit nombre de substances médicinales, admises comme articles de régime par un monde raffiné et avide de jouissances, qui, dans leurs effets

(1) Par exemple, la poudre de jalap purge aujourd'hui ; mais le lendemain et le sur lendemain, il y aura resserrement du ventre.

primitifs au moins, fassent exception à cette règle (1). Celles-là ont la singulière propriété, lorsqu'on en fait habituellement usage, mais avec modération, de produire, pendant leur action primitive, un accroissement artificiel de l'état ordinaire de santé, une sorte d'exaltation de la vie, et des sensations presque exclusivement agréables, parce que les effets désagréables qui sont le résultat de leur action secondaire demeurent très-peu sensibles tant que la personne continue à jouir d'une santé passable, et qu'elle mène sous d'autres rapports un genre de vie conforme à la nature.

A cette classe peu nombreuse de substances médicinales qui se sont introduites parmi nos jouissances diététiques appartient le café, dont on connaît encore assez mal les effets, tant agréables que désagréables, quelque étrange que puisse paraître cette assertion.

L'emploi désordonné qu'on fait de cette boisson à presque toutes les heures du jour, les différents degrés de force qu'on lui donne, les quantités diverses qu'on en prend, et les nuances infinies dans la situation sociale, l'âge et la constitution de ceux qui en usent, font varier à chaque instant le point de vue sous lequel l'observateur doit l'envisager, et lui rendent très-difficile d'arriver à des notions pures sur ses véritables effets. C'est comme un disque chargé d'écriture qui tournerait rapidement sur lui-même ; quoique les caractères aient été nettement tracés, tout se confond et devient illisible, même aux meilleurs yeux.

Une seule voie nous reste pour connaître la plus im-

(1) Par exemple, le vin, l'eau-de-vie, le tabac, le thé, le café, etc.

portante de toutes les boissons, le café ; c'est d'observer sans relâche, avec précision, avec exactitude, en éloignant autant que possible toutes les illusions, et de ramener soigneusement les phénomènes à leurs causes.

L'effet primitif du café consiste, en général, dans une exaltation plus ou moins agréable de l'activité vitale. Les fonctions animales, naturelles et vitales, comme on les nomme, sont artificiellement excitées par lui durant les premières heures. Mais l'effet secondaire qui se manifeste ensuite peu à peu, amène un état précisément contraire, c'est-à-dire un sentiment désagréable de l'existence, un refoulement de la vie, une sorte de paralysie des fonctions animales, naturelles et vitales (1).

Lorsqu'une personne qui n'est point accoutumée au café en prend avec modération, ou qu'un homme habitué à cette boisson en prend avec excès (2), il éprouve pendant les premières heures un sentiment plus vif de sa propre existence. Son pouls est plus plein, plus fréquent, mais plus mou. Il lui vient aux joues une rougeur circonscrite, qui ne se fond pas par des dégradations insensibles, mais tranche comme une tache. Son

(1) Quand je m'éveille le matin, écrivait une grande dame qui prenait beaucoup de café, je ne puis pas plus penser et agir qu'une huître.

(2) Les expressions de modération et d'excès ne doivent être prises que dans une acception relative et individuelle. Un prince élevé dans le luxe avait besoin que chaque tasse de café fût une infusion de sept onces de graine brûlée, tandis qu'il est des personnes qu'une infusion d'un gros de café affecte déjà fortement. Chacun ici doit se prendre soi-même pour mesure, car l'un supporte plus que l'autre. J'ajouterai encore que tous les symptômes agréables de l'effet primitif du café n'apparaissent pas chez tous les individus, du moins à la fois : l'un éprouve ceux-ci, et l'autre ceux-là ; tel en offre beaucoup, et tel autre en présente peu.

front et les paumes de ses mains se couvrent d'une moiteur chaude. Il se sent plus de chaleur qu'auparavant, et cette sensation lui cause une inquiétude agréable. Son cœur est agité de palpitations voluptueuses, à peu près comme dans une grande joie. Les veines de ses mains se gonflent. En le touchant, on remarque aussi plus de chaleur à sa peau que de coutume, mais cette chaleur ne devient jamais ardente, même après une forte prise de café, et elle dégénère plutôt en une sueur générale. La présence d'esprit, l'attention, la compassion, sont plus vives que dans l'état ordinaire. Il semble que tous les objets aient pris un aspect riant, surtout si la dose a été plus forte que de coutume (1). Pendant les premières heures, le buveur de café a le sourire sur les lèvres ; il est content de soi-même et de tout ce qui l'entoure. C'est là précisément ce qui a élevé le café au rang de boisson sociale. Tous les sentiments agréables qui se communiquent à l'âme arrivent bientôt jusqu'au degré de l'enthousiasme. Tous les souvenirs fâcheux s'effacent de la mémoire ; toutes les sensations désagréables se taisent devant cette fièvre de bonheur.

Dans l'état de santé, l'homme doit éprouver alterna-

(1) Cependant si la personne n'a point l'habitude du café, qu'elle en prenne avec excès, et que sa constitution soit très-irritable, elle éprouve une migraine qui descend du sommet de l'os pariétal jusqu'à la base du cerveau. Les méninges de ce côté semblent aussi avoir acquis une sensibilité douloureuse. Les pieds et les mains deviennent froids, et une sueur froide inonde le front et la paume des mains. Tout alors irrite et devient insupportable ; on se fâche, on se dépite, on ne trouve rien à son goût, on éprouve de l'anxiété et un tremblement continuel ; on est inquiet, on pleure presque sans sujet, ou bien on rit presque involontairement ; au bout de quelques heures on tombe dans l'assoupissement, et de temps en temps, on se réveille en sursaut. J'ai observé deux fois cet état singulier.

tivement des sensations agréables et des sensations désagréables. Ainsi le veut la sage organisation de notre nature. Mais, pendant l'effet primitif de cette boisson médicinale, tout n'est que bien-être ; les fonctions même qui, dans l'état ordinaire de santé, sont accompagnées de sensations aigres et presque douloureuses, s'exécutent alors avec une étonnante facilité, avec une sorte de jouissance.

Il n'est personne qui, ne vivant plus dans la grossièreté de l'état de nature, n'éprouve à son réveil, ou peu de temps après, surtout s'il a dormi moins longtemps qu'à l'ordinaire, un sentiment désagréable de retour imparfait à l'existence, d'engourdissement dans la tête, et de pesanteur dans les membres ; les mouvements rapides exigent des efforts, et l'exercice de la pensée est pénible.

Mais voilà que le café dissipe presque à l'instant cette désagréable sensation naturelle, ce malaise de corps et d'esprit ; il nous fait revivre tout à coup.

La nature veut encore qu'après avoir rempli nos occupations journalières, nous soyons fatigués : une sensation désagréable d'appesantissement, de fatigue des facultés du corps et de l'esprit, nous rend moroses, nous inspire de la mauvaise humeur, et nous oblige à chercher dans le sommeil un repos qui nous est nécessaire.

Nous prenons du café, et cette morosité, cette inertie, cette lassitude désagréable du corps et de l'esprit disparaissent rapidement ; une vivacité factice remplace l'envie de dormir, et nous restons éveillés en dépit de la nature.

Pour vivre, nous avons besoin de nourriture, que la

nature nous oblige à chercher, en nous imposant la faim, sensation rongeante dans l'estomac, qu'accompagnent un désir impérieux des aliments, une humeur querelleuse, une grande impressionnabilité au froid, une sorte d'affaissement, etc.

La soif, cette autre sage institution de la nature, est une sensation non moins pénible; car, outre l'accablant désir des liquides dont notre corps a besoin pour réparer ses pertes, nous éprouvons encore les tourments d'une sécheresse dans la gorge et la bouche, d'une chaleur sèche par tout le corps, qui gêne un peu la respiration, d'une vague inquiétude, etc.

Nous prenons du café, et les sensations pénibles de la faim et de la soif disparaissent, ou à peu près. La faim et la soif naturelles sont presque inconnues aux vrais buveurs de café, aux femmes surtout qui, ne prenant pas d'exercice en plein air, se privent du moyen d'anéantir, au moins de temps en temps, les suites fâcheuses de cette boisson. Le corps se trouve donc frustré de nourriture et de boisson, et les vaisseaux cutanés sont obligés, contre le vœu de la nature, de humer dans l'air la quantité d'humidité indispensable au soutien de l'existence. De là vient que les buveurs de café rendent par les urines bien plus de liquide qu'ils n'en ont avalé. Les besoins les plus impérieux de la nature sont réduits au silence, et, grâce à la boisson divine, on se rapproche peu à peu de la condition des esprits bienheureux. C'est un vrai commencement de transfiguration dès ce bas monde !

Le conservateur infiniment bon de tous les êtres vivants a voulu qu'après nous être rassasiés de nourriture, le mouvement nous fît éprouver une sensation désagréable, afin que nous fussions par là engagés à suspendre pendant quelque temps nos occupations, à reposer notre corps et notre esprit, et à permettre que l'importante fonction de la digestion pût commencer tranquillement. Une paresse de corps et d'esprit, un resserrement au voisinage de l'estomac, une sorte de compression pénible, de plénitude et de tension dans le bas-ventre, que nous éprouvons en voulant exercer nos forces immédiatement après le repas, nous rappellent qu'alors le repos est un besoin pour nous. De même, si nous cherchons à fatiguer notre esprit, il s'ensuit aussitôt un appesantissement des facultés intellectuelles, une espèce d'engourdissement de la tête, du froid aux membres, avec chaleur au visage, et la pression incommode à l'estomac, avec tension pénible du bas-ventre, augmente encore ; tant il est vrai que les efforts de tête sont encore plus contraires à la nature et plus pernicieux que ceux de corps, au commencement de la digestion.

Mais le café fait cesser cette lassitude d'esprit et de corps, avec cette sensation désagréable dans le bas-ventre. Voilà pourquoi les sybarites raffinés le prennent aussitôt après le repas, et alors ils jouissent pleinement de ses effets; ils recouvrent leur bonne humeur, et se sentent aussi dispos que si leur estomac ne contenait rien ou peu de chose.

La nature a voulu, par des sensations peu agréables, nous forcer à évacuer les résidus de la digestion. Nous éprouvons une anxiété insupportable, avec un besoin non moins pénible, qui éteint toutes les jouissances de la vie, jusqu'à ce que nous ayons obéi à la nécessité. Mais le génie raffiné de notre siècle a pourvu à cet inconvénient, et il a cherché à éluder aussi cette loi de la nature. Le café seconde et accélère le travail de la digestion, qui, dans l'ordre des choses, exigerait plusieurs heures pour s'exécuter ; son effet primitif étant d'activer le mouvement péristaltique des intestins, ces organes poussent plus rapidement leur contenu à demi digéré vers l'anus, et l'on croit ainsi avoir trouvé un précieux digestif. Mais le chyle ne pouvant être, durant un si court espace de temps, ni convenablement élaboré dans l'estomac, ni absorbé en suffisante quantité dans le tube intestinal, la masse traverse les voies alimentaires sans avoir fourni au corps la moitié des parties alibiles qu'elle contient, et arrive à demi fluide encore au terme de sa course. Il faut convenir que c'est là un excellent moyen de seconder la digestion et de corriger la nature !

De même, quand il s'agit de se débarrasser le ventre, l'anus est déterminé par les effets primitifs du café à s'ouvrir et se contracter d'une manière plus rapide, en sorte que les déjections alvines, qui n'ont point de consistance, s'opèrent presque sans efforts, et avec plus de fréquence que chez les personnes qui n'ont point l'habitude de cette boisson.

C'est ainsi que l'action primitive du café diminue et rend presque nulles les sensations désagréables que la sagesse de la nature rattache à notre organisation, sans qu'on s'aperçoive des tristes suites qui en résultent, sans même qu'on les soupçonne.

L'effet primitif de cette boisson excite aussi plus que tout autre moyen factice l'appétit vénérien, que le raffinement de notre siècle a mis au rang des principales jouissances. A la moindre occasion, des idées voluptueuses s'offrent à l'imagination avec la rapidité de l'éclair, et il ne faut que quelques instants pour porter l'excitation des organes presque jusqu'à l'extase. Le café éveille l'appétit vénérien dix à quinze ans trop tôt, dès l'âge le plus tendre et le plus éloigné de la puberté, ce qui exerce la plus fâcheuse influence sur la moralité et la mortalité, sans parler de l'impuissance prématurée qui en est le résultat (1).

Les effets du café dont j'ai parlé jusqu'ici se montrent sous un jour bien plus sombre encore chez les personnes d'un tempérament extrêmement irritable, chez celles qui sont déjà énervées par le fréquent usage de cette boisson ou par une vie sédentaire. Tout homme impartial qui observe leur état physique et moral y aperçoit des traces évidentes de surexcitation contre nature, une impressionnabilité excessive, ou une gaieté hors de proportion avec les causes qui l'excitent, un abandon de tendresse qui va presque jusqu'aux convulsions, ou une tristesse extrême, des saillies que la raison ne contient pas dans de justes limites, enfin un véritable renversement des traits, quand le visage ne devrait exprimer qu'un sourire, une légère ironie, une affection médiocre, un ressentiment modéré de mélancolie ou de compassion. Les muscles mêmes du reste du corps montrent alors une mobilité extraordinaire et contraire à la nature ; tout est vie, tout est activité, même à la moindre occasion, pendant les premières heures qui s'écoulent après avoir pris du café fort, ou

(1) Des plaisirs ! des plaisirs ! voilà ce qu'on demande aujourd'hui. On veut jouir de la vie promptement, sans interruption, au prix même de tous les autres intérêts, et l'on arrive assez bien au but par le moyen de cette boisson, qui accélère la vie, mais qui l'use.

suivant l'expression reçue, de bon café. Les idées se présentent en foule à l'esprit, et s'y succèdent avec rapidité. C'est une vie facticement doublée (1) !

Dans l'état naturel, l'homme a besoin de quelques efforts pour se ressouvenir des choses qui se sont passées depuis longtemps ; mais aussitôt après avoir pris du café, la mémoire répand en quelque sorte ses trésors sur la langue, et il en résulte souvent qu'on s'abandonne à une imprudente loquacité, qu'on laisse échapper les secrets les plus importants.

Rien n'a plus ni bornes ni mesure. Le sérieux froid et réfléchi de nos ancêtres, la fermeté de la volonté, la solidité du jugement, la persévérance dans les résolutions, la facilité d'exécuter des mouvements peu rapides, mais énergiques, toutes ces qualités qui distinguaient jadis le caractère national des Allemands, ont disparu depuis l'usage du café, pour faire place à l'imprudence dans les épanchements du cœur, à la précipitation dans les jugements, à la légèreté, à la loquacité, à la versatilité d'humeur, à une mobilité fugitive et sans énergie, à une contenance théâtrale (2).

Je sais bien que l'Allemand a besoin de boire du

(1) Cabanis, après quelques autres écrivains, a appelé le café *une boisson intellectuelle* (*Rapports du physique et du moral de l'homme*, huitième édition augmentée de notes, par L. Peisse, Paris, 1844, in-8, pag. 387.)

(2) Qui sait quel énervement diététique a été cause que les prodiges du patriotisme, de l'amour filial, de la fidélité, de l'intégrité et de l'attachement à ses devoirs, attributs connus de nos pères, sont presque tous réduits aujourd'hui aux maigres proportions d'un étroit égoïsme? Il est vrai qu'on ne voit également plus les crimes héroïques qui, au temps du moyen âge et dans l'antiquité, témoignaient de la force du corps et de l'énergie de l'esprit. Mais ils n'ont fait que se résoudre en des

café pour échauffer son imagination, pour inventer des romans légers, pour exhaler une poésie badine et piquante, qu'il en faut aussi à l'Allemande pour briller avec tact et esprit dans les cercles de la mode. Le danseur, l'improvisateur, le jongleur, le bateleur, l'escroc et le joueur ont besoin de café, comme aussi le musicien moderne pour soutenir l'étourdissante rapidité de ses inspirations, et le médecin en crédit pour ne pas succomber à la fatigue de cent visites qu'il fait chaque matin. Laissons à tous ces gens-là leur excitant contraire au vœu de la nature, avec toutes les suites fâcheuses qui en résultent pour leur propre santé et pour le bien des autres !

Mais ce qu'il y a de certain au moins, c'est que l'homme le plus jaloux de dissiper sa vie, n'aurait pu trouver au monde aucun médicament diététique plus propre que le café (1), à changer pour quelques heures ses sensations ordinaires en sensations agréables, à lui inspirer de la jovialité, même de la pétulance, à rendre son esprit fertile en saillies étincelantes, à embraser son imagination d'un feu que sa complexion lui aurait refusé, à accélérer le mouvement de ses muscles jusqu'au tremblement, à redoubler l'action de ses organes digestifs et sécrétoires, à entretenir son appétit vénérien dans un état continuel d'excitation presque involontaire, à imposer silence aux tourments salutaires de la faim et de la soif, à éloigner le sommeil de ses membres harassés, et à le tenir éveillé, lors même

myriades d'intrigues, de supercheries et de tromperies, dont l'honnête homme est entouré à chaque pas. Lequel vaut donc mieux d'une seule bombe ou d'un million de piéges cachés ?

(1) Et sous quelques rapports le thé.

que tout ce qui respire sur notre hémisphère goûte les douceurs du repos à l'ombre paisible de la nuit.

C'est ainsi que nous maîtrisons les sages intentions de la nature, même à notre propre détriment.

Quand l'effet primitif du café est dissipé, au bout de quelques heures, il y succède peu à peu un état opposé, l'effet secondaire ou la réaction. Plus le premier avait été fort, plus aussi le second est prononcé et désagréable.

L'abus de cette boisson médicinale n'entraîne cependant pas autant d'inconvénients chez certaines personnes que chez d'autres.

Notre corps est organisé avec un art si admirable que les écarts de régime qui ne sont pas par trop graves nuisent à peine, lorsque d'ailleurs nous menons une vie conforme à la nature.

Ainsi, par exemple, l'ouvrier boit tous les matins de l'eau-de-vie, liqueur très-nuisible par elle-même; mais quand il n'en prend que peu à la fois, elle ne l'empêche pas d'atteindre souvent un âge fort avancé. Sa santé en souffre peu, car sa bonne constitution et le genre de vie salubre qu'il mène d'ailleurs, font qu'il ne ressent presque aucun mal de ce breuvage.

Qu'au lieu d'eau-de-vie, il prenne tous les jours une ou deux tasses d'un café léger, le résultat sera le même. La vigueur de son corps, l'exercice violent qu'il donne à ses membres, et le grand air que chaque jour il respire en abondance le mettent à l'abri des inconvénients de cette boisson, et sa santé n'en souffre que peu ou point.

Mais les effets nuisibles du café se prononcent bien davantage chez les personnes qui n'offrent pas une telle réunion de circonstances favorables.

L'homme qui passe sa vie renfermé dans sa maison ou dans sa chambre, peut bien, même avec une complexion délicate, jouir d'une sorte de santé, quand d'ailleurs il suit un régime approprié à sa situation. S'il est sobre, s'il ne fait usage que d'aliments faciles à digérer et peu assaisonnés, s'il se borne à des boissons simples, s'il soumet ses passions au frein de la raison, et s'il renouvelle souvent l'air de son habitation, à ces conditions, de quelque sexe qu'il soit, il peut, sans prendre d'exercice, et jusque sous les verrous d'une prison, jouir d'un certain degré de santé, à laquelle la moindre cause suffit, il est vrai, pour porter atteinte, mais qui n'en est pas moins la source d'un bien-être relatif. L'action de toutes les substances morbifiques, c'est-à-dire de tous les médicaments, est bien plus évidente et plus forte chez de tels sujets que chez des hommes robustes et accoutumés au travail en plein air, qui supportent des impressions même très-nuisibles, sans en éprouver un dommage considérable.

Ces êtres qui languissent au milieu de leurs habitudes casanières, et qui n'ont de santé que tout juste ce qu'il en faut pour n'être point malades, ne jouissent de la vie pour ainsi dire qu'à moitié. Les sensations, les fonctions vitales, rien chez eux n'a d'énergie; aussi sont-ils avides d'une boisson qui, pour quelques heures, exalte si puissamment l'activité vitale et le sentiment de l'existence, sans s'inquiéter des suites fâcheuses qu'entraînera l'effet secondaire de ce palliatif.

Cet effet secondaire ressemble à l'état dans lequel ils se trouvaient avant d'avoir pris du café, seulement il est un peu plus fort.

Lorsqu'au bout de quelques heures l'action primitive

du café, c'est-à-dire l'exaltation factice de l'activité vitale, est dissipée, il survient peu à peu des envies de dormir, accompagnées de bâillements et d'une inertie plus grande qu'à l'ordinaire. Les mouvements sont moins faciles qu'auparavant, la gaieté a disparu, pour faire place à une humeur sombre et morose. A l'accélération que la digestion et les excrétions avaient d'abord éprouvée, succèdent des douleurs causées par la rétention des vents dans les intestins, et les déjections alvines se font avec plus de lenteur et de difficulté que par le passé. La bienfaisante chaleur dont le corps avait été pénétré, s'éteint peu à peu; les moindres variations de température causent une impression désagréable, et les mains deviennent froides, ainsi que les pieds. Les objets extérieurs se présentent sous un aspect moins flatteur. La mauvaise humeur augmente, et il y a plus de propension à se fâcher. Les désirs vénériens se refroidissent en raison directe de l'excitation momentanée qu'ils ont éprouvée. Une sorte de boulimie promptement satisfaite remplace l'appétit naturel, et cependant les aliments et les boissons chargent davantage l'estomac, rendent la tête plus lourde. On a plus de peine à s'endormir, le sommeil est plus léger, et au réveil on est plus engourdi, plus morose, plus mélancolique qu'avant de connaître le café.

Mais on a de nouveau recours au nuisible palliatif, et bientôt il dissipe tous ces maux. Une nouvelle vie factice recommence, à cela près seulement qu'elle dure un peu moins longtemps que la première fois. Il faut donc incessamment rapprocher les doses du café, ou le prendre plus fort, si l'on veut qu'il continue à ranimer la vie pour quelques heures.

De là résulte que la constitution de l'homme sédentaire va toujours en se détériorant. Les maux produits par l'effet secondaire de cette boisson médicinale grandissent et poussent des racines si profondes qu'on ne peut plus parvenir à les dissiper, même pour quelques heures, en rapprochant et forçant les doses du palliatif.

La peau devient alors plus sensible, non-seulement au froid, mais en général à l'influence du grand air, quelle que soit sa température ; la digestion s'accomplit d'une manière plus laborieuse, les évacuations éprouvent des jours entiers de retard, les vents causent de l'anxiété et une foule de sensations pénibles. Le resserrement du ventre n'alterne qu'avec la diarrhée, et non avec des selles naturelles. Le sommeil ne vient qu'avec peine, et ressemble plutôt à un assoupissement qui ne restaure point. Au réveil, la tête est embarrassée, l'imagination engourdie, la mémoire lente, le mouvement difficile, et le cœur plein d'une tristesse qui rembrunit l'aspect de la belle nature. Les émotions nobles, la philanthropie, la reconnaissance, la commisération, l'héroïsme, la force et l'élévation d'âme, la sérénité et la gaieté, font place à la timidité, à l'indifférence, à la dureté, à l'apathie, à la versatilité, à la morosité.

Cependant on continue toujours à prendre du café. Il n'en résulte que des alternatives plus prononcées de sentimentalisme affecté et d'insensibilité, de précipitation, d'irrésolution, d'emportement, de lâche condescendance, d'amitié grimaçante et de jalousie secrète, de joie passagère et de tristesse, de ricanements et de pleurs, attestant que le corps et l'esprit flottent sans cesse entre l'excitation et le relâchement.

Il me serait difficile de décrire tous les maux qui assiégent les buveurs de café sous les noms de faiblesse, de maux de nerfs, ou de maladies chroniques, qui les énervent, et qui font dégénérer en eux le corps et l'esprit.

Qu'on se garde cependant bien de croire que les amateurs de café ressentent au même degré les effets nuisibles dont je viens de parler! Non sans doute : chez celui-ci, c'est tel symptôme de l'effet secondaire qui se prononce davantage, et chez celui-là c'est tel autre. Mon tableau embrasse toute la classe des buveurs de café ; je rassemble ici dans un même cadre tous les maux qui dérivent de cette source, tels qu'ils sont venus peu à peu à ma connaissance.

Le sentiment palliatif de bien-être que le café répand pour quelques heures jusque dans les fibres les plus déliées, fait place, au moment de l'action secondaire, à une propension extrême aux sensations douloureuses, propension qui s'accroît d'autant plus qu'on a pris du café plus longtemps et plus souvent, qu'on l'a pris plus fort et en plus grande quantité. Il suffit déjà d'une cause légère qui ne ferait presque aucune impression sur un homme bien portant et non accoutumé au café, pour donner à celui qui a l'habitude de cette boisson, la migraine, de fréquents maux de dents, souvent insupportables, qui reviennent surtout la nuit, accompagnés de rougeur et de fluxion aux joues, et des tiraillements douloureux dans diverses parties du corps, tantôt d'un côté du visage, tantôt dans l'un ou l'autre membre (1).

(1) Ce tiraillement dans les membres, que produit, pendant la réaction, le café passé en habitude, ne se fait pas sentir dans les articulations mêmes, mais d'une articulation à l'autre. La douleur semble être plutôt dans les chairs ou dans le tissu cellulaire que dans l'os; la partie n'est

Le corps est très-sujet à l'érysipèle, qui survient soit aux jambes, où il détermine souvent des ulcères chroniques, soit aux mamelles, chez les femmes qui allaitent, soit à l'un des côtés du visage. De l'anxiété et des bouffées de chaleur sont le tourment quotidien des buveurs de café, et la migraine nerveuse leur appartient plus spécialement qu'à personne (1).

point tuméfiée, on n'y aperçoit à l'extérieur aucun changement, et elle ne cause presque pas de douleur quand on y touche. Les nosologistes ne connaissent point cette affection.

(1) Il ne faut pas confondre cette migraine avec celle dont j'ai parlé plus haut, qui ne se manifeste qu'à l'occasion de certaines causes, d'un chagrin, d'une surcharge de l'estomac, d'un refroidissement, et qui d'ordinaire disparaît promptement, à une heure quelconque de la journée. La migraine nerveuse dont il est ici question, survient le matin, peu de temps ou immédiatement après le réveil, et augmente peu à peu. La douleur est presque intolérable et souvent brûlante; les téguments extérieurs de la tête sont extrêmement sensibles, et font mal au moindre attouchement. Le corps et l'esprit semblent doués d'une sensibilité excessive. Les malades, qui ont l'air épuisé, recherchent les lieux isolés et obscurs, où, pour éviter la clarté du jour, ils ferment les yeux et restent assis dans un fauteuil, ou étendus sur un lit très-incliné. Le moindre bruit, le moindre mouvement accroît leurs douleurs. Ils évitent de parler eux-mêmes et d'entendre parler les autres. Le corps, sans éprouver de frissons, est plus froid qu'à l'ordinaire; les mains surtout sont très-froides, ainsi que les pieds. Tout leur est odieux, principalement les aliments et les boissons, car des nausées continuelles les empêchent de rien prendre. Si l'accès est très-fort, il survient des vomissements muqueux, qui rarement diminuent le mal de tête. Il n'y a point d'évacuations par le bas. Cette migraine ne cesse presque jamais avant le soir, et je l'ai vue durer quelquefois pendant six heures, de sorte qu'elle ne disparaissait que le lendemain soir. Si l'accès est moins violent, la substance qui en a été la source première, c'est-à-dire le café fort, en abrége la durée d'une manière palliative; mais le corps n'en devient que plus enclin à le reproduire, après un laps de temps plus court. Les récidives du mal n'ont rien de fixe; il reparaît tous les quinze jours, toutes les trois ou quatre semaines. C'est tout à fait à l'improviste, et sans cause appréciable, qu'on le voit se manifester; il est rare même que, dans la nuit

De légères infractions au régime, et des passions désagréables suscitent en eux des souffrances dans la poitrine, l'estomac et le bas-ventre, qu'on désigne improprement sous le nom de spasmes. L'écoulement périodique ne vient jamais sans douleur. Il n'observe plus aucune régularité dans ses périodes, ou bien il est moins abondant que de coutume, et finit par se réduire presque à rien. Le sang lui-même est aqueux ou mucilagineux. Un flux leucorrhoïque ordinairement âcre et cuisant, continue presque sans interruption d'une époque à l'autre, et souvent remplace tout à fait les règles. L'acte vénérien cause parfois des douleurs. Un teint jaunâtre ou blême, des yeux languissants et cernés, des lèvres bleues, des chairs mollasses, des seins flasques et pendants, tels sont les signes extérieurs du fâcheux état de l'organisme. Quelquefois une aménorrhée presque complète alterne avec une métrorrhagie abondante. Les hommes sont tourmentés d'hémorrhoïdes douloureuses et de pollutions nocturnes. La faculté d'engendrer s'éteint peu à peu chez les deux sexes : l'homme devient impuissant, la femme stérile et incapable d'allaiter un enfant. C'est derrière la tasse à café surtout que se cache l'onanisme, ce monstre aux yeux caves, exécration de la nature, que la lecture des romans, les fatigues imposées à la mémoire, la fréquentation des sociétés corrompues et l'inaction d'une vie sédentaire, contribuent cependant aussi pour leur part à engendrer.

L'effet secondaire de l'abus du café étant de faire

qui précède, le malade éprouve aucun ressentiment de la migraine qui l'attend vers le matin. Jamais je n'ai observé cet état que chez les véritables buveurs de café.

naître dans le corps une éminente disposition à toutes sortes de sensations désagréables et de douleurs aiguës, on conçoit comment cette substance est plus propre qu'aucune autre à exciter une grande propension à la carie. Nul écart de régime n'occasionne plus aisément et plus certainement la carie des dents que l'abus du café. Le café est, après le chagrin et l'abus du mercure, ce qui contribue le plus à gâter les dents (1). Quoique le mauvais air des chambres et l'habitude de surcharger l'estomac d'aliments pendant la nuit, prennent part à ce résultat, le café est capable à lui tout seul de détruire, ou du moins de jaunir et noircir ces petits os, si nécessaires à l'ornement de la bouche, à la netteté du langage, à l'attrition des aliments. Ce sont principalement les incisives qu'il attaque.

Si l'on excepte le véritable spina ventosa, il ne se développe presque aucune carie chez les enfants qui ne doive naissance au café, à moins que ces petits êtres n'aient pris du mercure en excès (2). Le café engendre aussi parfois chez eux des abcès profonds, qui percent avec beaucoup de lenteur et par des ouvertures fort étroites.

En général, le café exerce la plus pernicieuse influence sur les enfants, et d'autant plus, qu'ils sont plus délicats. Quoiqu'il n'engendre pas de lui-même le véritable rachitisme, et ne fasse qu'accélérer l'action des causes particulières de cette maladie, c'est-à-dire

(1) Des observations incontestables m'en ont convaincu.

(2) Cette carie provenant du café engendre des ulcères à bords élevés, durs et livides, d'où suinte un pus semblable à du blanc d'œuf, et mêlé de parcelles caséiformes. L'odeur est très-faible, et les douleurs locales sont très-vives. Le reste du corps offre une image pure de la consomption due au café.

la nourriture végétale non fermentée, et l'humidité des logements mal aérés, cependant il suffit seul pour faire tomber dans un presque aussi triste état les enfants même qui prennent des aliments sains et jouissent des bienfaits d'un air pur. Ces petits malheureux ont le teint blême et les chairs molles. Ils n'apprennent à marcher que fort tard; leur démarche est chancelante, ils se laissent tomber à chaque instant, et veulent toujours qu'on les porte. Leur voix n'est qu'un bégayement. Ils demandent beaucoup et des choses très-variées, quoiqu'ils mangent et boivent peu. La naïveté, la gaieté et l'enjouement, qui font le caractère de l'enfance, sont remplacés par l'abattement. Rien ne leur fait plaisir, rien ne leur cause de satisfaction. Tout en eux annonce seulement une sorte de demi-existence. Ils sont très-craintifs, et un rien les effraye. Chez eux, la diarrhée alterne avec la constipation. Leur respiration est stertoreuse, surtout pendant le sommeil, parce qu'ils ont toujours la poitrine pleine d'un mucus tenace, que la toux ne peut parvenir à détacher. Leurs dents percent avec peine, au milieu d'accidents nombreux, même de convulsions; cependant elles ne poussent qu'à demi, et tombent avant le temps que la nature a fixé pour leur renouvellement. Presque tous les soirs, avant qu'on les mette au lit, ou peu après, il leur survient de la chaleur et de la rougeur à l'une ou l'autre joue ou aux deux. Pendant la nuit, ils ne dorment qu'à demi, s'agitent beaucoup, et demandent souvent à boire; ils suent non-seulement au front, mais encore au cuir chevelu et surtout au derrière de la tête; parfois aussi ils pleurent en dormant. Ce n'est qu'avec peine qu'ils échappent à toutes les maladies, et leurs convalescences sont toujours lentes et incomplètes. Ils sont sujets à une ophthalmie chronique, assez souvent accompagnée d'une éruption au visage, et dont l'un des symptômes est un singulier relâchement des paupières supérieures, qui ne leur permet pas d'ouvrir les yeux, même quand les paupières ne sont rouges et gonflées qu'à un faible degré. Cette ophthalmie, qui dure souvent des années entières, les rend continuellement chagrins et pleureurs, et les oblige à se coucher sur le visage ou à se tenir soit couchés, soit assis en deux dans quelque lieu obscur, envahit surtout la cornée, qu'elle couvre d'abord de vaisseaux rouges, puis de taches obscures, ou sur laquelle elle fait naître des ampoules et de petits ulcères qui la rongent souvent à une grande profondeur et menacent de faire perdre la vue.

Cette ophthalmie, ce râlement sur la poitrine et plusieurs autres accidents dont je viens de tracer le tableau, se manifestent même chez les enfants qui n'ont d'autre nourriture que le lait de leur mère, lorsque celle-ci prend beaucoup de café et se tient renfermée dans sa chambre. Quelle doit donc être la puissance nuisible de cette boisson médicinale, pour qu'il lui soit donné d'atteindre même l'enfant à la mamelle!

Après les enfants, c'est sur les femmes et les gens de lettres que le café influe de la manière la plus nuisible, parce que leurs occupations les astreignent à une vie sédentaire. Il faut ajouter à cette classe les artisans renfermés dans des ateliers.

Il est certain, comme je l'ai dit plus haut, que l'activité et le mouvement au grand air sont les meilleurs moyens d'atténuer les effets nuisibles du café ; mais à la longue, ils deviennent insuffisants.

Certaines personnes, poussées en quelque sorte par l'instinct, trouvent aussi dans les liqueurs spiritueuses une sorte d'antidote du café. On ne saurait nier que ces boissons n'exercent effectivement quelque action. Mais ce sont de nouveaux irritants, sans faculté nutritive, c'est-à-dire des substances médicinales qui, lorsqu'on les prend chaque jour, entraînent d'autres inconvénients, sans pouvoir empêcher ceux du café. Ce sont de nouvelles puissances accélératrices de la vie, laissant à leur suite des maux d'une nature plus différente et plus compliquée encore.

Le principal moyen de guérir les maux engendrés par le café est de renoncer à cette liqueur (1). L'exercice en plein air achève la cure. Mais si le corps

(1) Il n'est pas facile de faire perdre une longue habitude du café, surtout chez les personnes délicates. Voici comment je m'y prends pour arriver au but. Je tâche d'abord de bien persuader à mes malades qu'il est urgent de renoncer à cette habitude. Or, il est rare qu'on ne parvienne pas à convaincre quand la vérité fondée sur l'expérience sort de la bouche d'un médecin convaincu lui-même de ce qu'il avance. Rien n'empêche que cette vérité ne pénètre, car celui qui sermonne n'a aucun intérêt privé à le faire, et tout le profit est pour celui qui l'écoute. Une fois la conviction établie, ce dont il est facile de juger à la mine du malade, on diminue tous les trois ou quatre jours la quantité habituelle de café, et, après l'avoir ainsi réduite à une certaine dose, qu'on laisse prendre pendant huit jours encore, on supprime cette dernière tout à fait, on ne la permet plus que tous les deux jours pendant quelque temps. Tout est fini au bout d'un mois, quand on peut compter sur le malade. Mais s'il a un caractère faible et irrésolu, ou si la privation influait trop sur sa santé débile, on remplacerait peu à peu le café par du thé, qui, bien que nuisible aussi, l'est cependant moins que le café. Or, le thé n'étant point une habitude invétérée, il sera plus facile au malade de le quitter, et d'y substituer du lait chaud. Il est nécessaire, pour anéantir complétement les suites fâcheuses du café et soutenir le courage de celui qui y renonce, de se fortifier le corps par des promenades journalières au grand air, de s'égayer l'esprit par des amusements innocents, et

et l'esprit sont par trop affaissés, il faut alors recourir à certains médicaments, salutaires en pareil cas, que je n'indiquerai point ici, parce que ce n'est pas aux médecins que je destine cet opuscule.

M'appuyant sur une longue expérience, je viens de peindre l'usage journalier du café comme une habitude funeste, comme le plus sûr moyen de flétrir et d'éteindre en nous l'énergie du corps et l'âme. Mais j'ai donné à cette liqueur le titre de boisson médicinale, et peut-être arguera-t-on de ce nom pour me faire quelques objections.

Les médicaments sont des choses salutaires, me dira-t-on ! Oui, sans doute, mais sous la condition expresse qu'ils soient appropriés aux cas dans lesquels on les emploie. Or, nul médicament ne pouvant convenir à un homme qui se porte bien, il implique contradiction, il est nuisible, que celui qui jouit d'une bonne santé fasse d'un médicament sa boisson habituelle.

J'apprécie les vertus médicinales du café, tout autant que celles d'un autre médicament quelconque, pourvu qu'on l'applique à propos. Rien de ce que Dieu a créé n'est inutile : tout doit contribuer au salut des hommes, et principalement ce qui possède une action puissante, comme le café. Mais qu'on veuille bien m'entendre.

Tout médicament produit dans le corps de l'homme en santé quelques changements particuliers, qui appartiennent exclusivement à lui. Si l'on connaît ces chan-

de restaurer ses forces par de bons aliments. Enfin, quand on aura tout fait pour le mieux, il faudra encore de temps en temps s'assurer que la conversion est réelle, et ranimer le courage du malade si la force de l'exemple venait à ébranler ses résolutions.

gements, et qu'on emploie la substance dans des cas de maladie ayant une ressemblance presque parfaite avec les symptômes qu'elle a par elle-même le pouvoir d'exciter dans un corps sain, il s'ensuivra une guérison radicale. C'est là ce que j'appelle l'application curative des médicaments, la seule qu'on doive admettre dans le traitement des maladies chroniques.

La faculté qu'a chaque médicament de modifier l'état du corps de l'homme d'une manière particulière, je la nomme effet primitif de ce médicament. J'ai déjà dit qu'au bout de quelques heures l'état produit par cette action primitive faisait place à un état absolument inverse, quand elle-même était épuisée. C'est là ce que j'appelle l'effet secondaire du médicament.

Si le médicament qu'on oppose à une maladie excite, pendant son action primitive, des symptômes opposés à ceux de cette maladie, l'emploi qu'on en fait n'est alors que palliatif. Il s'ensuit presque aussitôt une amélioration ; mais, au bout de quelques heures, le mal revient plus fort qu'il n'était avant l'usage du remède ; car il est renforcé par l'effet secondaire, qui lui ressemble. Il serait absurde d'appliquer une telle méthode au traitement des maladies chroniques.

Par exemple, l'effet primitif de l'opium, dans un corps sain, est un sommeil d'engourdissement, avec respiration stertoreuse et ronflante ; mais son effet secondaire est l'insomnie. Or, que le médecin soit assez maladroit pour vouloir combattre une insomnie habituelle avec de l'opium, il procède d'une manière palliative. Un sommeil pesant, ronflant et non réparateur, s'établira bientôt ; mais l'effet secondaire sera une insomnie ajoutée à celle qui existait déjà. Au bout de vingt-quatre heures le malade dormira moins encore qu'il ne dormait avant d'avoir pris de l'opium, à moins qu'on ne lui en donne une dose nouvelle et plus forte. Mais l'effet secondaire de cette seconde dose sera d'aggraver encore davantage le mal, et jamais la guérison ne s'ensuivra.

De même le café n'agit jamais que comme un mauvais palliatif, quand on l'emploie, suivant la coutume presque générale, contre le resserrement habituel du ventre, si commun chez les personnes sédentaires, qui tient à l'inaction du canal intestinal; son effet primitif est l'inverse de cet état; par conséquent, la première fois qu'on y aura recours, ou si on en prend rarement, il ne manquera pas de déterminer très-promptement une évacuation. Mais les jours suivants, son effet secondaire rendra le ventre plus resserré qu'il ne l'était auparavant. Veut-on alors recourir encore au palliatif du café; il faut en prendre davantage, ou le prendre plus fort. Cependant la constipation habituelle ne sera point guérie; car l'effet secondaire du café la fera bientôt reparaître. Et ainsi chaque dose ou plus copieuse ou plus forte n'aura pour résultat que d'aggraver le mal et de le rendre plus opiniâtre.

En y regardant de près, on pourra se convaincre que les effets soi-disant salutaires attribués au café, et par lesquels ceux qui en prennent beaucoup cherchent à justifier l'habitude qu'ils ont contractée, se réduisent presque tous à des résultats palliatifs. Or, une vérité expérimentale à l'abri de toute contestation, c'est que, si l'usage prolongé d'un médicament palliatif quelconque porte toujours atteinte à la santé, il n'y a rien de plus pernicieux que d'admettre une telle substance parmi les articles dout se compose le régime quotidien.

Si donc, en détestant l'abus du café, comme boisson habituelle, j'estime néanmoins les vertus qu'il possède, je ne le fais qu'en raison de l'emploi médical qu'on peut en faire, soit, à titre de remède curatif, dans les maladies chroniques dont les symptômes ont une grande ressemblance avec ses effets primitifs (1), soit, à titre de palliatif, dans les affections développées avec rapidité et accompagnées d'un danger imminent, dont les symptômes ressemblent beaucoup à ses effets secondaires (2). C'est là le seul usage raisonnable et sage qu'on puisse faire de cette substance médicinale, dont tant de millions d'hommes abusent à leur propre détriment, dont si peu de personnes connaissent la véritable valeur, et qui exerce une influence des plus salutaires quand on sait la donner à propos.

(1) Par exemple une personne qui n'a pas l'habitude du café éprouve des besoins fréquents d'aller par le bas, et chaque fois elle rend des matières molles, sans douleurs; elle a de l'insomnie; elle se sent une activité extraordinaire de corps et d'esprit; elle n'éprouve ni faim ni soif, quoique les aliments et les boissons ne lui semblent pas avoir moins de goût qu'à l'ordinaire. En pareil cas, le café doit opérer et opèrera en peu de temps une guérison radicale. De même, nul remède n'est plus certain et ne convient mieux que lui dans les accidents, souvent dangereux, qui succèdent à une joie subite et excessive, ainsi que dans certaines douleurs qu'éprouvent parfois les femmes après l'accouchement, et qui ressemblent beaucoup à ses effets primitifs.

(2) Par exemple dans le mal de mer, dans l'empoisonnement par l'opium, si la personne n'a point l'habitude du café, dans celui par l'hellébore blanc, dans l'asphyxie par submersion, par suffocation, et surtout par congélation, ainsi que j'en ai fait plusieurs fois l'expérience, à ma grande satisfaction.

III

LA MÉDECINE DE L'EXPÉRIENCE (1).

§ I. Considéré comme animal, l'homme a été créé plus dépourvu de ressources que tous les autres animaux. Il n'a ni armes pour se défendre comme le taureau, ni agilité pour fuir ses ennemis comme le cerf; il n'a point d'ailes ou de nageoires; point d'abri impénétrable aux agressions du dehors comme la tortue, ou de retraite qui le mette à l'abri comme une foule d'insectes et de vers; point de ressource physique qui écarte de lui ses ennemis, comme le hérisson et la torpille; point d'aiguillon comme l'abeille, point de venin dans les dents comme la vipère. Il est exposé, nu et sans défense, à toutes les attaques des ennemis de son espèce. Comme animal, il ne peut non plus rien opposer à l'action des éléments et des météores; il n'est protégé contre les flots ni par le poil brillant du phoque, ni par le plumage épais et gras de la cane, ni par la cuirasse luisante des scarabées aquatiques. Son corps, dont la pesanteur spécifique le cède à peine à celle de l'eau, surnage plus difficilement que celui d'aucun autre quadrupède. Il n'a pas, comme l'ours polaire ou l'eider du nord, un vêtement impénétrable aux

(1) Ce fragment a paru en 1805.

vents glacés. En venant au monde, l'agneau sait trouver le sein de sa mère, mais l'enfant périrait si une mère tendre n'approchait pas le sien de sa bouche. Nulle part la nature ne lui offre sa nourriture toute préparée, comme au myrmécophage les fourmis, aux ichneumons les chenilles, ou aux abeilles le calice ouvert des fleurs. Il est assujetti à un bien plus grand nombre de maladies que les animaux, qui, en outre, ont pour résister aux ennemis invisibles de la vie un art inné également invisible, un instinct dont lui-même est dépourvu. L'homme seul quitte péniblement les entrailles de sa mère ; seul il en sort nu, faible, sans défense, privé de tout ce qui pourrait rendre son existence supportable, de tout ce dont la nature s'est montrée prodigue même envers l'insecte qui rampe dans la poussière.

Où donc est la bonté du créateur qui a pu déshériter l'homme, et l'homme seul, parmi tous les animaux, des nécessités de la vie ?

Mais la source éternelle de l'amour n'a déshérité dans l'homme que l'animalité, afin de lui dispenser avec plus de profusion cette étincelle de la Divinité, cet esprit qui lui fait trouver de quoi satisfaire à tous ses besoins, assurer son bien-être et se créer les immenses ressources par lesquelles il s'élève bien au-dessus de tous les êtres vivants ; cet esprit qui, impérissable en lui-même, sait procurer à sa périssable enveloppe des moyens de conservation, de garantie, de défense et de bien-être supérieurs à tous ceux que les créatures les plus favorisées peuvent se vanter d'avoir reçus immédiatement de la nature.

C'est sur cette énergie de l'esprit humain à découvrir des ressources que le père des hommes avait principalement compté pour détourner les maux dont l'organisme délicat de ses enfants pourrait être atteint.

Il fallait que les efforts dont le corps était capable à lui seul pour éloigner les maladies fussent très-bornés, afin que l'esprit humain sentît d'autant mieux la nécessité de chercher des secours plus efficaces que ceux dont le Créateur avait jugé à propos de mettre la source dans la simple organisation.

Rien de ce que la nature renferme ne devait servir tel qu'elle nous l'offre à la satisfaction de nos besoins; il fallait que notre esprit trouvât dans ses propres ressources les moyens de l'étendre d'une manière indéfinie pour assurer complétement notre bien-être.

Elle fait sortir des épis de blé du sein de la terre, non pour que nous fassions immédiatement usage de cette nourriture grossière et malsaine, mais afin que nous la débarrassions par la fermentation et la chaleur de tous les principes médicinaux et nuisibles qu'elle peut contenir, de manière à en préparer du pain, c'est-à-dire un aliment perfectionné par la puissance de notre génie, et désormais incapable de nuire. Depuis la création du monde, la foudre tue les animaux et les hommes; mais le Créateur a voulu que l'esprit de l'homme parvînt à imaginer un appareil qui empêche le feu du ciel d'atteindre sa demeure.

C'est ainsi qu'il permet à tous les agents naturels d'agir sur nous à notre détriment, jusqu'à ce que nous trouvions quelque chose qui nous mette à l'abri de leur influence ou qui en diminue les inconvénients pour nous.

De même il permet à l'innombrable cohorte des maladies d'attaquer notre organisation délicate, de la bouleverser, de la mettre en danger de mort et de destruction, sachant bien que ce qu'il y a d'animal en nous est rarement capable d'éloigner l'ennemi, sans souffrir beaucoup des efforts que cette tâche lui impose, ou même sans y succomber. Mais il fallait que les ressources médicatrices de l'organisme abandonné à lui-même fussent faibles, bornées et insuffisantes, afin que notre esprit fût contraint d'exercer aussi sa noble prérogative dans une circonstance où il s'agit du plus précieux des biens terrestres, la santé et la vie.

Le père du genre humain ne voulait pas que nous agissions comme agit la nature ; il voulait que nous fissions plus que la nature organique, mais non de la même manière, mais non avec ses moyens. Il ne nous a point donné le pouvoir de créer un cheval, mais il nous a mis en état d'exécuter des machines dont la force dépasse celle de cent chevaux et dure plus longtemps. Il nous a permis de construire des vaisseaux dans lesquels, à l'abri des monstres de la mer et de la fureur des ouragans, et entourés de toutes les commodités de la vie, nous pouvons faire le tour de la terre, ce que ne saurait jamais exécuter un poisson ; aussi nous a-t-il refusé des nageoires, des branchies et une vessie natatoire qui ne nous suffiraient point pour accomplir de telles choses. Il ne nous a pas donné les ailes du condor, mais il a voulu que nous pussions découvrir l'art d'emprisonner un gaz léger dans des tissus qui nous portent silencieusement au milieu des régions atmosphériques, jusqu'où nul habitant ailé de l'air ne saurait s'élever.

De même il ne permet pas qu'à l'instar de l'organisme humain livré à lui-même, nous nous servions du sphacèle pour détacher du corps un membre écrasé, mais il a armé notre main d'un couteau acéré qui opère la séparation avec moins de douleurs, moins de fièvre et beaucoup moins de danger pour la vie. Il ne permet pas que nous nous servions, comme la nature, des mouvements appelés crises pour guérir une foule de fièvres; il n'est point en notre pouvoir d'imiter les sueurs critiques, les urines critiques, les abcès critiques, les saignements de nez critiques ; mais, en cherchant bien, nous trouvons des moyens qui nous permettent de guérir les fièvres plus rapidement que ne le font ces crises, plus sûrement, plus facilement et avec moins de douleurs, avec moins de danger pour la vie, avec moins de souffrances consécutives.

Je m'étonne donc de ce que la médecine s'est élevée si rarement au delà de l'imitation de ces mouvements grossiers, et de ce qu'elle a cru dans presque tous les temps qu'elle n'avait rien de mieux à faire pour guérir les maladies que de provoquer aussi des évacuations par la sueur, les selles, le vomissement, l'urine, la saignée ou des ulcères artificiels. Telle a été, en effet, la méthode favorite depuis les temps les plus anciens jusqu'aux plus rapprochés de nous : on y est revenu sans cesse lorsque les méthodes fondées sur des spéculations abstraites manquaient à leurs promesses. Comme si ces imitations incomplètes et forcées étaient la même chose que les crises auxquelles l'énergie propre de la nature donne lieu dans ses laboratoires cachés! Comme si ces crises étaient la meilleure manière d'abattre la maladie! Comme si elles n'étaient pas plutôt des preuves de l'impuissance thérapeutique à laquelle l'Être Suprême a condamné avec intention notre nature abandonnée à elle-même ! Jamais il n'a été en notre pouvoir d'exciter ces efforts spontanés de l'organisme par des moyens artificiels, et la chose en elle-même implique contradiction. Jamais la volonté du Créateur n'a été que nous agissions en ce sens. Sa volonté était que nous perfectionnassions notre individu tout entier, par conséquent aussi notre corps et la guérison de ses maladies.

Jusqu'ici il n'y a que la pure chirurgie qui ait suivi en partie cette marche sage et prudente. Tandis que la nature livrée à elle-même ne parvient souvent à expulser une esquille qu'en excitant une fièvre qui compromet la vie, et une suppuration qui détruit presque tout le membre, le chirurgien, après avoir incisé convenablement les parties molles qui la recouvrent, l'extrait sans trop de douleurs, sans suites redoutables, et presque sans atteinte portée aux forces. Une fièvre lente, avec d'insupportables douleurs minant l'existence jusqu'aux portes du tombeau, est presque la seule chose que l'organisme puisse opposer à une grosse pierre développée dans la vessie ; mais, à l'aide d'une incision, la main habile d'un chirurgien débarrasse le malade en quelques minutes de ce corps étranger, et lui épargne ainsi de longues souffrances terminées par une mort déplorable. Faudrait-il donc chercher à imiter la gangrène et la suppuration d'une hernie étranglée, parce qu'avec la mort la nature ne connaît pas d'autre moyen pour y mettre un terme ? Aurait-on assez fait pour sauver les jours de l'homme qui perd tout son sang par une grosse artère que de lui procurer, comme la nature, une syncope qui suspende l'hémorrhagie pendant une demi-heure ? Remplacerait-on par là le tourniquet, la ligature, le tamponnement ?

A la vérité ce sera toujours un sujet digne de toute notre admiration que de voir la nature abandonnée à elle-même, privée des secours de la chirurgie, et ne recevant du dehors rien qui puisse l'aider, parvenir dans bien des cas à guérir des maladies et des accidents, quoique souvent avec beaucoup de peine et de douleur et en compromettant la vie. Mais elle n'agit point ainsi pour que nous l'imitions. Nous ne pouvons, nous ne devons pas l'imiter, puisqu'il y a des moyens infiniment plus faciles, plus prompts et plus sûrs, que notre esprit est destiné à créer pour les besoins de la plus nécessaire et de la plus respectable des sciences, la médecine.

§ II. La médecine est une science d'expérience. Elle s'occupe de détruire les maladies par des moyens qu'elle leur oppose.

La connaissance des maladies, celle des moyens propres à les combattre, celle de la manière dont on doit employer ces moyens, voilà ce qui la constitue.

§ III. Tandis que le sage et bon Créateur tolérait la possibilité d'innombrables états du corps humain qui s'écartent de la santé, il devait nous montrer clairement les moyens d'acquérir, sur le compte des maladies, autant de connaissances que nous avons besoin d'en posséder pour trouver les remèdes propres à triompher d'elles : il devait nous montrer non moins clairement ceux de découvrir dans les médicaments les propriétés qui les rendent propres à la guérison des maladies. Autrement il aurait laissé ses enfants sans secours, ou bien il exigerait d'eux plus qu'ils ne peuvent faire.

Cet art si nécessaire à l'humanité souffrante ne peut donc point être caché dans les abîmes sans fond de spéculations creuses, ni dans le vide sans bornes des conjectures. Il doit être près de nous, tout près de nous, dans la sphère de nos perceptions externes et internes.

Les médecins ont perdu deux mille ans à rechercher les changements invisibles que l'intérieur du corps éprouve dans les maladies, la cause première de celles-ci et leur essence intime, parce qu'ils croyaient ne pouvoir pas les guérir avant d'avoir ces connaissances, qu'il est impossible d'acquérir.

Quoique l'inutilité de si longs efforts ne soit point encore une preuve de l'impossibilité d'arriver au but où ils tendent, le fait expérimental de leur inutilité pour la guérison suffirait déjà pour mettre cette impossibilité hors de doute. Car le grand esprit du monde, le plus conséquent de tous les êtres, n'a rendu possible que ce qui était nécessaire.

§ IV. S'il ne nous est jamais permis d'apercevoir les changements intérieurs du corps qui sont la base ou la source des maladies, la connaissance des causes extérieures qui ont produit ces dernières a quelque utilité.

Point d'effet sans cause. Les maladies ont donc aussi leurs causes, quelque cachées qu'elles soient pour nous dans la plupart des cas.

Nous remarquons quelques maladies, en petit nombre, qui proviennent toujours d'une seule et même cause. Telles sont celles qui dépendent d'un miasme, la rage, la maladie vénérienne, la peste du Levant, la fièvre jaune, la petite-vérole, la vaccine, la rougeole et quelques autres. Elles ont cela de particulier qu'elles restent toujours semblables à elles-mêmes, et que, dépendant d'un principe contagieux toujours identique, elles conservent constamment le même caractère et la même marche, à part quelques nuances provenant de circonstances accessoires, et qui ne changent rien au fond des choses.

Il se peut aussi que quelques maladies auxquelles nous ne saurions encore assigner de miasme, comme la goutte noueuse, la fièvre intermittente des marais, et plusieurs autres endémiques dans diverses contrées, dépendent également d'une seule cause, qui reste toujours la même, ou d'un concours toujours identique de plusieurs circonstances déterminées et dont l'association a lieu très-facilement, sans quoi elles ne constitueraient pas des maladies si bien caractérisées, et ne seraient pas si fréquentes.

Ces maladies, en petit nombre, les premières au moins, c'est-à-dire les miasmatiques, peuvent être considérées comme des maladies à part, et recevoir au besoin des noms spéciaux.

A-t-on trouvé un remède pour l'une d'elles, il la guérira toujours et partout, parce qu'une maladie de ce genre reste, quant au fond, toujours semblable à elle-même dans ses symptômes, c'est-à-dire dans les représentants de sa cause interne, aussi bien que dans ses causes.

Toutes les autres maladies sont si différentes les unes des autres, quant à leurs symptômes, qu'on peut hardiment soutenir qu'elles dépendent d'un concours de plusieurs causes disparates, c'est-à-dire variant sous le rapport de leur nombre, de leur nature et de leur intensité.

Il est possible de calculer combien de mots produiraient les vingt-quatre lettres de l'alphabet combinées ensemble, quelque grand qu'en soit le nombre; mais il ne l'est pas d'énumérer les maladies différentes les unes des autres, parce que notre corps peut être affecté par d'innombrables influences extérieures, pour la plupart encore inconnues, et par tout autant d'influences intérieures.

Toutes les choses qui exercent une action quelconque, et le nombre en est incalculable (1), peuvent influer

(1) Parmi ces choses, je citerai les innombrables odeurs, les émanations plus ou moins nuisibles des substances sans vie et organiques, les gaz si diversement irritants, qui agissent sur nous dans l'atmosphère, dans nos habitations et dans nos ateliers, ou qui se dégagent de l'eau, de la terre, des animaux, des plantes, pour venir nous frapper, l'insuffisance des aliments indispensables à l'entretien de la vie, l'absence de l'air pur et du grand air; la surabondance ou le défaut de lumière solaire; l'excès ou le défaut des deux sortes d'électricité; les variations de la pression atmophérique; celles de la sécheresse ou de l'humidité de l'air; les propriétés encore inconnues des hautes montagnes, relativement à celles des lieux bas et des vallées profondes; les particularités des climats; l'habitation dans de vastes plaines, dans des déserts privés d'eau et de végétation, sur les bords de la mer, près des marais, sur des montagnes, dans des forêts; l'influence des divers vents; celle d'un temps très-variable ou trop longtemps uniforme; celle des orages et de plusieurs météores; l'excès de la chaleur ou du froid de l'air; la fraîcheur ou le trop grand chaud de nos vêtements et de nos logements; la gêne de nos membres par les habillements; le degré de froid et de chaleur de nos aliments et de nos boissons; la propriété qu'ils ont souvent d'exercer une action nuisible, médicamenteuse ou modifiante, sur nous, comme le vin, l'eau-de-vie, la bière aromatisée, l'eau chargée de substances étrangères, le café, le thé, les épices exotiques et indigènes, les sauces, les liqueurs, le chocolat, les pâtisseries, certains légumes et animaux, soit qu'ils la possèdent par eux-mêmes, soit qu'elle se développe par des négligences dans la préparation, par la corruption ou la falsification, la malpropreté du

sur notre organisme, qui est en connexion et en conflit avec toutes les parties de l'univers, et produire en lui des changements aussi variés que le sont elles-mêmes les causes qui les déterminent.

Quelle diversité ne doit-il pas y avoir dans le résultat de l'action de ces puissances, lorsque plusieurs d'entre elles influent à la fois sur nos corps, dans un ordre varié de succession et à des degrés divers d'intensité, puisque ces corps offrent tant de variétés dans leur organisation, et diffèrent tellement d'eux-mêmes aux diverses époques de la vie, que nul individu humain ne ressemble entièrement à un autre, sous quelque rapport que ce soit !

De là vient qu'à l'exception du petit nombre des maladies douées d'une existence à part, toutes les autres, en innombrable quantité, sont tellement différentes (1)

corps, des vêtements, des habitations, les substances nuisibles que le défaut de soin laisse introduire dans les aliments, en les préparant ou les conservant, la poussière des matériaux nuisibles qu'on travaille dans nos fabriques; la négligence des mesures de police propres à assurer le bien-être général; l'abus de nos forces, l'excès ou le défaut de mouvement, la surabondance des excrétions, la surexcitation des sens, les attitudes contraires à la nature que commandent diverses professions; le défaut d'exercice d'une partie ou du corps entier; l'irrégularité dans les heures du repos, des repas, du travail; l'abus ou le défaut de sommeil; l'excès dans les travaux de tête en général, ou dans ceux qui fatiguent quelqu'une de nos facultés, qu'on exécute à contre-cœur et par contrainte; les passions tumultueuses ou enivrantes, excitées par la lecture, l'éducation, l'habitude et les relations sociales; l'abus des plaisirs de l'amour; les reproches de la conscience; la misère, les chagrins domestiques, la crainte, la frayeur, les contrariétés, etc.

(1) Ici se rangent une foule de maladies qu'on a regardées comme identiques, soit parce qu'on n'a point assez rigoureusement comparé leurs symptômes, soit parce qu'on n'a eu égard qu'à quelque analogie plus ou moins frappante, telles que l'hydropisie, les scrofules, l'atrophie,

que chacune d'elles ne s'observe guère qu'une seule fois, et que chaque cas morbide qu'on rencontre doit être considéré et traité comme une maladie individuelle qui n'a encore jamais paru telle qu'on la voit aujourd'hui, chez telle personne, dans telles circonstances, et qui jamais non plus ne se reproduira exactement pareille (1).

L'essence intime de chaque maladie, de chaque cas morbide isolé, en tant que nous avons besoin de la con-

l'hypochondrie, les rhumatismes, les spasmes, etc. Cette seule circonstance, que le traitement qui a réussi dans un cas n'a produit aucun effet dans dix autres, aurait déjà dû suffire pour faire soupçonner une différence jusqu'alors inobservée. A la vérité on pourrait dire qu'entre les deux classes de maladies, il s'en trouve une de maladies en quelque sorte mixtes, par exemple, le tétanos, le tic douloureux de la face, le diabète, l'angine de poitrine, la phthisie pulmonaire, le cancer, etc., qui, bien que différentes, dans beaucoup de cas, et par cela même exigeant alors un traitement différent, se ressemblent néanmoins dans quelques autres, sous le point de vue de leurs symptômes et des moyens qu'elles réclament ; mais cette distinction ne sert pas beaucoup dans la pratique, et n'a par conséquent, guère d'utilité réelle, puisqu'il faut toujours examiner le cas avec une grande attention, pour découvrir les remèdes qui y sont appropriés. Les remèdes une fois trouvés, peu importe de savoir que la maladie s'est déjà offerte avec tous ses symptômes, avec les mêmes exigences thérapeutiques, cette connaissance ne pouvant conduire à celle d'un traitement plus efficace que celui dont on a constaté la rigoureuse appropriation.

(1) Comment est-il venu dans l'idée de partager ces *inconjungibilia* en classes, ordres, familles, genres, espèces et variétés, ainsi qu'on le pratique pour les êtres organisés, et d'imposer des noms à ces états si variables d'un corps composé de tant d'éléments divers et soumis à tant d'influences différentes ! Des millions de cas morbides qui ne se présentent, pour la plupart, qu'une seule fois, n'ont pas besoin qu'on leur donne des noms ; ils exigent seulement qu'on leur porte secours. On a profité de quelques ressemblances extérieures, d'une apparente identité de la cause, ou de la similitude également apparente d'un ou plusieurs symptômes, afin de pouvoir les traiter plus facilement avec un même remède.

naître pour guérir, s'exprime par les symptômes, dont le véritable observateur étudie l'ensemble, l'intensité individuelle, les connexions et la succession.

Après avoir reconnu tous les symptômes existants et appréciables de la maladie, le médecin a trouvé la maladie elle-même; il en a une idée complète, il en sait tout ce qu'il doit savoir pour la guérir.

Pour arriver à la guérison, il faut avoir un portrait fidèle de la maladie, comprenant la totalité de ses symptômes. A cela on doit joindre, quand la chose est possible, la connaissance de la cause (1), afin de pouvoir, après la guérison obtenue à l'aide des médicaments, extirper cette cause elle-même par une correction apportée au régime, et prévenir ainsi une récidive (2).

Le médecin qui veut tracer le tableau de la maladie n'a besoin que d'observer avec attention et de copier avec fidélité (3). Il doit éviter les conjectures et les suggestions.

(1) De même l'instituteur à qui l'on confie l'éducation d'un enfant gâté, doit commencer par bien l'étudier, afin de pouvoir choisir les moyens convenables pour le ramener à la vertu. Il n'a besoin ni de connaître l'organisation intime de son corps, dont la connaissance est inabordable aux mortels, ni d'apercevoir son âme, dont la vue lui est également interdite. Il doit chercher à savoir, quand il peut l'apprendre, quelles sont les causes qui ont perverti la moralité de son élève; mais uniquement pour les écarter de lui à l'avenir, et prévenir une récidive.

(2) Si l'on ne découvre aucune cause qu'il soit au pouvoir de l'homme d'éloigner à l'avenir, la guérison, par un médicament, remplit tout ce qu'on se propose. Le médecin ne doit jamais imaginer ou suggérer de causes occasionnelles.

(3) On n'a point de peine à tracer une douzaine de figures humaines sur le papier, dans l'espace d'une heure, quand on ne tient point à la ressemblance; mais une seule esquisse bien ressemblante exige au moins le même laps de temps, et elle demande en outre beaucoup plus de talent pour observer, beaucoup plus de fidélité à reproduire ce qu'on voit.

§ V. Le malade expose la marche de ses souffrances; les assistants retracent son état; le médecin regarde, écoute, palpe, etc., pour reconnaître ce qu'il y a de changé et de non ordinaire en lui, et il écrit toutes ses remarques dans un certain ordre, afin d'avoir le tableau de la maladie.

Les symptômes les plus constants, les plus prononcés, les plus pénibles pour le malade, sont les principaux de tous. Le médecin les marque comme étant les traits les plus saillants du tableau. Les symptômes les plus singuliers, les plus extraordinaires fournissent les traits caractéristiques, distinctifs, individuels.

Le médecin écoute silencieusement le malade et ceux qui l'entourent, en notant tout avec soin. Puis il redemande quels ont été et sont encore les symptômes les plus soutenus, les plus fréquents, les plus forts, les plus pénibles; il invite de nouveau le malade à indiquer exactement ses sensations, à bien retracer la marche des accidents, à signaler d'une manière rigoureuse le siége de ce qu'il ressent; il prie les assistants de recommencer leur récit, en choisissant les termes qui leur semblent exprimer avec le plus de précision ce qu'ils ont déjà dit à l'égard des changements observés par eux chez le malade (1).

Si, en comparant ce nouveau récit avee celui qu'on

(1) Le médecin ne doit jamais rien suggérer dans les informations qu'il prend. Il doit s'abstenir de tout ce qui pourrait pousser le malade et les assistants à signaler tel ou tel signe, à user de telle ou telle expression pour le désigner, afin de ne point les mettre dans le cas de dire quelque chose qui serait faux, ou seulement à moitié vrai, ou même différent de ce qui existe, afin qu'ils ne soient pas conduits, pour lui plaire, à affirmer ce qui ne serait point rigoureusement vrai. En négligeant cette précaution, il obtient un portrait faux de la maladie, et

lui a déjà fait, le médecin trouve coïncidence entre eux sous le rapport des expressions, il doit les admettre pour vraies, et les regarder comme le langage de l'intime conviction. S'ils ne s'accordent point ensemble, il soumet la différence au malade ou aux assistants, afin qu'ils décident lequel des deux récits est le plus conforme à la vérité. De cette manière, il confirme ce qui doit être, et rectifie ce qui a besoin d'être modifié (1).

Si son tableau n'est point encore complet, s'il y manque des parties ou des fonctions du corps de l'état desquelles le malade et les assistants n'aient rien dit, le médecin adresse des questions relatives à ces parties et à ces fonctions, mais conçues en termes généraux, afin de pousser ceux qu'il interroge à dévoiler d'eux-mêmes les spécialités (2).

Une fois que le malade, en qui seul, si ce n'est dans les maladies simulées, on doit avoir pleine confiance, pour ce qui regarde ses sensations, a fourni ainsi de lui-même un tableau assez complet de sa maladie, il est

fait choix d'un moyen curatif qui ne convient pas. L'important est que le malade et les assistants peignent l'état des choses en termes précis, dussent-ils même se servir d'expressions peu recherchées.

(1) On ne peut supposer ni chez le malade, ni chez les assistants, assez de mémoire ou de préméditation pour reproduire une expression inexacte qui leur aurait échappé une première fois. En pareil cas il y aura des variantes qu'on leur soumettra, afin qu'ils choisissent entre les deux expressions celle qui rend le mieux leurs sensations ou convictions, ou qu'ils puissent les rectifier et leur donner plus de précision.

(2) Par exemple, comment sont les selles, les urines, le sommeil pendant la journée et pendant la nuit, l'état du moral, la soif, le goût dans la bouche? quels aliments et boissons plaisent davantage et passent le mieux? chaque chose a-t-elle le goût qu'elle doit avoir, et l'a-t-elle complétement? y a-t-il quelque chose à dire de la tête, des membres ou du bas-ventre?

permis au médecin de lui adresser des questions plus spéciales (1).

Mais comme ces questions ont un peu le caractère de suggestions, le médecin ne regarde pas les premières réponses qui lui sont faites comme l'expression de la vérité; après en avoir tenu note, il reproduit ses interrogations sous une autre forme et dans un autre ordre (2), en recommandant de ne rien ajouter et de se borner à retracer exactement l'état des choses.

Cependant il arrivera souvent qu'un malade intelligent épargnera ces questions spéciales au médecin, et qu'il glissera de lui-même dans son récit l'indication des circonstances qui les rendent nécessaires.

L'examen étant terminé, le médecin ajoute ce que lui-même a observé en silence chez le malade (3), et le compare avec ce que lui ont dit les assistants.

(1) Par exemple, combien de selles, de quelle nature étaient-elles, ont-elles été avec ou sans douleurs? Le sommeil est-il bon, ou n'est-il qu'un assoupissement? Ensuite on précise encore davantage les questions; par exemple, les symptômes accusés sont-ils continuels, ou reviennent-ils par accès? quelle est la fréquence de ces accès? les symptômes ont-ils lieu seulement dans la chambre, ou seulement au grand air, seulement pendant le repos du corps, ou seulement pendant le mouvement? à quelle époque de la journée paraissent-ils, et à quelle occasion? de quoi sont-ils précédés, accompagnés, suivis? Enfin, on particularise tout à fait, et on demande, par exemple, si le malade a des frayeurs pendant le sommeil, s'il gémit ou parle en dormant; que dit-il alors? les selles blanchâtres étaient-elles du mucus ou des matières fécales?

(2) Par exemple, comment se comporte-t-il pendant le sommeil? de quoi était composée la selle? le symptôme n'a-t-il lieu que le matin, pendant le repos du corps, dans la situation couchée ou assise? comment le malade se trouve-t-il en se mettant sur son séant?

(3) Par exemple, si le malade s'est agité et retourné, et comment il s'est comporté; s'il était morose ou querelleur, précipité ou anxieux,

C'est alors que le médecin se fait informer des médicaments, des remèdes populaires ou autres traitements qui ont été mis en usage jusqu'alors et surtout pendant les derniers jours. Il demande principalement quels ont été les accidents avant l'usage ou pendant la suspension de tous médicaments. Cette dernière forme est celle qu'il admet comme représentant l'état primitif; l'autre est une modification partielle et artificielle de la maladie, qu'il faut cependant quelquefois prendre et traiter telle qu'elle est, quand l'occasion est pressante et ne souffre aucun délai. S'agit-il d'une affection chronique, on laisse le malade sans médicaments pendant quelques jours, afin que la maladie revienne à sa forme primitive, et l'on diffère jusque-là d'en étudier scrupuleusement les symptômes, afin de pouvoir établir le plan de traitement sur des symptômes durables et purs, et non sur les symptômes passagers et faux que le dernier moyen employé a fait naître. Il n'y a que le cas pressant d'une maladie aiguë qui puisse faire négliger cette précaution.

En dernier lieu, le médecin s'enquiert des circonstances commémoratives, mais d'une manière tout à

privé de ses sens, assoupi; s'il parlait très-doucement, ou mal, ou autrement; quelle était la couleur du visage et des yeux; quel était l'état de vivacité et de force des gestes et des yeux; l'état de la langue, de la respiration ou de l'ouïe, l'odeur de l'haleine, le degré de dilatation des pupilles, la rapidité de leurs mouvements, l'étendue de leurs changements au jour et dans l'obscurité; l'état du pouls, du ventre, de la peau en général ou sur quelque partie du corps, eu égard à sa moiteur ou à sa chaleur; si la tête est renversée en arrière, si le malade est couvert ou découvert, s'il est couché sur le dos, la bouche ouverte et les bras sur la tête; quelle position il prend de préférence; quels efforts il fait pour se redresser; en un mot, tout ce qu'on peut apercevoir de notable en lui.

fait générale. Sur dix cas, à peine s'en trouve-t-il un où le malade et les assistants puissent assigner une cause certaine. Mais s'il s'en rencontre une indubitable, presque toujours elle a déjà été indiquée pendant le récit même de la maladie. Le plus souvent, quand on est obligé de faire des questions à son égard, on n'obtient que des renseignements incertains (1).

J'excepte les causes honteuses (2), que le malade et les assistants ne déclarent pas volontiers, du moins spontanément, et dont le médecin doit s'enquérir par des questions réservées ou par des informations indirectes. Ce cas à part, il est souvent nuisible, ou au moins inutile de recourir aux suggestions pour trouver la cause occasionnelle, d'autant plus que la médecine n'en connaît qu'un petit nombre d'après lesquelles elle puisse recourir à des remèdes certains sans avoir égard aux symptômes de la maladie qu'elles ont fait naître.

En prenant toutes ces précautions, le médecin obtient un tableau exact et pur de la maladie; il a sous les yeux un portrait fidèle de cette maladie elle-même, sans lequel l'homme, qui ne connaît rien que d'après le

(1) Cette question ne doit point, généralement parlant, être dirigée d'une manière définitive. Mais lors même qu'elle reste dans des termes tout à fait généraux (par exemple, d'où est provenue la maladie, quelle en a été la cause?), elle ne fait communément que porter le malade et les assistants à imaginer quelque prétendue circonstance occasionnelle, qui, si le médecin n'a point de pénétration, s'il ne connaît pas les hommes, lui semblera vraisemblable, et pourra l'induire en erreur.

(2) Par exemple, empoisonnement, suicide prémédité, onanisme, excès dans le boire et le manger, voluptés honteuses, lectures immorales, maladie vénérienne, orgueil blessé, vengeance déçue, crainte enfantine et superstitieuse, conscience bourrelée, amour malheureux, jalousie, peines de ménage, chagrins domestiques, soucis pécuniaires, misère, faim, etc.

témoignage de ses sens, ne saurait saisir aucune qualité des choses, et moins que toute autre une maladie.

La maladie étant trouvée, il faut en chercher le remède.

§ VI. Toute maladie a pour fondement un stimulus particulier, contre nature, qui trouble les fonctions et le bien-être de nos organes.

Mais l'unité de la vie des organes et leur concours dans un but commun ne permettent pas que deux effets produits par des stimulations générales contre nature puissent exister ensemble et simultanément dans le corps de l'homme.

De là une *première proposition expérimentale* : Lorsque deux stimulations générales contre nature agissent à la fois sur le corps, si elles ne sont pas de même nature, l'une d'elles, la plus faible, doit être suspendue et réduite au silence par l'autre, la plus forte, pendant quelque temps (1).

De là aussi une *seconde proposition expérimentale*:

(1) Cette proposition expérimentale est précisée davantage encore par une autre que voici : Lorsque (comme dans une cure palliative) la stimulation générale ajoutée par l'action du médicament est directement opposée à celle qui existait déjà dans le corps (maladive), cette dernière s'éteint avec une grande promptitude; mais si l'irritation médicamenteuse est hétérogène sous tous les rapports à celle qui cause la maladie (comme dans les révulsions et les traitements appelés généraux), celle-ci ne se trouve suspendue qu'autant que la nouvelle irritation a beaucoup plus de force qu'elle, et ne l'est promptement que quand cette dernière est extrêmement violente. Si les irritations opposées, hétérogènes, sont des maladies, et, ce qui n'a lieu que rarement, si elles ont une égale force, de manière qu'elles ne puissent pas se suspendre l'une l'autre, ou qu'elles ne le puissent pas pendant longtemps, elles finissent par se confondre en une seule maladie, qui se laisse alors guérir comme maladie simple et homogène, quoiqu'on ait donné aux affections qui sont dans ce cas le nom de maladies compliquées.

Quand les deux stimulus ont une grande analogie l'un avec l'autre, l'un des deux, le plus faible, est entièrement éteint et anéanti, lui et ses effets, par la puissance analogue de l'autre, qui est plus fort.

Ainsi, par exemple, qu'un homme contracte à la fois la rougeole et la petite vérole (deux stimulus hétérogènes), mais que la rougeole éclate la première, celle-ci disparaît aussitôt qu'arrive le jour d'invasion de la variole, et c'est seulement après que cette dernière est guérie, que la rougeole reparaît et termine son cours naturel. C'est ce que j'ai vu souvent (1). Larrey nous apprend aussi que la peste du Levant s'arrête dès que la variole commence à régner, mais qu'elle recommence après la cessation de l'épidémie variolique.

Ces deux couples d'irritations corporelles sont de nature hétérogène : voilà pourquoi l'une est suspendue par l'autre, quoique seulement pour un certain laps de temps.

Mais si les irritations corporelles contre nature sont de nature homogène, la plus faible est détruite par la plus forte, et cette dernière seule accomplit son action, tandis que l'autre se trouve déjà totalement éteinte et anéantie. Ainsi la variole anéantit la vaccine ; celle-ci est arrêtée dans son cours dès que le miasme variolique auparavant déposé dans le corps fait irruption, et elle ne reparaît plus après la cessation de la petite vérole.

Le miasme vaccinique qui, outre son effet bien connu

(1) Dans une épidémie de gonflement fébrile des glandes parotides, j'ai vu l'affection cesser aussitôt que la vaccine eut pris, ne reparaître qu'au bout de quinze jours, quand la rougeur périphérique des boutons eut disparu, et accomplir alors sa marche septenaire.

de produire la vaccine, a encore la tendance à faire naître une éruption de petits boutons rouges et bordés de rouge, surtout à la figure et aux avant-bras, tendance qui, dans certaines conditions encore inconnues, se réalise ordinairement peu après la dessiccation de la vaccine, guérit d'autres exanthèmes cutanés dont le sujet était atteint auparavant, pourvu qu'il y ait une grande analogie entre les deux affections (1), et il les guérit sans retour.

Ces deux couples d'irritations contre nature ne peuvent point subsister ensemble dans le même corps, d'où il suit que l'irritation morbide ajoutée à celle qui existait déjà, détruit cette dernière, non pas seulement pour un certain temps, mais pour toujours, à cause de l'analogie qui existe entre elles ; elle l'éteint tout à fait, l'anéantit, la guérit complétement.

Il en est de même du traitement des maladies par des médicaments.

Si l'on oppose à la gale des ouvriers en laine de forts purgatifs, par exemple du jalap, peu à peu elle cède complétement, aussi longtemps que l'on continue l'usage des purgatifs, parce que les effets de ces deux irritations contre nature ne peuvent point subsister en

(1) Ce qui prouve que c'est bien cette fausse vaccine, et même seulement la tendance de la vaccine à la produire, et non la vaccine elle-même, qui guérit ces exanthèmes pustuleux, c'est que ceux-ci persistent tant que la vaccine proprement dite suit son cours, et ne disparaissent qu'après la guérison des boutons, lorsque vient le tour de la fausse vaccine à se déclarer. La vaccine a encore de la tendance à produire une autre éruption sous la forme de petits boutons semblables à la miliaire, et parfois suintants, mais qui paraissent épargner le visage, les avant-bras et les jambes ; cette éruption en guérit également une qui lui ressemble.

même temps dans le corps. Mais dès que l'effet de l'irritation artificielle cesse, c'est-à-dire dès qu'on met de côté les purgatifs, la gale suspendue revient telle qu'elle était auparavant, parce que, de deux irritations hétérogènes, l'une ne peut anéantir l'autre, et ne fait que la suspendre pendant quelque temps.

Mais si l'on porte dans le corps attaqué de la gale, une nouvelle irritation, dont la nature soit autre, et dont cependant le mode d'action ressemble beaucoup au sien, par exemple du foie de soufre calcaire (1), qui, d'après mes observations personnelles et celles de quelques autres, produit une éruption très-analogue à la gale, comme deux irritations générales contre nature ne peuvent pas subsister à la fois dans le corps, la gale disparaît, non pas seulement pour un court espace de temps, mais pour toujours, à cause de sa grande analogie avec la nouvelle irritation, c'est-à-dire que la gale des ouvriers en laine guérit réellement par l'usage du foie de soufre calcaire, et, d'après le même motif, par celui du soufre en poudre et des bains sulfureux.

Les maladies même qu'un observateur superficiel considère comme étant purement locales (2), sont éga-

(1) Les bains imprégnés de gaz hydrogène sulfuré produisent, surtout dans les plis des articulations, le même exanthème psoriforme, qui démange principalement le soir; c'est pour cela qu'eux aussi guérissent rapidement et radicalement la gale des ouvriers en laine.

(2) L'unité de la vie de tous les organes et leur concours dans un but commun permettent difficilement à une maladie quelconque d'être ou de rester purement locale, de même qu'il n'est pas possible que l'action d'un médicament quelconque demeure locale et que le reste du corps n'y prenne aucune part. Tout l'organisme y participe réellement, quoiqu'à un degré un peu plus faible que le point où la maladie dite locale frappe surtout les yeux, que celui sur lequel on applique le remède appelé topique. Les personnes atteintes de dartres sont exemples de la

lement supprimées par une nouvelle irritation portée sur la partie, soit pendant quelque temps, lorsque les deux irritations ont une tendance hétérogène ou opposée, comme, par exemple, la douleur d'une brûlure est instantanément suspendue par l'eau froide, et ne se fait pas sentir tant que dure l'immersion, mais reparaît avec violence dès qu'on retire la partie brûlée de l'eau ; soit tout à fait et pour toujours, c'est-à-dire qu'elles sont complétement guéries, lorsqu'il y a une grande analogie entre la dernière irritation et la première. Ainsi, quand l'action du médicament, par exemple de l'irritation artificielle appliquée à une brûlure, est bien d'une autre nature que celle de l'irritation morbide,

peste, suivant Larrey, et les Européens se garantissent de cette maladie, dans la Syrie, au moyen d'exutoires entretenus continuellement en activité, comme l'ont vu, de nos jours, Larrey, jadis Fabrice de Hilden et Plater; tant il est faux que les dartres et les exutoires soient des affections purement locales, puisqu'une irritation si violente et si générale que la peste du Levant ne peut subsister avec eux dans un même corps. Mais l'exemption ne dure pas au delà de l'irritation morbide qui en est la condition. Deux enfants épileptiques ne ressentaient aucune atteinte tant que durait une éruption à la tête dont tous deux étaient affectés; mais l'épilepsie reparaissait dès que l'exanthème guérissait (Tulpius). Ainsi, nous voyons souvent la nature, par des ulcères malins aux jambes, et le médecin, par des cautères, non pas guérir, mais suspendre des maladies décidément générales, parce que les cautères et les ulcères aux jambes, quand ils ont duré quelque temps, sont devenus des irritations contre nature générales : mais les attaques d'apoplexie, l'asthme, etc., reparaissent dès que l'ulcère ou l'exutoire vient à guérir. Un épileptique fut exempt d'accès tant qu'on entretint son cautère, mais l'épilepsie revint de suite, et plus grave qu'auparavant, lorsqu'on supprima cet ulcère (Pechlin). On voit d'après cela que des irritations en apparence locales, quand elles ont duré quelque temps, deviennent ordinairement des irritations générales, et que lorsqu'elles ont assez de force, elles peuvent suspendre ou guérir des maladies générales, suivant qu'il y a hétérogénéité ou analogie entre elles et ces dernières.

mais a toutefois une tendance fort analogue, comme ici l'alcool très-concentré, qui produit sur les lèvres la même sensation presque qu'une flamme qu'on en approcherait, la peau brûlée, si l'on continue les arrosements sans interruption, se trouve totalement guérie et libre de douleurs, en quelques heures dans les cas graves, et bien plus tôt dans les brûlures légères, tant il est vrai que, même localement, deux irritations ne peuvent point se rencontrer dans le corps, sans que l'une suspende l'autre, lorsqu'elles sont dissemblables, ou sans que l'une détruise l'autre, lorsqu'il y a analogie entre elles quant à la manière d'agir et à la tendance.

Ainsi, pour guérir, nous n'aurons besoin que d'opposer à l'irritation morbide un médicament approprié, c'est-à-dire une autre puissance morbide dont l'action ressemble beaucoup à celle de la maladie.

§ VII. Comme les aliments sont nécessaires à l'homme qui se porte bien, de même les médicaments ont été trouvés salutaires dans les maladies; mais ils ne le sont pas d'une manière absolue, et ne le sont que d'une manière relative.

Les aliments purs, pris jusqu'à cessation de la faim et de la soif, entretiennent nos forces en réparant les pertes qu'entraîne l'exercice de la vie, et sans porter le désordre dans les fonctions des organes, sans nuire à la santé.

Mais les substances auxquelles on donne le nom de médicaments sont d'une nature tout à fait opposée. Elles ne nourrissent point. Ce sont des excitants contre nature, destinés uniquement à modifier notre corps sain, à troubler la vie et les fonctions des organes, à faire naître des sensations désagréables, en un mot à déranger la santé et provoquer des maladies.

Il n'existe pas un seul médicament qui n'ait cette tendance (1), et toute substance qui ne la possède point n'est pas un médicament. Cette règle ne souffre aucune exception.

C'est uniquement par cette propriété de faire naître une série de symptômes morbides spécifiques chez l'homme bien portant, que les médicaments peuvent guérir les maladies, c'est-à-dire éteindre l'irritation morbide en lui opposant une contre-irritation appropriée.

Assez semblable, sous ce rapport, aux miasmes spécifiques des maladies (celui de la variole, celui de la rougeole, le venin de la vipère, la bave des animaux enragés, etc.), chaque médicament simple suscite une maladie particulière, une série de symptômes déterminés, que nul autre médicament au monde ne peut produire exactement semblable.

Comme chaque plante diffère des autres par sa forme

(1) Un médicament qui, donné seul, sans mélange, et en quantité suffisante, à un homme bien portant, produit un effet déterminé, c'est-à-dire une série déterminée de symptômes propres, conserve, même aux plus faibles doses, la tendance à faire naître ces phénomènes. A de très-petites doses déjà, les médicaments héroïques manifestent leur action sur les personnes en santé, même robustes. Ceux dont l'action est moins puissante exigent que, pour ces expériences, on les donne en quantités considérables. Mais les plus faibles de tous ne développent leur action absolue que chez les sujets exempts de maladie qui sont très-délicats, irritables et sensibles. Les uns et les autres, c'est-à-dire les plus faibles comme les plus forts, manifestent également leurs effets absolus dans les maladies, mais alors tellement mêlés avec les symptômes morbides, qu'il faut la plus grande habitude pour pouvoir les distinguer.

extérieure, son mode propre d'existence, sa saveur, son odeur, etc., comme chaque minéral ou chaque sel s'éloigne de tous les autres, tant par ses qualités physiques que par ses propriétés intimes, de même, tous les médicaments diffèrent les uns des autres sous le rapport de leurs vertus médicinales, c'est-à-dire de la faculté qu'ils ont de rendre malades. Chacun d'eux détermine, d'une manière qui lui est exclusivement propre, une modification dans l'état présent de notre santé.

La plupart des substances appartenant au règne animal et au règne végétal (1) sont médicamenteuses dans leur état grossier ; celles qui proviennent du règne minéral le sont et dans cet état et après avoir subi des préparations.

Les médicaments ne manifestent jamais leur véritable puissance absolue d'une manière plus pure que chez les hommes en pleine santé, pourvu qu'on ait soin de les donner seuls et sans nul mélange.

(1) Les végétaux et animaux dont nous nous servons, à titre d'aliments, l'emportent sur les autres en ce qu'ils contiennent davantage de parties nutritives, et en ce que les vertus médicinales dont ils jouissent à l'état grossier, tantôt sont peu prononcées, et tantôt, lorsqu'elles ont une grande énergie, peuvent être détruites par la dessiccation, par l'expression du suc nuisible, par la fermentation, par l'exposition à la fumée, par l'action de la chaleur, ou par l'addition du sel marin, du sucre, mais principalement du vinaigre. Il suffit que le suc récemment exprimé d'une plante vénéneuse reste pendant une journée dans un lieu tempéré, pour que la fermentation alcoolique s'y développe, et lui fasse déjà perdre beaucoup de ses vertus médicinales ; mais l'y laisse-t-on un ou deux jours encore, la fermentation acétique s'est emparée de lui, et toutes ses propriétés médicinales spécifiques ont disparu, le sédiment qui s'y forme est alors incapable d'exercer aucune action nuisible, comme l'amidon de froment.

Déjà plusieurs des plus actives parmi ces substances ont été essayées chez des sujets bien portants, et l'on a recueilli les symptômes auxquels elles donnent lieu (1).

Si l'on veut approfondir davantage cette nouvelle source de connaissances, il faut essayer l'un après l'autre tous les médicaments, forts et faibles, en éloignant avec soin les circonstances accessoires capables d'exercer une influence quelconque, et noter les symptômes qu'ils font naître, dans l'ordre de leur apparition. De cette manière, on aura un tableau exact de la forme morbide que chacune des substances médicamenteuses a par elle-même le pouvoir de provoquer chez les personnes qui jouissent de la santé (2).

(1) Si l'on compare les cures qui ont quelquefois été obtenues par l'effet d'un hasard heureux, à l'aide de ces mêmes médicaments, l'homme même le plus imbu de préjugés ne pourra s'empêcher de reconnaître l'analogie frappante qui existe entre les symptômes provoqués par eux chez les personnes bien portantes et ceux par lesquels étaient caractérisées les maladies dont ils ont procuré la guérison.

(2) Quand on se propose d'étudier ainsi les effets de médicaments peu énergiques, il faut en faire prendre, à jeun, une dose assez forte, mais toujours unique, et de préférence sous forme de dissolution. Veut-on apprendre à connaître aussi les symptômes qui ne se sont point montrés cette fois, on peut répéter l'expérience soit sur une autre personne, soit sur le même sujet, pourvu alors que ce soit seulement quelques jours après, quand il ne reste plus aucune trace de l'action de la première dose. Le même esprit d'exactitude et de scepticisme doit présider encore à l'annotation des symptômes provoqués. Si les médicaments sont très-faibles, il faut non-seulement qu'on les donne à dose fort élevée, mais encore que la personne bien portante soit d'une constitution délicate et très-impressionnable. On admet sans hésiter les symptômes saillants, évidents; quant à ceux qui semblent équivoques, on ne les inscrit qu'avec doute, jusqu'à ce que des expériences nouvelles les aient confirmés. En s'informant de ces symptômes médicinaux, il faut éviter toute espèce de suggestion avec non moins de

En procédant ainsi, on se procurera une suffisante quantité d'agents propres à exciter des maladies artificielles, ou, en d'autres termes, de médicaments, pour avoir la facilité de choisir lorsqu'il s'agira de traiter une maladie naturelle.

Alors, après avoir scrupuleusement examiné la maladie qu'on se propose de traiter, c'est-à-dire noté tous les phénomènes appréciables, dans l'ordre de leur succession, en signalant avec soin les symptômes les plus graves, il ne reste plus qu'à opposer à cette maladie un agent médicinal capable d'exciter par lui-même tous les symptômes qui la caractérisent, ou du moins la plupart d'entre eux, les plus considérables, les plus singuliers, et de les faire naître dans le même ordre, pour la guérir à coup sûr, promptement et sans retour.

Le résultat de cette méthode conforme à la nature est infaillible; il est tellement certain, sans exception, et sa rapidité dépasse à tel point toute attente, que nulle autre manière de traiter les maladies ne saurait rien offrir d'analogue.

Mais ici il faut avoir égard à la grande et importante différence qui existe entre le traitement positif et le traitement négatif, ou, comme on est dans l'usage de les appeler, entre le traitement radical et le traitement palliatif.

soin qu'on en doit apporter à cette même recherche quand elle a pour objet les symptômes des maladies. On s'en tient généralement au récit spontané de la personne mise en expérience, sans rien imaginer, sans rien extorquer en quelque sorte par des questions indiscrètes : il importe surtout de ne rien suggérer, eu égard à la manière d'exprimer les sensations. Quant à la recherche des symptômes médicamenteux parmi ceux de la maladie primitive, c'est un sujet d'une très-haute portée qu'il faut laisser aux maîtres dans l'art d'observer.

L'action des médicaments simples sur l'homme en santé détermine d'abord des phénomènes et des symptômes qu'on peut appeler la maladie positive provoquée spécifiquement par ces substances, ou leur effet positif et primitif.

Quand cet effet est passé, il survient, par des transitions difficiles à apercevoir (1), le contraire précisément de ce qui avait eu lieu d'abord, des symptômes directement opposés et négatifs, qu'on nomme effet consécutif. C'est ce qui arrive surtout aux médicaments tirés du règne végétal.

Maintenant, si l'on applique à une maladie un médicament dont les symptômes positifs ou premiers aient la plus grande analogie avec les siens, c'est là un traitement positif ou curatif; il arrive ce qui doit avoir lieu d'après la seconde proposition expérimentale, c'est-à-dire une amélioration prompte et durable, qu'on peut compléter en redonnant le médicament à des doses de plus en plus faibles et de plus en plus éloignées, si la première ou les deux premières doses n'ont pas suffi pour procurer une entière guérison.

De cette manière, en effet, on oppose à l'irritation contre nature existant dans le corps une autre irritation morbide aussi analogue que possible, mais prépondérante, et qui l'éteint complétement, parce que deux irritations contre nature ne peuvent subsister à la fois dans le corps de l'homme, et qu'il s'agit ici d'irritations de même nature (2).

(1) Pendant ce laps de temps, des symptômes du premier ordre alternent encore avec ceux du second ordre, jusqu'à ce que ces derniers prennent le dessus, et qu'on n'aperçoive plus qu'eux seuls.

(2) Ainsi, quand un homme, non accoutumé aux liqueurs fortes,

A la vérité, on introduit par là une nouvelle maladie dans le corps, mais avec cette différence, quant au résultat, que la maladie primitive a été éteinte par celle qu'on a excitée artificiellement, et que la durée de cette dernière, après la victoire qu'elle a remportée, expire au bout d'un laps de temps bien moins long que celui de toute maladie naturelle quelconque, même de la plus courte.

Un fait digne de remarque, c'est que, quand le médicament positif ou curatif correspond exactement par ses symptômes primitifs à ceux de la maladie qu'on veut combattre avec lui, il ne se manifeste aucun des symptômes consécutifs ou réactionnaires de ce médicament, et que son action cesse entièrement au moment où l'on devrait s'attendre à voir commencer l'apparition de ses effets négatifs. Si la maladie était de nature aiguë, elle disparaît dans le peu d'heures que la nature assigne à la durée des symptômes médicamenteux primitifs, et il ne reste que la guérison. Il y a là véritable extinction dynamique mutuelle.

Dans les cas les plus heureux, les forces reviennent donc sur-le-champ, et on ne voit aucune trace des convalescences qu'il est si ordinaire d'observer.

Une autre vérité non moins surprenante, c'est qu'il n'existe pas un seul médicament qui, appliqué d'une manière curative, soit plus faible que la maladie à la-

s'est épuisé par un exercice forcé, et se plaint d'une chaleur brûlante, d'une soif dévorante et de pesanteur dans les jambes, une seule gorgée d'eau-de-vie suffit quelquefois pour dissiper ces accidents en moins d'une demi-heure, parce que l'eau-de-vie a coutume de les produire, pendant son action primitive, chez les personnes qui n'ont pas l'habitude d'en boire.

quelle il convient. Nulle irritation morbide naturelle ne résiste à une irritation morbide médicamenteuse ayant la plus grande analogie possible avec elle.

Si l'on n'a pas seulement fait choix du remède positif, si l'on a en outre rencontré la dose convenable, et des doses d'une incroyable exiguité suffisent pour les traitements curatifs, le médicament détermine, dans l'heure qui s'écoule après la prise de la première dose, une aggravation qui dure rarement jusqu'à trois heures, et que le malade considère comme une exaspération de sa maladie, mais qui n'est autre chose que la manifestation des symptômes primitifs, dont l'intensité, un peu supérieure à celle des accidents morbides, avec lesquels ils ont généralement une grande analogie, motive et explique son erreur momentanée.

En pareil cas, la première dose suffit ordinairement pour guérir une maladie aiguë.

Mais si la première dose du médicament curatif parfaitement approprié n'est pas un peu plus forte que la maladie, et qu'en conséquence l'aggravation particulière dont je viens de parler n'ait point lieu pendant la première heure, la maladie n'en est cependant pas moins éteinte en grande partie, et il ne faut plus que quelques doses, de moins en moins fortes, pour l'anéantir complétement (1).

Si l'on n'a pas soin alors de diminuer toujours les

(1) Dans les maladies très-chroniques, il est nécessaire, après le rétablissement parfait de la santé, de donner encore pendant quelques mois une très-petite quantité des médicaments qui ont triomphé, mais en ayant soin d'éloigner toujours de plus en plus les doses, afin d'éteindre les dernières traces d'un mal auquel l'organisme était habitué depuis des années, et de détruire jusqu'à celles qui ne sont plus assez fortes pour tomber sous nos sens.

doses, si on les laisse aussi fortes, ou même qu'on les accroisse, à la maladie primitive, qui a déjà disparu, succède une sorte de maladie médicinale artificielle, qu'on a ainsi excitée sans nécessité (1).

Mais les choses se passent d'une tout autre manière dans les traitements palliatifs, où l'on emploie un médicament dont l'effet positif et primitif est le contraire de la maladie.

Presque immédiatement après l'administration d'un pareil médicament, il survient une sorte d'amélioration, un refoulement pour ainsi dire instantané de l'irritation morbide, mais qui dure peu, comme, par exemple, lorsqu'on applique de l'eau froide sur une brûlure. Ces médicaments sont ce qu'on appelle des palliatifs.

Les palliatifs n'empêchent l'irritation morbide d'agir sur l'organisme que pendant la durée de leurs symptômes primitifs, parce qu'ils déterminent alors dans le corps une irritation qui est le contraire de la maladie; mais ensuite la réaction, qui s'exerce en sens inverse de l'action primitive, vient coïncider avec l'irritation morbide primitive et l'aggraver (2).

(1) Mais si l'on s'aperçoit que le sujet a besoin de continuer à prendre une dose pareille, ou même plus forte, du médicament curatif, pour ne point éprouver de récidive, c'est un signe certain que la cause productive de la maladie subsiste encore (et il faut la détruire si l'on veut que la guérison se soutienne), ou que le malade a commis, soit quelque écart de régime (qu'il a abusé du thé, du café, de l'eau-de-vie), soit quelque faute de conduite (allaitement par une femme faible, abus des plaisirs vénériens, vie trop sédentaire, irritation continuelle du caractère).

(2) L'ignorance de cet axiome expérimental a été cause que jusqu'ici les médecins n'ont guère choisi que des palliatifs pour le traitement des maladies; l'apparence de soulagement qui résultait de là presque in-

Pendant la réaction du palliatif, et quand ce dernier a été mis de côté, la maladie empire. La douleur d'une brûlure est plus vive quand on retire la main de l'eau froide, qu'elle ne l'était avant l'immersion.

Comme, dans le traitement curatif et positif, il survient, pendant la première heure, une petite aggravation, à laquelle succède ordinairement une amélioration et une guérison qui n'en sont que plus durables, de même, dans le traitement palliatif, on observe, pendant la première heure, presque instantanément même, une amélioration fallacieuse, qui diminue de moment en moment, et qui, à l'expiration de l'action primitive, purement palliative ici, non-seulement laisse reparaître la maladie telle qu'elle était avant qu'on fît prendre le médicament, mais y ajoute encore un peu de l'effet consécutif de ce dernier, qui, par cela même que l'effet primitif était le contraire de l'état morbide préexistant, a une grande analogie avec celui-ci. Le résultat dé-

stantanément les induisait en erreur. De même les parents d'un enfant mal élevé se font illusion quand ils croient le guérir de ses caprices et de sa turbulence par des friandises. L'enfant se tait, à la vérité, aussitôt après avoir reçu un premier gâteau; mais ce palliatif demeure sans effet au prochain accès de méchanceté; il faut en donner davantage, et chaque jour de plus en plus, jusqu'à ce qu'enfin tout reste inutile. L'enfant n'en est devenu que plus opiniâtre, plus méchant, plus turbulent. Ses parents, dignes de compassion, cherchent alors d'autres palliatifs, des joujoux, des habits neufs, des paroles flatteuses, qui finissent également par ne plus être d'aucun secours, et produire peu à peu un effet contraire, c'est-à-dire ajouter à la maladie morale primitive. Tandis que si, dans le principe, on eût eu recours à la sévérité, et qu'en cas de récidive on n'eût pas hésité à y revenir, on aurait guéri le mal d'une manière positive et durable, on l'aurait coupé par la racine. Ce moyen augmente bien d'abord la turbulence et les cris de l'enfant, mais il n'en produit par la suite que plus de calme et un changement plus avantageux dans les manières.

finitif est donc l'aggravation et l'exaspération de la maladie.

Vient-on alors à répéter le palliatif, la première dose ne suffit déjà plus; il faut l'accroître (1), et continuer sans cesse à l'élever, jusqu'à ce que le médicament ne soulage plus du tout, ou que les effets coïncidents de ces doses toujours croissantes aient déterminé des accidents, qui, lorsqu'ils sont parvenus à un certain degré, font souvent taire la maladie primitive, et lui en substituent une autre, nouvelle et au moins aussi grave (2).

Ainsi, il n'est pas rare qu'une insomnie chronique cède pour quelque temps à des doses journalières d'opium prises le soir, parce que l'effet primitif de cette substance, qui agit ici comme palliatif, est de porter au sommeil; mais comme son effet secondaire est de produire l'insomnie, c'est-à-dire d'ajouter à la maladie

(1) On en trouvera des exemples, entre autres, dans J. H. Schultes, *Diss. qua corporis humani momentanearum alterationum specimina quædam expenduntur*. Halle, 1741, § 18. On ne se borne pas à accroître les doses, fréquemment aussi on change de palliatifs, du moins dans les affections chroniques qui en admettent plusieurs, par exemple dans l'hystérie. Là, on prescrit l'asa fœtida, le castoreum, le galbanum, le sagapenum, l'esprit de corne de cerf, la teinture de succin, enfin l'opium à doses toujours croissantes, parce que chacune de ces substances ne produisant, dans ses effets primitifs, qu'un état à peu près contraire à la maladie, et non pas analogue à elle, elle ne soulage qu'une ou deux fois, après quoi son action devient toujours de plus en plus faible, et finit par se réduire à rien. On varie ces médicaments jusqu'à ce qu'on en ait épuisé la liste, ou jusqu'à ce que le malade se lasse d'un traitement qui n'a pas de fin, ou jusqu'à ce que les effets consécutifs aient amené une nouvelle maladie qui exige un autre mode de traitement.

(2) A-t-on ensuite le bonheur de faire cesser cette maladie engendrée par le palliatif, l'affection primitive reparaît d'ordinaire, ce qui prouve, conformément à la première proposition expérimentale, qu'elle n'avait été que suspendue et non anéantie ou guérie.

primitive, on est obligé d'augmenter continuellement la dose jusqu'à ce qu'une insupportable constipation, une anasarque, un asthme ou quelque autre des maux consécutifs de l'opium interdise de l'employer plus longtemps.

Mais quand on n'administre que quelques doses du palliatif contre un mal habituel, et qu'on le suspend avant qu'il ait pu provoquer de graves symptômes accessoires, on ne tarde pas à se convaincre qu'il ne pouvait rien contre la maladie primitive, que loin de là même il l'aggravait par son action secondaire, que par conséquent il ne procurait en réalité qu'un secours négatif. Ainsi, par exemple, le malade qu'on voulait guérir d'une insomnie chronique se plaignait-il seulement de dormir trop peu, une dose d'opium prise le soir lui procure bien sur-le-champ une sorte de sommeil; mais s'il cesse au bout de quelques jours l'emploi de ce moyen, qui n'agit ici que comme palliatif, alors il ne peut plus dormir du tout (1).

§ VIII. L'emploi des médicaments à titre de palliatifs n'est utile et nécessaire que dans un petit nombre de cas, dans ceux surtout où la maladie s'est développée

(1) Mais si l'on a un état soporeux à combattre, l'opium, qui, dans les effets primitifs, est une irritation fort analogue à cette maladie, la guérira, et à la plus faible dose possible; si quelques-uns de ses symptômes primitifs, par exemple le ronflement pendant un sommeil qui n'est guère qu'un assoupissement, avec la bouche béante, les pupilles tournées en haut, les yeux à demi ouverts, la loquacité en dormant, l'engourdissement en se réveillant, etc., rencontrent des symptômes analogues dans la maladie, comme le typhus en offre fréquemment des exemples, la guérison aura lieu d'une manière prompte et durable, sans convalescence, parce qu'alors l'opium sera remède positif et curatif.

rapidement et menace d'un danger presque instantané.

Ainsi, par exemple, dans l'asphyxie par congélation, après les frictions à la peau et l'exposition graduelle à une température de plus en plus élevée, rien ne rend plus promptement à la fibre musculaire son irritabilité, aux nerfs leur sensibilité, qu'une forte infusion de café, dont l'action primitive est d'accroître la mobilité de la fibre et le sentiment de toutes les parties de notre corps, qui, par conséquent, se trouve être un palliatif dans le cas en question. Mais ici il y a danger à temporiser, et d'ailleurs on n'a point à combattre un état morbide soutenu; car, dès que la sensibilité et l'irritabilité ont été ranimées, même par un palliatif, l'organisme qui n'a subi aucune lésion rentre dans ses droits, et le jeu des fonctions reprend de lui-même, sans qu'on ait besoin de recourir à nul autre moyen.

De même, il peut y avoir des cas de maladies chroniques, par exemple de convulsions hystériques ou d'asphyxies, où l'influence temporaire d'un palliatif (comme l'odeur d'une plume grillée) soit indiquée d'une manière pressante, uniquement pour remettre le malade dans son état ordinaire de maladie, qui n'offre aucun danger, et qui ensuite exige, pour être guéri, l'action plus durable et toute différente de médicaments curatifs.

Mais quand un palliatif n'opère pas en peu d'heures ce qu'on attend de lui, on ne tarde pas à voir se manifester les inconvénients dont j'ai parlé plus haut.

Dans les maladies aiguës, celles même qui parcourent le plus rapidement leurs périodes, il est plus convenable à la dignité du médecin, et plus avantageux pour le malade, de traiter par des moyens positifs ou curatifs. De cette manière, on triomphe d'elles plus sûrement, en général aussi plus promptement, et sans convalescence.

Cependant, les inconvénients des palliatifs se réduisent à peu de chose dans les maladies aiguës légères (1). Les principaux symptômes disparaissent en grande partie après chaque dose de ces médicaments, jusqu'à ce que le cours naturel de la maladie soit arrivé à son terme, moment où l'organisme, qui n'a pas eu le temps d'être mis trop en désordre par les effets consécutifs des moyens dont on s'est servi, rentre dans ses droits, et peu à peu triomphe simultanément de la maladie elle-même et des accidents consécutifs du médicament.

Mais si le malade guérit pendant qu'on fait usage des palliatifs, il aurait guéri également sans nul remède, il aurait guéri dans le même laps de temps, parce que les palliatifs ne raccourcissent jamais les périodes naturelles des maladies aiguës, et il se serait plus aisément rétabli ensuite, d'après les motifs que je viens d'indiquer. Une seule circonstance, celle que les palliatifs apaisent de temps de temps les symptômes les plus gênants, fait que ce mode de traitement semble au malade et à ceux qui l'entourent l'emporter sur l'abandon de la maladie à elle-même, quoiqu'il n'ait pas de prééminence réelle. Donc, le traitement curatif et positif a, même dans les maladies qui parcourent rapi-

(1) Une circonstance encore rend les palliatifs inconvenants, c'est qu'ordinairement on n'emploie chacun d'eux que pour faire taire un seul symptôme morbide, et que les autres symptômes sont ou négligés ou combattus par d'autres palliatifs produisant tous des effets consécutifs qui entravent la guérison.

dement leurs périodes, un avantage incontestable sur tous les soulagements qu'on peut obtenir à l'aide des palliatifs, parce qu'il abrége la durée de l'affection, la guérit réellement avant qu'elle ait fourni sa carrière entière, et ne laisse aucun symptôme après elle, si le remède a été choisi de telle manière qu'il corresponde parfaitement au cas.

§ IX. On pourrait objecter contre ce mode de traitement que, depuis l'existence de la médecine, les médecins ne s'en sont point encore servis, et que cependant ils ont guéri des malades.

L'objection n'est que spécieuse. Car depuis qu'il y a une médecine, les maladies qui réellement ont guéri d'une manière prompte et durable par des médicaments, et dont le rétablissement n'a pas été l'effet du temps, de l'écoulement complet du terme assigné aux maladies aiguës, ou de la prépondérance insensible et graduelle de l'énergie du corps, ont guéri, quoiqu'à l'insu du médecin, d'après la méthode que je viens d'exposer, c'est-à-dire par l'action curative d'un médicament (1).

(1) Pour juger de cela, il faut choisir, dans les écrits d'un observateur dont l'exactitude et la véracité ne soient pas douteuses, les cas où la guérison rapide, non d'une maladie aiguë, dont la nature est de se terminer d'elle-même en un laps de temps assez court, mais d'une maladie chronique, a été obtenue sans récidive par un seul médicament et non par un mélange de drogues contradictoires. A coup sûr, ce médicament était très-analogue à la maladie, dans ses effets primitifs, puisque la guérison a été durable. Si c'eût été un palliatif, donné à dose toujours croissante, l'apparente guérison ne se serait pas soutenue, ou du moins aurait été suivie d'affections consécutives. Sans un remède positif, ou curatif, on ne peut jamais obtenir une guérison prompte, douce et durable. Dans les cas où des mélanges de drogues ont procuré des guérisons rapides et soutenues, on trouve que la substance

Cependant il est arrivé quelquefois (1) aux médecins de soupçonner que la véritable guérison tient à cette aptitude des médicaments, aujourd'hui confirmée par une foule de faits, à cette tendance qui leur est inhérente de provoquer des symptômes analogues à ceux de la maladie. Mais ce rayon de vérité a rarement pénétré dans l'esprit de notre école, perdue au milieu d'un nuage de systèmes.

§ X. Après qu'on a trouvé le remède en suivant cette marche tracée par la nature elle-même, il reste encore un point important, qui est de déterminer la dose.

Un médicament positif ou curatif peut, sans qu'il y ait de sa faute, produire le contraire de ce qu'il devrait opérer, lorsqu'on l'emploie à des doses exagérées. En pareil cas, il engendre même une maladie plus forte que ne l'était celle qui existait auparavant.

Quand on tient la main plongée pendant quelques minutes dans l'eau froide, on y ressent une diminution

prédominante est également de nature positive, ou bien le mélange forme un composé dont chaque ingrédient ne remplit pas sa fonction propre, mais est modifié par les autres dans sa tendance, de sorte qu'après les mutuelles neutralisations dynamiques, il reste une puissance médicinale inconnue, à l'égard de laquelle nul mortel ne saurait deviner pourquoi elle a agi comme elle l'a fait.

(1) C'est ce qui est arrivé à Hippocrate; d'autres médecins ont reconnu depuis que la propriété qu'a la rhubarbe d'exciter le mal de ventre est la cause de sa vertu d'apaiser la colique, comme la propriété vomitive de l'ipécacuanha est celle de la vertu qu'il a d'arrêter à petites doses le vomissement. De même, Detharding a vu que l'infusion de feuilles de séné, qui donne des coliques aux personnes bien portantes, les guérit chez l'adulte, et il croit que ce résultat doit tenir à l'analogie des effets. Je passe sous silence le conseil que d'autres (J. D. Major, A. Brendel, A. F. Dankwerts, etc.) ont donné de guérir les maladies par d'autres maladies provoquées artificiellement.

de chaleur, c'est-à-dire du froid : les veines s'effacent, les parties molles sont affaissées sur elles-mêmes et moins volumineuses, la peau est pâle et le mouvement difficile. Ce sont là quelques-uns des effets primitifs de l'eau froide sur l'homme en santé. Mais si l'on retire la main de l'eau et qu'on l'essuie, il ne se passe pas longtemps avant qu'un état de choses contraire ait lieu; la main devient plus chaude que l'autre, on y remarque une turgescence plus prononcée dans les parties molles, les veines sont plus saillantes, la peau est plus rouge, le mouvement plus vif et plus énergique, en un mot la vie semble y être exaltée. C'est là l'effet secondaire ou consécutif de l'eau froide sur le corps de l'homme qui se porte bien.

C'est aussi là environ la dose la plus forte à laquelle on puisse employer l'eau froide, avec un succès durable, comme moyen positif ou curatif, dans un état de débilité pure qui est analogue à ses effets primitifs dans le corps en santé. Je dis la plus forte dose, parce que, quand il s'agit d'exposer le corps entier à cette eau, et que la température de celle-ci est très-basse (1), on est obligé d'abréger la durée de l'application afin d'abaisser la dose au degré convenable.

Mais si la dose de ce remède se trouve considérablement élevée sous tous les rapports, ses effets primitifs exaspèrent les symptômes morbides propres au froid, jusqu'à produire un état de maladie que la partie dont on veut par là guérir la faiblesse ne peut ou peut à peine faire cesser. Si la dose est portée plus haut en-

(1) Proportionnellement à tel degré de faiblesse, 70° F. pourraient être un froid aussi considérable que 60° pour une faiblesse moins grande.

core, si l'eau est très-froide (1), la surface exposée à son action fort étendue (2), et la durée de l'immersion plus longue qu'elle n'a coutume de l'être (3), il s'ensuit l'engourdissement du membre entier, une crampe des muscles, souvent même la paralysie (4), et si le corps entier est demeuré une heure ou davantage plongé dans l'eau froide, la mort ou du moins l'asphyxie par congélation arrive chez l'homme bien portant ; mais elle se fait beaucoup moins attendre quand l'action du froid s'exerce sur un corps affaibli.

Il en est de même pour tous les médicaments même pour ceux qui s'administrent à l'intérieur.

L'homme accablé de chaleur, de soif et de fatigue, qu'une seule gorgée d'eau-de-vie restaure dans l'espace d'une heure, comme je l'ai dit plus haut, tomberait dans une synoque (probablement mortelle) si, en pareil cas, au lieu d'une seule gorgée, il buvait un ou deux litres d'eau-de-vie à la fois, c'est-à-dire s'il pre-

(1) Par exemple 40° F.

(2) Par exemple toute la jambe.

(3) Par exemple pendant deux heures.

(4) A la vérité, il y a des exemples de bons effets produits par des doses même excessives du médicament positif ou curatif, dans certains cas réservés aux maîtres de l'art. Ainsi, j'ai vu l'effet paralysant primitif d'une très-grande dose de froid exercer manifestement un effet curatif sur un homme dont le bras droit, déjà paralysé presque en entier depuis plusieurs années, était toujours froid et comme engourdi. Un jour de fête, cet homme voulut aller prendre du poisson dans un étang gelé, pour régaler ses parents et amis. Ne pouvant saisir ces animaux avec son bras gauche, il était obligé de s'aider des faibles mouvements qu'exécutait encore le membre paralysé. Pendant plus d'une demi-heure il resta ainsi occupé dans de l'eau à la glace. Le résultat fut que le bras paralysé ne tarda pas à se gonfler et à s'enflammer ; mais au bout de quelques jours il était guéri et aussi robuste que l'autre, sans la moindre trace de paralysie, qui avait disparu à jamais.

nait le même remède positif, mais à une dose excessive, qui le rend nuisible.

Qu'on ne croie pas que ce caractère nuisible des doses exagérées appartienne uniquement aux substances employées comme médicaments positifs ou curatifs. Les palliatifs aussi produisent de grands inconvénients lorsqu'on en force la dose ; car les médicaments sont des substances nuisibles par elles-mêmes, qui ne deviennent remèdes que par l'appropriation, sous des doses convenables, de leur tendance naturelle à rendre malade aux maladies qui ont avec elles une analogie positive ou négative.

Ainsi, pour nous borner à l'exemple tiré des moyens négatifs ou palliatifs, une main glacée se rétablit promptement dans l'atmosphère d'une chambre chaude (1) ; cette chaleur modérée agit ici comme un moyen doué d'une tendance contraire à celle du froid, c'est-à-dire comme palliatif, sans nuire sensiblement, parce que la dose n'est pas trop forte, et qu'elle n'a besoin d'être employée que très-peu de temps, pour guérir le faible état morbide qui s'est développé avec rapidité.

Mais que la main déjà rendue tout à fait immobile et insensible par le froid, c'est-à-dire gelée, vienne à être plongée subitement, pendant une heure, dans de l'eau à 120 degrés, température que l'autre main pourrait encore supporter, elle meurt sans rémission ; la gangrène s'empare d'elle, et elle tombe.

Un homme robuste, qui s'est fortement échauffé, ne tarde pas à reprendre ses sens dans une atmosphère d'une température modérée (d'environ 65° F.), sans

(1) Par exemple à 80° F.

éprouver aucun dommage appréciable de la part de ce palliatif; mais qu'aussitôt après ce violent échauffement, il reste plongé pendant une heure dans une rivière, immersion que son corps non échauffé supporterait pendant le même laps de temps sans en souffrir, et on l'en retirera mort, ou atteint du plus dangereux typhus.

L'eau froide soulage palliativement une partie qui a été brûlée; mais si l'on y appliquait sur-le-champ de la glace, elle tomberait en sphacèle.

Il en est de même aussi des moyens internes. Si une femme qui s'est beaucoup échauffée à la danse avalait une grande quantité d'eau à la glace, chacun sait ce qu'il en résulterait d'ordinaire, et cependant une petite cuillerée de la même eau ne lui aurait pas fait de mal, quoique ce soit précisément le même palliatif, seulement à moindre dose. Mais, quelque échauffée qu'elle puisse être, elle se rétablit d'une manière sûre et durable si l'on fait choix d'un moyen curatif dont les effets primitifs correspondent à l'état où elle se trouve, et qu'on administre ce moyen à une dose suffisamment exiguë, c'est-à-dire si on lui fait avaler un peu de thé chaud, avec une petite quantité de liqueur spiritueuse (1) et qu'elle se promène lentement dans une

(1) Ce dernier exemple fait voir en même temps la justesse de la proposition que, quand l'état de maladie est porté au plus haut degré, et qu'il ne reste plus que quelques heures pour guérir, l'emploi du moyen curatif ou positif à très-faible dose est infiniment préférable à celui des palliatifs, quand bien même on ne donnerait d'abord ceux-ci qu'en très-petite quantité. En supposant que les palliatifs ne nuisent point, toujours est-il certain qu'ils ne sont pas utiles, tandis que la plus faible dose du moyen curatif parfaitement approprié peut arracher à une mort certaine, dans les cas même où l'on n'a plus à disposer que de quelques heures pour procéder à la guérison.

chambre peu échauffée, tandis qu'un grand verre d'eau-de-vie lui aurait attiré une fièvre ardente.

§ XI. Celui qui observe avec attention peut seul avoir une idée du degré auquel la susceptibilité du corps à l'égard des irritations mécaniques s'exalte dans les maladies. Cette exaspération surpasse toute croyance quand la maladie est arrivée à une haute intensité. Un malade atteint du typhus, que nous voyons plongé dans le coma, insensible aux secousses qu'on lui imprime et sourd à tous les bruits, revient promptement à lui sous l'influence d'une dose minime d'opium, fût-elle même un million de fois moins forte que celle qu'aucun médecin aurait jamais prescrite.

La sensibilité d'un corps très-malade pour les stimulations médicamenteuses est portée, dans beaucoup de cas, à un tel point qu'on voit agir sur ce corps et commencer à l'exciter, des puissances dont on a même été jusqu'à nier l'existence, parce qu'elles ne font rien ni sur l'homme en santé, ni dans quelques maladies qui sont sans rapports avec elles. Je citerai ici pour exemple la force héroïque du magnétisme animal, de cette influence immatérielle d'un corps humain vivant sur un autre, qui s'exerce dans certains modes de contact ou de quasi-contact, et produit une excitation si énergique sur les personnes qu'une constitution délicate et une grande sensibilité rendent très-sujettes tant aux émotions vives qu'aux mouvements résultant d'une irritabilité musculaire très-développée. Cette force animale ne se montre pas le moins du monde entre deux personnes robustes et saines, non parce qu'elle n'existe point, mais parce qu'elle est beaucoup trop faible pour pouvoir ou devoir se manifester entre personnes bien portantes, tandis qu'elle n'agit souvent qu'avec trop d'intensité dans les états morbides de la sensibilité et de l'irritabilité, comme le font également des doses minimes d'autres médicaments curatifs chez un sujet très-malade.

Il en est de même des applications du barreau aimanté et du contact avec d'autres métaux, dont les effets médicamenteux sont absolument insensibles dans le corps doué de la santé.

D'un autre côté, il est aussi vrai que surprenant que les personnes même les plus robustes, lorsqu'elles sont atteintes de maladies chroniques, ne peuvent, malgré toute la force de leur constitution, et quoiqu'elles supportent sans inconvénient diverses irritations nuisibles fort énergiques, comme les excès dans le boire et dans le manger ou l'abus des purgatifs, ne peuvent, dis-je, prendre une dose minime du médicament positif qui convient à leur affection, sans en ressentir l'impression avec tout autant de force qu'un enfant à la mamelle.

§ XII. Il est, en médecine, un petit nombre de substances qui agissent presque uniquement d'une manière chimique, les unes en condensant la fibre vivante, tout aussi bien que la fibre morte (comme le tannin), en diminuant sa cohésion, sa roideur (comme les graisses); les autres, soit en s'emparant des substances nuisibles qui peuvent exister dans le corps ou du moins dans les premières voies, comme la chaux ou les alcalis neutralisent les acides dans l'estomac, comme l'eau hydrosulfurée se combine avec certains oxydes métalliques, soit en les décomposant, comme il arrive aux alcalis et au foie de soufre à l'égard des sels métalliques, soit enfin en détruisant chimiquement des parties du corps, comme le fer rouge. Si l'on excepte ces substances peu nombreuses, les opérations pour la plupart mécaniques de la chirurgie, et quelques corps nuisibles et insolubles qui se sont introduits du dehors dans l'économie, les autres médicaments agissent d'une manière purement dynamique (1), et guérissent sans provoquer d'évacuations, sans occasionner de révolutions violentes, ni même appréciables.

Cette action dynamique des médicaments est presque

(1) La méthode curative et dynamique ramenant les maladies à la santé d'une manière aussi prompte et immédiate que puissante et douce, tous les moyens appelés généraux, révulsifs et évacuants, qui bouleversent l'organisme contre le vœu de la nature, comme les vomitifs, les purgatifs, les sudorifiques, etc., sont inutiles et nuisibles. Les médicaments qui produisent ces effets violents et révolutionnaires ne le font pour la plupart que par l'excès de leurs doses. En abusant ainsi des vomitifs, on n'aperçoit pas plusieurs des propriétés spécifiques du tartre stibié, de l'ipécacuanha, de l'asaret, etc., qui, à petites doses, peuvent les rendre des médicaments beaucoup plus salutaires dans d'autres circonstances. De même les nombreuses substances médicinales dont on est dans l'usage d'abuser pour provoquer ces purgations et évacuations dont le vrai médecin n'a presque jamais eu n'a que très-rarement besoin, sont destinées à remplir des indications bien autrement utiles que celles qu'on leur a connues jusqu'à présent : ce n'est que quand on les fait prendre en excès qu'elles déterminent cet effet tumultueux, et presque tous les autres médicaments peuvent devenir vomitifs ou purgatifs lorsqu'on en abuse au même degré. Les prétendus signes de saburres dans les premières voies et de turgescence de la bile, l'amertume de la bouche, le mal de tête, l'anorexie, le dégoût, les nausées, le mal de ventre et la constipation réclament ordinairement de tout autres moyens que des purgatifs et des vomitifs : la maladie, envisagée dans tout son ensemble, est souvent guérie en peu d'heures par quelques gouttes de la substance curative qui convient, et ces symptômes menaçants disparaissent avec elle, sans évacuations, d'une manière tellement insensible qu'on ne sait ce qu'ils sont devenus. Il n'y a qu'un petit nombre de cas où il soit permis de recourir à de tels évacuants: c'est quand l'estomac ou le canal intestinal est surchargé d'aliments indigestes, ou contient soit des corps étrangers, soit quelque poison.

entièrement spirituelle, comme la vitalité elle-même, qui se réfléchit sur l'organisme. Elle l'est surtout d'une manière évidente pour les remèdes positifs ou curatifs, avec cette particularité singulière qu'une trop forte dose peut nuire et occasionner des désordres graves dans le corps, tandis qu'une dose faible, aussi minime même que possible, peut ne pas rester sans produire un effet salutaire, pourvu que le moyen soit bien indiqué.

La seule condition presque qui soit nécessaire pour que l'effet se développe pleinement et amène la guérison, c'est que le médicament convenable entre en contact avec la fibre vivante et sensible ; mais peu importe l'exiguïté de la dose qui agit dans cette intention sur les parties sensibles du corps vivant.

Si une certaine petite dose de teinture étendue d'opium est capable d'enlever un degré déterminé de somnolence contre nature, la centième partie, la millième même de cette dose suffit presque toujours pour arriver au même but, et l'on peut atténuer bien davantage encore la dose, sans que la plus minime cesse de produire les mêmes effets curatifs que la première.

J'ai dit que la mise en contact du médicament avec la fibre vivante et sensible est presque la seule condition de son action. Cette propriété dynamique a une portée telle qu'il est tout à fait indifférent pour le résultat que le contact ait lieu avec telle ou telle partie, pourvu seulement qu'elle soit dépouillée d'épiderme. Peu importe que le médicament dissout pénètre dans l'estomac, reste dans la bouche, ou soit appliqué sur une plaie, sur un point dénudé quelconque de la peau.

Quand on n'a point à craindre d'évacuations, disposition vitale particulière de l'organisme qui a la puissance spéciale d'anéantir l'énergie dynamique d'un médicament, l'introduction de ce dernier dans le rectum ou dans le nez remplit pleinement les vues du médecin, c'est-à-dire que, s'il a le pouvoir de le faire, il n'en guérit pas moins efficacement un certain mal d'estomac, un genre particulier de céphalalgie, une espèce de point de côté, une crampe dans le mollet, ou tout autre mal siégeant dans une partie qui n'a point de connexions anatomiques avec celle à laquelle on l'applique.

Il n'y a que l'épiderme dont la surface du corps est recouverte qui apporte quelque obstacle à l'action des médicaments sur la fibre sensible qu'il recouvre ; mais cet obstacle n'est point insurmontable. Les médicaments agissent aussi à travers l'épiderme, seulement ils le font avec moins de force. Leur action alors est plus faible quand ils sont en poudre, plus énergique lorsqu'ils sont dissous, et d'autant plus prononcée dans ce dernier cas que la dissolution se trouve mise en rapport avec une surface plus étendue.

Cependant l'épiderme est plus mince sur quelques points, où par conséquent aussi l'action s'exerce avec plus de facilité. Tels sont le bas-ventre, surtout au creux de l'estomac, les aines, le creux des aisselles, le pli des bras, l'intérieur des poignets, le creux du jarret, etc. Ces points sont les plus sensibles à l'action des médicaments.

Le frottement ne contribue guère à favoriser l'action des médicaments qu'en rendant la peau plus sensible, et la fibre plus susceptible d'être impressionnée par la puissance médicinale spécifique, qui de là s'étend en rayonnant dans tout l'organisme.

Si l'on frotte les cuisses jusqu'à exalter la sensibilité, et qu'ensuite on applique dessus de l'onguent mercuriel, le résultat est le même que si l'on avait frictionné ces parties avec l'onguent.

La vertu spécifique des médicaments demeure la même, qu'on les emploie à l'extérieur ou à l'intérieur, qu'on les mette en contact avec la fibre sensible par le dehors et par le dedans du corps.

L'oxyde noir de mercure, pris par la bouche, guérit les bubons vénériens d'une manière au moins aussi prompte et aussi sûre que les frictions aux cuisses avec l'onguent napolitain. L'immersion des pieds dans une dissolution étendue de sublimé corrosif guérit les ulcères à la bouche aussi rapidement et aussi sûrement que l'ingestion de cette liqueur dans l'estomac, surtout si l'on a soin de frictionner la partie avant de la baigner.

La poudre de quinquina étalée sur le bas-ventre, guérit la fièvre intermittente que ce médicament a la propriété de guérir lorsqu'on le fait prendre à l'intérieur.

Mais comme l'organisme malade est généralement beaucoup plus sensible à l'action dynamique des médicaments, de même aussi la peau des personnes malades l'est plus que celle des sujets qui se portent bien. Il suffit d'une petite quantité de teinture d'ipécacuanha versée dans le pli du bras, pour faire cesser la tendance à vomir chez des personnes très-malades.

§ XII. La seule puissance médicinale de la chaleur et du froid semble ne point être aussi exclusivement dynamique que celle des autres médicaments. Lorsque ces deux agents sont employés à titre de remèdes positifs, la plus petite dose possible ne suffit pas pour produire l'effet. Il faut que tous deux soient à haute dose, c'est-à-dire aient une assez grande intensité, si l'on veut que leur action salutaire s'accomplisse rapidement. Mais cette apparence est fallacieuse. La puissance du froid et du chaud n'est pas moins dynamique que celle des autres médicaments, et la différence tient à l'habitude que nos corps ont déjà de l'influence qu'elle exerce à certaines doses. Pour que le froid et la chaleur puissent remplir l'office de médicaments, il faut les pousser au delà du degré accoutumé, peu s'il s'agit d'un effet positif, beaucoup si l'on n'a en vue qu'un effet négatif ou palliatif.

Une chaleur égale à celle du sang est déjà, pour la plupart des habitants de nos climats, supérieure à celle dont ils ont l'habitude ; de sorte qu'un bain de pieds à 98 ou 99° F., est assez chaud, quand il n'existe pas d'autres symptômes, pour faire cesser d'une manière positive la chaleur dans la tête ; mais veut-on procurer un soulagement palliatif dans un cas de brûlure, on a besoin déjà d'une eau beaucoup plus froide que celle dont nous sommes accoutumés à baigner les parties saines de notre corps, et d'autant plus froide, jusqu'à un certain degré néanmoins, que l'inflammation est plus forte (1).

Ce que je viens de dire relativement à la nécessité

(1) Dans le cas même où l'inflammation est considérable, on n'a d'abord besoin que d'eau à environ 70° F, pour procurer un soulagement palliatif ; mais d'heure en heure il faut en prendre qui soit un peu plus froide, si l'on veut que le soulagement persiste tel qu'il a été dès le principe. Il faut accroître de temps en temps l'intensité du froid, comme on est obligé d'augmenter la dose des autres palliatifs qui s'administrent à l'intérieur.

d'accroître un peu le froid et le chaud quand on veut les employer dans des vues curatives, s'applique aussi à tous les autres médicaments dont le malade a déjà contracté l'habitude. Ainsi chez les personnes qui sont accoutumées au vin, à l'eau-de-vie, à l'opium, au café, etc., il faut donner ces substances à des doses un peu plus fortes que celles qui sont passées en habitude.

La chaleur et le froid appartiennent, avec l'électricité, à la catégorie des excitations médicinales dynamiques les plus diffusibles. L'épiderme ne peut ni diminuer, ni arrêter leur action, probablement parce que cette membrane leur sert en quelque sorte de conducteur et de véhicule. Il en est sans doute de même à l'égard du magnétisme animal, de l'action médicinale du barreau aimanté, et en général de la puissance exercée par l'application des métaux à l'extérieur. Le galvanisme semble pénétrer un peu moins facilement à travers l'épiderme.

§ XIII. Quand nous prenons la peine d'y faire attention, nous reconnaissons promptement que la nature est en état de produire les plus grands effets avec des moyens simples et souvent très-faibles. L'imiter en cela doit être le but des efforts de l'esprit humain. Mais plus nous accumulons ensemble de moyens pour atteindre à un seul but, plus nous nous écartons de notre modèle, plus les résultats auxquels nous arrivons sont mesquins.

Avec un petit nombre de moyens simples employés l'un après l'autre, mais plus souvent encore avec un seul, nous pouvons ramener les plus grands désordres de l'économie malade à l'état naturel d'harmonie, nous pouvons guérir, et parfois en très-peu de temps, les maladies les plus chroniques, en apparence incurables, tandis que, sous l'influence de moyens mal choisis et mêlés en grand nombre les uns avec les autres, nous voyons les moindres maux dégénérer en maladies graves et incurables.

Laquelle de ces deux méthodes choisira celui qui vise à la perfection ?

C'est toujours à un seul moyen simple, exempt de tout mélange, qu'il appartient de produire les effets les plus salutaires, pourvu qu'on l'ait bien choisi, qu'il soit le plus approprié, et qu'on le donne à la dose convenable. Jamais il n'est nécessaire d'employer simultanément deux de ces moyens.

Nous donnons un médicament pour détruire la maladie entière avec le secours de cette seule substance, ou, si ce but ne peut être complétement atteint, pour voir, après que le remède a épuisé son action, quels sont les accidents qui exigent encore qu'on les combatte. Un, deux ou tout au plus trois médicaments suffisent pour anéantir la plus grande maladie. Si la guérison n'a pas lieu, c'est à nous qu'il faut s'en prendre ; la faute n'en est ni à la nature ni à la maladie.

Voulons-nous pouvoir juger de ce qu'un remède opère et laisse encore à faire dans une maladie ; nous ne devons donner qu'un seul médicament simple à la fois. Une addition quelconque ne fait qu'embrouiller le point de vue, et comme, s'il nous est à la rigueur possible de connaître les symptômes de l'action d'un remède simple, il ne nous l'est point d'apprécier les forces combinées et en partie décomposées les unes par les autres d'un mélange de médicaments, nous sommes hors d'état, quand nous voulons faire le départ et des effets du moyen et des symptômes morbides, de distinguer, parmi les changements survenus, quels sont ceux qui doivent être mis sur le compte de la maladie, ou qui dépendent de tel ou tel ingrédient ; par conséquent aussi nous ne pouvons savoir laquelle de ces drogues doit désormais être abandonnée ou continuée, ni quelle substance doit être substituée à l'une ou à l'autre ou à toutes. Dans un pareil traitement, nul phénomène ne saurait être ramené à sa vraie cause. Sur quelque point que nous dirigions nos regards, nous ne rencontrons qu'incertitude et obscurité.

La plupart des substances médicinales simples déterminent, chez l'homme qui se porte bien, une série souvent fort étendue de symptômes positifs. Le médicament approprié peut donc souvent renfermer, dans ses effets primitifs, le type de la plupart des symptômes appréciables de la maladie qu'on veut traiter, avec plusieurs autres types analogues qui le rendent également apte à guérir d'autres maladies.

Maintenant la seule chose que nous ayons à désirer, c'est qu'un médicament convienne, ou, en d'autres termes, qu'il ait par lui-même la faculté de produire la plupart des symptômes qu'on découvre dans les maladies ; que par conséquent il soit en état, quand on l'emploie comme remède ou comme contre-irritation, de détruire ou d'éteindre ces mêmes symptômes dans le corps malade.

Nous voyons qu'une seule substance simple possède cette propriété dans toute sa plénitude, quand on la choisit convenablement.

Il n'est donc jamais nécessaire d'employer plus d'un médicament simple à la fois, quand on en trouve un qui s'adapte bien au cas morbide.

Il est très probable aussi, il est même certain que, dans un mélange de plusieurs médicaments, chacun d'eux en particulier n'agit plus d'une manière à lui propre sur la maladie, et ne peut plus, troublé comme il l'est par ses concurrents, exercer la tendance spécifique qui lui appartient, mais que l'un agit à l'opposite de l'autre, et que tous modifient ou détruisent mutuellement leurs effets, en sorte que le concours de plusieurs forces décomposées l'une par l'autre dans le corps, donne lieu à un résultat moyen que nous ne pouvons désirer, parce qu'il nous est impossible de le prévoir d'avance, ni même seulement de le soupçonner.

En effet, l'expérience nous apprenant qu'une irritation générale en éteint ou en réprime une autre, suivant qu'il y a entre elles soit analogie ou antilogie, soit une grande différence d'intensité, quand plusieurs médicaments agissent ensemble sur le corps, l'action des uns détruit en partie celle des autres (1), et il ne reste pour attaquer la maladie que la portion d'action qui n'a été combattue par rien dans le mélange. Or nous ne pouvons savoir si cette action restante convient ou non, parce que nous n'avons aucun moyen de calculer ce qui doit rester.

Tout cas morbide quelconque n'exigeant jamais qu'un seul médicament simple, aucun médecin digne de son titre n'aura la fantaisie de recourir à des mélanges, et de travailler ainsi lui-même en sens inverse du but au-

(1) Voilà pourquoi les doses souvent énormes de divers médicaments héroïques qui entrent dans certaines formules compliquées ne produisent fréquemment pas d'effets bien remarquables. Une de ces drogues violentes, prise seule à pareille dose, aurait causé la mort dans beaucoup de cas.

quel il veut atteindre. Ce sera, au contraire, un signe infaillible qu'il est sûr de son affaire, si on le voit ne prescrire qu'une seule substance, qui, étant bien choisie, ne peut manquer de guérir la maladie d'une manière prompte, douce et durable.

§ XIV. Si les accidents sont légers et en petit nombre, c'est une incommodité insignifiante, qui réclame à peine l'usage des médicaments, et qui n'a besoin que d'un changement de régime pour guérir.

Mais si l'on n'aperçoit qu'un ou deux symptômes graves, chose d'ailleurs assez rare, le cas est plus épineux que quand il y a un grand nombre de symptômes. Il serait difficile alors que le premier remède qu'on prescrit convînt parfaitement, soit parce que le malade n'a pas l'aptitude nécessaire pour bien décrire tout ce qu'il éprouve, soit parce que les accidents eux-mêmes sont peu prononcés et peu sensibles.

Dans cette circonstance rare, on prescrit une ou tout au plus deux doses du médicament que l'on juge être le mieux approprié de tous.

Il arrivera quelquefois que ce médicament soit précisément celui qui convient ; mais comme le plus souvent ce ne sera pas lui qu'il aurait fallu employer, on découvrira ensuite des accidents jusqu'alors inaperçus, ou qui prendront plus de développement. Ces symptômes, appréciables, quoique faibles, pourront servir à tracer un portrait plus exact de la maladie, d'après lequel on appréciera avec plus de certitude le remède approprié.

§ XV. La répétition des doses d'un médicament se règle d'après la durée de son action. S'il agit d'une manière positive ou curative, une amélioration s'est déjà manifestée quand il a épuisé son influence, et une seconde dose anéantit le reste de la maladie. Quelques heures peuvent s'écouler sans inconvénient entre la cessation de l'action de la première dose et l'administration d'une seconde. La portion déjà éteinte de la maladie ne saurait se renouveler, et quand bien même on laisserait le malade sans médicaments pendant plusieurs jours, l'amélioration due à la première dose n'en continuerait pas moins à demeurer sensible.

Loin donc qu'il y ait de l'inconvénient à temporiser en pareil cas, trop d'empressement à répéter la dose peut, au contraire, faire manquer la guérison, parce qu'alors la nouvelle dose qu'on donne produit l'effet d'un accroissement de la première, et peut par cela même devenir très-nuisible.

J'ai déjà dit que la plus faible dose possible d'un médicament positif suffit pour obtenir un effet plein et entier. S'agit-il d'une substance dont l'action dure longtemps, comme celle de la digitale, qui se prolonge jusqu'au septième jour, si l'on répète cette dose trois ou quatre fois par jour, la quantité absolue du médicament, qui, avant l'expiration du septième jour, se trouve vingt à trente fois plus forte, ne peut manquer de nuire (1), puisqu'un vingtième ou un tren-

(1) Il faut encore avoir égard à une autre circonstance. On ne voit pas trop d'où cet effet peut dépendre, mais il n'en est pas moins vrai qu'une même dose de médicament qui suffirait pour procurer la guérison si on ne la répétait que quand la substance a complétement cessé d'agir, exerce une influence dix fois plus forte si on vient à la fractionner et à en donner les fractions à de courts intervalles, pendant le temps que dure l'action du médicament. Par exemple, la durée d'action d'un médicament est de cinq jours, et une dose de dix gouttes suffit pour guérir; si l'on divise cette dose de manière à faire prendre deux fois par jour

tième de cette quantité aurait déjà suffi pour opérer la guérison.

Après que la première dose du médicament employé comme moyen curatif a épuisé son action, on examine s'il convient d'en prescrire une seconde de cette même substance. Si la maladie a diminué dans tout son ensemble, non pas seulement pendant la première demi-heure qui a suivi la prise, mais plus tard, pendant toute la durée d'action de la première dose, et que la diminution soit devenue d'autant plus sensible que cette durée approchait davantage de son terme, ou bien si, comme il arrive soit dans les maladies très-chroniques, soit dans celles dont le retour des paroxysmes n'a point lieu durant ce laps de temps, aucune amélioration sensible ne s'est manifestée, mais qu'il ne se soit cependant montré non plus aucun nouveau symptôme considérable, alors il est presque toujours certain dans le premier cas, et probable dans le second, que le médicament était approprié d'une manière positive, et qu'on doit prescrire une seconde, quelquefois même une troisième dose, si les circonstances l'exigent, si la première dose n'a pas produit une guérison entière, comme elle le fait souvent dans les maladies aiguës.

Lorsque le médicament dont on a fait choix pour obtenir une guérison positive n'excite presque aucun symptôme qui n'ait déjà été observé auparavant, on conclut de là qu'il est le remède convenable, et à coup

une goutte, l'effet total au bout des cinq jours n'est pas le même que celui qu'auraient produit les dix gouttes prises à la fois, mais infiniment plus fort, en supposant toutefois que le médicament soit le remède positif et curatif de la maladie.

sûr il guérira la maladie primitive, quand bien même le malade et les assistants n'apercevraient point d'amélioration dans les commencements. En d'autres termes, quand le remède curatif amende la maladie primitive dans toute son étendue, il ne peut produire aucun symptôme fâcheux.

Toute aggravation d'une maladie qui survient pendant l'usage d'un médicament, toute addition de symptômes qui n'avaient point appartenu jusqu'alors à cette maladie, tient uniquement à l'action de ce médicament, quand elle ne se manifeste pas peu d'heures avant une mort inévitable, ou quand elle n'est point la suite d'un écart de régime, d'une violente excitation de quelque passion, d'une révolution irrésistible de la nature par l'apparition ou la cessation des règles, l'invasion de la puberté, la conception ou l'accouchement. Toujours alors ce sont des symptômes du médicament, que celui-ci produit de lui-même, au détriment du malade, soit parce qu'il n'avait pas été bien choisi, à titre de remède positif, soit parce qu'on l'a employé trop longtemps et en trop grande quantité, à titre de palliatif.

Une aggravation de la maladie par des symptômes nouveaux d'une grande intensité pendant l'action des deux premières doses d'un remède curatif, n'annonce jamais que la dose ait été trop faible et qu'on doive l'augmenter, mais prouve que le médicament n'était point approprié au cas morbide contre lequel on l'a employé.

Cette addition de forts symptômes étrangers à la maladie, ne ressemble en rien à l'aggravation dont j'ai parlé plus haut, et que les symptômes morbides primitifs éprouvent durant les premières heures qui suivent l'administration d'un remède positif ou curatif. Ce phénomène, dû à la prédominance des symptômes médicinaux, annonce seulement que le remède, bien choisi d'ailleurs, a été employé en trop grande dose, et, à moins que la dose n'ait été énorme, il disparaît au bout de deux, trois ou tout au plus quatre heures, en faisant place à un rétablissement durable de la santé, ce qui arrive presque toujours avant l'expiration du terme fixé à l'action de la première dose, en sorte qu'une seconde est généralement inutile dans les maladies aiguës.

§ XVI. Cependant il n'y a point de remède positif, quelque bien choisi qu'il ait été, qui ne puisse exciter de petits symptômes nouveaux pendant son usage, chez des malades très-irritables et très-sensibles, parce qu'il est presque impossible qu'il y ait entre les symptômes d'un médicament et ceux d'une maladie la même ressemblance absolue qu'entre deux triangles dont les angles et les côtés sont égaux. Mais l'énergie propre de la vitalité suffit, et au delà, pour faire disparaître cette légère aberration, dont on ne s'aperçoit même pas, à moins que le malade ne soit d'une délicatesse excessive.

Si un malade doué d'une sensibilité moyenne éprouve, pendant l'action de la première dose, quelque petit symptôme qu'il n'avait point encore ressenti jusqu'alors, et qu'en même temps la maladie primitive semble diminuer, il n'est pas possible, du moins dans une affection chronique, de reconnaître exactement, à cette première dose, si le remède dont on a fait choix a réellement un caractère curatif. Il faut, après que cette dose a épuisé son action, en donner une seconde pareille, dont les résultats seuls pourront décider la question. Cette fois, en effet, si le médicament n'est point parfaitement approprié, on verra survenir encore un nouveau symptôme, non pas le même que la première fois, mais presque toujours un autre, et quelquefois plusieurs, d'une intensité d'ailleurs plus forte, sans que la guérison de la maladie, envisagée dans tout son ensemble, ait fait de progrès appréciables. Si, au contraire, le médicament convient, cette seconde dose efface presque jusqu'à la moindre trace du nouveau symptôme, et la guérison marche d'un pas plus rapide, sans qu'il survienne davantage d'obstacles.

Cependant, si la seconde dose provoquait la manifestation de quelque nouveau symptôme peu important, et qu'il ne fût pas possible de trouver un médicament mieux approprié, ce qui tiendrait alors ou à l'inhabileté du médecin ou à l'insuffisance des moyens dont on a étudié jusqu'ici les effets purs, on parviendrait encore, dans les maladies chroniques et dans les affections aiguës qui ne parcourent pas trop rapidement leurs périodes, à faire disparaître le nouvel accident, et à obtenir la guérison, quoiqu'avec un peu plus de temps, en diminuant les doses. En pareil cas, l'énergie de la vitalité n'est pas non plus sans influence.

§ XVII. Ce n'est pas une preuve de mauvais choix du médicament, quand ses effets primitifs ne couvrent d'une manière positive que les symptômes principaux de la maladie, et n'agissent que comme palliatif sur d'autres d'une intensité médiocre ou faible. En pareil cas, la véritable puissance curative du médicament l'emporte toujours, et la santé se rétablit sans accidents pendant ou après le traitement. L'expérience n'a point encore décidé la question de savoir s'il est bon alors d'augmenter la dose du médicament, quand on est obligé de le répéter.

§ XVIII. Lorsque, dans une maladie chronique, en continuant l'emploi d'un médicament curatif, sans accroître la dose, il survient avec le temps de nouveaux symptômes qui n'appartiennent point à la maladie primitive, comme les deux ou trois premières doses n'en ont pas moins agi presque sans obstacle, on est fondé à chercher la cause de cette contrariété, non pas dans le choix mal fait du remède, mais dans le régime, ou dans quelque autre influence puissante venue du dehors.

Si, au contraire, le remède positif a été choisi parfaitement en rapport avec le cas morbide bien étudié, s'il a été prescrit à une dose suffisamment atténuée, si même, au besoin, il a été répété après que la première dose avait épuisé son action, les maladies aiguës ou chroniques, quelque graves ou invétérées qu'elles soient, guérissent d'une manière si rapide, si complète et si insensible, que le malade semble passer presque subitement à la santé, comme par une sorte de nouvelle création ; mais il faut pour cela que le traitement ne soit point contrarié par quelqu'irrémissible révolution de la nature, par des passions violentes, par d'énormes écarts de régime, ou par des désorganisations profondes d'organes essentiels.

§ XIX. On ne saurait méconnaître l'influence du régime et du genre de vie sur la guérison ; mais le médecin ne doit en prendre la direction que dans les maladies chroniques : car, dans les affections chroniques, l'état de plein délire seul excepté, un instinct infaillible parle en termes si clairs et si précis, qu'il suffit de prescrire au malade et aux assistants de ne pas contrarier le vœu de la nature, par des interdictions ou par des instances déplacées.

IV

ESCULAPE DANS LA BALANCE (1).

Après avoir reconnu la faiblesse et les erreurs de mes maîtres et de mes livres, je tombai dans un état d'indignation mélancolique, qui m'aurait presque dégoûté d'étudier la médecine. J'étais sur le point de croire que l'art tout entier se réduisait à rien, et qu'il n'y avait pas moyen de le perfectionner. Je m'abandonnai à mes réflexions solitaires, et résolus de n'y mettre un terme que quand je me serais enfin arrêté à un parti décisif.

Habitant de la terre, me disais-je, combien est borné le nombre de tes jours ici-bas, et que de difficultés tu rencontres à chaque instant pour te procurer une existence supportable, quand tu veux rester dans la voie de la morale ! Mais toutes ces joies que tu payes si cher, que sont-elles encore lorsque la santé te manque ?

Et combien de fois n'arrive-t-il pas que la santé se dérange, qu'elle soit troublée par des malaises plus ou moins graves ? Comment calculer le nombre des maladies et des douleurs sous le poids desquelles les mortels ploient et se traînent péniblement vers le terme de leur existence, et qui ne les épargnent pas même au milieu

(1) Ce fragment a paru en 1805.

des fumées de la gloire, ou des jouissances du luxe? Cependant, ô homme, que ton origine est noble, ta destinée grande, le but de ta vie élevé! N'es-tu pas destiné à te rapprocher par des sensations qui assurent ton bonheur, par des actions qui relèvent ta dignité, par des connaissances qui embrassent l'univers, du grand esprit qu'adorent les habitants de tous les systèmes solaires? Se pourrait-il que le souffle divin qui t'anime et qui t'inspire une si noble activité fût condamné à succomber, sans que rien pût lui porter secours, sous l'influence de ces petits dérangements du corps auxquels nous donnons le nom de maladies?

Oh! non, l'être infiniment bon, lorsqu'il permit aux maladies de blesser ses enfants, savait bien qu'il avait déposé quelque part un art au moyen duquel ces puissances martyrisantes pourraient être enchaînées et anéanties. Mettons-nous donc sur les traces de cet art, le plus noble de tous. Il est possible cet art salutaire; il doit être possible, il doit même déjà exister.

Ne voyons-nous pas effectivement de temps en temps un homme échapper, comme par miracle, à une maladie mortelle? Les annales de la médecine ne nous signalent-elles pas des cas où des maladies qui semblaient ne devoir se terminer que par une mort déplorable, ont été rapidement vaincues, et ont fait place à une santé parfaite?

Combien sont rares ces cas éclatants, où la guérison a dépendu davantage du remède que de la vigueur du jeune âge, que de l'influence inaperçue d'une ou plusieurs circonstances accessoires! Mais fussent-ils plus nombreux que je n'en aperçois, s'ensuivrait-il de là que nous pussions réussir à les imiter? Ce sont des points isolés dans l'histoire du genre humain : on ne peut reproduire qu'une très-faible partie des traits sous lesquels ils se sont offerts une seule fois, et une imitation complète est chose presque impossible. Nous voyons seulement que de grandes guérisons ont pu avoir lieu ; mais comment ont-elles pu arriver, dans lesquelles des circonstances dont nous disposons se sont-elles effectuées, et quels moyens employer pour faire naître absolument les mêmes conditions dans d'autres cas, voilà ce que nos yeux n'aperçoivent point. Peut-être aussi n'est-ce point en cela que consiste l'art de guérir envisagé d'une manière générale. Ce qu'il y a de certain, c'est que cet art existe, mais non dans nos têtes, mais non dans nos systèmes.

Cependant, me dira-t-on, nous voyons tous les jours des malades qui recouvrent la santé entre les mains du médecin instruit, de l'homme médiocre et même de l'être le plus profondément ignorant. Sans doute, répondrai-je. Mais voici ce qui arrive alors.

La plupart des maladies pour lesquelles on appelle un médecin sont des affections aiguës, c'est-à-dire des dérangements de la santé qui n'ont qu'un court espace de temps à parcourir pour revenir à la santé, ou conduire à la mort. Le malheureux succombe-t-il, son médecin accompagne modestement le cercueil. Vient-il à guérir, il faut que la nature ait eu bien de la force pour triompher à la fois et de la maladie et de l'action des médicaments, qui s'exerce généralement en sens inverse de ce qu'elle devrait être. Or, cette force, la nature l'a souvent, elle l'a même dans le plus grand nombre des cas.

Dans les dyssenteries qui règnent en automne, on

voit guérir à peu près autant de malades parmi ceux qui, sans prendre de médicaments, règlent leur genre de vie d'après les sages suggestions de la nature, que parmi ceux qui sont traités suivant la méthode de Brown ou de Stoll, d'Hoffmann ou de Vogler. Des deux côtés aussi le nombre des morts est à peu près égal, et cependant tous les médecins qui ont traité des sujets guéris entre leurs mains se vantent d'avoir procuré la guérison par la puissance de leur art. Que doit-on conclure de là? Assurément on ne dira pas que tous ont traité convenablement leurs malades, mais peut-être sera-t-on fondé à dire que tous les ont mal traités. Combien il y a de prétention à tant se vanter de ce qu'on a pu faire dans une maladie qui guérit d'elle-même toutes les fois qu'elle n'est pas très-intense et que le malade ne commet aucun grand écart de régime.

Je pourrais ainsi passer en revue la série entière des maladies aiguës, et je trouverais que le rétablissement de tous les malades qui ont été traités d'après des méthodes opposées n'est point une guérison due à la médecine, mais un retour spontané à la santé.

Tant qu'on ne pourra pas dire, par exemple dans une épidémie presque générale de dyssenterie : donnez-moi les malades que vous jugerez être le plus dangereusement atteints, et je vais les guérir, les guérir promptement, les guérir sans qu'il leur reste aucune affection consécutive ; tant qu'on ne pourra pas prendre un pareil engagement et le remplir, on ne sera point admis non plus à se vanter d'avoir le talent de guérir la dyssenterie, et à réfuter ceux qui regardent comme des guérisons spontanées celles que le médecin s'attribue.

Souvent aussi, je le dis avec douleur, souvent les

malades guérissent, comme par enchantement, d'affections aiguës très-graves, lorsqu'ils laissent de côté les médicaments presque tous si désagréables qui leur sont ordonnés parfois avec tant de prodigalité. Dans la crainte de blesser, ils ne se vantent pas de cette heureuse idée, et la guérison laisse croire au public que le médecin leur a été d'un grand secours. Il arrive à plus d'un malade de se rétablir ainsi d'une manière presque miraculeuse, parce qu'au lieu de prendre les remèdes et de suivre le régime qu'on leur prescrit, ils s'abandonnent sans contrainte à leur propre caprice, c'est-à-dire aux impulsions si puissantes de l'instinct, et font usage des choses bizarres pour lesquelles ils ont souvent une appétence irrésistible. On a vu le cochon, la choucroûte, les pommes de terre, les harengs, les huîtres, les œufs, la pâtisserie, l'eau-de-vie, le vin, le punch, le café et autres choses sévèrement interdites par le médecin, procurer fréquemment la guérison rapide de maladies qui, soumises à la méthode tracée par l'école, n'auraient pas manqué de se terminer en peu de temps par la mort.

Voilà ce que sont les prétendues cures de maladies aiguës; car les puissantes répressions d'épidémies pestilentielles par la séquestration des contrées et des personnes infectées, par des fumigations, etc., sont des mesures de sage police et non des guérisons médicales.

Mais l'impuissance de l'art se montre à nu dans les lieux séquestrés eux-mêmes, où l'on ne peut plus songer à isoler les malades de ceux qui se portent bien. Là tout ce qui doit mourir meurt, sans que Galien, Boerhaave ou Brown y puisse rien, et il n'échappe à la mort que ce qui n'était pas mûr pour elle. Là le tombeau dévore infirmiers et médecins, apothicaires et chirurgiens.

Cependant on ne saurait disconvenir que, même dans ces calamités si décourageantes pour un art fanfaron, il se présente des guérisons, rares à la vérité, mais si évidemment dues à des médicaments, qu'on ne peut retenir sa surprise de voir quelques victimes se soustraire ainsi aux mains de la mort déjà étendues sur elles. Ces faits-là nous prouvent qu'il y a réellement un art de guérir.

Mais comment cet art a-t-il agi alors, à quels moyens le succès est-il réellement dû, quels étaient les caractères précis de la maladie, toutes circonstances qu'il nous faut connaître afin de pouvoir imiter dans d'autres cas la conduite qui a été tenue dans celui-là. Voilà malheureusement ce que nous ne savons pas. On n'a pas mis assez de soin ou à observer ou à décrire le cas. Mais le moyen dont on s'est servi ? Non, ce n'est pas un remède unique qu'on a donné ; comme toutes les recettes portant le vernis de la science, c'était un élixir, une poudre, une mixture, en un mot un mélange de médicaments différents. Dieu sait laquelle de ces drogues a été utile (1). Le malade a pris en outre une

(1) Qu'on ne m'objecte pas que tous ces ingrédients n'ont produit effet que par leur réunion, et qu'il faut n'ajouter ni ne retrancher rien au mélange, si l'on veut imiter le fait. Les drogues nombreuses ne sont jamais d'une égale bonté, d'une égale efficacité, dans deux pharmacies, ou dans une même pharmacie, en des temps différents. Un médicament d'ailleurs varie d'un jour à l'autre, chez le même pharmacien, suivant qu'on ajoute tel ou tel ingrédient au mélange avant l'autre, qu'aujourd'hui on broie l'une des drogues ou le tout plus fort qu'un autre jour, que le tout est plus ou moins chaud, la pesée est plus ou moins exacte, le pharmacien lui-même plus ou moins attentif ou distrait, etc. Consultez *Nouvelle Pharmacopée homœopathique*, par G. H. Jahr, Paris, 1841, n° 12.

tisane préparée avec plusieurs herbes dont le médecin ne se souvient pas bien, et le malade lui-même ne saurait trop dire combien il a bu de cette tisane.

Comment imiter avec succès dans un cas semblable en apparence, quand on ne connaît exactement ni le cas lui-même ni la conduite qui a été tenue? Aussi tous les résultats que des imitateurs ont pu vouloir en déduire depuis sont-ils illusoires : le fait est perdu à jamais pour la postérité. On voit seulement qu'il est possible de guérir, mais on ne voit pas comment il est possible de le faire et comment un semblable cas que personne ne saurait préciser serait susceptible de contribuer au perfectionnement de la médecine.

J'entends dire que, le médecin n'étant qu'un homme, on doit user d'indulgence à son égard, quand il s'agit de maladies épidémiques séquestrées par un cordon sanitaire, où il ne peut guère éviter d'agir avec précipitation, mais que, dans les maladies chroniques, le même embarras n'a pas lieu, qu'alors il a le temps et le sang-froid nécessaires pour prouver, contre Molière, Guy Patin, Agrippa, Valesius, Cardan, Rousseau et Arcésilas, qu'il peut non-seulement guérir les malades qui se rétablissent d'eux-mêmes, mais encore guérir tous ceux qui s'adressent à lui, et accomplir tout ce qu'on exige de lui. Plût à Dieu qu'il en fût ainsi ! Mais ce qui fait voir que les médecins eux-mêmes sentent leur insuffisance dans les maladies chroniques, c'est qu'ils évitent autant qu'il est possible de s'en charger. On en appelle un auprès d'une personne âgée, qui est tombée en paralysie depuis quelques années, et on le prie d'exercer ses talents sur ce malade. Naturellement il n'avoue pas combien l'art est impuissant entre ses mains, et cherche des détours pour sortir d'embarras. Il lève les épaules, il donne à entendre que le malade n'a point assez de force pour supporter un traitement, qui presque toujours, en effet, doit porter une atteinte profonde à l'économie et la débiliter singulièrement; il expose, en composant son maintien et son air, les conditions défavorables de la saison et du temps, il insinue qu'on doit ajourner la cure à une époque plus propice, et attendre que le printemps ait fait renaître les herbages salutaires, ou bien il parle d'eaux minérales éloignées, où des guérisons de ce genre ont été obtenues, et où le malade pourra être conduit dans six ou huit mois, si le ciel lui accorde de vivre jusque-là. Quoi qu'il en soit, voulant néanmoins conserver le malade, sans se compromettre, et tirer parti de la circonstance, mais ne sachant au juste quelle conduite tenir, il fait des prescriptions sur le résultat desquelles aucune donnée certaine ne lui permet de compter. Tantôt c'est l'asthénie qu'il cherche à combattre par des stimulants internes ou externes; tantôt c'est le ton de la fibre qu'il veut ranimer à l'aide d'une foule d'extraits amers (1) qui lui sont inconnus; il essaye de fortifier les organes digestifs par le quinquina, ou de purifier la masse du sang par des décoctions d'herbes dont les propriétés ne lui sont pas mieux connues, ou de résoudre l'engorgement des glandes et des capillaires du bas-ventre, qu'il soupçonne sans jamais l'avoir vu, par une foule de substances salines, métalliques et végétales.

(1) A chaque instant on lit dans les observations publiées, même par les médecins distingués : « Je donnai alors les amers », comme si les plantes amères ne différaient pas toutes les unes des autres, sous le rapport des effets particuliers.

ou d'expulser par des purgatifs certaines impuretés qui préoccupent son imagination, et de rétablir pour quelques heures les évacuations retardées. Là il s'attaque à un principe arthritique, ici à une gonorrhée répercutée, à un vice psorique, ou à quelque autre âcreté semblable. Un changement s'opère sans contredit, mais ce n'est pas celui sur lequel on comptait. Peu à peu, sous prétexte d'affaires pressantes, le médecin s'éloigne, et enfin, lorsque les parents du malade le serrent de près, il les console en leur disant que l'art est trop faible en pareil cas.

Et c'est sur cet oreiller commode, l'impuissance d'un art si fier cependant, qu'il s'endort ordinairement dans une multitude de maladies chroniques, la goutte, la phthisie pulmonaire, les ulcères invétérés, les contractures, les innombrables hydropisies et cachexies, l'asthme chronique, l'angine de poitrine, les douleurs, les spasmes, les éruptions cutanées, les dérangements des facultés intellectuelles, et tant d'autres que je pourrais citer encore.

Nulle part le néant de la médecine n'est plus sensible que dans les anciennes affections corporelles dont il n'y a presque pas de famille qui n'ait à souffrir dans l'un ou l'autre de ses membres, et contre lesquelles elle a vainement mis à l'essai l'habileté prétendue de tous les médecins proches et éloignés. Les malheureux traînent en silence le fardeau de leurs maux indomptables, et délaissés par la main secourable de l'homme, ils n'ont plus d'autre ressource que de chercher des consolations dans le sein de la religion.

Mais ce sont là des maladies notoirement incurables, vont dire les médecins de l'école, en haussant les épaules d'un air de compassion ; nos livres déclarent qu'on ne saurait les guérir ! Comme si des millions d'infortunés qui souffrent pouvaient trouver quelque motif de consolation dans cet aveu d'impuissance ! Comme si l'être qui a créé ces malheureux n'avait pas créé aussi des moyens propres à leur porter secours ! Comme s'il n'était point pour eux également la source éternelle d'une bonté sans bornes, à l'égard de laquelle l'amour maternel le plus tendre n'apparaît que comme une ombre à côté de l'éclat du soleil !

J'entends dire encore à l'école, pour s'excuser, qu'il faut attribuer l'incurabilité de ces maux aux vices de nos institutions politiques, à notre genre de vie si éloigné de ce qu'il serait dans l'état de nature, aux suites énervantes d'un luxe qui se reproduit sous mille formes diverses, et qu'il n'y a rien de plus facile que de justifier l'impuissance de l'art en pareil cas.

Ainsi, vous croyez que la sagesse infinie qui veille aux intérêts du genre humain, n'a pas su faire entrer les complications de nos pactes sociaux et notre régime factice dans le plan qu'elle a tracé pour assurer notre bonheur, pour éloigner de nous les maux et les souffrances ! Quel genre de vie serait assez singulier pour que l'homme ne pût pas s'y accoutumer sans détruire irrévocablement sa santé ? Le lard de phoque et l'huile de baleine qui, avec un pain fait d'arêtes de poissons grillées, forment la nourriture du Groënlandais, n'excluent pas plus la santé que l'usage continuel du lait adopté par l'habitant des montagnes de la Suisse, que la nourriture entièrement végétale du pauvre Allemand, que la nourriture presque exclusivement animale du riche Anglais. S'imaginerait-on donc que le magnat hongrois s'accoutume moins facilement, et avec plus de danger pour sa santé, aux vingt et trente plats qui garnissent sa table, que le Chinois à sa maigre bouillie de riz, le montagnard saxon à ses pommes de terre, l'insulaire de la mer du Sud à ses fruits grillés d'arbre à pain, l'highlandais d'Écosse à ses gâteaux d'avoine, etc.

J'accorde volontiers que le conflit de passions discordantes et de jouissances multipliées, l'indolence et le défaut d'exercice, peuvent occasionner, dans les palais des grandes villes, des maladies plus nombreuses et plus rares que celles qu'on rencontre sous le toit rustique d'une chaumière de village. Mais tout cela ne change rien au fond. Notre médecine se montre aussi impuissante contre les coliques auxquelles l'homme du peuple est sujet dans la basse Saxe, le tsœmer des Hongrois et des Transylvains, la radesyge des Norwégiens, le sibbens des Écossais, le hotme des Lapons, la pellagre des Lombards, la plique de quelques nations Slaves, et plusieurs autres affections du simple habitant des campagnes, en diverses contrées de la terre, que contre les maladies des hommes plus raffinés qui peuplent nos grandes villes. En faudrait-il donc une différente pour les uns et pour les autres? Si la vraie médecine avait été trouvée, ne devrait-elle pas suffire partout?

Elle n'existe pas, il est vrai, dans nos livres, dans nos écoles, dans nos têtes; mais elle existe en elle-même, elle est possible.

Il arrive quelquefois à un médecin gradué d'opérer, comme par l'effet du hasard, une cure dont tout le monde s'étonne et qui le surprend lui-même; mais, parmi les nombreux moyens qu'il a mis en usage, il ignore quel est celui auquel le succès doit être rapporté.

Assez souvent aussi, un de ces médecins sans titre qu'on appelle charlatans, opère des cures non moins surprenantes. Mais ni lui ni son confrère titré ne savent extraire de cet événement la vérité vivante et féconde. L'un et l'autre sont incapables de dire quelle est la substance qui a été réellement utile, et de la désigner avec certitude au milieu du fatras dans lequel elle est comme noyée. Ni l'un ni l'autre ne détermine exactement le cas dans lequel cette substance s'est montrée salutaire, et où elle pourrait à coup sûr le redevenir encore. En un mot, ni l'un ni l'autre ne sait tirer de là une vérité dont l'application soit générale, une méthode curative assurée, qui convienne à tous les cas futurs et qui ne manque jamais son effet. Ce qu'ils ont observé, quoique fort remarquable, ne peut presque jamais être d'aucune utilité pour l'avenir. On entrevoit seulement qu'une médecine réellement efficace est possible; mais, dans ce cas, comme dans cent autres semblables, on acquiert l'intime conviction qu'elle ne s'est point encore élevée au rang de science, qu'on ne connaît même pas la voie où il faut la chercher, qu'on ignore comment l'apprendre et l'enseigner aux autres. C'est comme si elle n'existait pas pour nous.

Cependant, parmi ces cures éclatantes, d'ailleurs peu communes, il s'en trouve beaucoup qui, malgré tout le bruit qu'elles ont pu faire, ne méritent pas qu'on les imite, car elles ont été obtenues par ce qu'on appelle vulgairement des médecines de cheval, c'est-à-dire par les moyens les plus violents, prodigués à des doses énormes, et qui ont mis les malades à deux doigts de leur perte. Dans ces luttes effroyables de la vie contre la mort, la nature n'a pu prendre ainsi le dessus que parce que la balance penchait un peu de son côté, sans qu'on s'en fût aperçu d'abord. Un pied déjà dans la tombe, les malades se sont ranimés et ont échappé à la destruction.

Une cure opérée par deux scrupules de résine de jalap ne le cède en rien à l'helléborisme des anciens médecins de la Grèce et de Rome.

De pareilles cures ressemblent assez à des meurtres; l'issue seule les soustrait à la vindicte des lois, et leur prête même les couleurs d'une bonne action, d'un bienfait (1).

Ce ne peut point être là l'art divin qui, de même que le grand agent de la nature, doit produire les plus grands effets d'une manière simple, douce et inaperçue, avec les plus petits moyens.

La méthode que nos médecins vulgaires suivent généralement dans le traitement des maladies se rapproche beaucoup de ces effrayantes cures révolutionnaires. Ils arrivent en partie au but, mais à l'aide de moyens nuisibles. Par exemple, ils traitent une maladie qu'ils ne connaissent pas et qui est accompagnée d'enflure générale. En raison de cette enflure, c'est à leurs yeux une maladie qui se représente journellement. Sans hésiter, ils la nomment *hydropisie,* comme si un seul symptôme faisait l'essence de toute une maladie, et de suite, ils procèdent au traitement. Enlevons l'eau, et tout sera dit. On se met à l'ouvrage, et l'on n'épargne

(1) Ainsi un usurpateur cruel se trouve placé entre l'échafaud et le trône; une légère circonstance qui lui est défavorable porte sa tête sous la hache, et la nation le maudit; ou bien un faible événement qu'il n'avait pas calculé, lui met la couronne sur le front, et tout le peuple l'adore.

pas les purgatifs drastiques décorés du titre d'hydragogues. Le ventre s'affaisse, les bras, les jambes et le visage redeviennent maigres et effilés. Voyez, disent-ils, ce que je puis faire, quelle est la puissance de mon art! Nous avons triomphé d'une maladie aussi grave que l'hydropisie! Il n'y a qu'une petite difficulté, c'est qu'il est survenu une maladie nouvelle, à laquelle personne ne songeait, une maudite lientérie, que nous devons maintenant attaquer avec d'autres armes.

Voilà comme ils se consolent de temps en temps. Cependant il est impossible de dire que la guérison a été obtenue quand l'emploi de moyens énergiques et inconvenants n'a fait qu'enlever à la maladie une partie de sa forme extérieure, et lui a donné un aspect différent. Changer une maladie en une autre, n'est point guérir.

Plus je déchiffre les cures ordinaires, et plus j'acquiers de certitude qu'elles ne sont pas des conversions directes de la maladie en santé, mais des révolutions causées dans la marche naturelle des choses par des médicaments qui, bien que n'étant point à proprement parler convenables, n'avaient cependant point assez de force pour déterminer l'apparition d'une autre forme morbide. Voilà ce qu'on appelle des guérisons.

Je suis parvenu, dit un médecin, à guérir cette dame de l'hystérie dont elle était atteinte.

Non! vous n'avez fait que changer la forme de sa maladie qui a pris celle d'une métrorrhagie.

Quelque temps après, je l'entends se vanter d'avoir guéri l'hémorrhagie utérine.

Mais ne voyez-vous pas que la peau brunit, que le blanc des yeux prend une teinte jaune, que les selles sont d'un gris blanc, que les urines ont acquis une couleur orangée?

C'est ainsi que marchent les prétendues guérisons, comme les actes successifs d'une seule et même tragédie.

Les cas les plus heureux sont encore ceux où la révolution opérée par les médicaments produit une autre maladie qui fait, si l'on peut s'exprimer ainsi, que la nature oublie l'ancienne, la laisse s'échapper et ne s'occupe plus que de la nouvelle, jusqu'à ce qu'une circonstance favorable la débarrasse également de cette dernière. Il y a plusieurs choses qui peuvent produire ce résultat : la renonciation aux médicaments, la vigueur de la jeunesse, l'apparition ou la cessation des règles au temps fixé par la nature, un événement qui influe sur le bonheur. Ou bien, ce qui est rare, mais arrive cependant quelquefois comme un quine à la loterie, la guérison tient à ce que, parmi les médicaments qui ont été prescrits pêle-mêle, il s'en trouve un approprié au cas.

Ainsi, les erreurs dans les étiquettes que les pharmaciens apposent sur leurs médicaments, ont souvent été l'occasion de guérisons surprenantes; mais de semblables événements sont-ils des titres de recommandation pour un art qui, jusqu'à présent, s'est montré le plus incertain de tous? Je ne le pense point.

Le médecin ordinaire n'entend souvent par guérison qu'une action violente exercée sur le corps avec des choses prises dans l'officine d'un apothicaire, ou avec un régime tout différent de celui que suivait le malade, et calculé d'après les préceptes de l'école. Il faut que le malade soit bien abattu avant que je puisse lui porter secours ; s'il m'était donné seulement de le faire mettre au lit ! Mais le médecin n'ajoute pas qu'il est aussi facile, infiniment plus facile même, de passer du lit dans le cercueil, que du lit à la guérison.

Les médecins qui partagent les principes de la théorie de l'excitement, ont pour usage de prescrire presque partout un régime directement contraire à celui que suivait le malade. Leur secte le veut ainsi. Ils ordonnent du jambon, des consommés, de l'eau-de-vie, dans des cas souvent où la seule odeur de la viande donne des nausées au malade, qui ne peut supporter que l'eau froide. Ils ne lui épargnent pas non plus les remèdes violents, à des doses énormes.

Les uns et les autres sont autorisés par leurs écoles à suivre cette marche. Point de doses pour rire, disent-ils, agissez hardiment, énergiquement, aussi fort que vous le pourrez. Ils ont raison si, par *traiter,* on doit entendre *révolutionner*.

Mais comment se fait-il qu'un art aussi nécessaire que la médecine ait fait si peu de progrès pendant les trente-cinq siècles écoulés depuis Esculape ? Quels obstacles a-t-il donc rencontrés ? car ce que les médecins ont fait jusqu'à ce jour est à peine la centième partie de ce qui aurait pu et dû être fait.

Tous les peuples qui jouissent des bienfaits de la civilisation, ceux même qui ne les goûtent que d'une manière imparfaite, ont senti la nécessité, l'inestimable prix de cet art. Ils le supposaient chez ceux qui se donnaient pour médecins. Les médecins eux-mêmes ont, dans presque tous les temps, affecté devant leurs malades d'en avoir pleine et entière possession ; mais, entre eux et dans leurs écrits, ils ont cherché à masquer les lacunes et les contradictions de leur prétendue science, en épuisant les ressources de la dialectique à construire des systèmes avec des conjectures, des hypothèses et des définitions, et entassé même systèmes sur systèmes, afin que chaque secte, son chef en tête, pût se vanter d'avoir élevé un temple digne du dieu qui y rend ses oracles à tout venant.

Les temps les plus reculés font seuls exception sous ce rapport.

Jamais on ne fut plus près de découvrir l'art de guérir qu'à l'époque d'Hippocrate. Cet observateur scrupuleux cherchait la nature dans la nature. Il décrivait les maladies exactement, sans y rien ajouter, sans emprunter des couleurs à la peinture, sans se permettre aucun raisonnement. Nul médecin n'a surpassé depuis son talent pour l'observation pure. Une seule branche de la médecine manquait encore à ce favori de la nature, sans quoi il aurait possédé l'art tout entier; c'est la connaissance des remèdes et de leur emploi. Mais il n'affectait pas non plus d'avoir cette connaissance : il avouait même qu'elle lui manquait, en ne prescrivant presque aucun médicament, et se contentant de soumettre le régime à quelques règles.

Tous les siècles postérieurs à Hippocrate ont dégénéré; ils se sont tous plus ou moins écartés de la voie tracée par lui, si l'on excepte les derniers partisans de l'honorable secte des empiriques, et jusqu'à un certain point Arétée (1).

(1) Quelque pittoresques que soient ses descriptions de maladies, ce ne sont cependant que des tableaux de généralités extraites de plusieurs cas individuels. Hippocrate n'en avait point agi ainsi, mais les pathologistes modernes ont suivi la même marche qu'Arétée.

Les sophistes pénétrèrent en médecine. Quelques uns cherchèrent l'origine des maladies dans un principe ennemi général, dans un poison produisant presque tous les maux qu'il fallait combattre et anéantir. De là l'idée de ces antidotes réunissant un nombre immense d'ingrédients, qui devaient guérir presque tous les maux; de là cette thériaque, ce mithridate et autres compositions analogues tant célébrées depuis Nicandre jusqu'à nous. C'est de ces temps anciens que date la malheureuse idée qu'en mêlant ensemble beaucoup de drogues, il ne peut manquer de s'en trouver une dans le nombre qui soit apte à vaincre l'ennemi de la santé, en admettant même qu'on connût peu ou qu'on ne connût pas du tout la tendance de chacune. Cette opinion fut partagée par Galien et par Celse, par les derniers médecins grecs et par les Arabes. On ne s'en est pas départi au renouvellement des écoles de médecine, à Bologne, Padoue, Séville et Paris, pendant le moyen âge. Elle domine encore dans toutes les écoles modernes.

Durant toute cette grande période, qui embrasse presque deux mille ans, l'observation pure des maladies fut négligée. On voulait montrer plus d'art, et on allait à la recherche des causes premières de ces maladies, parce qu'on s'imaginait qu'après les avoir trouvées, il serait facile de choisir des remèdes contre elles. Galien imagina dans cette vue un système, celui des quatre qualités et de leurs degrés, et jusqu'à un siècle et demi avant le nôtre, ce système fut suivi aveuglément dans tout notre hémisphère. Mais, en s'étayant de toutes ces chimères, on ne guérissait pas plus qu'avant leur invention; loin de là même, on guérissait moins.

Quand il fut devenu plus facile de communiquer ses

idées et de se faire un nom en fabriquant des hypothèses, quand on put lire les écrits des autres sans de grands frais, en un mot après l'invention de l'imprimerie, les systèmes se multiplièrent et se renversèrent les uns les autres jusqu'aux temps les plus rapprochés de nous. Alors les maladies furent attribuées tantôt à l'influence des astres, tantôt à celle des mauvais génies et des sorciers; elles le furent par les alchimistes à leur sel, à leur soufre et à leur mercure; par Sylvius, à l'acide, à la bile et à la pituite; par les iatromathématiciens et les mécaniciens, à la forme des particules, à la pesanteur, à la pression, au frottement, etc.; par les humoristes, à certaines âcretés des humeurs; par les solidistes, à des changements dans la tonicité de la fibre et l'état des nerfs; par Reil, à une modification dans la composition intime et la forme des molécules; par les iatrochimistes, à la production de divers gaz, etc. Nos souvenirs sont pleins encore de la manière dont Brown et ses partisans expliquaient les causes des maladies, et de la hardiesse avec laquelle ils voulaient réduire le grand art à deux seuls axiomes. Je passe sous silence les gigantesques et ridicules efforts de la philosophie dite naturelle.

On ne voulut plus voir les maladies telles qu'elles étaient, ni se contenter de ce qu'on voyait, mais on voulut toujours en chercher *à priori*, la source que nous ne découvrirons jamais, dans des régions inabordables aux mortels. Nos bâtisseurs de systèmes se complaisaient dans ces régions hyperphysiques, où il leur était facile de ne pas perdre de terrain; car, dans cet empire sans bornes de l'imagination, est roi celui qui s'élève le plus au delà des cinq sens. Le vernis de supériorité qu'ils savaient se donner en construisant ces colosses aériens, masquait leur impuissance dans l'art de guérir lui-même.

On me dira cependant que, depuis l'invention de l'imprimerie, les sciences préliminaires de la médecine, l'histoire naturelle et la physique en général, l'anatomie, la physiologie, la chimie et la botanique en particulier, ont fait de notables progrès.

Oui sans doute. Mais une chose qui mérite les plus profondes méditations, c'est de rechercher comment il se fait que ces connaissances, qui étendent effectivement beaucoup le savoir du médecin, n'ont cependant contribué en rien à perfectionner l'art de guérir lui-même. Leur influence immédiate se réduit à fort peu de chose, et il y eut des temps où leur abus nuisit à la médecine pratique.

On a vu les anatomistes se dire en possession d'expliquer les fonctions du corps vivant, et prétendre que ce qu'ils savaient de la situation des parties internes suffisait pour se rendre raison des phénomènes même de la maladie. Les membranes ou le tissu cellulaire d'un organe étant, suivant eux, la continuation des membranes ou du tissu cellulaire d'un autre organe, rien de plus facile que de concevoir d'après cela les métastases. Si cette ressource venait à manquer, il se trouvait toujours bien quelque petit filet nerveux, pouvant servir comme de pont pour le transport de la maladie d'une région du corps dans une autre. Aussitôt après la découverte du système des vaisseaux lymphatiques, l'anatomie s'empressa de montrer aux médecins la route que les substances médicamenteuses doivent suivre dans cet appareil pour arriver à la partie du corps où leur action secourable est nécessaire, et elle n'épargna pas ces démonstrations matérielles si nuisibles au véritable art de guérir. Plus d'une fois même elle régna en despote, refusant le titre de médecin à quiconque dirigeait le scalpel autrement qu'elle ne l'avait prescrit, et ne savait pas dire sur le-champ le nom du moindre enfoncement à la surface d'un os, ou l'insertion du plus petit muscle, de muscles même qui souvent n'étaient redevables de leur individualité qu'à ses dissections. Les examens d'un aspirant au doctorat roulaient alors en grande partie sur l'anatomie ; quand il la savait par cœur, quand il la connaissait jusqu'au pédantisme, on le déclarait médecin consommé.

La physiologie n'avait jamais regardé qu'à travers le prisme des hypothèses, des explications grossièrement mécaniques et des axiomes scolastiques, lorsque Haller entreprit de démontrer qu'il n'y a que les sens et la véritable expérience qui puissent nous faire connaître les phénomènes du corps humain en santé. La science ne s'est guère enrichie depuis ce grand homme. On y a seulement ajouté le peu que des substances, des forces ou des lois nouvellement découvertes pouvaient nous apprendre touchant les fonctions de l'économie (1). Mais, même avec toutes ces ressources, il est peu de fonctions qu'elle soit capable d'expliquer d'une manière conforme à la vérité.

La physique a été fréquemment assez peu modeste pour s'immiscer dans l'explication des phénomènes de la santé et de la maladie ; ainsi elle a prétendu que les lois de la production, de la combinaison et de la pro-

(1) Voyez C. F. Burdach, *Traité de physiologie.*

pagation du calorique et de l'électricité dans le monde inorganique pouvaient servir, sans nul changement et sans la moindre exception, à rendre raison des opérations de la vie.

Mais nulle des sciences préliminaires du médecin n'a égalé la chimie sous le rapport des prétentions. Il est de fait qu'elle explique quelques-uns des phénomènes du corps de l'homme bien portant et malade, et qu'elle nous sert de guide dans la préparation de plusieurs médicaments. Mais on ne saurait croire combien de fois il lui est arrivé d'usurper la domination dans les théories physiologiques et pathologiques, et de se montrer prompte à autoriser l'emploi de tels ou tels remèdes.

Je répète qu'il est digne de toutes nos méditations de rechercher comment ces sciences, si recommandables à tant d'autres égards, et qui ont marché d'un pas si rapide depuis moins d'un demi-siècle, n'ont cependant pas contribué d'une manière notable à perfectionner le traitement des maladies.

Essayons d'en trouver la cause.

L'anatomie nous montre bien l'extérieur de toutes les parties qui peuvent être séparées par le couteau, la scie ou la macération ; mais elle ne nous met point à portée d'en contempler l'intérieur. Lors même que nous ouvrons un viscère, nous n'apercevons que l'extérieur de ces surfaces internes. Quand nous anatomiserions des animaux ou même des hommes vivants, nos regards n'en plongeraient pas davantage dans l'intérieur des fonctions exécutées par les parties que nous aurions sous les yeux. Les meilleurs microscopes n'accroissent pas non plus la portée de notre vue à cet égard, lorsque la réfraction ne les rend point pour nous une source

26

d'illusions. Partout et de toutes les manières nous ne voyons que les dehors des organes, qu'une substance grossière ; notre œil terrestre n'aperçoit jamais l'essence intime et les détails de l'opération.

Il est vrai qu'en réunissant des expériences pures et des méditations impartiales aux données fournies par l'anatomie, la physique et la chimie, nous sommes arrivés à nous faire une assez grande masse de propositions vraisemblables sur les fonctions et les phénomènes vitaux du corps humain en santé, parce que, dans le corps qu'on appelle sain ou bien portant, les phénomènes se reproduisent avec assez de similitude, ce qui a permis de les observer souvent et comparativement sous tous les points de vue des connaissances qui y ont quelque rapport. Mais ce n'en est pas moins une vérité, et très-décourageante, que les notions anthropologiques ou physiologiques commencent à nous être inutiles précisément aussitôt que le corps s'éloigne de la santé. Toute explication d'un acte morbide tirée de ce que nous savons sur les fonctions en santé, n'est qu'une pure illusion, qui s'écarte plus ou moins de la vérité. Du moins manquons-nous alors de signes auxquels nous puissions reconnaître l'exactitude de ces explications ainsi transportées d'un domaine dans un autre, et de temps en temps elles sont réfutées par l'expérience, qui les juge en dernier ressort. Ainsi une explication ne convient point à l'état morbide par cela seul qu'elle s'applique à l'état de santé. Que nous en fassions l'aveu ou non, il n'est que trop vrai qu'au moment où nous cherchons à contempler anthropologiquement l'état du corps malade, un voile épais s'étend sur nos connaissances physiologiques, qui auparavant jetaient un si vif éclat. Tout notre savoir en physiologie s'écroule quand il s'agit d'expliquer les phénomènes qui ont lieu dans un corps malade. Il n'en reste presque rien, rien du tout même, dont nous puissions tirer parti. A la vérité, l'application forcée des axiomes de l'anthropologie à la pathologie nous permet bien d'arriver à une sorte d'explication, mais ce n'est jamais là qu'une illusion, une erreur capable d'égarer.

La chimie ne devrait pas prétendre à expliquer, d'une manière exacte, la marche anormale des fonctions du corps malade, elle qui déjà y parvient si rarement lorsqu'il ne s'agit encore que de l'état de santé. Nous dit-elle ce qui devrait avoir lieu d'après ses axiomes, c'est tout autre chose qui arrive. La vitalité l'emporte sur elle dans l'état de santé, et plus encore dans celui de maladie, où tant d'autres puissances inconnues exercent aussi leur action. Elle ne devrait pas non plus s'immiscer à prononcer sur l'opportunité ou l'inopportunité des médicaments, puisque ce qu'il y a de nuisible et de salutaire dans ces substances ne rentre pas dans le point de vue sous lequel elle les envisage, et qu'elle n'a point de principes, point de mesure, qui lui permettent de juger si elles seront ou non utiles dans les divers cas morbides.

Ainsi, l'homme qui s'adonne à l'art de guérir a toujours été isolé, délaissé par ses sciences accessoires tant vantées, abandonné par ses systèmes hyperphysiques ; tous ces prétendus secours font défaut lorsqu'il se présente seulement une fièvre intermittente qui n'a pas voulu céder aux évacuants et au quinquina.

Que faire en pareil cas ? demande-t-il à ses oracles ; quelle conduite tenir pour arriver à un résultat certain? Un profond silence est la seule réponse qu'il reçoive.

Il rentre alors en lui-même, et la malencontreuse idée lui vient que son irrésolution, relativement à ce qu'il doit faire dans ce cas, dépend de ce qu'il ne connaît point la nature intime de la fièvre intermittente. Il feuillette vingt des ouvrages les plus célèbres, et si les auteurs ne se sont pas copiés les uns les autres, il trouve autant d'explications différentes qu'il a ouvert de livres. Laquelle de ces explications doit-il choisir pour guide? Elles se contredisent toutes.

Je vois bien, se dit-il, que cette marche ne peut me mener à rien.

Dès lors, il ne s'inquiète plus de la fièvre intermittente, et ne s'attache qu'à savoir quels sont les médicaments qui, indépendamment du quinquina et des évacuants, ont été préconisés par l'expérience de tous les temps. Il ouvre de nouveau ses livres, et il apprend, à sa grande surprise, qu'une foule immense de remèdes sont devenus célèbres contre la fièvre intermittente.

Par lequel commencer, que donner ensuite, et par où terminer? Il promène ses regards tout autour de lui; mais nul ange conducteur ne lui apparaît, et nulle inspiration du ciel ne lui souffle à l'oreille quelle est la substance qu'il doit choisir parmi un si grand nombre.

Quoi de plus naturel, quoi de plus conforme à la faiblesse humaine, qu'en l'absence de tout ce qui pourrait diriger son choix, il prenne le fâcheux parti de mêler ensemble un grand nombre des antifébriles les plus renommés, et de faire prendre le mélange à son malade? Quel autre moyen d'échapper à l'embarras où il se trouve que de réunir ainsi plusieurs drogues? Personne ne pouvant lui dire si l'une d'elles possède une nature différente de celle des autres, il croit n'avoir rien de mieux à faire que d'en introduire plutôt plus que moins dans sa formule (1). Et quand bien même, pense-t-il, chaque ingrédient différerait des autres par sa manière d'agir, ce qu'il y aurait encore de plus profitable serait de multiplier dans la mixture le nombre des substances qui sont réputées antipyrétiques.

Ce serait jouer de malheur, pense-t-il, si, parmi le grand nombre de substances qu'il fait entrer dans son élixir, ses pilules, son électuaire, sa potion, son apozème, il ne s'en trouvait pas une au moins capable de faire du bien. Il peut se faire que la substance utile soit le médicament le plus frais et le plus énergique, et que les autres moins utiles, ou même propres à retarder la guérison, qui l'accompagnent, soient les moins actives. Espérons-le, et rapportons-nous-en au hasard.

Periculosæ plenum opus aleæ! Que penser d'un art qui base ses opérations sur le hasard ?

(1) Les médecins savants cherchent à excuser la complication de leurs recettes journalières, en disant que la plupart des ingrédients y ont été introduits d'après des vues rationnelles, c'est-à-dire d'après les indications qui, chaque fois, se présentaient, et que toute recette, construite d'après les règles de l'art, doit avoir une forme orthodoxe, c'est-à-dire comprendre une *base* ou substance fondamentale, un *correctif* propre à obvier aux inconvénients de la base, un *adjuvant* destiné à couvrir les faiblesses de cette même base, et un *excipient* ou *véhicule* qui donne la forme au tout. De ces deux excuses, la première repose sur un fait imaginaire, et la seconde sur des subtilités scolastiques; car comment se fait-il que l'opium ajouté ne procure pas de sommeil, que les sels neutres ne produisent pas d'effet laxatif, ou que l'eau de sureau ne porte point à la peau? Pourquoi les mélanges qui contiennent ces diverses substances, ne produisent-ils point ces divers effets, dans la majorité des cas, si les indications qui ont déterminé à les admettre étaient exactes?

Maintenant, que ce médicament composé soit efficace, ou qu'il ne le soit pas, je demande comment on a appris que telle ou telle drogue convient dans la fièvre intermittente ?

Les matières médicales, me répond-on, le disent, en traitant de chacune.

Mais, d'où leur viennent ces renseignements ? Indiquez-moi les auteurs qui ont employé chacune de ces drogues, seule et sans mélange, dans des fièvres intermittentes.

Oh ! je ne le puis. Les uns citent des garants, ou d'autres matières médicales, à l'appui de ce qu'ils avancent. Les autres ne font aucune citation, et ne disent cependant pas d'où ils savent ce qu'ils nous enseignent.

Feuilletons cependant les ouvrages de ceux qu'on nous donne pour garants.

La plupart ne doivent pas la conviction qu'ils étalent à leurs propres expériences. Ils citent d'autres matières médicales, ou bien Ray, Tabernæmontanus, Tragus, Fuchs, Tournefort, Bauhin, Lange, etc.

Et ceux-ci, que disent-ils ?

Ils renvoient à la pratique domestique. Des paysans, des gens sans instruction, ont constaté le fait dans telle ou telle contrée.

Et les autres garants, que nous apprennent-ils ?

Ils disent avoir employé avec succès telle ou telle drogue simple, non pas seule à la vérité, mais mêlée avec d'autres, comme il convient à un médecin savant de le faire. Cependant, ils n'en pensaient pas moins que l'heureuse issue devait leur être attribuée, et non point mise sur le compte des autres drogues.

Belle consolation ! excellente conviction que celle qui

repose sur une simple opinion dénuée de toute probabilité !

En un mot, presque toutes les autorités, en ce qui concerne les effets des substances médicinales simples, reposent finalement, ou sur l'emploi tumultueux de ces drogues mêlées avec d'autres, ou sur la pratique domestique, c'est-à-dire sur les essais faits au hasard par des personnes étrangères à l'art, et qui ont trouvé telle ou telle substance utile dans telle ou telle maladie, comme si celui qui n'est pas médecin pouvait distinguer les maladies !

C'est là vraiment une source bien certaine et bien pure pour notre fière matière médicale ! Et cependant, si l'homme étranger à l'art n'avait pas fait des essais à ses risques et périls, s'il n'avait pas transmis ses expériences à d'autres, nous ignorerions le peu même que nous savons de la plupart des médicaments. Car, si j'excepte ce qu'ont fait un petit nombre d'hommes de mérite, comme Conrad Gesner, Stœrck, Cullen, Alexander, Coste et Willemet (1), qui ont employé des médicaments simples, sans nul mélange, soit dans des maladies déterminées, soit chez des sujets bien portants, tout ce que les médecins nous apprennent n'est qu'opinion, croyance, mensonge. Marc Herz pensait que le phellandre avait guéri la phthisie ulcéreuse, quoiqu'il l'eût donné conjointement avec plusieurs autres choses (2). Quand Lange assure que le vulgaire emploie

(1) *Matière médicale indigène*, Nancy, 1793, in-8.

(2) Tel est le procédé généralement suivi, et inexcusable, de tous nos médecins. Jamais ils n'ordonnent une substance seule; toujours ils la mêlent avec d'autres choses, c'est-à-dire, pour parler le langage scientifique, qu'ils écrivent des recettes. On ne peut appeler *recette*,

fréquemment la plar seule dans cette maladie, ce qu'il dit est d'un bien plus grand poids pour moi que l'opinion du conseiller Herz, par la raison toute simple qu'il s'agit chez l'un du phellandre mêlé avec d'autres drogues, et chez l'autre du même végétal exempt de tout mélange.

La matière médicale n'était pas dans un plus chétif état aux temps même les plus reculés. Alors elle avait pour source les récits de guérisons par des simples consignés dans les tables votives. Dioscoride (1) et Pline ont évidemment eu sous les yeux les grossières découvertes du vulgaire en écrivant ce qu'ils nous ont laissé sur les effets de médicaments simples. Ainsi nous n'aurions point fait un pas de plus, au bout de dix et de vingt siècles! Source unique de nos connaissances sur les vertus des substances médicinales, combien tu es trouble! Et voilà ce dont le corps savant des médecins se contente dans un siècle aussi éclairé que le nôtre, lorsqu'il s'agit de la chose la plus importante pour les mortels, du plus précieux de tous les biens terrestres, la vie et la santé de l'homme! Ne soyons donc pas surpris du résultat.

Si après de tels antécédents quelqu'un se trouvait encore qui espérât que la médecine fît un seul pas vers la perfection en suivant cette voie, il faudrait que la nature lui eût refusé toute faculté de distinguer la vraisemblance de l'impossibilité.

Pour combler la mesure des erreurs et des illusions dans l'emploi des médicaments contre les maladies,

dit Gruner, que ce qui renferme plusieurs ingrédients. Ainsi vous vous crevez les yeux, afin d'y voir plus clair!

(1) *De materia medica*, cur. C. Sprengel, Lipsiæ, 1829, 2 vol. in-8.

on a imaginé la pharmacie moderne, art dont l'existence repose sur le mélange de ces substances. Jamais les formules composées ne tomberont dans un discrédit absolu, tant que le corps maintenant si puissant des apothicaires conservera son influence.

Temps malheureux du moyen âge, qui produisirent un Nicolas Myrepsus, à l'exemple duquel parurent ensuite tant d'antidotaires et de codes en Italie et en Allemagne ! Auparavant, les apothicaires n'étaient que des marchands non privilégiés de médicaments simples, des droguistes. Tout au plus vendaient-ils aussi, mais sans y être obligés, un peu de thériaque et de mithridate, avec quelques emplâtres, onguents et sirops à l'usage des galénistes.

Le médecin n'achetait que chez ceux qui débitaient des marchandises de bonne qualité, et il mêlait ensemble ces drogues simples d'après ses propres lumières. Personne ne l'empêchait non plus de les donner à ses malades avant d'en avoir opéré le mélange.

Mais depuis que les gouvernements ont introduit des dispensaires, c'est-à-dire des recueils de médicaments composés dont on doit avoir provision, il est devenu nécessaire de réunir les apothicaires en corporation, et de leur donner, en échange de l'obligation qui leur était imposée, un monopole en vertu duquel leur nombre se trouve fixé et restreint, afin qu'ils ne puissent pas se nuire les uns aux autres par la concurrence, et que les drogues dispendieuses ne s'altèrent point par défaut de débit suffisant.

L'autorité ayant commis la faute de sanctionner ces mélanges informes dans les dispensaires, il était effectivement équitable qu'elle accordât aux pharmaciens le privilége exclusif de les débiter. Mais son premier tort a été de prêter appui à l'art absurde des mixtures ; car, sans son intervention, le commerce des substances médicinales simples serait resté ce qu'il était auparavant, et l'on n'aurait point eu besoin de ces priviléges d'apothicaires, qui peu à peu ont porté un préjudice incalculable à la médecine.

Tous les dispensaires, depuis les plus anciens jusqu'aux plus modernes, ont donné à chaque formule composée un nom bien sonore, emprunté de la maladie qu'elle était destinée à guérir, et après chaque formule vient une instruction sur la manière de s'en servir, avec des éloges sans fin. Par là les jeunes médecins se trouvèrent poussés à employer les médicaments composés de préférence aux simples, d'autant plus que les premiers avaient pour eux la sanction des gouvernements.

Les apothicaires une fois investis du privilége, leur intérêt était d'accroître autant que possible le nombre des mélanges, dont ils tiraient bien plus de profit que des drogues simples. C'est ainsi que le petit dispensaire in-octavo de Valérius Cordus fit place peu à peu aux Codes in-folio de Vienne, de Prague, d'Augsbourg, de Brandebourg, de Wurtemberg, etc. Dès lors il n'y eut plus une seule maladie connue contre laquelle le dispensaire n'offrît une foule de médicaments composés, ou au moins de formules accompagnées d'éloges pompeux. Dès lors on fut homme de l'art achevé, pourvu qu'on tînt entre les mains un de ces recueils de recettes sanctionnées par l'autorité locale. Que pouvait-il en effet manquer à celui qui voulait guérir les maladies ? Combien on lui avait rendu facile l'étude et l'application du grand art !

Ce n'est que dans ces derniers temps qu'on a fait subir quelques modifications à cet état de choses. Les formules des dispensaires ont reçu des noms moins empreints de charlatanisme, et l'on a diminué la liste des composés surtout qui doivent exister tout préparés d'avance dans les pharmacies. Mais il reste encore un bon nombre de formules magistrales (1).

Le temps avait fini par obliger à rayer les perles, les pierres gemmes, les bézoards, la licorne, etc., jadis d'un si grand rapport pour les apothicaires ; les préparations des médicaments avaient été simplifiées, personne ne demandait plus de l'alcool cohobé dix fois, ou du calomélas qui eût subi douze sublimations, et l'introduction de taxes plus sévères pour les pharmaciens menaçait de convertir leurs anciennes mines d'or en simples mines d'argent, lorsque tout à coup les choses prirent inopinément une tournure des plus favorables à leurs intérêts, et par cela même d'autant plus préjudiciable à la médecine.

Les anciens règlements relatifs à la médecine (2) avaient déjà commencé à donner aux apothicaires le monopole de la préparation des médicaments composés, et à restreindre sous ce rapport l'action des médecins. Mais les lois nouvelles ont mis la dernière main à cette œuvre en interdisant aux médecins jusqu'à la faculté même de convertir les médicaments simples en médicaments composés, et de fournir aucune drogue médicinale quelconque à leurs malades (3).

(1) Voyez Jourdan, *Pharmacopée universelle, ou conspectus de toutes les pharmacopées*, Paris, 1840, 2 vol. in-8.

(2) Par exemple, *Constitutiones Friderici II, imperatoris*.

(3) Voy. Trébuchet, *Jurisprudence de la médecine, de la chirurgie et de la pharmacie en France*, Paris, 1834, pag. 346.

On ne pouvait travailler d'une manière plus efficace à la ruine de la médecine.

Trois motifs avaient pu donner lieu à ces dispositions législatives. On avait pu se demander :

1° Y a-t-il chez les médecins modernes incapacité assez notoire de préparer les médicaments composés, et même de peser convenablement les substances simples, pour qu'on doive leur interdire cette faculté, comme aux sages-femmes le maniement du forceps? Si cette cruelle supposition était fondée, comment les médecins pourraient-ils formuler des recettes, c'est-à-dire prescrire la manière de mêler ensemble plusieurs médicaments, quand on les jugerait incapables d'exécuter eux-mêmes ce qu'ils ordonneraient à d'autres de faire?

2° Ou bien n'en a-t-on agi ainsi que dans l'intérêt des apothicaires, auquel la dispensation des remèdes par les médecins eux-mêmes aurait porté atteinte? Si la médecine n'existait dans le monde qu'à cause des apothicaires, si nos frères ne tombaient malades que pour nourrir les pharmaciens, si des hommes instruits devaient se faire médecins, moins pour guérir leurs semblables, que pour contribuer à enrichir ceux-ci, alors on concevrait que la dispensation des médicaments fût interdite aux médecins et livrée au monopole des apothicaires.

Ou enfin, l'a-t-on fait dans l'intérêt des malades? On devrait croire que tel a été, en effet, le but des lois relatives à l'exercice de la médecine. Examinons s'il a été atteint avec celles qui sont en vigueur.

En ne dispensant pas lui-même les médicaments, le médecin perd l'habileté nécessaire pour exécuter les procédés qu'exige le mélange de plusieurs médicaments, qui la plupart du temps exercent une action chimique les uns sur les autres et se décomposent plus ou moins. Peu à peu il devient de moins en moins exercé à cet art, et finit par ne plus pouvoir donner aucune formule détaillée (1), par en écrire même qui énoncent des substances incompatibles, et par devenir ainsi la risée du pharmacien. Dès lors il se trouve entièrement à la merci de ce dernier. Il faut que le docteur et son malade se contentent de ce qu'il plaît à l'apothicaire, ou même à son apprenti, de faire.

Le médecin veut-il, par exemple, prescrire sous forme de poudre de la myrrhe et du camphre à parties égales, le défaut d'habitude dans les manipulations lui laisse ignorer que ces deux substances ne peuvent jamais produire une poudre, et qu'elles donnent lieu à une masse onctueuse, à une sorte de liquide, lorsqu'on les broie longtemps ensemble. Ou bien alors, le pharmacien, pour jouer pièce au médecin, envoie la bouillie, en place de poudre, avec des annotations pleines de sarcasmes, ou bien il trompe le docteur, pour conserver ses bonnes grâces, et donne au malade autre chose que la prescription, une poudre brune quelconque ayant l'odeur du camphre. Un médecin prescrit-il, contre l'hémoptysie, une poudre d'alun et de sel commun broyés ensemble ? Quoique ces deux sels soient, chacun à part, une substance sèche, cependant ce n'est point une poudre qui résulte de leur

(1) Voilà comme on arrive à un résultat qui déjà, en effet, est presque général aujourd'hui. Le médecin en est réduit à ne plus oser imaginer lui-même une recette; il est forcé de copier toutes celles dont il a besoin dans quelque dispensaire connu, pour ne pas s'exposer au danger de commettre des contradictions et des inconséquences pharmaceutiques.

trituration en commun, mais un liquide, ce que ne pouvait deviner le médecin qui n'a point l'habitude de dispenser lui-même les remèdes. Que fera l'apothicaire en pareil cas? Il ne lui reste que l'alternative de blesser le docteur, ou de le tromper.

Est-il possible que de telles collisions, et mille autres du même genre, tournent jamais au profit des malades?

Des méprises de toute espèce que l'apothicaire ou ses délégués commettent, dans les mélanges, soit par ignorance ou précipitation, soit par défaut d'exactitude, ou par calcul d'intérêt privé, sont pour les connaisseurs qui analysent ces mélanges un problème de solution souvent difficile et même parfois impossible, lorsqu'il s'agit d'ingrédients tirés du règne végétal. Combien la difficulté ne doit-elle pas être plus grande encore pour le médecin qui n'a jamais eu occasion de pratiquer la pharmacie, à qui même l'opération d'associer des médicaments est interdite! Comment reconnaîtra-t-il les méprises ou les falsifications qu'un autre aura pu commettre en exécutant ses prescriptions? S'il ne s'en aperçoit pas, ce qui se conçoit aisément dans l'état borné de ses connaissances, quels inconvénients ne peut et ne doit-il pas résulter de là pour les malades? Et s'il ne les découvre point, comment empêcher les garçons du pharmacien de rire à ses dépens, lorsqu'il a le dos tourné?

En privant le médecin du droit de dispenser lui-même les médicaments, les choses tournent dans tous les cas au plus grand profit de l'apothicaire. D'après quelle taxe vérifier ses mémoires? Et s'il craint un contrôle, sa conscience ne tolère-t-elle pas qu'il remplace une substance dispendieuse par une autre qui l'est moins, substitutions que beaucoup de pharmaciens ont poussées jusqu'à la fourberie? De pareils méfaits se commettent depuis plus de quinze cents ans. Le petit livre de Galien, περὶ ἀντιβαλλομένων, nous révèle déjà des traits de ce genre, et l'on pourrait composer une petite bibliothèque de tous les livres qui ont été publiés sur les falsifications et les tromperies que se permettent les apothicaires.

Quelle confiance avoir, d'après cela, dans un traitement qui a pour but de guérir les malades!

Mais, dira-t-on, les lois sur l'exercice de la médecine n'ont pas songé aux pharmaciens seulement; elles se sont occupées aussi des médecins, qui reçoivent tant par recette.

Ainsi on accorde au médecin la même somme pour la recette qu'il copie dans un dispensaire imprimé, que pour celle dont la conception lui coûte une heure de travail! Étonnez-vous de ce qu'il aime mieux faire des copies, dont il peut exécuter un grand nombre dans une seule matinée! Étonnez-vous de ce qu'il écrit beaucoup, plus même que ne l'exigent les intérêts du malade, puisqu'il est payé en raison du nombre de ses recettes, et qu'il a besoin du prix de recettes multipliées pour assurer son existence ou pour vivre dans la splendeur!

Adieu donc, art de guérir! adieu, salut des malades!

A part même tout ce qu'il y a d'humiliant pour un savant, pour un artiste de premier ordre, comme devrait être le médecin, à se faire payer d'après le nombre de ses copies ou de ses pas, il est bien certain que l'institution manque son but. La médecine se trouve réduite à la condition d'une profession vulgaire, et son exercice devient le plus mécanique de tous les métiers: le médecin écrit des recettes, sans s'inquiéter du résultat, et prend ses honoraires.

Comment pourrait-on le rendre responsable du résultat, puisque ce n'est pas lui qui prépare les remèdes (1)? Cette préparation est confiée par l'État à un autre qui n'a rien non plus à démêler avec ce résultat, les cas exceptés où il commet d'énormes erreurs, et qu'on ne peut soumettre à aucun contrôle pour les inexactitudes sans nombre qu'il commet dans la préparation des remèdes composés, parce que, la plupart du temps, il est impossible, quand une fois le mélange est fait, d'apporter la preuve de ce qui devrait déposer contre lui.

L'art de guérir ayant pour but le salut des hommes, c'est-à-dire le plus noble et le plus important de tous les actes, la nature même des choses voudrait qu'il fût défendu au médecin, sous peine correctionnelle, ou sous peine de mort, de faire préparer par d'autres les remèdes nécessaires à ses malades: il devrait être tenu de les préparer lui-même, afin de pouvoir répondre des effets qui en résultent.

Mais personne n'aurait jamais imaginé *à priori* qu'il pût être défendu au médecin de préparer lui-même ce qu'il emploie pour sauver la vie de ses semblables.

L'autorité aurait dû bien plutôt défendre à un Titien, à un Guido Reni, à un Michel-Ange, à un Corrége, à

(1) A proprement parler, un traitement est une sorte de contrat que le malade passe avec le médecin seul: *do ut facias*. Le médecin lui promet secours, lui promet des remèdes salutaires et préparés aussi bien que possible. Mais il ne dépend pas de lui de remplir cette promesse, les lois lui en interdisent la faculté; la promesse doit être remplie par un tiers qui n'est pas lié avec le malade par un contrat. Quelle inconséquence!

un Raphaël, à un Mengs, de préparer eux-mêmes les couleurs dont ils se servaient, et leur enjoindre de les acheter dans telle boutique de préférence à telle autre. Alors leurs tableaux, au lieu d'être d'inimitables chefs-d'œuvre, seraient devenus des peintures vulgaires et des enseignes de cabaret. Mais il y aurait eu moins de mal à cela qu'à mettre en danger la vie même du plus vil esclave, qui toujours reste homme, en le forçant à prendre des médicaments incertains, préparés par des personnes autres que celles qui ont sa confiance.

Si, au milieu d'un tel état de la législation, il venait à se trouver un médecin qui eût la sagesse de renoncer à cette funeste coutume de prescrire des mélanges de nombreux médicaments, et qui, dans l'intérêt de ses malades, comme dans celui de la science, voulût ne recourir jamais qu'à des drogues simples, dont la bonté fût facile à constater, il serait bafoué jusqu'à ce qu'il eût abandonné une méthode si fatale à la bourse des apothicaires. Il en serait réduit ou à supporter des persécutions mortelles, ou à changer de marche et à se remettre aux formules composées. Dans une pareille alternative, quel parti prendront quatre-vingt-dix-neuf médecins sur cent ? le savez-vous ? moi, je le sais bien !

Adieu donc, art de guérir ! adieu, salut des malades !

V

LETTRE A UN MÉDECIN DU HAUT RANG

SUR L'URGENCE D'UNE RÉFORME EN MÉDECINE (1).

Je ne puis résister, mon cher ami, au désir de vous dévoiler ma façon de penser tout entière et mes convictions, dont il y a longtemps déjà que j'ai envie de faire confidence au public.

Depuis dix-huit ans je me suis écarté de la route battue en médecine. C'était un supplice pour moi de marcher toujours dans l'obscurité, avec nos livres, lorsque j'avais à traiter des malades, et de prescrire, d'après telle ou telle hypothèse sur les maladies, des choses qui ne devaient non plus qu'à l'arbitraire leur place dans la matière médicale. Je me faisais un cas de conscience de traiter les états morbides inconnus de mes frères souffrants par ces médicaments inconnus (2), qui, en leur qualité de substances très-actives, peuvent, quand ils n'ont pas

(1) Publiée en 1808, et adressée à Hufeland.

(2) Nous avons, sur le compte d'un grand nombre de médicaments, une foule de conjectures qui se croisent et que les faits réfutent à chaque instant, un fatras de renseignements physiques et chimiques; mais nos livres ne disent pas dans quels cas déterminés de maladies ils conviennent et procurent à coup sûr la guérison. Ils nous sont presque tout à fait inconnus sous le point de vue, à proprement parler, médical.

le cachet d'une rigoureuse appropriation, que le médecin ne saurait leur donner, puisqu'on n'a point encore examiné leurs effets propres, peuvent si facilement, dis-je, faire passer de la vie à la mort, ou produire des affections nouvelles et des maux chroniques, souvent plus difficiles à éloigner que ne l'était la maladie primitive. Devenir ainsi le meurtrier ou le bourreau de mes frères était pour moi une idée si affreuse et si accablante que, dans les premiers temps de mon mariage, je renonçai à la pratique, pour ne plus m'exposer à nuire, et m'occupai exclusivement de chimie et de travaux littéraires.

Mais j'eus bientôt des enfants. Des maladies graves vinrent fondre sur ces êtres chéris, qui étaient ma chair et mon sang. Mes scrupules redoublèrent en voyant que je ne pouvais leur procurer un soulagement certain.

Où trouver des secours, des secours assurés, avec notre théorie des médicaments qui ne repose que sur de vagues observations, souvent même sur de pures conjectures, avec ces innombrables doctrines des maladies qui remplissent nos nosologies? Celui-là seul peut rester calme au milieu d'un pareil labyrinthe, qui croit sans examen tout ce qu'on a dit sur les vertus des médicaments, parce qu'il le rencontre dans cent volumes, qui regarde comme autant d'oracles non-seulement les définitions que nos pathologistes donnent des maladies, mais encore les prétendues cures de ces maladies d'après des vues arbitraires dont nos thérapeutiques sont remplies, qui n'attribue point les morts survenues dans sa pratique à son habitude de tirer pour ainsi dire à la cible en aveugle, qui ne voit pas qu'il doit s'en prendre à l'incertitude et au néant de son art, si entre ses mains les maladies aiguës s'aggravent et se prolongent, si les affections chroniques se montrent rebelles pour la plupart; qui met le tout, mort et exaspération, sur le compte seul de l'incurabilité du mal, de la désobéissance du malade, ou d'autres petites circonstances semblables, et qui a la conscience assez large pour se contenter de pareilles excuses, pour continuer à combattre les maladies, qu'il regarde à travers le prisme de ses systèmes, avec des médicaments jusqu'ici inconnus, dont l'action n'est pas sans influence sur la vie et la mort.

Où donc trouver des secours certains? disait en soupirant le père accablé des plaintes et des douleurs de ses chers enfants. Partout, autour de lui, ténèbres et désert! point de soulagement pour son cœur oppressé!

Huit années de pratique exercée avec la plus scrupuleuse attention m'avaient déjà fait connaître le néant des méthodes curatives ordinaires. Je ne savais que trop, par ma triste expérience, ce qu'on devait attendre des préceptes de Sydenham et de F. Hoffmann, de Boerhaave et de Gaubius, de Stoll, de Quarin, de Cullen et de de Haen.

Cependant peut-être est-il dans la nature même de la médecine, comme l'ont déjà dit plusieurs grands hommes, de ne pouvoir s'élever à un plus haut degré de certitude.

Blasphème, idée honteuse, m'écriai-je, en me frappant le front! Quoi! la sagesse infinie de l'esprit qui anime l'univers n'aurait pas pu produire des moyens d'apaiser les souffrances causées par les maladies, auxquelles elle a cependant permis de venir affliger les hommes !

La souveraine bonté paternelle de celui que nul nom ne pourrait désigner d'une manière digne de lui, qui pourvoit largement aux besoins même des animalcules invisibles pour nous, qui répand avec profusion la vie et le bien-être dans toute la création, serait capable d'un acte tyrannique, et n'aurait pas voulu que l'homme fait à son image pût, avec le souffle divin qui le pénètre et l'anime, trouver dans l'immensité des choses créées des moyens propres à débarrasser ses frères de souffrances souvent pires que la mort elle-même ! Lui, le père de tout ce qui existe, verrait de sang-froid le martyre auquel les maladies condamnent la plus chérie de ses créatures, et il n'aurait pas permis au génie de l'homme, qui cependant rend tout possible, de trouver une manière facile et sûre d'envisager les maladies sous leur véritable point de vue, et d'interroger les médicaments pour arriver à savoir dans quel cas chacun d'eux peut être utile, peut fournir un secours réel et assuré !

J'aurais renoncé à tous les systèmes du monde plutôt que d'admettre un tel blasphème.

Non ! Il y a un Dieu, un Dieu bon, qui est la bonté et la sagesse mêmes ! Il doit donc y avoir aussi un moyen, créé par lui, d'envisager les maladies sous leur véritable point de vue et de les guérir avec certitude, un moyen qui ne soit pas caché dans des abstractions sans fin et dans des hypothèses dont l'imagination seule fait les frais.

Mais pourquoi ce moyen n'a-t-il point été trouvé depuis vingt ou vingt-cinq siècles qu'il y a les hommes qui se disent médecins ?

C'est parce qu'il était trop près de nous et trop facile, c'est parce qu'il ne fallait pour y arriver ni brillants sophismes, ni séduisantes hypothèses.

Bien, me dis-je! Puisqu'il doit y avoir un moyen sûr et certain de guérir, tout comme il y a un Dieu, le plus sage et le meilleur des êtres, je quitterai le champ ingrat des explications ontologiques, je n'écouterai plus les opinions arbitraires, avec quelque art qu'elles aient été réduites en systèmes, je ne m'inclinerai plus devant l'autorité de noms célèbres; mais je chercherai tout près de moi, où il doit être, ce moyen auquel personne n'a songé, parce qu'il était trop simple, parce qu'il ne paraissait point assez savant, parce qu'il n'était point entouré de couronnes pour les maîtres dans l'art de construire des hypothèses et des abstractions scolastiques. Il ne pouvait convenir qu'à moi seul, qui ne voulais pas, pour complaire à un système, pour flatter un chef de secte, livrer mes enfants en danger à la mort que leur aurait préparée la pratique vulgaire. Aussi n'ai-je point tiré vanité du petit livre (*la Médecine de l'expérience*) dans lequel j'ai fait connaître ce moyen. Il suffisait à ma satisfaction de l'avoir trouvé, de l'avoir présenté à mes frères sous les formes simples qui conviennent à la vérité, et de leur avoir ouvert une nouvelle route, autant qu'il était possible de le faire par écrit, c'est-à-dire sans démonstration au lit du malade dans un hôpital.

Quant à moi, voici de quelle manière je m'engageai dans cette voie nouvelle. Comment parviendrais-tu, me suis-je dit, à savoir pour quels états morbides les médicaments ont été créés? Emploieras-tu *experimenta per mortes* dans les maladies elles-mêmes? Oh! non;

les vingt-cinq siècles pendant lesquels on a suivi cette seule route, apprennent assez qu'elle ne conduit qu'à l'illusion, et jamais à la certitude.

Tu dois, pensai-je, observer la manière dont les médicaments agissent sur le corps de l'homme, quand il se trouve dans l'assiette tranquille de la santé. Les changements qu'ils déterminent alors n'ont pas lieu en vain, et doivent certainement signifier quelque chose ; car, sans cela, pourquoi s'opèreraient-ils ? Peut-être est-ce là la seule langue dans laquelle ils puissent exprimer à l'observateur le but de leur existence ; peut-être les modifications et les sensations qu'ils produisent dans l'organisme de l'homme en santé, où leur voix n'est point étouffée par celle des symptômes morbides, est-elle la seule manière dont ils puissent révéler à l'observateur sans préjugés leur tendance spéciale, l'énergie positive et pure en vertu de laquelle ils agissent sur le corps, c'est-à-dire détruisent l'harmonie qui constitue la santé, et la rétablissent quand elle a été troublée par la maladie !

Je me dis ensuite : comment les médicaments pourraient-ils produire ce qu'ils accomplissent dans les maladies, autrement qu'en vertu de cette propriété dont ils jouissent, de modifier le corps de l'homme qui se porte bien (1) ? Ils ne sauraient assurément guérir que de cette manière.

(1) Cette propriété varie certainement dans chaque minéral, dont chacun, par conséquent, offre une série particulière de phénomènes, d'accidents et de sensations. Chaque genre de plantes doit aussi avoir une action médicinale distincte ; les espèces elles-mêmes doivent également différer entre elles, sous ce rapport, puisque la constance de leurs caractères extérieurs indique déjà que ce sont des êtres différents. La Provi-

Mais si les effets que les médicaments produisent dans les maladies dépendent uniquement de la propriété en vertu de laquelle ils opèrent des changements chez l'homme en santé, il s'ensuit que celui parmi les symptômes duquel on trouve l'ensemble des symptômes caractéristiques d'un cas morbide quelconque, doit avoir le pouvoir de guérir sûrement cette maladie, puisqu'il y a une très-grande analogie entre les accidents auxquels cette dernière donne lieu et ceux que lui-même provoque chez l'homme bien portant. Il s'ensuit, en un mot, que les médicaments ne peuvent guérir que des maladies analogues à celles qu'eux-mêmes ont l'aptitude de produire, et qu'ils ne déterminent que des effets morbides qu'ils ont le pouvoir de guérir dans les maladies.

Si je ne me trompe, continuai-je à me dire, il en doit être ainsi. Car autrement, comment serait-il possible que la fièvre tierce et la fièvre quotidienne dont j'ai obtenu la guérison radicale, il y a quelques semaines, par le moyen d'une ou deux gouttes de teinture de quinquina, offrissent des symptômes presque identiques avec ceux qu'hier et aujourd'hui j'ai observés sur moi-même, lorsque, par forme d'expérience, j'ai pris peu à peu, quoique bien portant, quatre gros de bon quinquina ?

Dès lors, je me mis à recueillir les accidents que les observateurs avaient vus de temps en temps résulter des médicaments introduits en certaine quantité dans

dence nous a donc dispensé abondamment les puissances curatives ! Il ne faut donc plus que des hommes assez sages, assez indépendants, pour secouer les chaînes du préjugé, et pour renoncer aux théories. Prends patience, humanité souffrante !

l'estomac d'hommes bien portants, et qu'ils avaient consignés sans intention dans leurs livres. Mais comme je n'obtenais ainsi qu'un bien petit nombre de renseignements, je commençai à essayer plusieurs substances médicinales sur des sujets en pleine santé, et je reconnus que les accidents qu'elles déterminaient correspondaient d'une manière surprenante à ceux des états morbides qu'elles étaient susceptibles de guérir facilement et sans récidive.

Je ne pus alors me dispenser de regarder comme une proposition incontestable qu'il faut renoncer à toutes discussions ontologiques sur la maladie, sujet à jamais énigmatique, qu'il suffit à celui qui veut guérir de considérer chaque maladie comme un groupe de symptômes et de sensations, pour pouvoir l'anéantir sans résistance, à l'aide d'une substance médicinale capable de produire par elle-même des symptômes morbides analogues chez un sujet bien portant, sous la condition toutefois que le malade évite les causes appréciables de cette maladie, si l'on veut que la guérison soit durable.

Je reconnus que cette manière d'envisager les maladies, en embrassant tous les symptômes qu'offre chaque cas particulier, était la seule exacte, la seule qui convînt pour la guérison, que les formes morbides admises dans nos nosologies, ces portraits construits avec des fragments détachés de ces disparates, ne devaient plus empêcher désormais que nous prissions une idée vraie des maux offerts par la nature au lit du malade, que les thérapeutiques ne pouvaient plus induire le médecin consciencieux en erreur, avec leurs indications curatives arbitrairement imaginées, et qu'on n'avait plus besoin de se perdre en discussions métaphysiques et scolastiques sur l'impénétrable cause première des maladies, cette marotte du rationalisme, qui n'a jamais conduit qu'à des méthodes chimériques de traitement.

Je reconnus que la seule manière de guérir était trouvée, sans nulle addition de la part des hommes, sans le moindre vernis scientifique.

Mais cette route n'avait point encore été suivie ! Je fus obligé de m'y lancer seul, livré à mes propres forces, aidé de mes seules ressources. Je le fis avec confiance et succès.

Choisis les médicaments d'après les symptômes qu'une observation répétée t'a appris être produits par eux dans le corps de l'homme en santé, donne-les dans le cas de maladie qui t'offrira un groupe de symptômes compris dans la série de ceux que telle ou telle substance est capable de produire par elle-même, et tu guériras la maladie sûrement, tu la guériras facilement. En d'autres termes, cherche quel est le médicament qui, parmi les symptômes provoqués par lui dans le corps d'un homme bien portant, offre de la manière la plus complète l'ensemble de ceux que présente un cas présent de maladie, et ce médicament procurera la guérison avec certitude, avec facilité.

Cette loi que j'ai puisée dans la nature même des choses, je la suis déjà depuis bien des années, sans avoir jamais eu besoin de recourir aux méthodes de la médecine vulgaire. Depuis douze ans, je n'ai plus besoin de purgatifs pour évacuer la bile ou la pituite ; plus de tisanes rafraîchissantes, plus de résolutifs ou d'incisifs, plus d'antispasmodiques, de calmants ou d'hypnoptiques, plus d'irritants ni de fortifiants, plus de diurétiques ou de sudorifiques, plus de rubéfiants et de vésicants, plus de sangsues ni de ventouses, plus de cautères, en un mot plus de ces moyens que la thérapeutique générale des divers systèmes prescrit pour remplir d'imaginaires indications curatives. Depuis lors j'ai guéri uniquement d'après la loi de la nature que je viens d'énoncer, et dont je ne me suis pas écarté une seule fois.

Et quel a été le résultat? Il a été ce qu'il devait être. Je n'échangerais pas contre tous les biens les plus vantés de la terre la satisfaction que cette manière de procéder m'a procurée.

Dans le cours de ces recherches, qui ont exigé tant d'années, j'ai fait une découverte importante. J'ai reconnu qu'en agissant sur l'homme bien portant, les médicaments donnent lieu à deux séries opposées de symptômes, dont les uns paraissent aussitôt ou peu de temps après que la substance a été introduite dans l'estomac ou mise en contact avec une partie quelconque, tandis que les autres, entièrement contraires, se manifestent peu après la disparition des premiers. J'ai constaté, en outre, que le seul cas où les médicaments procurent un secours durable, est celui où il y a concordance entre les symptômes qu'ils déterminent pendant les premières heures de leur action sur l'homme sain et ceux de la maladie qu'on veut combattre, parce qu'alors cette dernière est anéantie avec une promptitude incroyable par la maladie très-analogue à laquelle la substance médicinale donne lieu. C'est là ce que j'appelle la *Méthode curative* ou *radicale*, parce qu'elle seule guérit d'une manière durable, avec certitude et sans maux consécutifs.

D'un autre côté j'ai reconnu aussi, ce qu'il est maintenant facile de prévoir, qu'en suivant la marche inverse, qui est celle qu'adoptent ordinairement les écoles (*contraria contrariis curentur*), c'est-à-dire en opposant les effets primitifs des médicaments à des symptômes morbides contraires, par exemple l'opium à une insomnie habituelle ou à une diarrhée chronique, le vin à une faiblesse invétérée, les purgatifs à un resserrement de ventre habituel, on n'obtient qu'une guérison *palliative*, un soulagement de quelques heures seulement, parce que, ce laps de temps écoulé, arrive la seconde période de l'action médicamenteuse, qui amène le contraire de l'effet primitif, c'est-à-dire un état analogue à celui de la maladie qu'on veut combattre, et qui, par conséquent ne fait qu'ajouter à celle-ci, que l'aggraver.

Toutes les fois qu'il arrive à la médecine ordinaire de combattre des symptômes par des médicaments (1), elle ne le fait jamais que d'après les règles consacrées par l'usage, c'est-à-dire d'une manière palliative. Jusqu'à présent elle ne connaît point le procédé curatif que je viens d'indiquer.

Mais cette découverte est tellement importante que, si on la mettait en pratique, l'expérience apprendrait bientôt à chacun qu'il n'y a qu'en appliquant les médicaments d'après la méthode curative *similia similibus*, qu'on obtient un résultat durable, en très-peu de temps et à l'aide des plus faibles doses, tandis que la méthode palliative, suivie par tous les médecins sans exception, ne peut soulager que pendant quelques heures, après

(1) En effet, outre sa pratique de modérer certains symptômes, la médecine ordinaire en a beaucoup d'autres encore qui sont plus arbitraires et plus inconvenantes, s'il est possible.

quoi le mal reparaît plus fort qu'auparavant, à moins que, ce qui arrive souvent, le médecin ne donne quelques jours de durée à ce mieux momentané, en répétant et augmentant chaque fois les doses. Mais, d'un autre côté, par ces hautes doses d'un médicament qui n'est point curatif et homœopathique, il provoque, comme effets consécutifs, de nouveaux états morbides, qui sont fréquemment plus difficiles à guérir que la maladie primitive, et qui assez souvent aussi se terminent enfin par la mort.

On voit, sans qu'il soit nécessaire d'insister là-dessus, que cette méthode palliative ne peut être d'aucune efficacité dans les maladies chroniques, et ramener à une santé parfaite ceux qui en sont atteints. Aussi l'expérience nous apprend-elle que jusqu'à présent nulle affection chronique n'a été guérie en peu de temps par la médecine, et que s'il arrive quelquefois aux malades de se rétablir, ce résultat tient à un changement heureux produit soit par l'activité spontanée de la nature, soit par un médicament convenable que le hasard avait glissé parmi ceux dont il a été fait usage, soit enfin par d'autres circonstances fortuites.

Outre ces atteintes souvent irréparables que la méthode palliative porte à la santé des hommes, elle a encore l'inconvénient de consommer une incroyable quantité de médicaments dispendieux, qu'elle est obligée de prodiguer à des doses parfois énormes pour produire seulement quelque apparence de résultat favorable. Ainsi on a vu Jones employer à Londres cent livres de quinquina dans une année, et il est des médecins qui annuellement ont besoin de plusieurs livres d'opium.

C'est l'inverse précisément avec la méthode curative. Comme elle n'a besoin que de la plus petite excitation médicamenteuse pour éteindre promptement une excitation morbide analogue, ses besoins en substances médicinales de bonne qualité se réduisent à si peu de chose, même pour celles dont elle use le plus, que je me fais scrupule d'en donner seulement une évaluation approximative, dans la crainte d'exciter par trop de surprise.

En suivant cette méthode, qui diffère de toutes les autres, qui leur est presque entièrement opposée, le médecin guérit avec une certitude surprenante les maladies chroniques même les plus invétérées; et quand, parmi les médicaments bien connus, il en trouve un qui leur convient parfaitement, c'est en un laps de temps dont le peu de durée dépasse toute croyance qu'il les guérit, sans laisser subsister aucune douleur, aucune incommodité.

Maintenant, si la principale, la seule mission du médecin est, comme je le crois, de guérir les maladies, de débarrasser ses frères d'une foule de maux qui les empêchent de goûter les jouissances de la vie, leur rendent souvent l'existence insupportable, et fréquemment mettent leur vie en danger, ou bouleversent leur raison, comment celui dans le sein duquel bat un cœur sensible, ou brûle la plus petite étincelle des nobles sentiments qu'inspire à l'homme le désir d'être utile à ses semblables, pourrait-il hésiter un seul instant à choisir cette méthode infiniment meilleure que toutes les autres, et à fouler aux pieds les croyances des écoles, eussent-elles même pour elles trois mille ans de date ? Les écoles ne nous enseignent point à satisfaire notre conscience en guérissant les hommes ; mais elles nous apprennent ce qu'il faut faire pour se donner aux yeux du monde des airs de savoir et de profondeur. Il n'y a que l'homme sans énergie qui regarde des préjugés nuisibles comme une chose sainte et inviolable, parce qu'ils existent : le vrai sage, au contraire, les foule joyeusement aux pieds, afin de faire place à la vérité éternelle, qui n'a pas besoin de la rouille du temps, des attraits de la nouveauté ou de la mode, et des déclamations de l'esprit de système, pour obtenir sanction.

Il fallait que quelqu'un ouvrît enfin la lice, et je l'ai fait.

La voie est frayée aujourd'hui. Tous les hommes de conscience peuvent la suivre.

Mais si cette méthode que la contemplation calme de la nature et le mépris des préjugés consacrés m'a fait découvrir, est en contradiction directe avec tous les dogmes de nos écoles, comme autrefois les prédications lancées par Luther du haut de la chaire de Wittenberg l'étaient avec l'esprit de la hiérarchie sacerdotale, la faute n'en est ni à mes vérités ni à celles de Luther (1).

Réfutez-les, ces vérités, si vous le pouvez, en fai-

(1) Le peu de positif qu'il y a dans le nombre immense des ouvrages de médecine consiste dans la cure découverte par hasard de deux ou trois maladies produites par un miasme qui reste toujours semblable à lui-même, la fièvre intermittente automnale des marais, le mal vénérien et la gale des ouvriers en laine. On pourrait y joindre encore cette grande découverte fortuite de la préservation de la variole par la vaccine. Or, ces trois ou quatre cures ne s'opèrent qu'en vertu de mon principe *similia similibus*. La médecine n'a rien autre chose de positif à nous offrir depuis les temps d'Hippocrate; la guérison de tous les autres maladies lui est restée inconnue.

sant connaître une méthode curative plus efficace encore, plus sûre et plus agréable que la mienne; ne les réfutez pas par des mots, dont nous n'avons que trop déjà.

Mais si l'expérience vous prouve, comme à moi, que ma méthode est la meilleure, servez-vous-en pour guérir, pour sauver vos semblables, et faites-en honneur à Dieu.

VI

VALEUR DES SYSTÈMES EN MÉDECINE,

CONSIDÉRÉS

SURTOUT EU ÉGARD A LA PRATIQUE QUI EN DÉCOULE (1).

La manière dont les diverses parties constituantes de l'homme font corps ensemble, dont elles réagissent les unes sur les autres et sur les puissances qui agissent sur elles du dehors, dont elles produisent les organes nécessaires à l'exercice de la vie, et dont ces organes forment un tout, un individu vivant et bien portant, ne peut être expliquée, comme on a toujours tenté de le faire jusqu'ici, ni par les principes de la mécanique, de la physique ou de la chimie, ni par les lois auxquelles les liquides et solides obéissent dans la nature inorganique, ni par la gravitation ou le frottement, ni par le choc ou la force d'inertie, ni par les lois de l'attraction, de la cohésion ou de la répulsion, ni par la figure des parties, ni par les lois de l'élasticité, de l'expansion ou de la contractibilité des corps inorganiques, ni par celles de la propagation de la lumière et de la production de la chaleur, ni enfin par les phénomènes du magnétisme, de l'électricité et du galvanisme.

(1) Ce morceau a paru en 1808.

Quoique toutes les parties constituantes du corps humain se rencontrent dans le reste de la nature, cependant elles exercent toutes ensemble, pour répondre aux exigences de la vie et des autres destinations de l'homme, une action si particulière, que cette manière absolument spéciale de se comporter à l'égard les unes des autres et du monde extérieur, ne peut être appréciée que d'après elle-même, et se refuse aux explications empruntées à la mécanique, à la statique, à la physique, à la chimie. Les théories que l'on construit depuis des siècles ont toutes paru forcées et sans fondement, lorsqu'on les a soumises au creuset de l'expérience et à une critique impartiale.

Cependant, malgré tant de déceptions, les physiologistes et les pathologistes en sont toujours revenus à ces hypothèses, non dans l'espoir d'être conduits par elles à des explications dont l'art de guérir aurait retiré quelque profit, mais parce qu'ils mettaient leur orgueil à tout expliquer, même l'impossible. Ils croyaient ne pouvoir traiter les maladies, ces états anormaux du corps humain, qu'après avoir saisi les lois qui président à l'état normal et anormal de l'organisme humain.

Ce fut là la première et la principale illusion qu'ils se firent à eux-mêmes et au monde. C'est cette malheureuse croyance qui, depuis Galien jusqu'à nous, a rendu la médecine un théâtre d'hypothèses baroques, et souvent contradictoires, d'explications, de démonstrations, de conjectures, de dogmes et de systèmes, dont les funestes effets sont incalculables. L'étudiant s'imaginait être en possession de l'art de reconnaître et guérir les maladies, quand il s'était farci la tête de ces hypothèses gratuites, bien propres à la lui bouleverser, à l'éloigner autant que possible du véritable point de vue sous lequel on doit considérer et les maladies et leur traitement.

Les observateurs, même médiocres, apercevaient bien de temps en temps une foule de faits attestant que les théories atomistiques et chimiques des fonctions chez l'homme en santé et des changemens intérieurs survenus dans les maladies, étaient fausses; mais pour sortir de cet abîme, on se jetait dans celui non moins dangereux de la superstition, parce qu'on ne pouvait renoncer à l'idée que c'est un devoir pour le médecin de tout expliquer.

Tantôt on imaginait un principe spirituel dirigeant et dominant toutes les actions de l'organisme dans l'état de santé et dans celui de maladie, tantôt on croyait avoir trouvé la cause des tempéraments et des complexions, comme aussi celle des maladies et des épidémies, dans l'influence de corps célestes que des millions de lieues séparent de nous; tantôt enfin on appliquait au corps humain les vieilles idées mystiques qui se rattachent au nombre trois; on voyait en lui une miniature de l'univers, et on croyait l'expliquer par les faibles et misérables données que nous avons sur l'ensemble de la création.

Voilà comment les chefs des sectes médicales et leurs adhérents s'éloignaient tous plus ou moins de la vérité, dans leurs appréciations de la santé, des maladies et du traitement réclamé par ces dernières. Des milliers d'in-folio, d'in-quarto et d'in-octavo, bien propres à nous dégoûter d'une semblable manie, et à faire regretter un temps si mal employé, témoignent assez que tous ces immenses efforts n'ont abouti qu'à des folies dangereuses.

Mais si les hypothèses physiologiques et pathologiques ont été plus nuisibles qu'utiles à l'art de traiter les maladies, ce dont tout homme impartial sera forcé de convenir, à quoi donc servent-elles?

Le médecin, répond-on, ne saurait se passer d'un fil théorique, auquel il puisse en quelque sorte ramener ses méditations et ses actions, et se tenir lui-même près du lit des malades. Tout homme qui n'est pas un simple manœuvre, aime à se rendre compte de la nature des objets dont il s'occupe, et de l'état dans lequel il va les mettre.

Oui, répliqué-je ; mais il faut que ce fil ne soit ni un fil d'araignée, ni un guide propre à égarer; sans quoi il nuit plus que si on n'en avait pas du tout.

Il est certain que les matériaux dont le mécanicien se sert ont des propriétés physiques et chimiques, et que l'ouvrier ne peut les mettre convenablement en œuvre qu'après avoir appris à connaître aussi bien que possible ces propriétés.

Mais les choses sont bien différentes quand il s'agit d'objets dont l'essence consiste dans des manifestations de vie, notamment lorsqu'il est question de traiter le corps de l'homme pour ramener ses modifications morbides à l'état de santé, ou son esprit pour le développer et l'ennoblir. Dans l'un et l'autre cas, l'objet sur lequel on opère ne saurait être ni jugé ni traité d'après les principes physiques ou chimiques, comme le fer du forgeron, le bois du charpentier, les couleurs du teinturier.

Tous deux, le médecin et l'instituteur, ne peuvent

donc point être tenus, avant de se mettre à opérer sur le corps et l'esprit de l'homme, d'avoir une connaissance préalable de leur objet, qui les dirige, en quelque sorte, par la main, jusqu'à la fin de leurs travaux. L'un et l'autre ont besoin de connaissances d'un autre genre, parce que leur objet, l'individu vivant, est d'une tout autre nature.

Ils ne sauraient non plus tirer aucun parti des rêveries métaphysiques et mystiques que de présomptueux oisifs ont imaginées sur l'essence intime de l'organisme, sur la vie, l'excitabilité, la sensibilité et la nutrition du corps, sur la nature de l'esprit, considéré comme chose absolue.

Lequel de nos systèmes ontologiques sur la nature intime, pour nous impénétrable, de l'âme humaine, serait propre à aider l'instituteur dans l'accomplissement de sa noble tâche? Il pourrait se perdre dans le dédale des abstractions sur le moi et le non-moi, sur l'essence de l'esprit en lui-même, etc., qui sont sorties du cerveau malade des sophistes de tous les temps; mais ce que ces subtilités transcendentales lui fourniraient d'utile et d'applicable, ne compenserait pas la peine qu'il aurait prise à les étudier. Il n'est point donné aux mortels de connaître l'essence de l'esprit humain *à priori*.

L'instituteur sage est bien pénétré de cette vérité. Aussi s'épargne-t-il des fatigues inutiles, et pour acquérir toutes les connaissances que son objet exige de lui, il s'en tient à l'*à posteriori*, à ce que l'âme nous laisse apercevoir d'elle par ses manifestations d'activité, à la psychologie expérimentale. Il ne peut et n'a pas besoin d'en savoir davantage.

Le médecin est dans le même cas. Ce qui unit les

parties vivantes du corps humain de manière à en faire un si admirable organisme, ce qui les détermine à se comporter d'une manière si directement contraire à leur primitive nature physique ou chimique, ce qui les anime et les pousse à ce si surprenantes actions automatiques, cette force fondamentale enfin ne peut point être représentée comme un être à part : on ne fait que l'entrevoir de loin, mais elle échappe à toutes nos investigations, à toutes nos perceptions. Nul mortel ne connaît le *substratum* de la vitalité, ou la disposition intime *à priori* de l'organisme vivant. Nul mortel ne peut approfondir un pareil sujet, ni seulement même en décrire l'ombre ; qu'elles parlent en prose ou en vers, les langues humaines n'expriment à cet égard que des chimères ou du galimatias.

Pendant les deux mille ans qu'on s'est occupé de philosophie et de médecine, on n'a point fait le plus petit pas dans la connaissance *à priori* de la vitalité du corps organisé, ni de la force intellectuelle qui agit dedans. Toutes les phrases dépourvues de sens par lesquelles on a cru établir des démonstrations, toutes les subtilités des sophistes sur cet objet, dont la connaissance nous est inabordable, n'ont abouti à rien ; le vrai sage, le philosophe modeste les a toujours envisagées avec dégoût.

On ne saurait même pas concevoir un moyen qui fût susceptible de nous mener à cette connaissance.

Jamais, non, jamais les mortels n'arriveront à l'intuition de ce qui se cache dans le sanctuaire des idées du Dieu créateur, infiniment au delà des bornes de notre intelligence.

Par conséquent tout ce que le médecin peut savoir

de son objet, l'organisme vivant, tout ce qu'il a besoin d'en savoir, se borne à ce que les sages d'entre nous, un Haller, un Blumenbach, un Wrisberg, un Burdach, ont entendu sous le nom de physiologie, et ce qu'on pourrait appeler biologie expérimentale, c'est-à-dire aux phénomènes appréciables pour nos sens du corps humain en santé, considérés isolément et dans leurs connexions. L'impossible, c'est-à-dire le comment ces phénomènes ont lieu, est totalement exclu du cercle de nos connaissances nécessaires en physiologie.

Je passe à la pathologie, où la même fureur des systèmes qui tourne la tête aux physiologistes métaphysiciens a enfanté aussi tant d'hypothèses sur l'essence intime des maladies, sur ce qui fait que les maladies de l'organisme deviennent maladies, en un mot sur ce qu'on a appelé la cause prochaine ou intérieure.

Nul mortel n'a une idée nette de ce qu'on cherche ici, quand bien même il serait donné à quelque être créé d'imaginer un moyen propre à nous fournir l'intuition de ce qui constitue l'essence d'une maladie en elle-même. Cependant une foule de sophistes ont affecté l'air important de gens qui possèderaient cette clairvoyance.

La pathologie humorale, cette doctrine chère surtout au peuple, qui considère le corps malade comme un vase plein d'impuretés de toutes espèces et d'âcretés décorées de noms grecs, produisant tantôt des congestions et des dégénérescences de liquides et de solides, tantôt la putridité, tantôt la fièvre, en un mot tout ce dont un malade peut se plaindre, et réclamant des remèdes adoucissants, délayants, purifiants, incisifs, incrassants, rafraîchissants, évacuants, la pathologie humorale, dis-je, avait traversé un grand nombre de siècles, en luttant de temps en temps contre quelque système nouveau, tel que ceux des iatromathématiciens, des iatrochimistes, des solidistes, etc., lorsqu'un homme parut qui, de même que s'il eût plongé ses regards dans l'intérieur de la nature, soutint, avec une inconcevable audace, qu'il n'y a qu'une seule force fondamentale de la vie, que cette force ne fait qu'augmenter ou diminuer, s'accumuler ou s'épuiser dans les maladies, et qu'on ne doit envisager celles-ci que sous le point de vue de la faiblesse ou de l'excès de force. Cet homme enleva les suffrages de tout le monde médical, preuve palpable qu'on n'avait jamais été convaincu ni satisfait des idées reçues jusqu'alors, qu'elles n'avaient produit que l'effet d'un nuage flottant dans l'esprit. On saisit avidement cette doctrine, dont l'étroitesse passa pour de la simplicité. Toutes les autres forces fondamentales de la vie, qui ne sont cependant point invraisemblables, quoiqu'elles ne contribuent non plus en rien à l'art proprement dit de guérir, furent mises de côté pour n'avoir plus à réfléchir beaucoup sur les maladies et leur traitement. Il ne s'agissait que de déterminer arbitrairement le degré de l'excitabilité d'après l'échelle du maître, pour remonter ou rabaisser cette force, et la ramener au niveau, à l'aide de moyens excitants et déprimants ; car les médicaments avaient été aussi réduits tous au rôle d'agents distincts seulement les uns des autres par la quotité de leur puissance excitante. Et qu'était donc cette excitabilité ? Pouvait-on en donner une idée appréciable ? Brown ne nous étourdissait-il pas par des mots n'offrant aucun sens clair ? Ne nous conduisait-il pas à admettre un mode de traitement des maladies qui, ne convenant que dans un petit nombre de cas, et là même n'étant appropriés qu'en partie, devait, dans l'immense quantité des autres, avoir pour résultat une aggravation ou une prompte mort ?

L'école transcendentale vint ensuite, qui refusa d'admettre une force fondamentale unique de la vie. On vit paraître le dualisme, et nous eûmes la philosophie dite naturelle. Les voyants étaient en grand nombre; chacun envisageait les choses sous un nouvel aspect, chacun forgeait un nouveau système ; il n'y eut qu'une seule sorte d'aliénation mentale qui leur fût commune à tous, celle de vouloir non-seulement nous rendre clairement compte de l'essence *à priori* et de la nature intime des choses par l'intuition de leur propre moi intérieur, mais encore se donner eux-mêmes pour les créateurs du tout, et construire à leur manière de leur propre fonds. Tout ce qu'ils ont fait entendre sur la vie en elle-même et sur l'essence de l'homme était, comme l'ensemble de leurs dogmes, tellement inintelligible, qu'on n'y pouvait trouver aucun sens. La parole humaine, qui ne convient que pour exprimer des perceptions reçues par les sens, ou des idées collectives déduites de ces perceptions et dont chacune, pouvant aisément se traduire en exemples concrets, se rapproche par là des conditions de la sensibilité, la parole humaine se refusait à rendre leurs images poétiques ; aussi se torturaient-ils l'esprit à imaginer de nouveaux mots ronflants dont ils composaient des périodes inintelligibles, exprimant des subtilités tellement excentriques et transcendentales, qu'on était embarrassé de deviner s'ils avaient voulu écrire une satire des abus de l'esprit, ou une élégie sur sa perte. Nous devons à la philosophie naturelle d'avoir tourné et désorganisé la tête d'un grand nombre de jeunes médecins. Mais elle a eu trop de présomption jusqu'ici pour s'occuper beaucoup des maladies et de leur traitement. Esprit aérien et sans corps, elle voltige au delà du système solaire, loin des bornes de la réalité; elle ne semble pas songer de longtemps encore à quitter ces hautes régions pour descendre dans le cercle d'action de la pratique, et au fait elle ne le peut guère, car elle est perdue dans les espaces imaginaires.

Cependant elle a poussé depuis peu une branche qui paraît vouloir se rapprocher davantage de la médecine. Cette autre école a réchauffé l'hypothèse des anciennes fonctions animales, naturelles et vitales, quoique sous de nouveaux noms, pour expliquer la nature des maladies. Mais par quelle voie s'imagine-t-elle arriver à reconnaître jusqu'à quel point la sensibilité et la reproduction, qu'elle attribue arbitrairement aux organes, sont exaltées, abaissées ou changées de nature dans un cas individuel, à laquelle de ces trois aptitudes principales une maladie donnée doit être rapportée de préférence, quel état absolu résulte de là pour l'organisme entier, et comment on peut arriver sûrement à la connaissance du remède nécessaire? Quel problème immense, mais insoluble, et dont la solution serait pourtant indispensable pour que le système pût être utile à l'art de guérir! D'ailleurs quelles idées précises, concrètes, intelligibles, se rattachent à ces trois mots irritabilité, sensibilité et reproduction? car il ne faut pas jouer sur des mots vides de sens.

Aucune de ces stériles hypothèses *à priori*, ne saurait procurer, dans les cas individuels, une idée exacte des maladies, capable de nous faire trouver le remède propre à chacune de ces dernières, ce qui cependant doit être l'unique but de l'art de guérir. Comment se justifier devant la saine raison, lorsqu'on veut que le médecin praticien range parmi les choses qu'il lui importe d'étudier ces subtilités théoriques dont on ne peut jamais faire la moindre application?

L'être le plus conséquent et le meilleur de tous a prouvé sa sagesse infinie en rendant impossible à l'homme ce qui lui était inutile.

Le moraliste sait que, la connaissance ontologique de l'essence intime de l'âme humaine lui étant refusée, parce qu'elle ne pouvait lui servir à rien, il n'a besoin, outre la psychologie expérimentale, que de l'histoire des erreurs pratiques de l'esprit et du cœur de l'homme, et de la connaissance des moyens par lesquels il peut, à chaque cas particulier, ramener l'homme égaré dans le sentier de la vertu.

Socrate, qui connaissait si bien le cœur humain, qui avait un sentiment si exquis de la moralité et de ce qui rend les habitants de la terre vraiment heureux, Socrate n'avait besoin que de connaître l'histoire des fautes commises par ceux qui l'approchaient pour les ramener à la vertu par des arguments appropriés et par le meilleur de tous, son propre exemple. Il savait qu'Aristodème méprisait la divinité; il apprécia d'après ses actions les symptômes de ce mal moral, il reconnut les préjugés qui l'éloignaient des sentiments religieux, et cette connaissance lui suffit pour le corriger, pour l'amener à faire spontanément l'aveu des motifs qui le déterminèrent à changer de principes. Jamais, pour atteindre à son noble but, il n'eut besoin de se livrer à des spéculations ontologiques sur l'essence de l'esprit humain en lui-même, ou sur la nature métaphysique de tel ou tel vice de l'âme.

De même le médecin n'a besoin que d'une connaissance historique de la manière dont l'organisme humain se comporte dans l'état de santé et de celle dont la maladie individuelle se manifeste, pour pouvoir porter secours à cette dernière, lorsqu'ensuite il vient à trouver le moyen convenable. Il ne peut en apprendre plus, parce qu'il ne lui aurait servi à rien d'en savoir davantage.

Est-ce donc que la dignité de la médecine consisterait plus à imaginer des théories qu'à acquérir l'habileté nécessaire pour guérir des malades? Alors ces grands faiseurs de phrases, qui ne savaient point agir, devaient effectivement monter au premier rang!

Cependant si les spéculations et les systèmes métaphysiques sur l'essence intime des maladies, en supposant qu'ils eussent quelque fondement, avaient de l'utilité pour l'homme qui veut guérir des malades, et il me semble que ce dont on fait tant de bruit devrait en avoir au moins quelque peu, ne serait-il pas à présumer que les fabricants de systèmes et leurs adhérents ont été meilleurs médecins que d'autres, puisqu'ils possédaient ce qu'ils disaient être la véritable, la plus solide base de la médecine?

Mais, hélas! c'est précisément au lit du malade qu'avorte la jactance avec laquelle ils se disent maîtres du secret de la nature; personne plus qu'eux n'est impuissant à soulager les malades et sujet à leur nuire.

Nul fondateur ou adhérent d'aucun des nombreux systèmes de médecine n'aurait pu suivre rigoureusement ses principes dans la pratique sans porter le plus grand préjudice à ses malades, sans leur faire beaucoup plus de mal que ne l'aurait fait la privation absolue des secours de l'art. Toujours ils ont été obligés, pour ne pas voir succomber tous ceux qui s'adressaient à eux, ou de recourir à l'inaction, à ce qu'on appelle la médecine expectante, ou, malgré leurs protestations publiques d'attachement à tel ou tel système, d'en revenir aux méthodes moins nuisibles de la thérapeutique générale des anciens temps, aux évacuants, aux dérivatifs et aux palliatifs de l'humorisme et du saburralisme.

Mais les généralités mêmes de leur méthode curative prouvent déjà clairement qu'une véritable philosophie ne les dirigeait pas dans leur conduite, que la raison n'était pas le but de leurs efforts.

On devrait penser qu'aux maladies qu'ils croyaient avoir définies *à priori* d'une manière bien savante et ramenées à des principes très-simples, ils n'opposaient jamais qu'un seul médicament simple à la fois, une substance dont les effets eussent été étudiés par eux dans toute leur latitude, la plus connue de ces substances, la plus appropriée au cas présent, la seule qui pût s'y montrer utile, et cela d'après cette règle générale à laquelle personne ne saurait se soustraire, qu'on ne doit point chercher à obtenir par plusieurs moyens ce qui peut être opéré par un seul.

Mais il n'en est rien. Lorsqu'il s'agissait de la chose principale, des applications de leurs théories et si simples et si belles, en un mot de la pratique, ils demeuraient attachés à l'ancienne routine, à laquelle ils ajoutaient seulement quelque nouveau médicament introduit par la mode. Ce seul fait prouve que leurs systèmes avaient été construits pour éblouir et non pour être utiles.

A la honte de l'intelligence humaine, ils ne combattaient les maladies que par des mélanges de plusieurs médicaments, dont chacun ne leur était en outre connu que d'une manière superficielle, et ces mélanges, ils en donnaient souvent plusieurs à la fois, plusieurs dans une même journée. *Haud leve obstaculum penitiori virium in medicamentis cognitioni objicit, quod rarissimè simplicia, sed ut plurimùm composita, nec hæc sola, sed aliorum usu interpolata usurpentur* (F. Hoffmann). Cette conduite suffit pour réfuter tout ce que ces aprioristes disent de leur prétendue simplicité philosophique. Pas un médecin sur la terre, ni parmi les constructeurs de systèmes, ni parmi leurs sectaires, qui emploie une seule substance simple dans les maladies, et qui attende qu'elle ait épuisé son action pour en donner une autre !

Quand bien même on connaîtrait parfaitement les vertus de chaque substance médicinale simple, il n'en serait pas moins absurde de donner ainsi plusieurs drogues à la fois. C'est là traiter en aveugle et recourir à des méthodes tumultueuses ; car combien l'effet de tant de moyens entassés pêle-mêle doit être confus ! ne doit-il pas être impraticable de faire à chacun sa part du résultat, pour être à même, dans la suite, d'augmenter, de diminuer ou d'omettre l'un ou l'autre d'entre eux ! Tous ensemble ils produisent un effet moyen, auquel personne ne sait en quoi chacun d'eux a contribué ; on ignore quel est celui qui a modifié tel ou tel autre dans son action, qui même a agi en sens inverse de lui, et a neutralisé son effet dans le mélange.

Le cas devient plus grave encore, et l'action de prescrire des mélanges de médicaments plus coupable, quand on pense que souvent toutes les substances ainsi entassées, ou du moins la plupart d'entre elles, ont chacune en particulier une action puissante, mais inconnue.

Si réunir ainsi dans une seule formule une foule de substances énergiques dont on ne connaît pas l'action ; qui souvent n'est que présumée ou arbitrairement admise, donner le tout à la fois, et fréquemment même plusieurs mélanges semblables l'un après l'autre, sans attendre que chacun ait épuisé son action, et agir ainsi sur des malades dont les souffrances n'ont été jugées que d'après des idées théoriques, envisagées qu'à travers le prisme de systèmes arbitraires ; si c'est là de la médecine, et non une dangereuse inconséquence, je ne sais plus ce qu'on doit entendre par médecine, ce qu'on doit appeler inconséquence dangereuse.

A cela, pour dire quelque chose, on a coutume de répondre qu'en admettant plusieurs ingrédients dans une formule, on les choisit d'après les symptômes et d'après les diverses indications fournies par l'état intérieur du corps.

Comme si une seule substance médicinale, pourvu qu'on la connût bien, ne pouvait pas répondre à plusieurs indications, à un grand nombre, souvent même à toutes ! Comme si les indications dont on reconnaît la pluralité pouvaient être remplies par une association de drogues dont on ignore la puissance propre, dont les actions s'exercent les unes sur les autres et se modifient ou se détruisent dans le mélange !

Cette manie de mêler des drogues ensemble est la

ressource obligée de celui qui, ayant fort peu de notions sur chacun des ingrédients en particulier, se console de ne savoir indiquer aucune substance simple qui soit appropriée au cas morbide, en pensant que, parmi le grand nombre de celles dont son mélange est composé, il s'en trouvera par hasard une qui frappera juste. Qu'une pareille méthode réussisse quelquefois, ou qu'elle échoue, toujours est-il vrai que, dans un cas comme dans l'autre, elle ne nous apprend rien, et n'avance point l'art d'un seul pas.

Si elle a opéré un changement en mieux, auquel des ingrédients du mélange doit-on rapporter le résultat? C'est ce qui reste à jamais caché.

Il faut, dit-on, redonner dans un autre cas pareil le même mélange ou les mêmes mélanges l'un après l'autre et en suivant le même ordre!

Pauvre tête! Mais jamais un cas ne se reproduit exactement identique; la chose est impossible.

Ajoutons qu'il est impossible qu'un mélange de médicaments soit préparé deux fois de la même manière exactement, surtout à de longs intervalles, par bien des motifs : la même formule reproduit souvent des mélanges fort différents lorsqu'on la fait exécuter chez plusieurs apothicaires à la fois.

Enfin il n'est point du tout probable qu'un malade ait pris juste la quantité indiquée d'une drogue souvent désagréable à l'odorat et au goût, et qu'elle lui ait été donnée exactement au temps marqué. Est-on certain seulement qu'il ait pris la moindre parcelle d'un médicament qui lui répugnait, et qu'il n'y ait pas substitué quelque moyen domestique moins désagréable, auquel appartiendrait l'honneur du succès?

Maintenant si l'état du malade ne s'améliore pas pendant l'emploi du médicament composé, si, loin de là même, il empire d'une manière quelconque, à quelle substance, parmi tant de drogues, faudra-t-il attribuer ce résultat, afin de pouvoir dans la suite la rayer de la formule?

C'est ce qu'on ne peut savoir, me répondra-t-on, et on fait bien alors de ne plus redonner le mélange.

Comment! n'ai-je donc point guéri la maladie par un seul des ingrédients, qu'après avoir longtemps employé sans succès la formule de mon prédécesseur, j'ai fini par en extraire, attendu qu'il devait être le seul convenable dans le cas que j'avais sous les yeux?

Qu'il est donc peu sage de prescrire des mélanges, souvent si répugnants à l'œil, à l'odorat et au goût, de médicaments à l'égard desquels on ignore comment chacun d'eux agit quand il est seul et quand il se trouve associé aux autres!

On me répond que les vertus des médicaments ne sont point inconnues. Mais je demande alors si le peu de mots qu'on trouve sur chacun dans la matière médicale, constitue une connaissance exacte (1). Souvent ce n'est autre chose qu'une liste de noms de maladies dans lesquelles la substance est dite avoir été utile, fréquem-

(1) F. Hoffmann s'exprime avec franchise à cet égard : *Quo magis in artis exercitio utile est, veras et non fictas medicamentorum, pro tam diversa corporum et morborum ratione, vires intimius nosse, eo magis utique dolendum, imo mirandum est, quod, si dicere licet, quod res est, perpauca sint remedia quorum virtutes et operationes certe ac recte perspectæ, sed pleræque spem atque expectationem curantis frustrentur, quia veræ pharmacorum facultates in Democriti quasi puteo adhuc latitant!... pauca certe supersunt, quæ fidæ et expertæ virtutis, plurima vero infida, suspecta, fallacia, ficta.*

ment même une liste fort longue, pour rendre le mensonge plus patent (1). Je dis des *noms* de maladies, car on ne sait à quels états corporels on a donné ces noms, quelle sagesse a présidé à leur appellation !

Et où les auteurs de matière médicale ont-ils donc puisé ces données? Ils ne les tiennent sans doute pas d'une révélation immédiate ! Vraiment, on serait presque tenté de le croire, car elles ne pouvaient leur venir de la pratique des médecins, qui, on le sait, croyant au-dessous de leur dignité de ne prescrire qu'un seul médicament dans une maladie, aiment mieux voir leurs malades périr et la médecine ne jamais s'élever au rang des arts, que de renoncer à leur prérogative d'écrire des formules composées d'après les principes reçus.

Si donc la presque totalité de ce que les matières médicales disent relativement aux vertus des substances médicinales simples n'a point été puisé dans l'expérience (2) des savants médecins, à laquelle on ne peut

(1) Et combien ces mensonges sont dangereux! *In nullo mendacio majus est periculum, quam in medico.* (Pline.)

(2) Quoique la matière médicale puisse et doive être la fille de l'expérience, il lui a fallu ployer sous le joug des hypothèses, et changer plus d'une fois de forme pour obéir aux caprices des systèmes dominants en médecine. Les médicaments que les anciens employaient comme alexipharmaques, céphaliques, spléniques, utérins, durent prendre plus tard les fonctions d'antispasmodiques et de nervins. Lorsque le système n'admettait que la rigidité et la laxité de la fibre pour causes des maladies, la matière médicale fut obligée d'enrégimenter dans l'une ou l'autre de ces deux catégories les substances qui avaient servi jusqu'alors à remplir d'autres indications. Si la doctrine régnante avait besoin de purifiants ou de moyens propres à détruire des âcretés, les mêmes drogues qui, jadis, avaient été appelées diaphorétiques, eccoprotiques, diurétiques, s'empressaient de prendre les noms nouveaux de mondifiants, antiscorbutiques, antiscrofuleux, antipsoriques. Quand il ne fallut plus à Brown que des excitants et des

guère rien emprunter de semblable, d'où l'ont-elles donc tiré ?

La plupart des vertus assignées aux médicaments simples n'ont été originairement adoptées que dans la pratique domestique, et mises en avant par des personnes étrangères à l'art, qui souvent ne pouvaient ni juger de la qualité des substances, ni en indiquer le vrai nom, ni moins encore préciser la maladie où elles prétendaient l'avoir trouvée utile. Je dis qu'elles prétendaient, car elles non plus ne se faisaient pas scrupule au besoin de donner plusieurs remèdes populaires immédiatement l'un après l'autre, de sorte qu'en dernière

débilitants de l'excitement, les mêmes substances qui autrefois avaient figuré sous tant d'autres étiquettes, se formèrent aussitôt en deux cohortes, et s'y répartirent à leur gré ; mais comme on avait encore besoin d'excitants fixes et d'excitants diffusibles, l'arbitraire tira bientôt d'embarras : on créa des médicaments pour l'un et l'autre titre, comme s'il s'agissait seulement de créer, et que les agents médicinaux dussent, au gré d'un homme, accepter l'une ou l'autre fonction ! Comme si l'action du quinquina était moins prompte à se répandre dans l'organisme, et sa réaction moins durable, que celle de l'opium, qu'on ne connaissait pas mieux ! Dans l'état où les choses ont été jusqu'à présent, l'inventeur d'un système n'avait qu'à dicter aux médicaments le nouveau rôle dont ils devaient se charger, et ils étaient tenus de se laisser employer à ce titre jusqu'à ce qu'un nouveau système leur eût donné un nouveau baptême, et les eût appelés, non moins arbitrairement, à de nouvelles fonctions. J'entends dire que quand on connaît l'action des substances médicinales dans leurs principes constituants chimiques, prérogative dont jouit le système le plus moderne, on peut procéder d'une manière parfaitement conforme à la nature. D'après cela, les unes sont classées parmi les carbonifères, les autres parmi les hydrogénifères, etc. Mais il ne manque assurément pas de carbone, d'hydrogène et d'azote dans le chou, le bœuf, le froment. Où sont donc là les vertus médicinales qu'on accorde si libéralement à ces principes ? Qu'attendre d'un art qui, cependant, règne sur la vie des hommes, quand il est ainsi livré à l'imagination et à l'arbitraire ?

analyse on ignore lequel a été utile, dans la supposition même où l'état morbide aurait été bien apprécié, ce qui n'a jamais lieu entre de pareilles mains.

Ces notions vagues ont été réunies d'une manière sèche et superficielle, entassées sans ordre et parsemées d'opinions superstitieuses ou de conjectures, par les anciens pharmacologistes, Matthiole, Tabernæmontanus, Gesner, Fuchs, Lonicer, Ray, Tournefort, Bock, Lobel, Thurneisser, L'Ecluse, Bauhin, etc., qui les ont fondues avec ce que Dioscoride avait écrit dans le même esprit, et sans indiquer aucune source. C'est de ces catalogues dressés sans nulle critique qu'est remplie notre matière médicale en apparence si savante. Telle est son origine (1). Chaque auteur n'a fait, depuis lors, que copier ceux qui l'avaient précédé.

(1) Une des circonstances qui prouvent combien nos matières médicales se sont fait peu de scrupule de puiser à ces sources impures, c'est qu'elles assignent aux médicaments simples des propriétés fondées originairement sur de simples conjectures de nos superstitieux ancêtres, sur des contes de bonnes femmes, ou sur des qualités n'ayant aucun rapport avec elles. Ainsi la racine d'orchis, que les anciens croyaient propre à raffermir les facultés viriles, parce qu'elle représente deux testicules, passe encore aujourd'hui pour être analeptique et aphrodisiaque. Le millepertuis est encore estimé dans les blessures, parce que les anciens le croyaient capable de les guérir, à cause du suc rougeâtre que rendent ses fleurs jaunes, quand on les écrase entre les doigts. D'où la chélidoine, l'écorce d'épine-vinette et le curcuma tirent-ils leur renommée contre la jaunisse, sinon de ce qu'autrefois on regardait leur suc ou leur matière colorante jaune comme un indice certain de l'efficacité qu'ils devaient déployer dans cette affection? La chélidoine, en particulier, ne doit-elle pas son nom et sa réputation, dans les maladies des yeux, à l'ancienne fable suivant laquelle les hirondelles se servaient de cette plante pour rendre la vue à leurs petits aveugles? Le sang-dragon continue encore, en raison de son nom et de sa couleur rouge, à être prôné dans le saignement des gencives et les hémorrhagies. On prétend que le *Ranunculus Ficaria*

Les traités peu nombreux qui font exception sous ce rapport, comme ceux de Bergius et de Cullen, n'en sont que plus maigres, eu égard à l'indication des médicaments. Ces deux écrivains ne nous apprennent presque rien de positif, parce qu'ils ont, le dernier surtout, laissé de côté tout ce qui leur semblait vague et incertain.

Un seul entre mille, Murray (1), indique les cas dans lesquels les médicaments ont été employés. Mais les au-

et le *Scrophularia nodosa* conviennent dans les hémorrhoïdes borgnes, uniquement parce que les racines de ces deux plantes offrent des nodosités. C'est parce que la garance contient une couleur rouge, qu'elle a passé pour un moyen propre à faire couler les règles, et la propriété de teindre en rouge les os des animaux qui en mangent, l'a fait recommander comme un bon remède dans les maladies des os. La saponaire passe toujours pour être un précieux fondant et détersif, parce que la décoction de sa racine mousse à l'instar de l'eau de savon, quand on la bat. La réputation qu'a le savon de fondre les obstructions et les indurations ne se rattache-t-elle pas à l'opinion qu'il doit agir dans le corps vivant de la même manière que dans les opérations domestiques ou chimiques? Parce que les ébénistes employaient trois bois colorés, sous le nom commun de santal, il a fallu leur accorder à tous trois une même propriété dépurative, quoique le santal jaune et le blanc proviennent d'un tout autre arbre que le rouge, et produisent des effets très-violents, des effets fâcheux, dont la matière médicale ne dit pas un mot. Parce que le quinquina est amer et styptique, on a cru que les écorces amères et astringentes du marronnier d'Inde, du saule, etc., agissaient de même que lui, comme si la saveur pouvait décider de la manière d'agir. Quelques plantes, la petite centaurée surtout, sont très-amères : de cela seul on a conclu qu'elle pourrait remplacer la bile de l'homme. La racine du *Carex arenaria* ayant quelque ressemblance extérieure avec la salsepareille, on a imaginé de la substituer à cette dernière. L'anis étoilé ayant le goût et la saveur de l'anis, il a été, d'après cela, rangé, comme celui-ci, parmi les béchiques, quoique quelques parties de l'arbre qui le produit soient employées aux Philippines pour préparer un poison meurtrier. Voilà ce qu'on appelle une source philosophique et expérimentale de la matière médicale!

(1) *Apparatus medicaminum*, Gottingue, 1796, 8 vol. in-8.

torités y sont ordinairement opposées les unes aux autres, celles qui affirment à celles qui nient, et il n'est pas rare que la décision reste enveloppée dans un nuage de doutes. Souvent l'auteur termine en exprimant le regret, comme il aurait pu le faire presque partout, que la substance n'ait point été employée seule, mais associée avec plusieurs autres. Lui aussi donc nous abandonne au milieu des ténèbres. D'ailleurs, les autorités dont il s'appuie nous laissent fréquemment dans l'incertitude sur la véritable nature de la maladie dans laquelle le moyen a été employé.

Ce qui prouve à quel point les assertions de presque tous ces observateurs sont incertaines, c'est qu'en général ils assurent que le moyen n'a jamais nui entre leurs mains, et n'a jamais entraîné le moindre inconvénient, même lorsqu'il n'a point été utile. Cette proposition ne souffre pas d'exceptions suivant eux. C'est encore là une assertion manifestement contraire à la vérité.

Qu'apprend-on dans cette matière médicale même, qui cependant est la meilleure de toutes? Assurément très-peu de faits positifs! Et c'est des seuls instruments propres à rétablir la santé qu'il s'agit! Dieu de justice!

Qu'on pense combien doit nuire l'emploi de ces moyens, dont à peine un sur cent est connu, dans les maladies qui sont aussi diversifiées que les nuages, dont le nombre est immense, dont la connaissance coûte tant de peines, même en suivant les meilleures méthodes!

Il y a plus encore: qu'on pense combien est précaire, je dirais volontiers aveugle, une méthode de traitement qui consiste à combattre par des médicaments presque inconnus, qu'on entasse dans une ou plusieurs formules, des états morbides méconnus et envisagés à travers le prisme coloré de systèmes fantastiques.

Ainsi, malgré les transformations presque continuelles qu'ont subies depuis plus de deux mille ans les théories physiologiques, pathologiques et thérapeutiques, au gré des systèmes physiques, atomistiques, chimiques, idéalistiques, pneumatiques et mystiques, la connaissance des véritables propriétés des médicaments simples est encore dans l'enfance, et, quoique notre siècle ait marché vers la perfection sous tous les autres rapports, il n'y a encore qu'une très-petite partie des maladies auxquelles l'homme est sujet qu'on soit en état de guérir de manière à ne pas pouvoir douter que l'honneur de la guérison appartient réellement au médecin. Les autres demeurent incurables, comme elles l'étaient avant Galien; ou le traitement médical leur fait prendre d'autres formes nouvelles, ou l'énergie vitale en triomphe avec le temps, surtout lorsqu'à l'insu du médecin, le malade s'abstient de prendre aucun remède; ou quelquefois elles guérissent par un événement fortuit, sans que personne ait entrevu la liaison de l'effet à la cause, ou enfin elles s'éteignent au terme commun de toutes les souffrances du genre humain.

Tel est le véritable, mais effrayant état dans lequel a été jusqu'à présent la médecine qui, tout en promettant salut et santé, ronge l'existence de tant d'habitants de la terre.

Que je m'estime heureux d'avoir indiqué à ceux qui compatissent aux maux de leurs frères et qui brûlent de les soulager, des principes plus purs et conduisant au but en ligne droite!

Honte, dans les annales de l'histoire, à celui dont les déceptions et les créations fantastiques paralysent un art destiné au soulagement des malheureux !

Que celui qui contribue à rendre cet art plus salutaire en soit récompensé par le calme d'une conscience satisfaite et par une inflétrissable couronne civique!

VII

CONSEILS A UN ASPIRANT AU DOCTORAT (1).

J'ai parcouru vos cahiers sur la thérapeutique de votre célèbre professeur. Vous avez raison de tout apprendre, de tout écrire. Il faut bien savoir ce que les hommes ont dit avant nous, ce qu'ils disent à côté de nous. Souvent aussi il m'arrive de demander aux malades ce qu'ils pensent de leur mal, à quel ensorcellement ils l'attribuent, à quels moyens sympathiques ils ont eu recours. J'aime à savoir quelle idée les gens se font des choses. Vous en agissez de même à l'égard de ces cahiers, dans lesquels vous trouvez les fables que des hommes qui se regardent comme de sages médecins ont débitées sur des choses qu'ils ne comprennent point et que personne au monde ne peut approfondir *à priori*. Il y a là nécessairement bien des propositions hasardées, que la nature et l'expérience ne justifient point. Il y a aussi beaucoup de fatras, qui du moins sent le travail et l'étude, parce qu'il est exprimé dans un style fleuri et métaphorique. Là, un pôle oxygène et un pôle hydrogène dans le corps, des facteurs stimulés, un système ganglionnaire, un centre de la vie végétative, un système irritable et un système sensible, faisant tous

(1) Publiés en 1809.

deux bande à part, jouent la comédie et remplissent les rôles que nous-mêmes avons imaginés pour eux. Ce sont de jolies ombres chinoises sur la muraille. Mais arrivons-nous au lit du malade, l'un verra un *synochus systematis irritabilis*, là où l'autre, élève du même maître, soutiendra avec opiniâtreté qu'il y a précisément le contraire, car les signes qu'on assigne en chaire à ces deux états sont aussi peu essentiels et distinctifs que vagues et incapables d'être précisés. Mais quand bien même l'un des deux assistants aurait deviné l'opinion de l'auteur du système, qu'en résulterait-il d'avantageux pour l'art de guérir ? Rien ! On aurait beau se rompre la tête à créer une théorie sur l'essence de la fièvre, qu'elle ne nous apprendrait pas ce qui peut et doit soulager les malades. Le château de cartes reste isolé dans son imposante majesté ; il est vide dans l'intérieur, et ne contient pas même l'indice du moyen convenable pour guérir la maladie dont on prétend que l'essence doit nous y être révélée par une inspiration d'en haut. *O quanta species, cerebrum non habet !* Tout ce clinquant théorique n'est pas dans le même rapport avec le problème de la conduite à tenir, que les prémisses avec la conclusion d'un syllogisme : non ! c'est comme la trompette ou le tambour dont un charlatan se sert pour appeler autour de lui les spectateurs devant lesquels il va faire ses tours de passe-passe. Car ce que le professeur pense devoir être utile dans telle ou telle circonstance est admis par lui d'une manière arbitraire, sans principes fixes, sans appui de l'expérience. Ce sont de pures assertions. La matière médicale presque entière est passée en revue à l'occasion d'un seul genre de fièvre. Donnez, messieurs, au malade, des infusions de plantes amères et aromatiques (par conséquent aussi de coloquinte, de scille, d'agaric, de fève Saint-Ignace, de noix vomique, de bois de santal ? de bois de rose ?), ou des oléo-sucres, dans du thé (par conséquent aussi de l'huile de laurier-cerise ou d'amandes amères ?).

Toutes nos définitions de la fièvre, toutes nos distinctions subtiles sur le pouls, qui varie presque à chaque heure et à la moindre modification du moral, sont des choses brillantes sans doute, mais inutiles, qui, au lit du malade, où il s'agit de guérir, font l'effet d'un nuage devant nos yeux. Ce nuage, qui intercepte la lumière, au lieu de la répandre, nous empêche de voir et le véritable état du malade, et ce qui pourrait lui porter efficacement secours.

Interrogez-vous seulement vous-même. Demandez-vous si, après avoir appris tout cela par cœur, vous en pourriez tirer parti pour reconnaître la vraie forme d'une maladie et la guérir. Nous pouvons bien traiter à droite et à gauche avec les moyens sans nombre qui nous sont proposés. Mais y en a-t-il un parmi eux qui soit le meilleur, le plus convenable de tous ? quel est, dans cette foule, celui qui, seul et de préférence à tous les autres, peut et doit procurer la guérison ? voilà ce que nous continuons toujours à ignorer, voilà ce que le professeur lui-même ne sait pas, sans quoi il n'aurait désigné que ce seul remède et se serait abstenu de nommer les autres. Que le professeur de thérapeutique s'exprime en termes bien choisis sur des choses que personne ne saurait apercevoir, et sache donner un vernis de science aux hypothèses créées par lui-même, ses préceptes ont des dehors imposants, une apparence de fondement. Mais quand il est question d'en faire l'application, quand il s'agit de guérir un malade, but réel et final de l'art, tout cet étalage théorique lui devient inutile ; il se jette à corps perdu dans l'empirisme, et semblable au routinier le plus incapable de penser, il vous donne une longue liste de médicaments, en vous laissant le soin de choisir. Mettez tous les noms dans un sac, et tirez-en au hasard un ou plusieurs ; peu importe lesquels sortiront ; vous pouvez prendre l'un ou l'autre. Ici, où il s'agit de guérir, empirisme grossier, syncrétisme absurde ; là, où il n'est question que de théories, phrases mystiques et inintelligibles, aussi sublimes que les oracles de la pythonisse de Delphes. Mais n'allez pas vous incliner respectueusement devant ce murmure magique. Ce n'est qu'un vain bruit, sans rapport avec le désir que vous éprouvez de procurer des secours faciles, certains et rapides à vos frères malades ; c'est une cloche qui tinte, une coquille qui résonne.

VIII

RÉFLEXIONS

SUR LES TROIS MÉTHODES ACCRÉDITÉES

DE TRAITER LES MALADIES (1).

La véritable cure des maladies ne paraissant pas avoir été trouvée encore, il n'y a jusqu'à présent que trois méthodes de traitement reçues ; la cure du nom, celle du symptôme et celle des causes.

§ Ier. *Cure du nom.* Cette méthode est la plus commode de toutes, celle qui depuis l'antiquité la plus reculée a compté le plus de partisans. Le malade a-t-il la goutte, donnez-lui de l'acide sulfurique ; le remède du rhumatisme est le mercure ; le quinquina convient dans la fièvre intermittente, le simarouba dans la dyssenterie, la scille dans l'hydropisie. Ici le seul nom de la maladie prétendue suffit pour déterminer l'empirique à employer un moyen dont une expérience grossière et non concluante a cru parfois remarquer les bons effets dans des maladies qu'on appelait sans plus de façon goutte, rhumatisme, fièvre intermittente, dyssenterie, hydropisie, et qu'on ne décrivait pas d'une manière exacte, qu'on ne distinguait pas non plus soigneusement d'affections semblables.

(1) Publiées en 1809.

Cependant les insuccès par trop fréquents de cette pratique routinière, qui a quelque chose de trop repoussant pour que je puisse m'y arrêter longtemps, déterminèrent de temps en temps ses partisans les moins aveugles à chercher plusieurs remèdes pour chaque nom de maladie. Les observations grossières de la médecine domestique, oracles des anciens antidotaires, ou des spéculations fantastiques, étaient la source impure à laquelle cette méthode puisait abondamment ses remèdes.

On disait alors : si A ne produit rien, prenez B, et si celui-là non plus n'a aucun effet, vous pourrez choisir parmi C, D, E, F et G, H et K m'ont souvent été d'un puissant secours, D'autres vantent par-dessus tout J et L. J'en connais qui ne tarissent point dans les éloges qu'ils prodiguent à M, U et Z, à N, R ou T. S et X ne seraient pas non plus à dédaigner dans cette maladie. Tout récemment un Anglais a prétendu qu'il n'y avait rien de meilleur contre elle que Q ; je l'essayerai à la première occasion.

Combien de fois, dit un autre praticien, ne m'est-il pas arrivé jadis de guérir la fièvre intermittente avec le quinquina ? Cependant, depuis quelques années, il s'est offert à moi un grand nombre de cas dans lesquels ce moyen a échoué. Une fièvre intermittente contre laquelle l'écorce du Pérou avait été employée pendant longtemps en vain, je dirais même presque avec inconvénient pour le malade, a été rapidement guérie par une de mes voisines à l'aide d'une infusion de camomille. Un de mes confrères prétend avoir fait cesser par une couple de vomitifs deux fièvres intermittentes qui n'avaient voulu céder ni à cette tisane de camomille, ni au quinquina à très-fortes doses. J'ai suivi son exemple dans les cas où ces deux derniers remèdes ne produisaient rien, mais les vomitifs n'ont pas eu non plus de résultat : il me vint alors à l'idée de recourir au sel ammoniac, et mon malade guérit. Cependant il m'est arrivé aussi de ne rien obtenir du sel ammoniac, après avoir vainement mis en usage le quinquina, la camomille et les vomitifs. J'avais lu quelque temps auparavant que la racine de gentiane et la noix vomique réussissaient quelquefois dans la fièvre intermittente ; je les essayai donc. La gentiane eut du succès dans deux cas, et la noix vomique dans trois autres, où la gentiane et les moyens précédents s'étaient montrés inertes. On prétend que la belladone guérit très-bien aussi la fièvre intermittente, lorsque tous les autres remèdes sont insuffisants, et l'on a dit la même chose du poivre d'Espagne, de la poudre de James, du calomélas. L'écorce du marronnier d'Inde jouit également d'une grande célébrité, mais je n'ai pas beaucoup de confiance en elle, sans trop savoir pourquoi. Nous savons que l'opium est parfois une précieuse ressource. Mais dernièrement j'ai rencontré une fièvre quarte dont un robuste paysan était tourmenté depuis déjà dix-huit mois, et qui avait résisté à tous les moyens imaginables ; à ma grande surprise, elle fut guérie par quelques gouttes de teinture de fève Saint-Ignace, qu'un professeur étranger avait envoyées au malade. Enfin je ne dois pas taire entre nous qu'il est des fièvres intermittentes contre lesquelles moi et mes confrères avons épuisé tout notre art, que le bourreau guérit quelquefois avec des gouttes rouges, contenant à coup sûr de l'arsenic, quoiqu'on puisse citer aussi un assez grand nombre de fiévreux que ce remède a rendus hydropiques, ou même a fait descendre au tombeau. Tant la fièvre intermittente est parfois capricieuse et opiniâtre!

Ami! ne vois-tu donc pas que c'étaient là des fièvres intermittentes diverses, ou plutôt des maladies typiques entièrement différentes les unes des autres? Quand bien même il se pourrait qu'une fièvre intermittente fût opiniâtre et capricieuse, pourquoi se montrerait-elle si facile envers tel ou tel remède? Ne t'aperçois-tu donc pas qu'il y a plus d'une fièvre typique, qu'il y en a peut-être de vingt sortes, qu'un empirisme stupide a jetées dans un même moule, les donnant ensuite pour une seule espèce, et voulant les guérir toutes par un seul moyen, tandis que chacune exige un remède particulier, sans que, pour cela, on soit fondé à dire que la maladie a des caprices ou de l'opiniâtreté!

Oh! le médecin praticien n'a ni le temps ni le loisir de faire des distinctions si délicates entre maladies qui se ressemblent, et de chercher des médicaments appropriés à chacune. Quand le malade nous dit qu'il y a une fièvre intermittente, nous lui donnons d'abord un ou deux vomitifs; si son état ne s'améliore pas, si même il empire, nous lui faisons prendre le quinquina; si le quinquina ordinaire, ni le quinquina royal à hautes doses, ne procurent point la guérison, nous administrons...

Ainsi, vous donnez sans choix, en aveugles, une substance après une autre, jusqu'à ce que vous rencontriez la bonne! Cependant vous n'agissez ainsi qu'aussi longtemps que vous le permettent la patience, la bourse et la vie des malades. Votre serviteur, monsieur le docteur!

Voilà d'où sont provenues ces longues colonnes de

médicaments simples, qu'on dit être tous indistinctement propres à guérir un malade.

C'est avec ces listes de drogues que les médecins élégants, pour se donner un vernis de rationalisme, tout en sacrifiant à l'empirisme le plus grossier, ont fabriqué leurs recettes composées. Pour cela, ils ont pris au hasard trois, quatre, cinq ou six des substances dont leurs manuels indiquent les noms aux articles fièvre intermittente, hydropisie, etc., et, à l'aide d'un sirop ou d'une eau distillée, ils ont fait du tout un mélange conforme aux règles de l'art. Ce n'est toujours là qu'une guerre contre des noms de maladies, mais bien plus méthodique, et avec plus d'armes à la fois. Si l'un des ingrédients du mélange ne produit rien, il faudra bien qu'un autre opère. Dès lors chacun craignit de passer pour un ignorant en ne prescrivant qu'un seul remède à la fois (1). L'empirisme ne pouvait pas aller plus loin, ni la raison tomber plus bas.

§ II. *Cure du symptôme.* Cependant, l'impossibilité de trouver des remèdes certains pour des noms vagues de maladies, détermina quelques médecins plus consciencieux que les autres à mieux étudier ces dernières. On sépara les unes des autres celles qui paraissaient être dissemblables ; on rechercha les points de contact que beaucoup d'entre elles ont ensemble, et celles qu'on crut être les plus affines, furent distribuées

(1) Rien, dans la nature, n'est moins connu et n'a été moins étudié que les vertus des médicaments. Espère-t-on donc parvenir à les connaître autrement qu'en les employant seul à seul ? ou bien imaginerait-on qu'une seule drogue qui conviendrait serait moins puissante contre une maladie qu'un mélange de plusieurs substances agissant en sens inverse les unes des autres?

en classes, ordres, genres et espèces soit d'après l'analogie de leurs causes occasionnelles, des fonctions qu'elles lésaient, ou du siége qu'elles occupaient dans le corps, soit d'après les nuances du ton de la fibre, soit enfin d'après un ou plusieurs symptômes communs.

Par cet aperçu historique des affinités et dissemblances apparentes, on espérait nous faire mieux connaître la nature des innombrables maladies, et nous persuader que nous en savions assez sur leur compte pour pouvoir procéder de suite à leur traitement. Quelques-uns, les pathologistes ordinaires, cherchaient leur salut dans les généralisations ; d'autres, les nosologistes, dans les subdivisions.

Cependant, ces tentatives ne furent heureuses, même entre les mains d'un Vogel ou d'un Wichmann, qu'autant qu'elles tendaient à faire connaître la marche de quelques maladies épidémiques reparaissant souvent avec des caractères assez bien déterminés, ou des affections endémiques portant un cachet de fixité, ou enfin des maladies provenant d'une cause évidente, comme les accidents produits par certains poisons, tels que le plomb et la vapeur du charbon, ou l'infection par des miasmes toujours identiques, telle que la syphilis et la gale, quoique, même dans ces cas-là, il se présentât des différences échappant à la description, qui changeaient souvent tout à fait la face des choses.

Quant aux autres maladies, par exemple les hydropisies, les exanthèmes chroniques, les ulcères, les flux de sang et de mucosité, les innombrables nuances de douleurs, les fièvres hectiques, les spasmes, les affections dites nerveuses, etc., comme, malgré certaine analogie qu'on remarquait aussi entre elles, elles diffèrent néanmoins les unes des autres, sous le rapport de leurs autres symptômes, à tel point que, dans la plupart des circonstances, chaque cas morbide doit être considéré comme un individu à part, toutes les descriptions générales qu'on en pouvait donner, non-seulement étaient inutiles, mais encore induisaient en erreur.

Je ne prétends pas révoquer en doute les services que les nosographes ont rendus à la science, et je me borne à rappeler qu'ils n'ont pas été beaucoup plus heureux dans la curation des maladies que ceux qui traitaient ces dernières d'après leurs noms (1).

Ce furent eux principalement qui, après avoir perdu l'espoir d'arriver à la découverte du remède par la description de la maladie, imaginèrent d'adapter à chaque série des maux groupés dans leurs cadres, un plan de traitement applicable à tous ceux qu'elle renfermait, c'est-à-dire des méthodes curatives fondées sur des indications générales, et mises en pratique avec des moyens généraux. Les saburres du canal alimentaire indiquent les évacuations par haut et par bas ; la chaleur exige des rafraîchissants ; les flux demandent des styptiques ; la putridité, des antiseptiques ; les douleurs, des anodins ; la faiblesse, des fortifiants ; les

(1) La description, même la plus exacte et la plus conforme à la nature des maladies même les plus constantes, comme les endémies, ne donne jamais le nom du remède. Quelque fidèle que soit le portrait de la pellagre, du yaws, du sibbens, du pian, du radesyge, de la plique, etc., il ne dit pas un mot du spécifique qui peut guérir ces maux d'une manière prompte, sûre et radicale, et qui, caché encore dans le sein de la nature, se dérobe à nos regards. Qu'attendre, d'après cela, quant à l'indication du moyen curatif, des descriptions générales de maladies qui sont moins constantes, plus vagues et moins fréquemment semblables à elles-mêmes ?

spasmes, des calmants; la constipation, des laxatifs; la suppression d'urine, des diurétiques; la sécheresse de la peau, des diaphorétiques. Ce fut alors que, d'après une interprétation souvent forcée des données de l'expérience, on inventa les évacuants, les rafraîchissants, les antiseptiques, les anodins, les fortifiants, les antispasmodiques, les apéritifs, les diurétiques, les sudorifiques. Dès ce moment la thérapeutique se trouva tout d'un coup établie. Pour la compléter on y ajouta quelques autres genres de remèdes propres à combattre des symptômes fréquemment imaginaires, tels que les incisifs, les dissolvants, les atténuants, les involvants, etc.

Je ne sais lequel des deux empirismes on pourrait préférer à l'autre, le traitement du nom de la maladie ou celui du nom de quelques symptômes. Quoi qu'il en soit, cette méthode avait beaucoup plus d'attrait pour les demi-savants, elle se présentait plus que la plupart des autres sous les dehors du rationalisme; aussi fut-elle généralement adoptée par tous ceux qui voulaient se faire regarder comme de vrais et savants médecins. De toutes les fausses méthodes curatives, c'est aussi celle-là qui durera le plus longtemps, parce qu'elle n'oblige pas à penser et réfléchir beaucoup. Il est très-flatteur pour celui qui l'adopte d'avoir, ou du moins de passer pour avoir la puissance de provoquer la sueur ou les urines, d'apaiser les douleurs, d'exciter, de relâcher, d'inciser, de révulser, de fortifier, de rafraîchir; ici de suspendre les spasmes, là d'arrêter la putridité; et le tout d'après les ordres qu'il donne aux cohortes de ses médicaments. Mais le praticien sait combien il lui arrive souvent de ne pas pouvoir exécuter toutes ces choses, et d'être trompé dans son attente par les médicaments que ses maîtres lui marquent du cachet de moyens généraux.

Admettons qu'il y ait en effet des moyens généraux capables parfois d'exciter certainement la sueur, de pousser à coup sûr aux urines, de calmer manifestement les douleurs, de fortifier, résoudre, purger ou faire vomir sans jamais y manquer, d'exercer une puissante action incisive sur la pituite, de rafraîchir dans tous les cas, d'éteindre tous les spasmes, d'arrêter tous les flux trop copieux, de transporter sans inconvénient les congestions d'un point sur un autre où elles offrent moins de danger; quand bien même tous ces effets auraient lieu, la maladie serait-elle guérie pour cela? Oh! non! elle ne le serait point dans la majorité des cas. On aurait produit un résultat évident, mais on n'aurait pas rétabli la santé, qui est cependant le but qu'on se propose.

Le médecin, avec son opium, apaise la toux et les douleurs de poitrine pour quelques heures; mais la toux douloureuse n'en revient que plus terrible après. Avec la même substance, il procure un lourd sommeil; mais en se réveillant, le malade n'est point rafraîchi, l'insomnie et l'anxiété ne font qu'augmenter ensuite. De tout cela le médecin ne prend aucun souci; il augmente la dose du palliatif, ou se contente d'avoir montré qu'il peut calmer la toux et faire dormir, dût le malade s'en trouver plus mal, dût-il même en périr. *Fiat justitia et pereat mundus.*

Voilà une hydropisie : l'urine coule peu abondamment : le docteur veut en rendre l'émission plus copieuse. La scille se trouve placée en tête de son piquet de diurétiques. Heureusement, elle détermine sur-le-champ la sortie d'une grande quantité d'urine; mais, malheureusement, sous l'influence prolongée de ce médicament, l'urine va toujours en diminuant de plus en plus. Il survient des symptômes d'inflammation et de gangrène; l'anorexie, la débilité et l'agitation augmentent avec l'enflure. Quand tout est devenu inutile, le docteur laisse mourir tranquillement son malade, satisfait d'avoir montré qu'il a le pouvoir de faire couler l'urine pendant quelques jours.

La scille a été employée des milliers de fois comme diurétique, sans qu'on se soit jamais aperçu qu'elle ne l'est qu'à titre de palliatif. Mais combien il est rare qu'elle ait guéri l'hydropisie! Tout au plus a-t-elle produit ce résultat quand la maladie tenait à une suppression des règles.

Le médecin appelé près d'un malade le juge atteint d'une affection gastrique; il le purge et repurge. Mais la fièvre augmente, un goût putride se développe dans la bouche, l'haleine et les excréments deviennent plus fétides, le blanc des yeux plus jaune, la langue plus chargée et plus brune, les idées s'embrouillent, les lèvres tremblent, un assoupissement soporeux remplace le sommeil, etc. Le médecin voit avec regret son malade marcher d'un pas rapide à la mort, mais il s'applaudit d'avoir en sa puissance les moyens d'expulser vigoureusement les saburres. Qu'avez-vous, dit-il, à un autre? J'ai été cruellement tourmenté, on dirait que ma tête va s'ouvrir tant elle est douloureuse, j'éprouve des spasmes dans l'estomac, et il me remonte sans cesse de la bile jusqu'à la bouche. Vous pourriez bien être menacé d'une fièvre bilieuse, prenez de suite ce vomitif. Le malade rend des flots de bile, il a vomissements sur vomissements : il est sur le point d'exhaler l'âme, le voile de la mort semble s'étendre sur ses yeux, et une sueur froide inonde tout son corps. J'ai fait ce que je devais, dit en lui-même le médecin, j'ai cherché à évacuer la mauvaise bile.

Il en serait de même si nous parcourions la liste entière des moyens généraux. Le cher docteur fait beaucoup, mais ne fait pas ce qu'il doit ; il produit des effets évidents, mais rarement procure la santé.

L'expérience, s'il voulait écouter ses leçons, pourrait mille et mille fois lui apprendre qu'il lui suffit, dans l'hydropisie, de faire cesser la disposition morbide pour que la sérosité s'écoule d'elle-même par des voies que la nature sait choisir mieux que personne, et qu'il est aussi rare d'obtenir la guérison par le seul emploi des diurétiques et des purgatifs que par celui de la ponction ; pour que le malade guérisse, il faut qu'un hasard heureux fasse que l'évacuant soit en même temps le remède propre à éteindre la maladie de laquelle l'hydropisie dépend.

La même expérience pourrait lui enseigner que nulle douleur ne cesse d'une manière durable si ce n'est par l'application d'un remède convenable à la maladie qui la provoque ; qu'il est très-rare par conséquent que l'opium apaise sans retour les douleurs, parce qu'il est rare que cette substance soit le véritable remède de la maladie qui leur donne naissance.

Il ne sait pas, parce qu'il veut bien l'ignorer, que l'opium est le remède par excellence des maladies les moins douloureuses et où il y a le plus de propension au sommeil. Il fait parade du pouvoir qu'il a d'endormir les douleurs pour quelques heures, mais les conséquences, il ne s'en inquiète point. *Nil nisi quod ante pedes est.*

Dans les cas où ses vues étroites lui faisaient croire à la nécessité d'évacuer de pleins baquets de mucosités et de matières alvines, par toutes sortes de vomitifs et de purgatifs, une seule goutte de teinture d'arnica suffit pour enlever, souvent en deux heures, la fièvre, le mauvais goût dans la bouche et les coliques, pour nettoyer la langue, et pour ramener les forces au point où elles étaient auparavant.

Mais les révolutions de bile à la suite d'un accès de colique ou de chagrin, comment les enchaîner, si l'on n'expulse pas cette humeur par le vomissement ? Aveugle que vous êtes ! une seule dose, une quantité inappréciable du médicament approprié procurera un calme parfait avant que vingt-quatre heures se soient écoulées, et sans qu'il sorte du corps un seul atome de bile : le malade n'est point mort, comme il le serait après avoir pris votre vomitif; il est guéri.

Combien de fois n'abuse-t-on pas de la saignée et du nitre contre des symptômes de chaleur ! Mettez de côté vos tempérants, qui abrégent la vie, guérissez par un moyen approprié à la maladie de laquelle dépend l'accélération du pouls, et la chaleur cessera d'elle-même. Cependant, je vois qu'il ne s'agit pas pour vous de guérir la maladie, mais seulement d'apaiser la chaleur. Alors ouvrez les grosses artères jusqu'à l'écoulement de la dernière goutte de sang ; par là vous arriverez plus sûrement et plus complétement à votre but !

Voilà ce qui arrive toujours avec vos moyens généraux. Ils servent à vous montrer quelquefois sous les dehors d'un puissant médecin, mais il est rare que celui qui guérit lentement et péniblement, leur doive sa guérison.

Mais les cas sont fréquents aussi où les moyens généraux ne produisent pas ce que vous exigez d'eux. Combien de fois n'arrive-t-il pas que vos antiphlogistiques augmentent l'inflammation, que vos fortifiants accroissent la faiblesse, que vos évacuants exaspèrent les symptômes des saburres du canal alimentaire, que vos résolutifs rendent le mucus plus abondant et la dureté du bas-ventre plus grande, que vos calmants donnent plus de vivacité aux douleurs, que vos révulsifs impriment plus d'activité aux congestions, que vos diaphorétiques rendent la peau plus sèche, et vos diurétiques l'urine moins abondante encore !

Et comment se fait-il que, dans les cas même où, avec leur secours, vous parvenez à supprimer pour quelque temps tel ou tel symptôme, à provoquer telle ou telle évacuation, la maladie prend cependant une plus mauvaise tournure ? N'ai-je donc pas raison de dire que ces moyens n'étaient pas ceux qui convenaient pour la guérir ?

Ainsi l'homme qui ne sait pas nager s'épuise en efforts mal combinés de ses bras et des jambes, qui ne font que l'enfoncer plus vite.

Cependant la médecine ordinaire ne pousse même pas la sollicitude jusqu'à descendre aux détails des symptômes. Quand nous avons passé les premières années de la pratique, années bien dures où l'on se torture l'esprit pour trouver ce qui convient le mieux aux malades, et où la conscience conserve encore le droit de se faire écouter, quand nous sommes un peu au fait de la routine, alors c'est un vrai plaisir d'être médecin.

Il ne s'agit plus que d'avoir un air suffisant, une voix de ténor qui commande le respect, l'art de bien gesticuler avec les trois premiers doigts de la main droite; en un mot quelque chose de grave dans toute sa personne, pour posséder tout le savoir-faire du routinier, cet art divin que nul précepte ne peut enseigner. On conçoit bien d'ailleurs que les détails de la toilette, de l'ameublement, de l'équipage et du domestique doivent être en parfaite harmonie avec le reste.

Ces minuties ont beau absorber toutes nos facultés pendant les vingt-quatre heures de chaque jour, nous n'en sommes que plus heureux comme médecins. Entre nous soit dit, notre pratique entière repose sur deux ou trois innocentes mixtures déjà connues dans les pharmacies, deux ou trois poudres composées, qui s'appliquent à tous les cas, une précieuse teinture nervine et fortifiante, quelques juleps et une couple de pilules, les unes purifiantes, les autres apéritives; mais nous nous en trouvons fort bien. Mes chevaux couverts de sueur s'arrêtent à la porte de N; respectueusement soutenu par les domestiques, je descends de voiture avec l'empressement d'un homme qui apporte le salut, mais toutefois avec dignité et d'un air grave. Déjà l'on a ouvert les deux battants de la porte qui mène à la chambre du malade; les assistants, muets, la tête baissée, la vénération, la confiance et la prière peintes dans les traits, s'empressent de conduire le sauveur vers le lit. Comment avez-vous passé la nuit, mon cher? voyons votre langue... et votre pouls. On cessera la poudre que j'ai prescrite hier; cette potion sera prise toutes les demi-heures, alternativement avec ces pilules, après quoi on donnera ce julep. Aspirer lentement une prise de tabac, prendre sa canne et son chapeau, faire à chacun une salutation proportionnée à l'influence qu'on lui suppose dans la maison, voilà le grand jeu, durant au plus deux ou trois minutes, que nous faisons payer à titre de visite, et que nous répétons autant de fois dans la journée que la mine affligée des assistants le rend nécessaire, car c'est là pour nous le baromètre du danger, que nous n'avons jamais ni le temps ni le loisir d'examiner lui-même. Et combien faites-vous par jour de semblables visites ? Croyez-vous donc, cervelle étroite, que je pourrais tenir ma maison sur un pied décent, si je ne faisais pas plusieurs douzaines de visites dans le cours de chaque matinée ? Mais c'est là un travail d'Hercule ! Ha, ha, ha !.... Écrire à la hâte sur une bande de papier une des huit ou dix formules que je sais sur le bout de mon doigt, la première qui me vient à l'esprit, sans me casser la tête à réfléchir, vous appelez cela un travail d'esprit ? Il m'est bien plus difficile de trouver maintenant une paire de chevaux pour remplacer les miens qui sont hors de service ! *Hoc opus, hic labor !* Je suis bien plus en peine de dresser le menu du repas que je donne dans quinze jours, afin qu'il n'y manque rien sous le rapport de la rareté des mets et de l'élégance du service. *Et hoc opus, et hic labor !*

Les remèdes favoris jouent aussi un grand rôle. Sans être en état de dire pourquoi, l'un fait entrer des coquilles d'huîtres préparées dans presque toutes ses formules, un autre met partout de la magnésie ou de l'esprit de Mindererus ; un troisième ne peut écrire presque aucune recette sans y glisser du nitre purifié ; celui-ci veut du rob de chiendent dans toutes ses prescriptions, et celui-là donne à tous ses malades de l'extrait de pissenlit, ou mêle à tout du quinquina, qu'il convienne ou non. La plupart des routiniers ont chacun un remède favori, sans savoir pourquoi. On ne peut rien imaginer de plus empirique. Comment! les maladies, qui sont si étonnamment variées, et dont chacune exige un remède spécial, s'accommoderaient toutes d'une seule et même substance que le docteur a prise sous sa haute protection? Mettre toujours sur un même numéro, annonce un mauvais joueur de loterie. Il devra bien gagner quelquefois; mais combien gagnera-t-il, ou plutôt combien perdra-t-il? car il perd réellement toutes les fois qu'il ne gagne pas. N'est-ce pas là se rendre ridicule aux yeux du monde entier?

§ III. *Cure de la cause.* Les maladies peuvent être partagées en deux classes, sous le rapport pratique, celles qui dépendent d'une cause visible, matérielle, et celles dont la cause est immatérielle, dynamique.

Les maladies de la première classe, celles qui dépendent d'une cause visible, simple, matérielle, par exemple d'une écharde enfoncée dans le doigt, d'une pierre avalée, d'une concrétion développée dans les voies biliaires ou dans la vessie, de noyaux accumulés dans le cœcum, d'un acide caustique introduit dans l'estomac, d'une pièce d'os enfoncée dans le crâne, d'un excès de longueur du frein de la langue, etc., sont infiniment moins nombreuses que celles de la seconde classe.

L'indication curative n'est point équivoque dans ces maladies. D'un accord unanime, elle consiste à éloigner la cause matérielle, que cette cause soit purement mécanique, ou purement chimique, ou qu'elle participe de l'un et de l'autre caractère. Cette élimination suffit ordinairement pour procurer la guérison, à moins qu'il n'y ait eu lésion très-grave de l'organe.

Nous n'avons donc pas à insister sur ce point. Ce qui doit nous occuper ici, c'est la guérison des maladies de la seconde classe, comprenant l'innombrable troupe des autres affections qu'on appelle plus particulièrement maladies aiguës, demi-aiguës et chroniques, avec toutes les incommodités et indispositions qui dépendent d'une cause matérielle et dynamique.

Il est dans la nature de l'esprit humain de chercher autour de lui les causes des phénomènes. Aussi, dès qu'une maladie paraît, voit-on chacun s'empresser de l'attribuer à une cause quelconque, à celle qu'il juge être la plus influente. Mais on se tromperait en concluant de cette tendance irrésistible que la connaissance des causes est nécessaire pour opérer la guérison.

La seconde classe ne renferme que très-peu de maladies dont la cause nous soit connue de nom ; mais elle n'en contient aucune dont nous connaissions l'essence de cette cause. Nul esprit créé ne peut pénétrer dans l'intérieur même de la nature. Cependant on croit connaître et le nom et la chose en ce qui concerne les maladies. Le médecin vulgaire a cela de commun avec le peuple, qu'il se figure pouvoir assigner nominativement une cause à tout changement survenu dans la santé; les médecins les plus sages en apparence s'imaginent même pouvoir pénétrer dans l'essence intime des maladies, et les guérir d'après cela.

La nature même des choses veut qu'il nous soit impossible de jamais approfondir l'essence de la plupart des causes dynamiques venues du dehors.

Que n'a-t-on pas déjà dit de l'influence des saisons et de celle du temps, sur la production des maladies! On fait remonter à une année entière, ou du moins à plusieurs mois avant l'apparition d'une épidémie, le récit des différents états du baromètre et du thermomètre, des variations du vent, des nuances d'humidité et de sécheresse de l'atmosphère, et sans hésiter on met la maladie meurtrière sur le compte des circonstances qui ont régné pendant cet espace de temps, comme s'il y avait entre elles un rapport nécessaire de causalité. Mais, en admettant même que ces circonstances, ou du moins la différence des saisons, entrent pour quelque chose dans ce qui occasionne ou contribue à occasionner des maladies d'espèce particulière, quel faible secours des événements auxquels on ne saurait rien changer, puisqu'ils dépendent de l'atmosphère et de la révolution du globe, offrent-ils pour établir des indications d'après lesquelles le médecin puisse être utile dans l'épidémie régnante! Si la saison, si l'état présent de l'atmosphère ont été réellement cause du mal présent, que nous importe de le savoir, puisque nous n'en pouvons pas déduire le remède approprié au mal qui afflige le pays?

La frayeur, la crainte, l'aversion, la colère, le chagrin, le refroidissement, etc., sont des impressions que nous ne pouvons soumettre à une analyse physique.

Nous ignorons comment et jusqu'à quel point ces impressions modifient le corps humain, et quelles sont précisément les maladies qu'elles lui attirent. Notre ignorance à cet égard est telle que nous n'avons point fait un pas de plus, quant au traitement, lorsqu'on nous a indiqué le nom de la cause présumée, lorsqu'on nous a dit que c'était la frayeur ou la crainte, le chagrin ou la colère. Les spéculations même les plus abstraites sur la nature métaphysique de la frayeur ne fournissent pas au praticien le moindre indice qui l'éclaire sur la marche à suivre pour en guérir les suites, ne prononcent jamais le nom du remède spécifique des accidents aigus de la frayeur, qui est l'opium.

Il est aisé de dire que la gale dépend du vice psorique, la syphilis du vice vénérien, la petite vérole du vice variolique, la fièvre quarte de l'air des marécages. Mais en articulant ces noms, nous n'en sommes pas plus avancés relativement à la connaissance et au véritable traitement des maladies. Les miasmes morbides nous sont aussi inconnus dans leur essence intime que les maux eux-mêmes qui dépendent d'eux. Cette essence est absolument inabordable à nos sens, et ce que l'école nous apprend de la cause occasionnelle des maladies ne nous fera jamais entrevoir quels sont les remèdes qui leur conviennent réellement. Ce que nous avons appris jusqu'ici touchant ces remèdes, a été un pur effet du hasard, le résultat d'une expérience aveugle. Jamais la cause de la maladie ne signalera la voie qu'il faut suivre pour les chercher et les trouver.

Quelle connaissance de la cause et de la nature intime des maladies endémiques pourrait suffire à nous révéler les véritables remèdes de ces affections ? Il y aura toujours, pour nous autres faibles mortels, un abîme sans fond entre cette prétendue connaissance et la découverte du moyen curatif. Jamais la raison ne pourra découvrir une connexion logique entre l'une et l'autre. Quand bien même Dieu nous révèlerait les changements invisibles qu'un miasme chronique détermine dans l'intérieur des parties les plus déliées de notre corps, là où l'œil de l'anatomiste ne peut plus plonger, quand bien même notre esprit, qui n'a de réceptivité que pour des impressions venues par les sens, serait capable de recevoir une instruction si transcendentale, cette connaissance intuitive ne nous mènerait point encore à celle du remède spécifique, du seul qui ne manque jamais son effet.

Ni le nom du goître, ni la cause propable de cette maladie, l'habitation dans des gorges de montagnes, ne souffle à notre esprit le nom du remède que le hasard a fait découvrir dans l'éponge brûlée.

Pourquoi donc affichons-nous l'orgueilleuse prétention de guérir les maladies d'après leurs causes dynamiques ?

Les accidents et maux produits par les poisons domestiques et pharmaceutiques ont trouvé, dans ces derniers temps, des remèdes qui leur sont appropriés en partie ; mais ce n'est ni par des spéculations sur la nature intime de ces maladies, ni par des recherches physiques ou chimiques sur leurs causes, les poisons, qu'on est arivé à la connaissance de ces moyens spécifiques ; c'est par une voie bien plus courte et beaucoup plus conforme à la nature. Il n'y a pas longtemps encore qu'on cherchait, souvent avec un résultat très-fâcheux, à expulser ces substances nuisibles par des purgatifs ou des vomitifs, comme s'il se fût agi d'agents mécaniques introduits dans l'estomac et les intestins. Aujourd'hui on sait combattre plusieurs d'entre elles comme des causes morbides de la seconde classe, comme des causes de nature dynamique, et leur opposer les antidotes qui conviennent réellement : elles déterminent un changement dans le corps entier, d'une manière particulière à elles, que nous ne connaissons point, et leurs effets ne peuvent jamais être guéris comme des irritations simplement locales, ou purement mécaniques, ainsi qu'on le croyait jadis.

D'autres ont agi d'une manière plus savante, et comme s'ils avaient reçu l'inspiration d'en haut ; ils ont partagé les poisons en âcres, narcotiques, narcotico-âcres, etc. Puis ils sont partis de cette classification arbitraire pour prescrire non moins arbitrairement les moyens qu'on doit employer. Nous avons là une image fidèle de la manière dont l'école procède quand elle juge les maladies naturelles et leur assigne des remèdes. Arbitraire, vanité, suffisance et orgueil !

La belladone et la noix vomique se trouvèrent logées dans la catégorie des poisons narcotiques, et on leur donna tout aussi cavalièrement pour antidotes les acides végétaux, le suc de citron et le vinaigre. Malheureusement pour nos classificateurs, on pouvait les soumettre ici à une épreuve péremptoire, et les convaincre d'erreur par l'autorité des faits. Il s'est trouvé, en effet, que les acides végétaux sont les moyens qui aggravent le plus les accidents de la belladone et de la noix vomique. Et voilà comme souvent c'est précisément le contraire de ce qu'ils affirment qui est vrai.

Sed sæculorum commenta delet dies.

Comment aurait-il pu venir à l'esprit des partisans de cette école, qu'une de ces substances énergiques a pour antidote l'opium, et l'autre le camphre, ainsi que l'expérience l'a constaté ?

Cependant on ne s'en est point tenu à imaginer des

causes extérieures pour les maladies, ou à prêter à celles-ci une nature arbitraire, d'après laquelle on leur assignait non moins arbitrairement des remèdes. On a été plus loin encore, et l'on a créé aussi des causes internes.

L'orgueilleuse prétention de dériver la plupart des maladies d'une ou plusieurs causes internes, devint alors la source de diverses sectes médicales, déraisonnant toutes à l'envi les unes des autres.

L'une de ces sectes, qui ne fut pas la plus nuisible, exprimait la vie en quelque sorte spéciale et les particularités, les effets propres de chaque organe par le nom figuré d'*Archée*, sorte d'âme de chaque partie, et croyait qu'une partie quelconque venant à souffrir, c'était son archée qu'il fallait apaiser ou ramener à une autre série d'idées. Il me semble que cette secte a fait par là même l'aveu de l'impuissance dans laquelle elle était de concevoir la production des maladies et de satisfaire aux exigences de ces choses surnaturelles.

D'autres ont cherché à nous persuader que la prédominance de l'acide était la cause prochaine de toutes les maladies, théorie en conséquence de laquelle ils ne prescrivaient que des alcalis. A cette secte essaya de se rallier l'ancienne école qui attribuait toutes les maladies aiguës, les épidémies surtout, à un poison commun, souvent engendré de lui-même dans l'intérieur du corps, et qui, d'après cette idée, s'imaginait également pouvoir les combattre presque toutes par des terres absorbantes, alcalines, mais spécialement par les bézoards et par des mélanges d'opium avec les plus forts aromates (thériaque, mithridate, philonium). L'abus qu'elle faisait des poudres terreuses s'est propagé jusqu'à nous, et le démon qui la poussait à faire un usage si empirique, si universel, de l'opium, s'est emparé de quelques sectes modernes, qui ont inventé d'autres causes pour autoriser l'application presque générale qu'elles font d'un moyen indiqué seulement dans quelques cas.

C. L. Hoffmann s'est cru non moins en droit qu'un autre d'ériger en vérité générale sa croyance particulière, que presque toutes les maladies proviennent d'une sorte de putréfaction, et qu'on doit les traiter par les moyens que l'école indique comme étant antiputrides.

Personne ne lui conteste ce droit, non plus qu'à d'autres chefs de secte, qui, ne voyant dans les maladies que des âcretés du sang, ont imaginé des remèdes contre l'atrabile, contre les virus psorique, arthritique, scrofuleux, rachitique, et Dieu sait contre quelles autres âcretés, jusqu'à ce qu'enfin les modernes se jetèrent dans l'extrême opposé, exclurent les humeurs du nombre des causes morbides, et n'attribuèrent plus la production des maladies qu'aux seules parties solides.

C'est ainsi que les pauvres maladies furent rattachées par le caprice, tantôt à telles causes et tantôt à telles autres. Cependant elles ne se laissaient pas attaquer pour cela, et restaient toujours en possession tranquille.

Qu'on n'aille pas croire que, somme totale, une secte ait guéri plus de maladies qu'une autre. Ce qu'on voulait, ce n'était pas guérir, mais imaginer des causes de maladies, spéculer sur la manière dont celles-ci se développent, et bâtir là-dessus des systèmes. Aussi les maladies ne guérissaient-elles pas plus après qu'avant, à moins qu'elles ne le voulussent bien, c'est-à-dire qu'il ne se présentât quelque circonstance particulière pour amener ce résultat à l'improviste.

La doctrine des âcretés humorales a dominé longtemps parmi les hommes. Mais comme il n'était pas très-facile d'imaginer des spécifiques contre chacune de ces âcretés, on s'en tenait ordinairement en grande partie aux évacuants. Si l'on excepte quelques tisanes empiriques et quelques eaux minérales accréditées par le hasard, auxquelles le médecin humoriste commandait de passer dans le sang, pour l'adoucir, pour le corriger, pour en séparer les impuretés d'une manière en quelque sorte magique, et les expulser du corps au moyen des urines ou de la transpiration ; la manœuvre de cette école consistait principalement à tirer le mauvais sang, ou à évacuer les humeurs impures par le haut ou par le bas.

Comment ? Elle voulait ne tirer que le mauvais sang ! Par quel miracle réussissait-elle à séparer le mauvais du bon dans les vaisseaux, à cribler en quelque sorte ce liquide, de manière à ne laisser sortir que ce qui ne valait rien, et à conserver ce qui était de bonne qualité ? Où trouver une tête assez grossièrement organisée pour croire de pareilles choses ? Qu'importe ! on versait toujours des flots de sang, de ce suc vital, pour lequel Moïse déjà avait tant de respect.

Les sectes humorales raffinées, outre l'altération du sang, avaient encore, pour excuser leurs effrayantes et impitoyables émissions sanguines, une pléthore dont elles supposaient presque partout l'existence. De plus elles visaient encore par là à dériver, à diminuer le ton, et à remplir une foule d'autres indications accessoires suggérées par leur science. On voit qu'à l'instar d'autres sectes, elles procédaient d'une manière arbitraire, mais avec l'intention bien formelle, non pas de guérir, c'eût été une chose trop vulgaire, mais de donner le plus brillant vernis de rationalisme à leurs spéculations.

Les humoristes partisans des saburres avaient d'aussi excellentes raisons, des vues tout aussi sages, pour justifier leurs innombrables vomitifs, leurs doux et forts purgatifs. Voyez quelle quantité d'impuretés ont été retirées du sang! regardez le pot de nuit! Quand tout aura été expulsé, alors seulement le corps sera débarrassé de toutes les humeurs peccantes. Pensez, en outre, à la masse d'impuretés qui chaque jour se déposent des aliments et des boissons, et qui s'accumulent; il faut pourtant bien les évacuer souvent, si l'on veut que le malade échappe à la mort. Voyez aussi comme la plupart des malades se plaignent d'avoir le ventre tendu, douloureux, ou du moins d'éprouver de la gêne dans les hypochondres, d'avoir la langue chargée et un mauvais goût dans la bouche. Qui ne reconnaîtrait, d'après cela, que les saburres des premières voies sont le foyer de toutes les fièvres, la cause de presque toutes les maladies? Oui certes, il faut évacuer, il faut le faire souvent et avec énergie, afin d'enlever le germe des maladies. Ce qui prouve déjà l'excellence de notre méthode, c'est que nous sommes généralement aimés. Avec nous, le malade sent, pour son argent, l'effet que le médicament produit en lui, et voit de ses yeux les ordures que nous lui faisons sortir du corps! Qui oserait nier que cette médecine soit dans les goûts du peuple? Qui doutera que notre église ne soit la seule orthodoxe?

Cher frère, dit une autre branche de l'école saburrale, il n'y qu'un seul point sur lequel je ne suis point d'accord avec vous, c'est que vous voulez dériver toutes les maladies de la bile. Moi, je prétends qu'elles dépendent toutes de la présence du mucus dans les premières voies. Il faut inciser et dissoudre ce mucus, il faut, vous dis-je, en purger le corps avec soin, si vous voulez couper les maladies par la racine. Toutes vos fièvres bilieuses et putrides sont des fièvres muqueuses larvées, toutes les maladies imaginables proviennent du mucus, et quoique les malades traités d'après notre méthode soient obligés d'attendre assez longtemps leur guérison, nous n'en pouvons pas moins nous vanter d'avoir un système bien fondé et excellent.

Blennophile, suivant l'usage des médecins, allait continuer à s'étendre sur les avantages de son système, lorsque Eucholos, impatienté d'entendre nier que la bile fût une cause générale de maladie, ne put s'empêcher de soutenir cette thèse dans un discours non moins énergique. La bile doit être évacuée, telle fut la fin de sa philippique ; elle doit l'être sans hésitation et par toutes les voies, par le haut comme par le bas, car c'est d'elle que découlent toutes les maladies.

Ainsi le monde fut pendant plus d'un demi-siècle balayé par le haut et par le bas ; chacun aurait pu croire qu'il n'y restait plus d'impuretés. On se trompe, dit Kaempf ; il s'en faut de beaucoup que tout ce qu'il y a d'impur ait été enlevé ; du moins les moyens qu'on a employés par le bas n'étaient-ils rien moins que suffisants pour faire maison nette. On a été chercher la source des maladies là où elle n'était point. Sans cela, d'où viendraient ces centaines d'affections nerveuses hypochondriaques, tourments jusqu'ici indéchiffrables des grands de la terre, d'où ces maladies de la poitrine, du foie, de la peau et de la tête; et, que dis-je, d'où toutes ces autres maladies, si ce n'est d'obstructions dans le bas-ventre? Il faut, par des centaines de lavements résolutifs, fondre ces obstructions et les amener au dehors, si l'on veut se soustraire à la mort. Dieu! combien le monde a été aveugle jusqu'à présent, pour n'avoir pas découvert plus tôt ce seul remède possible de la seule cause possible de toutes les maladies! Et réellement nulle méthode n'était plus commode pour le praticien: nulle autre ne pouvait cacher aussi bien le vague de ses indications que celle-là, qui, le soustrayant au contrôle du simple bon sens, lui permettait de travailler dans les ténèbres, et après plusieurs centaines de clystères, d'amener au dehors les obstructions revêtues des formes les plus affreuses. Faire cuire des œufs dans un chapeau, est un enfantillage, en comparaison d'un pareil tour de force.

Si seulement je possédais, dit en soupirant Tyron, tous les signes auxquels on peut sur-le-champ reconnaître les obstructions, si je savais seulement ce que c'est que ces obstructions; quels points des intestins sont assez indolents pour héberger avec tant de tranquillité de pareils hôtes protéiformes, et d'où proviennent leur teinte grisâtre, leur figure, leur consistance, leur odeur, telles que Kaempf nous les a présentées réduites sous formes de tables! Je ne me sens point du tout à mon aise! quel esprit céleste me dira s'il y a des signes extérieurs certains pour les reconnaître, si moi-même je ne nourris pas de tels monstres dans mes viscères!

Ne t'afflige pas, cher Tyron, de ne pouvoir arriver là avec tes cinq sens. Le jeu des obstructions et des lavements désobstruants est fini. C'était une pure manœuvre de finance, si ce n'était une pieuse fraude de l'inventeur. Avec de nombreux lavements on peut convertir le gros intestin du campagnard même le mieux portant, en organe producteur de matières contraires à l'ordre naturel des choses, de masses muqueuses diversement configurées et de corps durs qui jouent toutes les couleurs.

D'autres visionnaires modernes sont atteints d'une manie voisine de celle-là; ils admettent l'engorgement des capillaires du bas-ventre dans presque toutes les maladies qu'ils ne peuvent guérir. Mais ils n'ont point non plus indiqué de signes au moyen desquels on parvienne à reconnaître cet engorgement d'une manière certaine. C'est donc encore une terreur panique pour les pauvres malades, qu'on intimide si aisément! c'est donc encore une riche occasion de pêcher dans l'eau trouble! Mais consolez-vous! De suite ils ont trouvé sous leur bonnet de coton les dissolvants les plus aptes à combattre cette nouvelle cause. Songez à cette multitude d'eaux minérales qui sourdent journellement de la terre pour le plus grand bien de leurs divers médecins inspecteurs, et qui ont déjà, sans que nous sachions comment, le pouvoir de guérir toutes les maladies imaginables, qui par conséquent ne peuvent manquer de résoudre aussi les engorgements des capillaires du bas-ventre et des glandes mésentériques! Pensez, en outre, à la saponaire, à la dent-de-lion, aux remèdes antimoniaux, qui ont surtout été imaginés pour narguer la chimie, aux savons d'antimoine qui se détériorent d'heure en heure, aux savons ordinaires eux-mêmes, au fiel de bœuf, à la racine de chiendent, et par-dessus toutes choses à ces nobles sels neutres, qui sont pour nous plus que vent et marée, et que nous connaissons au moins de nom ! Que pourriez-vous avoir que tous ces moyens ne parvinssent à résoudre ?

Voilà qui est bien dit !

Mais avez-vous jamais vu qu'ils résolvent de pareils engorgements, et comment ils s'y prennent pour cela ? Quelle révélation divine vous a dit que c'étaient là des fondants, puisque l'expérience n'apprend rien aux sens sur ce sujet, ne peut rien mettre au grand jour de ce qu'ils opèrent dans les ténèbres ? Êtes-vous même bien persuadé de l'existence réelle des engorgements dont vous parlez tant ? Savez-vous que ces glandes réputées par vous obstruées, ont été trouvées par Sœmmerring les plus pénétrables de toutes aux injections mercurielles ? Savez-vous que quand vous avez donné du muriate de baryte ou du muriate de chaux avec succès dans quelques cas de scrofules, vous ne résolviez rien, comme vous vous l'imaginiez, mais enleviez seulement l'acide trouvé par Fischer dans ces glandes et qui les faisait se tuméfier ? Où sont donc maintenant vos obstructions ? De quelle valeur sont vos fondants, puisqu'il n'y a rien à fondre ?

Mais d'où proviennent cette foule de maladies qui enlèvent la moitié des enfants avant leur cinquième année ? Pour moi, dit l'un, je trouve que le travail de la dentition est presque la seule cause des maladies et de la mortalité chez les enfants. Si l'on veut y regarder de près, on verra qu'ils souffrent de leurs maudites dents dès les premières semaines de leur existence, et cet état de choses continue pendant quelques années. Ces pauvres petits êtres sont tourmentés sans cesse par leurs dents, dont il y a toujours l'une ou l'autre qui veut percer. Ainsi leurs lamentations, leurs caprices, leur habitude de mettre les doigts dans la bouche, la bave qui les inonde, leur pâleur, leurs diarrhées, la grosseur de leur ventre, les réveils en sursaut, leur agitation continuelle, leurs spasmes, leurs accidents fébriles, en un mot tout ce qui leur arrive est attribué, quand nous ne pouvons les guérir, non point à notre ignorance, mais à une cause non moins immuable que la fatalité des Turcs. Dès lors, les parents n'ont rien à nous imputer. Mais si le cher enfant vient à être pris d'une maladie trop connue, de la coqueluche, de la rougeole, de la petite- vérole, etc., et qu'il en meure, nous avons l'excellente ressource de dire que la dentition était en jeu. Par là également nous sortons d'embarras, lorsqu'après ces maladies, il reste des affections consécutives, atrophie, toux, diarrhée, ptérygion, cécité, ulcères tantôt sur un point et tantôt sur un autre. La seule dentition est cause de tous ces fâcheux résultats. Dieu bénisse celui qui a imaginé la dentition difficile ! Il est fâcheux seulement que ces misérables enfants de paysans poussent leurs deux rangées de dents blanches sans s'en apercevoir, sans avoir besoin de nous ; car un temps pourrait bien ne pas tarder à venir où l'on s'avisât de croire que la bonne nature sait faire percer les dents sans le secours de l'homme, et qu'elle les produit tranquillement dans la bouche, comme les perles, lorsque la malencontreuse activité des médecins et le genre de vie des citadins, qui engendre tant de maladies chez les enfants, n'y mettent point obstacle.

Un confrère s'éleva brusquement contre cette déclaration de principes, et comme tout doit être exagéré dans le monde, il soutint que les vers sont l'unique cause des maladies de l'enfance. Il poussa même son système jusqu'à faire dépendre des vers une foule de fièvres épidémiques chez les enfants, parce que ceux-ci en rendent fort souvent dans le cours de ces affections. A ce compte, je suis surpris de ce qu'il ne se met pas aussi à chercher dans les vers intestinaux les causes de la variole, de la rougeole et de la scarlatine, puisque les matières alvines en contiennent de même dans ces maladies. Est-il parvenu à guérir des enfants par le moyen du fer, du semen-contra, du jalap en poudre ou du calomélas, et a-t-il vu sortir des vers par le bas, ce sont, à son avis, ces animaux qui ont déterminé la maladie, même lorsque l'enfant n'a point rendu de vers, mais seulement des mucosités, que l'effet purgatif du jalap et du calomélas ne manque jamais d'amener au dehors. C'est toujours là pour lui du mucus à vers. Mais qu'a donc de particulier le mucus des vers lombrics pour qu'on puisse si aisément le distinguer de tout autre? Et le fer, le jalap, le semen-contra, le calomélas ne guérissent-ils pas aussi d'autres maladies que celles qui ont été déterminées par des vers? L'expérience m'a convaincu du contraire pour ce qui regarde le semen-contra; quant aux trois autres médicaments, tous les médecins savent ce qu'ils doivent en penser.

D'ailleurs, ce que vous donnez pour des signes de la présence des vers, la tension du bas-ventre, la faim dévorante alternant avec l'anorexie, les démangeaisons au nez, le cercle bleu autour des yeux, la dilatation des pupilles, la sortie même de quelques vers lombrics, sont-ils bien réellement des symptômes d'une maladie vermineuse ? ne peuvent-ils pas être plutôt des symptômes d'un mal coexistant avec des vers, et qui, loin d'être l'effet de ces derniers, en serait, au contraire, la cause ? ce mal ne persiste-t-il pas après que l'enfant a déjà rendu plusieus vers ? ne dure-t-il pas souvent jusqu'à la mort, après laquelle on ne trouve quelquefois point de vers dans le cadavre ?

Si parce qu'on trouve quelquefois les intestins percés d'outre en outre, on prétendait mettre cette perforation sur le compte des vers, on pourrait répondre qu'une pareille agression de leur part contre les parois du réservoir qui leur sert de domicile est si peu dans leur nature que, chez les enfants robustes, ils habitent souvent le canal intestinal jusqu'à l'âge adulte, en nombre même parfois très-considérable, sans donner lieu à aucun accident, et qu'ils ne se déterminent à une action aussi peu naturelle que celle de perforer les intestins, qu'autant qu'ils y ont été poussés par une maladie existant chez l'enfant.

Écartons ces matérielles causes occasionnelles des maladies, s'écrie le solidiste ; elles ne conviennent point à notre siècle engoué de métaphysique ! La faiblesse nerveuse, voilà la source de la plupart des maladies qui affligent aujourd'hui la race humaine. Faiblesse des nerfs et relâchement de la fibre, il n'y a rien autre chose. Toutes les maladies de notre âge peuvent être ramenées là ! — Dites-nous, mon cher, quels sont les moyens de guérir cette faiblesse nerveuse qui exclut toutes les autres causes. — Quels peuvent-ils être, sinon ceux qui surpassent tous les autres, le quinquina, le fer et les extraits amers ? —Et comment cela se fait-il donc ? — Notez bien que tout ce qui est amer tonifie, pour parler le langage de Cullen ; ce qui grippe la langue comme les sels ferrugineux, doit fortifier la fibre, et que citerait-on qui l'emporte à cet égard sur le quinquina, écorce avec laquelle on peut tanner les peaux ? or, il n'y a presque rien autre chose à faire dans les maladies, qu'à guérir la faiblesse nerveuse, à relever le ton de la fibre; donc ces médicaments remplissent toutes les indications. — Sans doute, si tout ce que vous venez de dire était vrai, si les innombrables maladies n'apportaient pas, dans la manière d'être et de se comporter du solide vivant, d'innombrables différences qu'un cerveau étroit peut seul avoir la prétention d'embrasser sous un nom unique, si vous connaissiez toutes les substances amères et les nuances infinies qu'elles offrent dans leurs effets, si le quinquina ne cessait pas d'être un moyen puissant lorsque l'eau de chaux lui a enlevé tous ses principes tannants, si tous les effets du fer pouvaient être dérivés de son astringence !

J'entends un autre dire que ces causes des maladies ne sont point encore assez raffinées pour notre siècle, sans compter que la méthode curative porte l'empreinte d'idées par trop grossières. La nature des maladies et leur traitement sont bien autrement subtils ! Ce qui en fait la base n'est rien de moins que la substance des gaz. Au nouveau système chimique seul appartient d'ouvrir les portes de la vie.

Sachez que tous les désordres qui ont lieu dans nos fonctions tiennent au défaut ou à l'excès d'oxygène, de calorique, d'hydrogène, d'azote ou de phosphore, que par conséquent on ne peut guérir qu'avec des moyens propres à suroxygéner ou désoxygéner, à surcaloriser ou décaloriser, à surhydrogéner ou déshydrogéner, à surazoter ou désazoter, à surphosphorer ou déphosphorer.

Voilà qui sonne fort bien en théorie, et qui fait un très-bon effet sur le papier. C'est aussi dans l'esprit des idées à la mode. Mais alors, dans chaque cas de maladie, j'ai besoin d'une assistance surnaturelle qui me particularise ces généralités, qui me révèle si telle affection dépend de l'excès ou du défaut d'oxygène ou d'azote, qui m'indique quels sont les antidotes chimiques de cet état chimique individuel, car toutes ces choses, quoique déduites avec vraisemblance de la spéculation, ne sont que des produits de notre esprit et ne peuvent jamais être atteintes par nos sens. Toute assertion qui a la moindre vérité pour base, a aussi une utilité pratique.

Il nous faut aller un peu plus haut encore, assure un célèbre professeur de dynamologie nourri du lait éthéré de la philosophie critique. Nous devons remonter à la source primitive des maladies, aux changements dans la composition et la forme de la matière. Mais cette maxime ontologique a beau se rapprocher autant que possible de la vérité *à priori* pour le philosophe qui s'est familiarisé avec la science de la nature en général et avec la constitution probable de notre organisme en particulier, le médecin praticien ne peut en tirer absolument aucun parti : il lui est impossible de l'appliquer au traitement des maladies. De même, ce que Bruce nous apprend des sources éloignées du Nil n'a pas la moindre utilité pratique dans le Delta. Cependant le physicien dont je parle ici s'est, dans ses vues particulières sur les maladies et principalement sur les fièvres, beaucoup plus rapproché des données pures de l'expérience qu'on n'aurait dû s'y attendre, et là il a laissé aux probabilités beaucoup moins de latitude que ne l'avaient fait ses crédules prédécesseurs. Si l'esprit de système guide chacun de ses pas, il ne manque jamais de dire avec loyauté quand l'abstraction marche en sens inverse de l'expérience, et il a beaucoup d'estime pour cette dernière. Le médecin qui sait penser peut se former en lisant ses écrits, pourvu qu'en arrivant au lit du malade, il n'oublie pas que les vues qui ont peut-être mérité son approbation ne sont que des pensées individuelles, de simples aperçus, et qu'on ne saurait jamais en faire sortir le moindre remède curatif.

Mais le côté de l'art médical que Wilmans tourne aux regards du médecin capable de réfléchir, me paraît être celui de tous qui se rapproche le plus de la vérité. Qu'on s'en tienne cependant à ses seuls prolégomènes, si l'on ne veut pas manquer le droit chemin. Quant à ses divisions, on y voit déjà régner l'esprit de l'école. En médecine, toutes les spéculations qui découlent du pur empirisme tendent à particulariser.

Quant à l'art de manier les sophismes de la dialectique, à la hardiesse des assertions, à l'impudence dans les éloges prodigués à sa propre personne, et au mépris des modifications infinies que la nature a si visiblement introduites dans les maladies et leurs remèdes, nul chef de secte en médecine n'a égalé Brown, cet empirique par excellence, qui, n'étant pas lui-même praticien, réduisit toutes les indications curatives possibles à deux, exciter et diminuer l'excitation, et proclama la plus grande de toutes les absurdités médicales, en disant qu'il ne peut y avoir que deux ou trois maladies différentes seulement par plus ou moins d'excitement, avec une masse correspondante d'excitabilité. A l'aide d'une pareille doctrine, la thérapeutique était bientôt construite. Prends pour remèdes des choses excitantes et des choses qui soient le moins possible excitantes (1). Une ou deux drogues auraient suffi, ce me semble, pour remplir la première indication. Brown, pour ne pas être en contradiction avec lui-même, n'aurait dû prendre qu'un seul des moins fixes et un seul des plus fixes excitants; car, si tous ne peuvent faire que la même chose, à quoi bon en avoir plusieurs?

Cependant il pourrait bien avoir soupçonné l'inconvenance de la simplification, et senti lui-même qu'un buveur ne saurait remplacer l'eau-de-vie par du musc ou du camphre. Pour achever son système, il lui aurait fallu ignorer des choses que tout le monde sait, que le bon sens nous apprend chaque jour.

Mais je n'ai point à m'occuper ici de ce que lui-même a dû sentir des contradictions de son système, et des efforts qu'il lui a fallu faire pour contredire ainsi les faits les plus patents, pour devenir chef de secte. Ce qui me suffit, c'est qu'en apparence jamais chef de secte n'a moins connu la nature, mais que nul non plus n'a mieux possédé l'art de manier la dialectique pour ériger en maximes absolues quelques propositions qui ne paraissaient nouvelles qu'à cause de la manière étrange dont elles étaient présentées, pour masquer le vide des

(1) Je m'étonne de ce que ses partisans lui ont prêté gratuitement, à l'égard de ces dernières substances, une idée qui ne lui appartient point, et qu'il ne pouvait avoir, s'il voulait être conséquent. Nulle part Brown ne parle de remèdes qui enlèvent l'irritation. Ses minoratifs de l'asthénie devaient être des substances qui n'affaiblissent que par le peu d'intensité de leur excitation.

idées à l'aide de l'obscurité du langage, et pour établir la supériorité de son génie subtil par la sécularisation de toutes les autres vérités incontestables. Peut-être aurait-il fini par avouer lui-même qu'il s'était moqué du monde, si l'abus de ses excitants diffusibles l'avait laissé vivre plus longtemps.

Il n'y a pas de sottise que quelque sophiste n'ait déjà soutenue, et, de tout temps, la manie de simplifier a été le grand cheval de bataille des fabricants de systèmes de la première volée.

Ainsi l'un fait sortir l'univers du feu, et l'autre de l'eau. Celui-ci veut que tous les êtres vivants proviennent d'un œuf. Descartes promenait le monde dans les tourbillons qu'il avait imaginés. Ainsi l'alchimie prétendait renfermer toutes les substances chimiques dans le triangle de son soufre, de son sel et de son mercure. Que lui importait le nombre des métaux ? Elle se faisait un point d'honneur de les réduire dictatorialement à sept, qu'elle ramenait eux-mêmes à une seule substance primitive, sa semence des métaux. N'était-ce pas l'orgueilleuse manie de simplifier qui avait fait décréter jadis que la terre est le but et le centre de toute la création, et considérer à peine les trente mille soleils épars dans l'espace comme des lampes destinées à éclairer notre petit globe ?

Mais j'en reviens au sectaire qui voulait mesurer la médecine à la toise, et qui n'admettait guère d'autres maladies que la goutte (1), quelques rhumatismes,

(1) On est frappé de la prolixité, je dirais presque pragmatique, avec laquelle Brown (*Éléments de médecine*) traite de la goutte, tandis qu'à peine sait-il donner quelques phrases superficielles sur les plus importantes des autres maladies spéciales.

quelques catarrhes, quelques hémorrhagies, et l'angine gangréneuse.

Je quitte les péchés théoriques, dont il ne doit pas être question ici, pour arriver à ceux qui concernent le traitement des maladies.

Jamais encore il n'avait paru de doctrine qui fût plus propre à induire les praticiens en erreur et plus dangereuse pour les débutants.

D'après Brown, on ne doit rien confier aux forces de la nature ; jamais il ne faut laisser reposer les remèdes, il faut continuellement stimuler ou affaiblir. Quel blasphème et en même temps quelle insinuation dangereuse pour le demi-médecin ordinaire, qui n'est déjà que trop disposé à agir ! Quel orgueil ne lui inspire-t-on pas, en lui disant qu'il domine la nature !

Donnez toujours plusieurs remèdes à la fois, disait Brown. Jamais on ne doit se borner à un seul moyen contre une maladie. C'est là le caractère de la fausse médecine. Le charlatanisme ne marche jamais sans des mélanges de médicaments, et celui qui érige un pareil précepte en règle absolue de conduite est à mille lieues des voies simples de la nature, de sa loi qui veut qu'on puisse atteindre à plusieurs buts avec un seul moyen. Ce seul axiome, si propre à bouleverser les têtes et les traitements, doit avoir déjà coûté la vie à bien des hommes.

Brown ne fait point de différence entre les palliatifs et les curatifs. Suivant l'usage des charlatans, il ne recommande jamais que les premiers (1), dont l'action, contraire à celle de la maladie, fait d'abord taire les

(1) Je ne méconnais pas la grande utilité des *palliatifs*. Dans les maladies qui se développent et tendent à marcher rapidement, non-seulement ils suffisent quelquefois, mais encore ils méritent la préférence

symptômes pendant quelques heures, pour laisser ensuite un état opposé à celui qui était résulté de leur secours temporaire. Ainsi l'opium est à ses yeux une véritable panacée dans toutes les maladies provenant et accompagnées de faiblesse. Quel excès d'empirisme que de recommander, pour opérer un effet fortifiant général, un remède qui, après le peu d'heures pendant lesquelles il stimule les forces, les laisse tomber beaucoup plus bas qu'elles n'étaient avant son emploi, effet qu'on ne peut prévenir qu'en accroissant les doses peu à peu et sans cesse! Et quel est le médecin expérimenté qui ignore les résultats de l'usage prolongé de l'opium à hautes doses? C'est donc cette substance, qui fortifie d'une manière purement palliative, mais qui, plus qu'aucune autre, laisse à sa suite de la faiblesse et de la disposition à la douleur, que Brown recommandait sans restriction comme le plus convenable de tous les moyens dans toutes les maladies, même les plus chroniques, qui ont pour caractère la faiblesse. Celui qui ne verrait pas là un empirique achevé n'aurait plus d'yeux. Il n'y a qu'un seul cas, mais très-rare, où l'opium peut ne point affaiblir, où il semble ne point débiliter quand on l'emploie palliativement à petites doses chez un sujet robuste soumis à un régime fortifiant; c'est quand le hasard fait qu'il est en même temps le remède spécifique de la maladie. Voilà ce qui a été la source de l'erreur. Mais les moyens curatifs, les véritables armes du vrai médecin, qui détruisent le mal radicalement et à tout jamais, en commençant par exciter une maladie analogue à celle qui existe, Brown n'en

toutes les fois qu'il n'y a point une heure, une minute à perdre pour venir au secours du malade. Là, mais là seulement, ils ont de l'utilité dit pas un mot, et ne les connaît même point de nom. Est-ce là le fait d'un restautateur ou d'un inventeur de la médecine, titre que cependant il n'hésite point à se donner? Pour me borner à un seul exemple, il ne soupçonne même pas qu'on soit obligé de tenir longtemps une brûlure dans l'eau froide avant qu'elle cesse de causer des douleurs quand on la retire du liquide, et que le meilleur moyen de faire naître des ampoules est d'appliquer des topiques rafraîchissants à cette inflammation locale. Il ne se doute pas que le contraire précisément a lieu lorsqu'on plonge la partie brûlée dans de l'alcool. Que deviennent donc les antisthéniques et antiasthéniques palliatifs? Combien ils sont loin de la réputation qu'on a voulu leur faire!

Quel médecin expérimenté ne connaît la puissance palliativement débilitante de l'eau froide? Il n'était pas besoin que Brown nous donnât la propriété débilitante du froid comme une chose nouvelle. Mais quand il prétend que le froid est un débilitant positif, il se trompe, ce qui lui arrive si souvent. Le froid n'affaiblit qu'au moment même de son application, c'est-à-dire d'une manière palliative; mais dans ses effets consécutifs c'est un des meilleurs fortifiants que nous possédions, c'est-à-dire qu'il agit comme remède curatif, guérissant d'une manière durable. On sait que l'eau froide est le plus sûr moyen de guérir la congélation, c'est-à-dire le plus haut degré de débilitation d'un membre. Je me borne à cet exemple, entre mille que je pourrais citer des effets curativement fortifiants du froid.

Brown ne connaît pas d'autres causes de maladies qu'une excitation trop vive par les stimulants (sthénie), dont la prolongation engendre la faiblesse indirecte, ou une excitation trop faible par des stimulants trop peu énergiques (faiblesse directe). La sthénie comprend les maladies franchement inflammatoires, et l'asthénie embrasse toutes les autres maladies, qui portent le caractère de la faiblesse. Les premières sont guéries par la saignée, le froid et l'eau; les autres le sont par la chaleur, les bouillons gras, le vin, l'eau-de-vie et surtout l'opium. Voilà comment Brown guérit sur le papier et prescrit de traiter les innombrables maladies, si infiniment variées dans leurs espèces. L'empirisme grossier et l'ignorance présomptueuse ne pourraient aller plus loin. Ainsi toutes les épilepsies (1), toutes les hydropisies toutes les maladies endémiques, toutes les mélancolies, seraient guéries à coup sûr par l'opium, l'eau-de-vie, la chaleur et les bouillons de viande! Qui a jamais vu un pareil traitement obtenir du succès dans ces maladies? Brown voulait-il se moquer de nous? Après avoir réduit la médecine à un petit nombre de moyens empiriques, voulait-il enfin la détruire entièrement?

Cependant, non! Il est rationaliste au suprême degré. Il recommande de ne jamais entreprendre un traitement avant d'avoir cherché toutes les circonstances antécédentes, afin de s'assurer si elles ont pu agir comme trop excitantes ou comme débilitantes, et veut qu'on ne prononce que d'après ces données sur la nature de la maladie et sur le traitement qu'elle exige. Mais, en faisant de cette recherche la seule indication

(1) Il ne connaît point d'épilepsie avec surabondance de bon sang, point d'hydropisies sthéniques, point d'hémorrhagies sthéniques, point de catarrhes asthéniques, quoique la nature en connaisse et en produise assez souvent.

qu'on ait à remplir, il prouve assez n'avoir jamais traité de malades que dans son cabinet, et raisonne comme un aveugle qui parle de couleurs. Qui oserait se flatter, dans les cas inopinés et chez les basses classes, de pouvoir toujours, avant de commencer le traitement, découvrir à quelle catégorie appartenaient les circonstances passées depuis longtemps, si le mal a été précédé d'un excès ou d'un défaut d'excitation, ou d'un concours de ces deux conditions dans telles ou telles proportions respectives, s'il y a eu transition, soit de la sthénie à la faiblesse directe ou indirecte, soit de l'un ou de l'autre de ces deux genres de faiblesse à la sthénie, ou bien si une sorte d'asthénie s'est jointe à une autre, et s'il est résulté de là un effet mixte, enfin auquel des quatre-vingts degrés, qu'une inspiration divine a révélés à Brown, l'excitabilité se trouve épuisée ou accumulée, et le tout en comparant sans cesse l'intensité de ces influences nuisibles avec la masse d'excitabilité départie au sujet depuis la création du monde, en ne négligeant jamais d'avoir égard à l'âge, au sexe, à la constitution, au climat, au sol, etc.? Quel médecin expérimenté pourrait prétendre qu'un dixième seulement des malades ou de ceux qui les approchent seraient en état de répondre catégoriquement à ces questions, les unes hyperboliques, les autres subtiles, sur toutes les émotions antécédentes, agréables ou désagréables, sur les impressions des divers degrés de chaleur et de froid depuis un laps de temps considérable, sur l'exposition à une lumière trop ou trop peu abondante, à un air plus ou moins sec ou humide, pur ou impur, sur les qualités plus ou moins nutritives ou sapides des aliments, sur la quantité et la qualité des boissons spiritueuses ou aqueuses, sur le plus ou moins de fréquence des plaisirs vénériens, sur la fréquence et le degré de l'exercice, sur la nature des occupations de l'esprit, etc.? En supposant même qu'il se trouvât une famille qui, après avoir été interrogée pendant des semaines entières, pût et voulût répondre à tout ou partie de ces questions, roulant sur des objets qu'elle aurait déjà oubliés pour la plupart, combien le pauvre docteur ne serait-il ensuite obligé de se torturer l'esprit pour comparer entre elles ces innombrables circonstances, calculer leur influence sur un sujet pourvu de telle ou telle dose d'excitabilité, balancer le résultat, et déterminer d'après cela de combien de degrés browniens les puissances surexcitantes sont dépassées par celles d'excitation insuffisante, ou celles-ci par celles-là, dans tel ou tel individu, en n'oubliant aucun terme, grand ou petit, sans quoi tout le calcul serait frappé d'inexactitude!

Chacun voit que cette méthode, qu'on ne saurait pousser trop loin d'après les principes de Brown (1), puisque sur elle repose la connaissance même des maladies, est impraticable dans la pratique journalière, qu'elle exigerait un temps et des soins infinis, avant qu'on pût commencer le moindre traitement, et que, pendant qu'on en remplirait les exigences, la maladie passerait à une autre période de son cours, si même elle ne se terminait par la mort. Un brownien consciencieux ne pourrait peut-être jamais venir à bout de réunir toutes les informations et de faire tous les calculs que son système lui prescrit avant de rien donner au malade. Et cependant, après que tout serait fini, il ne saurait

(1) Voyez *Éléments de médecine* de J. Brown, trad. du latin par le docteur Fouquier. Paris, 1805, in-8.

encore qu'une seule chose, que la maladie dépend de la sthénie ou de la faiblesse, soit directe, soit indirecte! Est-ce donc là le seul renseignement dont il ait besoin pour guérir? Vous savez qu'il y a faiblesse directe dans toutes les maladies endémiques. Vite donc à l'ouvrage! Guérissez-moi tous les pays infectés du radesyge, de la pellagre, de la plique, du sibbens, du yaws, du pian, etc. Ne vous faut-il pour cela que des excitants fixes et diffusibles? Voilà de l'opium, de la chaleur, de l'eau-de-vie, du quinquina, du bouillon gras. Guérissez promptement.

Dieu tout-puissant, que de folies un seul écrivain sans pratique peut accumuler, à la honte de l'intelligence humaine!

Soyons justes cependant! Si l'auréole qui devait marquer l'apothéose de cette tête originale, disparaît; si le géant qui voulait entasser le Pélion sur l'Ossa, est descendu peu à peu du rang des héros; si le plan colossal de tout bouleverser dans l'empire d'Esculape a échoué; si les myriades de maladies individuelles n'ont pu être ramenées à deux ou trois causes, ou, ce qui revient au même, à deux ou trois maladies différentes seulement par le degré; s'il n'a pas été possible de les détruire avec deux ou trois stimulants ou non stimulants; si enfin tout cet étalage d'arabesques et d'excentricités s'est perdu dans le domaine de la fable, n'oublions pas de rendre justice à Brown pour avoir renversé d'un bras vigoureux les hordes d'hématistes, d'acrimonistes et de saburralistes, qui, avec leurs lancettes, leurs boissons tièdes, leur régime exigu, leurs purgatifs, leurs vomitifs et leurs fondants, menaçaient d'anéantir notre génération, ou au moins de la faire extrêmement dégénérer : pour avoir réduit de cent à trois les maladies qu'on doit traiter antiphlogistiquement, déterminé avec plus de précision l'influence des six choses dites non naturelles sur notre santé, et enlevé au régime végétal la prééminence qu'on lui avait accordée sur le régime animal ; enfin pour avoir réintégré l'appropriation du régime parmi les moyens curatifs, remis en honneur l'ancienne distinction des maladies en celles qui dépendent d'un défaut d'excitation et celles qui proviennent de surexcitation, et assez bien marqué la différence qui doit exister dans leur traitement en général.

Que ces services réels servent à nous réconcilier avec son nom !

Ses disciples, orgueilleusement enveloppés dans le manteau de leur Élie, ont appuyé sa doctrine de clameurs retentissantes, signe assuré d'une mauvaise cause. Ils nous ont étourdis des maximes de Brown sur les degrés de l'excitabilité, qu'ils faisaient à leur gré exalter ou diminuer par des circonstances nuisibles antécédentes. Ils nous ont rompu la tête de faiblesse simple et complexe, directe et indirecte, de diathèses et de prédispositions, comme moyens de distinguer les maladies générales des affections locales, d'excitants fixes et diffusibles. Ils traitaient leurs malades par le bouillon gras, le vin et l'opium. Mais ils avaient l'adresse d'ajouter à cela tout ce qui, dans la médecine commune, leur paraissait être nécessaire, indispensable. Ainsi quand le bouillon, le vin et l'opium ne réussissaient pas, ils donnaient dans les fièvres intermittentes des marais le quinquina, si décrié par leur maître, mais en protestant bien qu'ils ne le donnaient qu'à titre d'excitant fixe. Ils prescrivaient aussi l'essence de térébenthine dans l'hydropisie, en ayant soin néanmoins de déclarer qu'elle possédait tout juste le degré de puissance excitante nécessaire dans cette affection. De même j'ai vu manger des poulets le vendredi dans certains couvents, après que le prieur, faisant dessus le signe de la croix, avait prononcé la formule : *Fiat piscis!*

IX

L'ALLOPATHIE.

UN MOT D'AVERTISSEMENT AUX MALADES

DE TOUTES LES CLASSES (1).

L'allopathie, ou la méthode curative de l'ancienne école médicale, se vante de posséder depuis deux mille cinq cents ans l'art de détruire la cause des maladies dont elle entreprend le traitement, et, au contraire de l'homœopathie, qui n'a pas ce pouvoir, d'être la seule qui opère des cures dirigées contre les causes, la seule qui guérisse d'une manière rationnelle.

Mais pour que les allopathes puissent détruire la cause des maladies chroniques, qui font sans contredit la majorité des affections auxquelles l'homme est sujet, il aurait fallu du moins que cette cause leur fût connue. Or, elle leur a été inconnue dans tous les siècles, et ils furent tout surpris quand les découvertes récentes de l'homœopathie leur apprirent que toutes les maladies chroniques dépendent uniquement de trois miasmes, vérité dont l'ancienne école n'avait jamais eu le moindre soupçon.

La vraie cause des maladies chroniques leur ayant toujours été inconnue, il s'ensuit que jusqu'à présent

(1) Publié en 1831.

ils ont dirigé leurs coups contre des causes fausses, et que, ne détruisant pas la véritable, dont ils n'avaient aucune notion, ils n'ont jamais pu non plus guérir réellement ces maladies.

Les résultats prouvent ce que j'avance ici. Car, si l'on excepte les seules maladies provenant du miasme vénérien chancreux, dans lesquelles le mercure, trouvé empiriquement par des hommes étrangers à la médecine, procurait des secours réels, toutes les autres maladies chroniques ne faisaient que s'aggraver et devenir incurables sous l'influence de tous les moyens déployés contre elle par l'ancienne école, et aucune n'était guérie, ramenée à la santé. A l'affection dont un homme est atteint en substituer, par l'action des médicaments, une plus grave et seulement d'aspect différent, puis, comme on le fait d'ordinaire, prétendre que celle-ci est survenue par hasard, que le médecin ne doit aucun compte de son apparition, ce n'est pas guérir les malades et les rendre à la santé, mais leur nuire et les bercer d'illusions.

C'est à tort que les médecins de l'ancienne école donnaient les divers caractères, parfois purement imaginaires, et les différents phénomènes des maladies chroniques, qui ne sont que des produits et des manifestations de la cause primitive, pour la cause elle-même de ces affections, et combattaient tantôt le refroidissement, le catarrhe et le rhumatisme, tantôt la goutte, les obstructions du système de la veine-porte, les hémorrhoïdes, des engorgements des vaisseaux lymphatiques, des indurations, des principes morbifiques dans les humeurs, un état saburral ou muqueux des premières voies, la faiblesse de l'estomac et des organes digestifs, celle des nerfs, le spasme, la pléthore, l'inflammation chronique, l'hydropisie, etc. Ils croyaient voir dans ces états la cause à détruire, et quand, par leurs procédés, ils étaient parvenus à les diminuer ou à les faire disparaître, ils s'imaginaient avoir anéanti cette cause.

Mais, après qu'un de ces caractères ou états avait été diminué ou supprimé par la violence de leurs médicaments, il ne manquait jamais de reparaître à sa place quelque autre phénomène morbide, produit différent de la cause fondamentale. Comment donc l'état primitif aurait-il pu être cette cause, puisque sa cessation n'amenait pas une véritable guérison, ne rétablissait pas la santé, et qu'il s'ensuivait un nouvel état morbide, toujours même plus grave? D'où venait donc alors primitivement ce qu'on croyait être le caractère de la maladie? De quoi dépendaient la propension du malade à se refroidir, le catarrhe, le rhumatisme, la goutte, les obstructions du système de la veine-porte, les hémorrhoïdes, les engorgements des vaisseaux lymphatiques, les indurations, l'état muqueux et saburral des premières voies, l'âcreté apparente du sang, la faiblesse de l'estomac et des organes digestifs, l'état fébrile, la faiblesse nerveuse, le spasme, la pléthore, l'inflammation chronique, l'hydropisie, etc.? Quelle source primitive devait-on assigner à ces états, puisqu'ils ne sont qu'autant de formes diverses du prétendu caractère de la maladie, des manifestations différentes du mal interne, en un mot des symptômes, dont attaquer un seul par des médicaments, après lui avoir faussement donné le nom de cause, c'est dans la réalité ne faire qu'une mauvaise médecine symptomatique, quoiqu'en agissant ainsi on prétende se conduire d'une manière rationnelle et combattre la vraie cause de la maladie? Quelle était, à proprement parler, la cause fondamentale de ces maux et phénomènes secondaires alternants, cause dont la seule destruction peut procurer une guérison radicale et durable, constituer un traitement véritablement rationnel? Voilà ce que les médecins de l'ancienne école n'ont jamais su, et ce qu'aujourd'hui encore ils ne veulent point apprendre (1) de l'homœopathie. Cependant, ils n'ont rien rabattu jusqu'à ce jour de leurs hautes prétentions au rationalisme des méthodes jamais salutaires et constamment funestes qu'ils emploient contre les maladies chroniques. Y eut-il jamais de forfanterie à la fois plus ridicule et plus pernicieuse pour le genre humain, si on la juge d'après son résultat général et constant!

Quant à ce qui concerne le traitement des maladies aiguës, l'expérience montre également que quand ceux qui sont atteints de ces affections restent abandonnés à leur seule force vitale, sans nulle coopération de l'allopathie, ils guérissent en général beaucoup plus vite et plus sûrement que lorsqu'ils se soumettent aux méthodes accréditées par l'ancienne école; dans ce dernier cas, il en meurt plus d'un qui, sans de si malencontreux secours, aurait pu résister; beaucoup aussi restent après plus souffrants qu'ils ne l'étaient auparavant, et d'ordinaire finissent par périr misérablement des suites du traitement qu'on leur a fait subir, tandis que, livrés à eux-mêmes, ils se seraient rétablis.

Ce résultat tient à ce que l'allopathie assigne un faux caractère aux maladies aiguës, afin de les mettre en harmonie avec le plan de traitement adopté par elle. Ainsi

(1) Il y a moins de honte à ne pas savoir une chose qu'à refuser de l'apprendre.

nous la voyons supposer une pléthore pour cause fondamentale, et saigner copieusement, dans la pleurésie et la péripneumonie aiguës, où il lui aurait suffi, comme l'enseigne et le pratique l'homœopathie, de faire cesser l'irritation morbide du système artériel par des doses faibles de médicaments internes, pour éteindre en peu d'heures la maladie tout entière, sans avoir besoin d'épuiser les forces du malade, qui ne peut plus ensuite les recouvrer, ou ne les récupère qu'après avoir langui longtemps.

On ne conçoit pas que les allopathes puissent regarder comme un grand péché de ne pas saigner, qu'ils saignent copieusement dans les maladies inflammatoires, par exemple dans les inflammations de poitrine, qu'ils s'en soient fait à eux-mêmes une loi inviolable, et qu'ils veuillent imposer également cette loi aux médecins dont la pratique est plus heureuse que la leur.

Si cette méthode était aussi salutaire qu'ils le disent, comment se ferait-il que plus d'un sixième des malades qui périssent chaque année entre leurs mains, succombent à des maladies inflammatoires, ainsi que le témoignent leurs propres tableaux de mortalité ? Il n'en serait pas mort un sur douze si ces malheureux n'étaient pas tombés entre des mains avides de sang, s'ils avaient été abandonnés à leur propre nature.

La phthisie pulmonaire enlève annuellement des centaines de milliers d'individus à la fleur de leur âge. Allopathes ! vous avez leur mort sur votre conscience ! Car s'en trouve-t-il un seul parmi eux dont la maladie n'ait point pris sa source dans vos belles méthodes curatives, dans les émissions sanguines et le traitement antiphlogistique auxquels vous avez eu recours sans raison contre une phlegmasie de poitrine antérieure ? Cette manière insensée et barbare de traiter la pleurésie par la saignée, les sangsues et les débilitants, fait chaque année descendre au tombeau des milliers d'hommes qui succombent ensuite à la fièvre nerveuse, à l'hydropisie, à la phthisie pulmonaire. Vraiment ! c'est une excellente manière d'anéantir en masse et sourdement le noyau du genre humain !

Est-ce là guérir, guérir d'une manière rationnelle, guérir la cause ?

Parmi les personnes atteintes de pleurésie, même très-aiguë, que l'homœopathie rétablit, et la plupart du temps avec une promptitude merveilleuse, on n'en trouvera pas une seule qui meure ensuite de consomption et de phthisie pulmonaire ; car l'homœopathie ne guérit les inflammations de poitrine en apparence les plus mortelles, qu'en faisant cesser l'état morbide du système sanguin par des médicaments internes peu nombreux, doux, mais appropriés, qui souvent apaisent le désordre, avec les douleurs, dans le court espace de vingt-quatre heures, et ménagent les forces des malades, puisqu'ils rendent inutiles toutes les émissions sanguines, tous les moyens débilitants. Elle sait, en effet, ce que les médecins de l'ancienne école ne savent pas, et malheureusement ne veulent point savoir, que les fortes inflammations aiguës de la poitrine (et d'autres parties) sont uniquement dues à l'explosion d'un miasme psorique caché dans l'intérieur du corps, et que nul de ceux qui sont exempts de la psore n'est atteint de ces affections. Elle sait comment s'y prendre, après avoir apaisé le désordre inflammatoire de la circulation, pour guérir la psore sans délai au moyen de remèdes appropriés, afin qu'elle ne puisse plus désormais exercer dans les poumons les ravages qui en amènent si aisément la destruction. Et elle parvient d'autant plus sûrement à son but, qu'elle n'a point, comme fait toujours l'allopathie, gaspillé, par des saignées et des rafraîchissants antipathiques, les forces vitales si nécessaires à la réaction qu'exciteront les remèdes antipsoriques qu'il lui reste à mettre en usage.

A l'égard des autres maladies aiguës, l'allopathe ne les traite pas non plus, comme l'homœopathe, d'après les particularités qu'elles présentent dans chaque cas spécial, mais uniquement d'après le nom pathologique qu'elles ont reçu dans son école, et d'après le plan de conduite que ses livres tracent pour chacun de ces noms. Ainsi, quelque différentes que les fièvres intermittentes soient les unes des autres, au lieu d'opposer à chacune le remède spécifique contre elle, il les supprime toutes par le quinquina à fortes doses, souvent répétées pendant plusieurs semaines. Mais le malade n'est point par là rendu à la santé ; il n'éprouve plus, à la vérité, des alternatives de froid et de chaleur ; mais il est devenu malade d'une autre manière, et plus qu'il ne l'était durant sa fièvre ; car on lui a donné une maladie quinique, qui souvent durera plusieurs années.

Les sectateurs de la médecine qui se dit rationnelle trouvent de même, pour les autres maladies sporadiques, épidémiques et contagieuses, des noms tout établis dans leurs livres, et pour chaque nom qu'il leur plaît d'assigner à la maladie régnante, un certain plan de traitement, modifié seulement de temps en temps par la mode, plan dont la fièvre, quoique peut-être absolument inconnue jusqu'alors et n'ayant encore jamais existé, doit s'accommoder, qu'il lui convienne ou non. Celui qui n'a pas la force de résister doit périr.

Telle n'est point la conduite de l'homœopathe. Il juge la maladie d'après son individualité, d'après les particularités qu'elle offre dans chaque cas spécial, sans se laisser entraîner à de faux traitements par aucun nom systématique ou pathologique, et il la guérit presque toujours à l'aide d'un médicament choisi d'après les symptômes qu'il a recueillis.

Mais je reviens aux maladies chroniques, bien autrement nombreuses, qui, d'après la manière dont l'ancienne médecine les envisage, ont fait jusqu'ici de la terre une véritable vallée de désolation. Je vais montrer que, même en ce qui les concerne, la dangereuse et nuisible allopathie est infiniment au-dessous de la bienfaisante et salutaire homœopathie.

Sans connaître la véritable et unique cause de ces maladies, l'allopathe les traite par une multitude de médicaments, dont les fortes doses se succèdent avec rapidité, et sont fréquemment continuées pendant longtemps. Son but est d'accabler la maladie ; mais quels médicaments emploie-t-il pour cela ? Des substances qui, à son insu, exercent sur l'homme une tout autre action que celle qui serait nécessaire pour procurer la guérison.

Aussi est-ce avec raison qu'on donne à ces médicaments dont il fait ainsi usage, le nom d'allopathiques (ἀλλοῖα, *aliena, ad rem non pertinentia*), et que sa méthode elle-même porte celui d'allopathie.

Mais comment s'est-il fait qu'au grand détriment des malades on ait adopté des médicaments qui ne conviennent pas ? Évidemment, ce n'est point par malice. C'est donc par ignorance ! Les médecins de l'ancienne école se servent de ces substances parce qu'ils ne connaissent pas leurs vraies propriétés, leurs véritables effets sur le corps humain, parce que l'usage est établi de les employer dans telle ou telle maladie, parce que les livres prescrivent d'en agir ainsi, et que dans les écoles on leur a enseigné à suivre cette marche.

Mais comment a-t-il pu se faire qu'en les employant dans les maladies, depuis tant de siècles que cette méthode est accréditée, ils n'aient pas peu à peu remarqué les particularités qu'offre chaque médicament dans son action sur l'homme, et déduit de là les cas dans lesquels il convient réellement à titre de remède ?

A cette question on répond en disant que les médecins de l'école possédaient et possèdent encore une méthode infaillible pour se préserver de connaître le mode d'action propre à chaque médicament, et pour le rendre inaccessible à leurs yeux, à leur observation.

L'aspirant au doctorat doit prouver, par des formules de sa propre composition, qu'il possède le noble talent, indispensable à l'allopathie, d'accoupler plusieurs médicaments, et d'en former une recette construite d'après les règles de l'art. Il doit donc éviter avec soin d'employer jamais aucune substance médicinale seule.

Toute recette composée de plusieurs drogues différentes annonce sans réplique que celui qui l'a écrit est un allopathe, un adepte de l'incorrigible école qui a régné jusqu'à présent en médecine.

Je demande au lecteur de me dire en conscience comment il serait possible que de tels médecins, quoique leur nombre s'élève à plusieurs millions depuis tant de siècles, fussent arrivés à connaître les spécialités de chaque substance médicinale, en ne faisant jamais usage que de pareils mélanges.

Quand bien même on donnerait ces mélanges à un homme parfaitement bien portant et exempt de tout symptôme morbide, quand bien même les mélanges ne seraient composés que de deux ingrédients seulement (1), serait-il jamais possible de dire avec certitude quels sont, parmi les effets qu'on verrait survenir, ceux qui appartiennent à l'une ou à l'autre substance ?

Or, si en faisant prendre à une personne en santé un mélange composé seulement de deux substances différentes, on n'acquiert jamais une notion précise de l'action que chacune d'elles exerce sur le corps, parce que le mélange ne peut produire qu'un effet moyen, n'est-il pas bien plus impossible encore d'apprécier l'action spéciale de chacun des ingrédients constituant un mélange donné à un malade, c'est-à-dire à un homme dans l'état normal duquel il est déjà survenu une foule de changements ?

Qui ne voit, d'après cela, que les médecins de l'ancienne école n'ayant d'ailleurs jamais essayé sérieuse-

(1) D'après cette ancienne médecine, si contraire au bon sens, c'est à proprement parler, plus de deux et trois ingrédients différents qui doivent entrer dans une recette formulée selon les règles de l'art, probablement afin que celui qui en fait usage ne puisse jamais entrevoir quelle est celle des diverses substances qui a été utile ou qui a nui, afin qu'il n'arrive jamais à savoir quelle action chacune d'elles exerce sur le corps, dans quelle maladie par conséquent elle peut être employée à coup sûr. Mais depuis que l'homœopathie a fait pénétrer quelques rayons de lumière, on voit quelques allopathes qui n'admettent plus que deux ingrédients dans leurs recettes, et qui, d'après cela, prétendent traiter par des remèdes simples. Comme si deux et un était la même chose !

ment de médicaments simples sur des personnes saines, ils ont tous dû être, depuis l'origine jusqu'à ce jour, dans une ignorance complète et absolue des effets véritables, purs et spéciaux, de chaque substance médicinale, si l'on excepte ceux en petit nombre que quelques-unes d'entre elles manifestent jusque dans les mélanges où on les fait entrer, et qui ne pouvaient même pas rester inaperçus au vulgaire, comme l'effet purgatif du séné, stupéfiant de l'opium, sialagogue du mercure, vomitif de l'ipécacuanha, antitypique du quinquina, et quelques autres encore.

Les allopathes sont donc de purs artisans, qui n'ont et ne veulent avoir aucune connaissance des instruments qu'ils emploient!

Mais parmi les artisans des plus bas étages, s'en trouve-t-il un seul qui soit dans le même cas? Il n'y a que le médecin de l'ancienne école qui offre un tel exemple!

Et malgré cette incroyable irrationnalité, ses partisans se vantent hautement d'être les seuls médecins rationnels! Eux, qui ignorent complétement la cause fondamentale de toutes les maladies chroniques non vénériennes, prétendent être les seuls dont les méthodes curatives soient dirigées contre les causes! Et avec quoi traitent-ils? avec des substances dont ils ne connaissent point, dont ils évitent même de connaître l'action pure!

Y a-t-il forfanterie plus ridicule? absence plus complète de bon sens? néant plus absolu de savoir médical?

Voilà, pauvres malades, ce que sont tous les médecins ordinaires. Voilà ceux qui, dans tous les pays civilisés, occupent les places, et lancent l'anathème contre toute idée favorable aux intérêts du genre humain, mais contraire à ceux de leur communauté! Voilà ceux qui dirigent partout les hôpitaux, où tant d'êtres souffrants soupirent en vain après la guérison! Voilà ceux qui partout approchent des puissances de la terre, et remplissent les chaires des universités! Voilà ceux dont nos villes fourmillent, depuis l'homme au grand nom qui fatigue chaque jour deux attelages à visiter soixante ou quatre-vingts malades pendant une ou deux minutes au plus, jusqu'à l'humble praticien qui épuise ses jambes à multiplier des visites toujours moins rétribuées que celles de son brillant confrère!

Si tous ces médecins n'étaient qu'inutiles, le mal serait déjà bien assez grand. Mais ils portent préjudice aux malades et les ruinent. Sans le savoir, sans s'en douter seulement, sans le vouloir, ils nuisent par leurs doses énormes de médicaments, presque toujours mal choisis, qu'ils répètent chaque jour, plusieurs fois même par jour, qu'ils continuent souvent pendant longtemps, sans négliger de les accroître lorsqu'elles ne sont d'aucun secours.

Que doit penser le public éclairé, d'hommes qui depuis vingt-cinq siècles, n'ont pas su voir que chaque dose d'une substance médicinale exige des jours et même des semaines pour accomplir son action sur le corps humain, vérité mise hors de doute par les expériences et les observations multipliées de l'homœopathie? Ce public, jusqu'à présent dupe d'illusions, que doit-il penser d'hommes qui, malgré la publicité donnée à cette grande vérité, continuent de prescrire les médicaments à plusieurs doses par jour, de manière que chacune étant troublée dans son action par celle qui lui succède de trop près, il ne peut résulter de là rien de bon, de salutaire, mais seulement une nouvelle atteinte portée à la santé?

Le lecteur impartial et sensé aura de la peine à comprendre comment, sur toute la surface de la terre, les médecins ont pu persister si longtemps dans cette pernicieuse méthode de traiter les maladies chroniques.

Ce que je dis ici de la manière dont les médecins de l'ancienne école traitent les maladies serait incroyable, si nous n'en trouvions l'explication dans leur ignorance complète de la vraie marche suivie par la nature, dans leur manque de connaissance du rapport qui existe entre les substances médicinales et le corps humain, et dans l'absurde croyance qui leur fait regarder tous les médicaments comme des choses absolument et toujours salutaires, quelque fortes, répétées et croissantes qu'en puissent être les doses.

Mais la moindre observation aurait suffi pour leur apprendre que cette proposition est radicalement fausse, que le contraire seul est vrai, et que tout médicament est, par lui-même, une substance nuisible à la santé, qui ne peut devenir salutaire que quand on l'administre dans un cas approprié de maladie, à une dose convenable, et en temps utile.

Cette vérité, la plus indispensable de toutes à celui qui veut guérir, c'est moi qui l'ai proclamée le premier. Dans les premiers moments de la surprise qu'elle leur causa, les allopathes semblèrent l'admettre, comme s'ils l'eussent connue depuis longtemps. Mais le temps a prouvé qu'ils persistaient dans leur aveuglement.

Autrement ils n'auraient pas continué à traiter les

maladies chroniques sans chercher quelle est la vertu spéciale de chaque médicament, à employer des mélanges de drogues inconnues, à en multiplier et forcer continuellement les doses, sans s'inquiéter de l'effet qui pouvait en résulter pour les malades.

Il sera facile d'apercevoir jusqu'à quel point cette aveugle méthode doit nuire, quand on saura que tout médicament est une substance qui produit des maladies; qu'en conséquence tout médicament énergique donné pendant longtemps, à des doses répétées plusieurs fois par jour et de plus en plus élevées, à l'homme même qui jouit de la meilleure santé, le rend infailliblement malade, d'une manière d'abord appréciable au dehors, puis de moins en moins perceptible (1), mais par cela même plus pénétrante, et produisant alors des maux durables. Effectivement, la force vitale conservatrice, qui est toujours active en nous, ne cesse jamais de chercher à détourner le préjudice que ces fréquentes atteintes portent à la vie elle-même, par des changements morbides qu'elle détermine dans les organes. Elle exalte l'activité de l'un, qu'elle rend plus sensible et douloureux, diminue celle de l'autre, qui devient insensible et s'engorge; elle enlève l'irritabilité à certaines parties, et les frappe même de paralysie; en un mot elle provoque autant de changements morbides, dans le physique et le moral du corps, qu'il en faut pour détourner le danger auquel la vie est exposée par les attaques hostiles des doses continuellement renouvelées du médicament,

(1) Cet effet n'est jamais moins prononcé que quand on n'accroît pas les doses. Alors le médecin allopathe cherche à se persuader que le corps du malade s'est habitué au médicament, et qu'on doit, par conséquent, accroître la dose. Préjugé absurde et funeste aux malades.

c'est-à-dire qu'elle fomente en silence une foule de désorganisations et d'organisations pathologiques, qui sont autant de désordres internes et externes, désormais permanents. Si le médicament a été employé pendant longtemps, cette maladie médicinale, car on ne saurait trouver un nom plus convenable pour la désigner, devient tellement stable et fixe, que, même après qu'on a interrompu l'usage de la substance médicinale et cessé de soustraire au corps ses humeurs et ses forces, la force vitale ne peut plus parvenir à en triompher, à rétablir la santé, à ramener l'ordre normal.

De même la force vitale, incessamment occupée à la conservation de notre organisme, met les parties sensibles de la main des ouvriers à l'abri de l'action des causes de lésion ou de destruction, en les couvrant d'une couche épaisse et dure de matière cornée, qui garantit la peau, les nerfs, les vaisseaux sanguins et les muscles. Mais que l'ouvrier vienne à cesser ses rudes travaux, et ne manie plus que des choses molles, une année entière au moins s'écoulera avant que la force vitale ait pu le délivrer de cette cuirasse, qui ne lui est plus nécessaire.

C'est dans le même sens que, pour sauver au moins la vie, la force vitale institue à l'intérieur du corps, des préservatifs organiques et dynamiques contre les impressions nuisibles et hostiles des doses élevées et continuellement reproduites des médicaments allopathiques. Voilà pourquoi elle détermine dans notre organisme des changements constituant une maladie médicamenteuse stable, et qui dure souvent plusieurs années, maladie que nul art humain ne saurait guérir, et que la force vitale seule a le pouvoir de dissiper, avec le temps, pourvu toutefois qu'après la cessation de l'emploi du médicament, il lui reste encore assez d'énergie pour cela.

Si donc, au lieu d'être guéri d'une manière douce, prompte et durable, par l'homœopathie, un homme atteint d'une maladie chronique non vénérienne tombe entre les mains d'un allopathe, qui, d'après l'usage de son école, le soumette à l'usage prolongé de médicaments héroïques, mais incapables de détruire le miasme psorique, et les lui prodigue à des doses toujours croissantes, on conçoit aisément dans quel triste état d'incurabilité, même absolue, il finira par tomber. Sa maladie primitive ne sera diminuée en rien, et de plus, il aura des altérations organiques dans les parties les plus essentielles au bien-être et à la vie. En outre de l'affection primordiale, il aura des maladies médicamenteuses stables, provoquées par le quinquina, l'opium, le mercure, l'iode, l'acide prussique, l'arsenic, la valériane, la digitale, etc., qui toutes ensemble formeront une hydre à mille têtes, contre laquelle il n'y a et ne peut plus y avoir ici-bas le moindre secours à espérer.

Si, de plus, le médecin qui prétend avoir traité d'une manière rationnelle n'a point épargné les débilitants, comme c'est l'ordinaire; si, croyant trouver la cause du mal dans une âcreté des humeurs ou dans la pléthore, il a tiré souvent du sang, multiplié les bains chauds, prodigué les purgatifs et gaspillé les sucs nourriciers les plus précieux, oh! alors la maladie médicamenteuse chronique, engendrée par ce traitement officiel, est devenue si irrévocablement immuable qu'il ne faut pas même songer à voir jamais le malade se rétablir, et qu'il n'y a plus qu'une mort lente qui puisse le débarrasser des souffrances dont l'art de son médecin l'a accablé.

Craignez, je vous en prie, d'inviter qu'on assiste à l'ouverture du cadavre! Vous vous en garderiez bien si vous saviez ce que l'homme éclairé pourrait en conclure contre vous! A part des défauts innés de conformation, qui sont assez rares, et peut-être quelques résultats des vices du défunt, quelles anomalies trouvez-vous là qui ne soient pas en grande partie les produits de vos manœuvres funestes, de votre ignorance médicale et thérapeutique! Vous ne voyez rien qui ait existé avant votre traitement, comme vous seriez bien tenté de le dire aux assistants, mais toutes choses qui sont devenues ce qu'elles sont par le fait de ce traitement. Vous avez sous les yeux la preuve de l'incurabilité du mal, non pas avant qu'il tombât entre vos mains, mais depuis qu'il y a été. Il ne vous sert à rien d'étaler ici votre savante terminologie anatomique; car l'homme qui voit clair n'aperçoit pas comment elle serait un gage de votre habileté comme médecin. Ce n'est pas l'anatomie pathologique, mais, à votre honte, l'anatomie thérapeutique, qu'enrichit le résultat de l'autopsie, malgré toutes vos subtiles déclamations.

Quand bien même les débilitations dont je viens de parler auraient été évitées dans le traitement des maladies chroniques d'origine psorique, la plus parfaite médecine qu'on connaisse, l'homœopathie, est impuissante à guérir les maladies médicinales engendrées par l'usage prolongé de doses considérables et fréquentes des médicaments, fût-ce même d'une seule substance médicinale; car où pourrait-il y avoir des moyens de faire que les altérations organiques qui sont là n'aient point eu lieu? Il faut bien moins encore songer à des antidotes contre les maux chroniques provoqués par des mélanges de médicaments. Guérir de pareilles atteintes à la vie est une tâche qui, évidemment, dépasse le pouvoir de la médecine la plus rationnelle; car s'il est certain que la force conservatrice peut seule faire naître en nous des changements organiques durables, pour préserver la vie soit des miasmes chroniques, soit des atteintes hostiles de doses considérables et longtemps prolongées de médicaments allopathiques, il ne l'est pas moins qu'elle seule a le pouvoir de détruire son ouvrage, de faire disparaître ces changements, et de ramener les organes à leur état normal, sous la double condition toutefois qu'elle ait assez de temps et d'énergie encore à sa disposition.

Les sujets jeunes, robustes, non affaiblis, et stricts d'ailleurs à observer le régime convenable, sont les seuls chez lesquels la force vitale puisse faire disparaître peu à peu, en deux, trois, quatre années, les altérations organiques qu'elle-même a péniblement enfantées pour détourner les agressions de puissances médicinales hostiles. Encore faut-il pour cela que la psore ait été guérie homœopathiquement; car notre force vitale ne peut jamais en triompher seule, pas plus qu'elle n'est éteinte par les absurdes traitements de l'allopathie, qui se croit si sage.

Mais si le malade est avancé en âge, si le chagrin, les contrariétés, la crainte ou la misère pèsent sur lui, si en outre il a été affaibli par des émissions sanguines, des purgations, etc., il ne lui reste plus d'autre perspective que de s'éteindre lentement, sort inévitable de ceux qui sont tombés entre les mains des médecins les plus renommés de l'ancienne école. Personne ne peut plus rien faire pour eux.

Il y a de la cruauté à poignarder un ennemi par derrière; mais n'y en a-t-il pas davantage, quand on a promis secours à un malade, et qu'il est facile de le guérir d'une manière certaine par les remèdes appropriés, d'user les ressorts de sa vie par des moyens cachés de destruction, et de lui créer une existence misérable, aux tourments continuels de laquelle il ne voit d'autre terme qu'une mort dont la lenteur à venir lui fait envier le sort de celui qui périt sous le couteau d'un assassin !

Après ces considérations qui brisent le cœur sur le danger qu'il y a de tomber, comme malade, entre les mains de gens que leur faux savoir rend vains jusqu'à la folie, je ne puis m'empêcher d'inviter mes modestes confrères, les homœopathes (*O multa mecum pejoraque passi, durate et vosmet rebus servate secundis*), à ne pas compromettre notre art divin et infaillible dans les maladies naturelles, en voulant l'appliquer à ces affections monstrueuses créées par le génie malfaisant de l'allopathie, et à ne point s'exposer par là aux sarcasmes des médecins célèbres de l'ancienne école, qui n'ont épargné aucune peine pour les rendre, à beaux deniers comptant, incurables. Laissez-les d'abord ramener le malade, s'ils le peuvent, à l'état où il était avant qu'ils eussent épuisé leur savoir-faire sur lui.

Je les prie de se borner, pour le moment, aux malades qui n'ont point encore été travaillés par les médecins de l'école ancienne, fussent-ils de la classe la plus pauvre, et atteints des maladies chroniques naturelles les plus graves. Qu'ils se contentent du moindre salaire, pourvu qu'ils soient bien convaincus que les faibles ressources du malade ne lui ont pas permis de recourir aux allopathes, et l'ont préservé des tristes résultats qu'entraînent les médicaments employés hors de propos. Si leurs peines sont peu récompensées, du moins auront-ils l'inexprimable satisfaction de rétablir la santé d'une manière certaine et prompte, à la honte de l'allopathie, qui ne peut point guérir, qui ne sait que rendre les maladies plus graves et incurables par un déluge de médicaments. Par là, ils dessilleront peu à peu les yeux du public. A l'homœopathie seule il appartient, quand une maladie n'a point été défigurée par l'art funeste des allopathes et que les forces vitales sont encore suffisantes, de rétablir la santé comme par enchantement, sans se vanter de sa rationalité et de son aptitude à détruire les causes.

Tant que la médecine douce, naturelle et certaine, l'homœopathie, n'était point encore trouvée, l'homme de bien, le philanthrope, devait déplorer sincèrement que les médecins de l'ancienne école errassent au hasard dans la profonde obscurité de leur ignorance effroyablement savante, et que leur zèle à traiter les maladies naturelles, loin d'en procurer la guérison, ne fît que les aggraver et les rendre incurables. Car comment débrouiller un tel chaos d'hypothèses sans fondement, d'axiomes thérapeutiques contraires à la nature, et d'absurdes mélanges de médicaments inconnus dans leur action propre? Comment séparer le vrai du faux, et ramener tant de méthodes curatives à une seule naturelle et toujours salutaire? Les médecins étaient alors fort à plaindre, ainsi que les malades auxquels leur art prétendu causait de si grands préjudices.

Mais depuis qu'on a trouvé la seule vraie médecine, celle qui, dans les maladies naturelles non altérées, ramène promptement et sûrement la santé par des médicaments doux, spécifiques, bien préparés et en petite quantité, depuis que cette médecine s'est fait connaître dans toute l'Europe par des actes surprenants, ceux qui la rejettent et la persécutent ne sont plus à plaindre. Leur persistance à suivre la méthode homicide des anciens les rend un objet de mépris et d'horreur. L'impartiale histoire flétrira leurs noms, pour avoir dédaigné les secours qu'ils auraient pu donner à des malades dignes de compassion, s'ils n'avaient pas fermé méchamment leurs yeux et leurs oreilles à la grande et salutaire vérité.

X

LES OBSTACLES A LA CERTITUDE ET A LA SIMPLICITÉ DE LA MÉDECINE PRATIQUE SONT-ILS INSURMONTABLES (1) ?

Les obstacles qui s'opposent à ce qu'on acquière une notion exacte de l'effet des médicaments, m'ont paru insurmontables jusqu'au moment où le soupçon s'éleva dans mon esprit, que les médecins eux-mêmes pouvaient bien être en partie la cause du défaut de simplicité et de l'incertitude de leur art.

Docilité des malades. J'ai vu des médecins entreprendre de traiter des malades qui n'avaient qu'une demi-confiance, et dans toute la conduite desquels un esprit non prévenu pouvait voir qu'ils n'aspiraient pas réellement à guérir, qu'ils n'étaient pas fermement résolus de se délivrer de leurs maux, et qu'ils n'avaient pas une prédilection en quelque sorte enthousiaste pour l'homme aux soins duquel ils se confiaient. Quelle docilité pouvait-on attendre d'eux ? Et quand ils parlaient en termes généraux de leur ponctualité à suivre la marche qui leur était tracée, pouvait-on avoir confiance en eux, pouvait-on bien mettre sur le compte des médicaments prescrits les effets qu'on voyait survenir ? Assurément non.

Régime, genre de vie. Une des choses dont les méde-

(1) Article publié en 1797, dans le *Journal de médecine pratique* d'Hufeland.

cins se plaignent le plus, c'est que les malades n'observent pas le régime qu'ils leur prescrivent. Quelle garantie avoir à cet égard ? disent-ils ; n'est-il pas impossible d'apprécier les suites d'une maladie, et les effets des médicaments employés contre elle, quand on ne peut, chez ses malades, obtenir aucune certitude touchant un point de telle importance ?

Ne vous en déplaise, on a cette certitude pour les malades qui s'abandonnent sans restriction, avec pleine et entière confiance, au médecin qu'eux-mêmes regardent comme un demi-dieu; pour les autres, il faut, sans nul doute, compter moins sur eux.

Mais il me semble qu'en élevant de pareilles plaintes, les médecins n'établissent pas une distinction suffisante entre les erreurs de régime qui ont déterminé et qui entretiennent la maladie, le régime ordinaire et parfaitement indifférent des hommes, et le nouveau genre de vie commandé par l'homme de l'art.

Si, quant au premier point, celui de faire renoncer à des fautes préjudiciables, le médecin ne croit pas être assez maître de son malade pour que celui-ci soumette sa volonté à la sienne, il doit le quitter. Mieux vaut n'avoir pas de malades que d'en soigner d'un caractère inconstant et versatile.

Comment se flatter de guérir une affection chronique du foie, chez un homme adonné aux boissons spiritueuses, qui ne vous consulte qu'en passant, parce qu'il vous rencontre dans un lieu public, qu'il vient d'avoir une affaire d'intérêt à discuter avec vous, que vous êtes son voisin ou son parent, en un mot qu'il a été conduit près de vous par quelque circonstance accidentelle, et non par une confiance sans bornes ? Quel empire ne faut-il pas avoir sur ce vieux pécheur, pour espérer qu'il défère réellement au conseil que vous lui donnez de diminuer jour par jour la dose de son poison favori! Un malade placé dans de si fâcheuses conditions doit témoigner, par des sacrifices patents, qu'il se soumet sans réserve à la volonté du médecin. Celui-ci doit lui représenter vivement et les dangers du mal dont il est atteint, et les difficultés que sa funeste passion oppose à un traitement efficace. Le malade revient-il à la charge, accepte-t-il tous les sacrifices, oh! alors, pourquoi ne pas se fier à lui, tant qu'il donne des preuves non équivoques de persévérance? Ne supporte-t-il pas l'épreuve, il faut le laisser aller : l'art ne reçoit pas d'échec pour cela, et les calculs du médecin n'en sont pas moins justes, quoiqu'il ait été tristement déçu.

Mais ne se rencontre-t-il donc pas de malades qui suivent volontiers les conseils paternels d'un médecin généralement estimé, qui, par exemple, s'abstiennent du porc pendant la durée d'une fièvre quarte, et longtemps même encore après; qui renoncent aux pommes de terre dans l'asthme et la leucophlegmasie; qui, dans dans la goutte, évitent une vie sédentaire et les vins aigrelets, ou, dans le marasme juvénile, fuient des plaisirs destructeurs de leur santé?

Un bon médecin, appelé auprès d'un malade atteint d'affection nerveuse chronique, ne doit-il pas insister pour que cette personne renonce peu à peu à l'abus du café, et ne lui est-il pas facile de juger si ses recommandations sont ou non écoutées? L'expérience m'a appris que les deux cas ne sont pas rares. Et dans l'un comme dans l'autre, l'observation n'est-elle pas parfaitement sûre?

En procédant de la sorte, nous avons un grand degré de certitude historique. N'est-ce donc pas là une espèce de certitude? L'homme d'État, l'instituteur, le marchand, le général, ont-ils d'autre certitude? Ou bien existe-t-il une autre mesure de la certitude dans toute action quelconque où la volonté libre de l'homme ne joue point un rôle?

D'un autre côté, le régime ordinaire des hommes non entièrement corrompus, est-il si répréhensible qu'on doive en prescrire un nouveau dans chaque maladie? C'est là un écueil que beaucoup de médecins ne savent pas éviter. A chaque maladie, aiguë ou chronique, ils tracent largement le plan d'un régime tout artificiel, ordonnent une foule de choses, et en interdisent une multitude d'autres.

Mais, nous autres médecins, connaissons-nous donc si précisément la manière d'agir de tous les aliments, et de tout ce qui entre dans le régime de vie des hommes, que nous puissions décider si, dans un cas donné, telle ou telle chose est accordable, telle ou telle autre nuisible? L'expérience ne montre que trop le peu de fondement de cette prétention.

Pendant combien de siècles nos pères n'ont-ils pas recommandé l'eau, le thé, etc., dans les fièvres avec diminution de la force vitale (fièvres putrides), et proscrit, comme un poison le vin, dont cependant les malades se montrent si avides, et qui est le meilleur appui de notre pratique actuelle! Depuis combien de temps ne défend-on pas la viande dans les hémorrhagies par pléthore négative, dans les affections lentes du poumon, dans le scorbut, et dans la plupart des autres maladies chroniques non gastriques, où elle est indispensable, sinon même une vraie panacée ! Et cependant un régime universel n'est pas moins chimérique qu'un remède universel. Rien de plus salutaire, dit-on, que les fruits en quantité, les herbages verts, les légumes frais, pris sans restriction, qui cependant chargent si souvent l'estomac des personnes à sang appauvri, à forces épuisées, à vie sédentaire, et augmentent la prédisposition aux coliques venteuses, à la diarrhée. Le rostbeef, le saucisson cru sont représentés comme plus difficiles à digérer pour l'estomac relâché, que le veau cuit à point. On prétend que le café facilite et fortifie la digestion, tandis qu'il ne fait qu'exciter les intestins à se débarrasser plus promptement de substances alimentaires qui ne sont pas même à moitié digérées. J'ai vu mourir de l'ictère des nouveau-nés une foule d'enfants privés du sein, qu'on nourrissait d'hosties : j'avais beau dire que cette pâte non fermentée et durcie au feu était indigeste ; mes représentations ne pouvaient rien contre la décision de mes confrères, qu'il n'y a rien de plus léger (en poids), rien de plus friable (quand on le casse.)

J'ai vu une primipare robuste, à la suite d'un accouchement heureux, être soumise par un médecin ignare et surchargé d'occupations, à un régime si sévère qu'il ne lui restait presque plus qu'à mourir de faim. Elle supporta pendant quelques jours l'eau et le gruau d'avoine (on lui avait interdit la viande, le pain, le beurre, les légumes, le vin et le café), puis elle tomba dans une faiblesse extrême, avec douleurs insupportables dans le ventre, perte de sommeil et constipation. Le médecin attribua tous ces effets à ce qu'on n'avait pas observé le régime prescrit par lui. La malade demandait un peu de café, un peu de bouillon ; tout lui fut refusé impitoyablement par l'homme inébranlable dans ses principes. Cette sévérité et la faim l'exaspérèrent : elle s'abandonna donc à la voix de ses innocents désirs, et mangea , mais avec modération , ce qui lui plaisait : le médecin , à sa grande surprise, la retrouva non-seulement hors de danger, mais fraîche et bien portante, de sorte qu'il inscrivit avec joie dans son journal ce nouvel exemple des merveilleux effets de la diète aqueuse chez les femmes en couches. La femme se garda bien de lui donner le moindre soupçon du péché qu'elle avait commis en obéissant à la nature. C'est là l'histoire de plus d'une observation, même imprimée. C'est ainsi que souvent l'indocilité du malade sauve la réputation du médecin.

Mais l'erreur de calcul appartient-elle ici à l'art ou au malade ? n'est-elle pas bien plutôt à la charge du médecin ?

Il arrive très-souvent que le régime artificiel prescrit par le médecin convient beaucoup moins que le régime ordinaire, ou du moins qu'on a grand tort de faire abandonner brusquement ce dernier.

Si déjà, pour pouvoir observer, dans toute sa pureté, la marche de la nature et l'effet des médicaments, le médecin fait bien de ne changer, autant que possible, au régime, que ce qui, dans son intime conviction, est capable de nuire, et d'ailleurs se réduit ordinairement à peu de chose, l'intérêt immédiat de son malade lui impose aussi la loi de ne pas mettre brusquement de côté un régime qu'une longue habitude a rendu indifférent ou même indispensable.

Une sage-femme de campagne avait une violente

fièvre d'indigestion; je lui fis prendre un purgatif, recommandant l'eau pour boisson et beaucoup de retenue dans le manger. Les choses allèrent bien durant les premiers jours; mais bientôt la fièvre reparut, avec soif, insomnie et abattement. Les moyens ordinaires ayant été essayés sans succès, je mis tout de côté, depuis la limonade minérale jusqu'au bouillon, et manifestai mes craintes aux parents. Le lendemain, on vint me dire que la malade se portait mieux, et que mes soins ne lui étaient plus nécessaires. Effectivement, elle fut guérie en peu de jours, comme par miracle. J'appris plus tard qu'au moment où j'avais cessé de lui administrer des remèdes, elle avait appelé un charlatan, et reçu de lui une potion spiritueuse à prendre par gouttes; à peine eut-elle goûté la liqueur, qu'elle sembla renaître à la vie; elle se décida alors à prendre la potion non plus par gouttes, mais par cuillerées, et recouvra ainsi la santé, après un bon sommeil. J'étais au commencement de ma pratique, sans quoi je n'aurais pas négligé de me faire apprendre tout d'abord qu'en ses jours de santé, cette femme ne pouvait vivre sans boire souvent de l'eau-de-vie, et que par conséquent elle ne pouvait non plus guérir sans sa boisson favorite.

Il est plus rare que ne l'imaginent la plupart des médecins qu'on ait raison, du moins dans les cas ordinaires, d'apporter un grand changement au régime des personnes atteintes de maladies chroniques. Quant aux maladies aiguës, l'instinct des malades est souvent beaucoup plus sage que le médecin qui n'interroge pas la nature.

Je n'entends pas parler ici des traitements par le régime seul et sans médicaments, dont l'effet, pourvu qu'ils soient simples, se peut très-bien calculer, et dont on doit attendre de grands résultats dans certains cas particuliers; il s'agit seulement des modifications si fréquemment inutiles qu'on apporte au régime ordinaire, en traitant des maladies par des médicaments, et qui compliquent le traitement même le plus simple, donnant, conjointement avec ce dernier, un résultat moyen dans lequel un Œdipe ne saurait reconnaître quelle part revient aux remèdes, et quelle part au nouveau régime.

A la vérité nous devons, dans un cas donné, interdire ce que nous savons certainement être nuisible; mais il n'est ordinairement question, dans les maladies chroniques, que de certaines particularités du régime dont la diminution graduelle (car toute suppression brusque serait dangereuse) ne cause pas de révolution dans le corps, et par conséquent ne défigure pas l'effet des remèdes auxquels on a simultanément recours.

Quand il y a de grands changements à faire dans le régime et dans le genre de vie, le mieux, pour le médecin qui aime la simplicité, c'est de voir, avant de prescrire aucun médicament, jusqu'à quel point ces changements peuvent influer d'une manière favorable sur la maladie.

Un scorbut invétéré peut souvent guérir par la seule influence de vêtements chauds, d'un air sec, d'un exercice modéré, de la viande fraîche substituée à la viande salée, de la choucroûte, des plantes crucifères, et d'une bierre mousseuse pour boisson. A quoi bon donner aussi des médicaments? Serait-ce pour rendre méconnaissable le bon effet de ce genre de vie? Le scorbut naît d'un régime opposé; il peut donc être guéri par un changement de régime : du moins convient-il d'attendre le résultat, avant de prescrire des médicaments.

Un ancien colonel, homme corpulent et d'une vie licencieuse, avait depuis quarante ans les membres inférieurs presque couverts d'ulcères, et portait en outre des cautères aux jambes; il mangeait beaucoup, faisait usage d'aliments très-substantiels, buvait largement des liqueurs, et depuis nombre d'années prenait tous les mois un paquet de poudre d'Ailhaud; du reste, il se portait bien. Je fis fermer les cautères; les jambes, enveloppées d'une bande de flanelle, furent plongées chaque jour dans l'eau froide pendant quelques minutes, et pansées avec une dissolution affaiblie de sublimé; je ne changeai rien au genre de vie, je ne supprimai même pas la purgation mensuelle, qui était passée en habitude; les membres guérirent peu à peu dans le cours de l'année. Pendant deux ans encore j'ai connu cet homme bien portant, et depuis j'ai été informé qu'il continuait de jouir d'une bonne santé. Puis-je espérer qu'il eût été soulagé plus promptement ou plus sûrement si je l'eusse privé de ses liqueurs ? dans le cas où j'aurais changé son régime, et qu'il s'en fût mal trouvé, aurais-je su si cette aggravation provenait ou de mon traitement externe (car je ne donnai rien à l'intérieur), ou d'aliments qualifiés de salubres dans les livres de diététique, mais dont son estomac n'avait pas l'habitude ? Il eût été facile de complaire à toutes les écoles, en sacrifiant méthodiquement les règles ordinaires de la diététique, mais aurais-je également satisfait à mes convictions, à ma conscience, à la loi suprême du médecin, la simplicité !

Je reconnais avoir guéri les maladies chroniques les plus graves, sans faire de changements notables au régime.

Quand je conseille la modération en toutes choses, ou quand je recommande d'employer avec plus de réserve ou d'éviter tel ou tel article du régime, qui contrarie mes vues, quand, par exemple, j'interdis l'usage des acides simultanément avec celui de la pomme épineuse, de la belladone, de la digitale, et de la jusquiame, parce que les acides végétaux privent ces médicaments de toute vertu, quand je défends d'associer les aliments salés à l'oxyde de mercure, ou le café à l'opium, je crois avoir assez fait. Mon traitement échoue-t-il, j'ai la conviction de n'avoir pas nui par un régime alambiqué, je sais que c'est mon médicament qui a fait du mal, ou qui du moins n'a pas fait de bien; si, au contraire, je soulage, je sais que j'en suis redevable aux remèdes, car l'amélioration n'a pas pu provenir d'un changement dans la manière de vivre.

Hippocrate avait déjà donné à entendre quelque chose d'analogue dans ses Prénotions coaques, en disant que les médicaments et les forces de la nature l'emportaient de beaucoup sur les écarts du régime, pour produire de grands et profonds changements dans les maladies. Combien ce grand homme était près du but de la sagesse médicale, la simplicité ! Et vingt siècles après lui nous n'aurions point pu faire un seul pas de plus vers le but ! Nous en serions même un peu plus éloignés qu'il ne l'était ! S'est-il contenté de faire des livres, ou a-t-il bien moins écrit que guéri ? Et quand il a guéri, l'a-t-il fait par les mêmes détours que nous ? Ce n'est que par la simplicité de sa conduite dans les maladies, qu'il a pu voir tout ce qu'il a vu, et qui nous cause tant de surprise.

Climat, saison. Faut-il perdre courage parce que

nous ne savons pas au juste quelle est l'influence qu'un petit changement de climat, qu'une légère modification du baromètre, du thermomètre, de l'hygromètre, de l'anémomètre, exerce sur le traitement de nos malades par des médicaments ?

Diverses observations recueillies par les meilleurs médecins attestent qu'il n'est pas difficile aujourd'hui de calculer en général les différences qu'un climat ou plus chaud ou plus froid exerce sur la nature et le traiment des maladies ordinaires. Ces différences ne consistent, pour la plupart, qu'en du plus ou du moins, Nous ne trouvons pas que de la diversité des climats naissent des lois opposées pour la médecine ; le quinquina ne suffit-il pas pour guérir la fièvre intermittente pure, à Mexico comme en Norwège, à Batavia et au Bengale comme en Écosse ? Nous avons chez nous des hépatites, comme il y en a sous la ligne ; qu'elles soient vingt fois plus communes dans ce dernier climat, peu importe pour le traitement. Ce n'est pas la nature du procédé curatif, c'est seulement son degré, qui varie en raison de ces circonstances, qu'on peut soumettre au calcul.

Mais la force naturelle de l'homme et l'habitude conservent leur prépondérance, eu égard à la vie et à la santé, en dépit même de toutes les variations du climat ; nous avons pour preuve que notre globe est habité sur les bords du Gange comme à la terre de Feu, en Laponie comme en Éthiopie, au soixante et dixième aussi bien qu'au troisième degré de latitude.

Savons-nous donc si peu de chose des autres influences du sol et de la constitution physique des pays sur les maladies, qu'il ne soit pas facile de calculer l'empire qu'elles exercent sur notre pratique ? Ne savons-nous pas quelle différence il y a, pour l'hémoptysie et la phthisie pulmonaire, entre le séjour sur de hautes montagnes et l'habitation sur les bords de la mer; quels sont les effets des effluves marécageuses relativement aux fièvres intermittentes (1), et autres maladies du foie et du système lymphatique; quelle est la puissance d'un bon air dans le rachitisme et les scrofules; quels avantages le plat pays a sur les étroites vallées des montagnes, berceau du crétinisme et du goître; de l'influence des vents et des saisons sur l'inflammation, ou de celle du baromètre sur l'apoplexie, du rôle que l'air des hôpitaux joue dans la production de la gangrène et du typhus?

Ces grandes différences et leur puissante influence sur la santé et la vie, voilà tout ce qu'il nous était nécessaire de connaître pour le traitement des maladies. Nous les connaissons et pouvons les calculer.

Mais la portée de leurs nuances est trop insignifiante pour mettre sensiblement obstacle à la réussite de nos traitements dans les maladies ordinaires; la force vitale et des médicaments bien choisis triomphent presque toujours de l'influence qu'elles pourraient avoir.

Que ne serait-on pas en droit de dire du Créateur s'il avait suspendu une foule de maladies sur la tête des habitants de la terre, et en même temps opposé à la guérison une infinité d'obstacles, dont l'influence déjouerait tous les efforts des médecins, et ne pourrait être calculée même par la plus forte tête?

Nous guérissons des maladies dans les cachots, bien

(1) Voyez *Annales d'hygiène publique et de médecine légale*, Paris, 1845, t. XXXIII.

que nous ne puissions donner aux habitants de ces infectes demeures la santé dont jouissent les peuples des Alpes. Qui exige de nous que nous fassions d'une femme délicate de nos villes une sémillante villageoise au teint largement fleuri ? Cependant nous savons la délivrer de la plupart de ses maux. L'homme que ses affaires emprisonnent dans le cabinet ne nous demande qu'une santé supportable, la nature des choses ne nous permettant pas de lui procurer la vigueur d'un forgeron, ou l'appétit vorace d'un portefaix.

Mais, objectera-t-on, il arrive quelquefois qu'un léger changement dans la température ou l'état hygrométrique de l'air, dans ses proportions d'oxygène et d'azote, dans la direction des vents, dans l'état du baromètre, dans la masse d'électricité atmosphérique, ou que mille autres forces physiques à nous peut-être inconnues, et peut-être même peu importantes, exercent une influence visible sur les maladies, du moins sur les personnes nerveuses, hystériques, hypocondriaques, asthmatiques!

Faut-il dire ce que je pense ? Il me paraît beaucoup moins utile de chercher à approfondir tous les degrés et toutes les différences de l'influence de ces impressions physiques, rendues insaisissables par leur petitesse, que d'endurcir contre elles les malheureux qui en ressentent les effets, en élevant leur corps à une puissance de force qui le rende capable de résister à ces influences et à tant d'autres inconnues; je crois bien plus à propos aussi de guérir le mélancolique de sa tristesse par des médicaments, que de l'arracher aux innombrables souffrances du monde physique et du monde moral, ou peut-être même de lui conseiller de s'y soustraire.

Ou bien s'imaginerait-on réussir mieux à empêcher les influences physiques et morales de l'atmosphère et de la vie humaine d'exercer leur empire sur le système nerveux d'une chlorotique, si l'on avait l'esprit assez subtil pour en apercevoir et en peser toutes les nuances de quantité et de qualité, que si l'on rétablissait le cours des règles chez l'infortunée malade ?

Je crois que ce n'est pas le peu d'étendue de nos connaissances, mais uniquement le mauvais emploi qu'on en fait, qui empêche le médecin d'arriver à la certitude et à la simplicité.

Un jeune homme de vingt ans, maigre et débile, était sujet depuis son enfance à un asthme spasmodique, qui augmentait depuis le commencement de l'automne jusque fort avant dans l'hiver, et diminuait ensuite peu à peu jusqu'au printemps. Chaque année le mal s'accrut, et le malheureux espérait succomber. Toutes les fois que le baromètre baissait, que le vent du sud-ouest et surtout du nord soufflait, que le temps était à la neige ou à l'orage, il éprouvait un long accès d'asthme, pendant la durée duquel il ne respirait qu'avec les plus grands efforts, s'attendant toujours à suffoquer. Les intervalles étaient remplis par des accès moins intenses, que la moindre cause, un coup d'air, une odeur forte, la poussière, la fumée, suffisait pour provoquer. Je le laissai dans la maison de son père, qui était exposée à tous les vents et à toutes les intempéries du temps, je ne changeai rien non plus à son régime, si ce n'est que je le rendis plus substantiel, et je lui recommandai les travaux de l'agriculture, autant que ses forces le lui permettraient. Mon premier moyen consista en très-petites doses d'ipécacuanha, que j'élevai jusqu'à cinq grains ; il n'en résulta pas de nausées, les dernières provoquèrent une purgation; la poudre d'Algaroth et le sulfate de cuivre, tous deux à la dose d'un quart de grain, ne réussirent pas mieux; l'asaret montra également une tendance non favorable. Je passe sous silence d'autres remèdes célèbres contre l'asthme, qui ne produisirent rien non plus ; je dirai seulement que la scille et le quinquina, administrés seuls, firent ce qu'ils font souvent, augmentèrent l'asthme, et rendirent la toux plus fréquente, plus courte, plus sèche. J'eus enfin recours à la noix vomique ; quatre grains, deux fois par jour, diminuèrent peu à peu, mais sensiblement, la constriction habituelle de la poitrine, les accès spasmodiques d'asthme cessèrent, même pendant les plus mauvais jours de l'automne, même en hiver, quels que fussent le vent, l'état du baromètre, l'humidité de l'atmosphère, etc. Le malade dormit la nuit, ses forces revinrent, et avec elles la gaieté. Un grand refroidissement ramena quelques vestiges d'asthme, qui ne tardèrent pas à disparaître. Nul autre moyen que la noix vomique n'avait été mis en usage. Aurais-je mieux fait de calculer tous les changements possibles des météores, et leur influence sur ce sujet délicat ? La chose eût-elle été praticable, serais-je parvenu à modifier la pesanteur et l'électricité de l'air, à dessécher l'atmosphère, à faire changer les vents, à conjurer les orages, à détourner le cours des saisons? et si enfin j'avais pu remplir toutes ces indications, aurais-je mieux atteint mon but ?

Médicaments. Ici se présente une question. Est-il bon d'associer plusieurs médicaments dans une même formule, de prescrire à la fois, et à peu de distance les uns des autres, des bains, des lavements, des saignées, des vésicatoires, des cataplasmes, des frictions, lorsqu'on veut réellement guérir, et, dans chaque cas spécial, savoir précisément ce que les remèdes ont opéré, afin de pouvoir les employer de nouveau avec non moins, sinon même avec plus de bonheur, dans des circonstances analogues?

L'esprit humain n'embrasse presque jamais plus d'une seule chose à la fois; il ne lui arrive presque jamais de répartir proportionnellement sur les causes un résultat qui dépend de deux causes agissant ensemble sur un objet. Comment peut-il porter la médecine à un plus haut degré de certitude, lorsque, avec intention formelle, il fait agir simultanément une multitude de forces diverses contre un changement morbide du corps, sans souvent bien connaître ni la nature de ce changement, ni la manière d'agir de ces forces, prises chacune à part, ou, à plus forte raison, réunies ensemble?

Qui nous assure que l'adjuvant ou le correctif n'agit pas comme base, et que l'excipient ne donne pas une autre direction au tout? Si le principal remède est bien choisi, a-t-il besoin d'un auxiliaire? Et s'il a besoin d'un correctif, qu'il soit réellement approprié, ne lui faudrait-il pas encore quelque chose qui le dirigeât?

L'opium, associé avec l'ipécacuanha, fait-il dormir parce que le médecin lui a assigné le rang d'ingrédient principal dans le mélange? L'ipécacuanha joue-t-il dans celui-ci le rôle de base, d'adjuvant, de correctif, etc.? Fait-il vomir parce que celui qui a écrit la recette le voulait?

Je ne crains pas de soutenir que quand deux médicaments sont unis ensemble, il n'arrive presque jamais que chacun d'eux déploie sa propre action dans le corps humain, et que presque toujours, au contraire, il résulte de là une action différente de celle qui appartient en propre à chacun.

Plus nos recettes sont compliquées, plus l'obscurité devient grande en médecine. Si nos formules sont moins longues que celles d Amatus Lusitanus, nous n'en sommes pas plus avancés que ce dernier ne l'était parce qu'Andromaque en avait fait de plus longues encore que les siennes. De ce que les formules d'Andromaque et d'Amatus étaient plus compliquées que les nôtres, s'ensuit-il que les nôtres soient simples?

Comment nous plaindre de ce que la médecine est obscure et embrouillée, quand nous faisons tout nous-mêmes pour l'obscurcir et l'embrouiller? Moi aussi. j'étais atteint autrefois de cette fièvre; la contagion de l'école m'avait gagné : ce miasme agit avec plus d'opiniâtreté sur mon cerveau que celui d'aucune autre maladie cérébrale.

Ne serait-ce pas précisément le cas de l'œuf de Colomb? Si tous les médecins s'entendaient fraternellement pour ne jamais prescrire qu'un seul médicament simple dans chaque maladie, sans provoquer d'ailleurs un changement considérable chez le malade, ils pourraient alors voir de leurs yeux ce que le remède opère, comment il fait du bien, comment il n'en fait pas.

Est-il réellement plus savant d'administrer, et souvent le même jour, plusieurs médicaments compliqués, que d'imiter Hippocrate, qui ne donnait, dans tout le cours d'une fièvre ardente, qu'un ou deux lavements, avec un peu d'oxycrat, et rien autre chose? Il me semble que le chef-d'œuvre de l'art est de prescrire les médicaments à propos, et non de les entasser pêle-mêle.

Hippocrate cherchait, dans un genre de maladies, quelles étaient les plus simples; celles-là, il les observait avec soin, il les décrivait avec précision, il ne leur opposait qu'un à un des moyens simples, puisés parmi le petit nombre de ceux qu'on possédait alors. Voilà comment il lui était possible de voir ce qu'il voyait, de faire ce qu'il faisait.

Les temps ne reviendront-ils donc plus, où le bon ton permettra de se montrer aussi simple, dans les maladies, que l'était cet homme, si véritablement grand?

Quiconque me voit prescrire aujourd'hui un médicament différent de celui de la veille, et le lendemain un autre encore, s'aperçoit que je ne marche point d'un pas sûr en médecine, et effectivement je ne suis qu'un faible homme. Mais celui qui me voit mêler ensemble deux ou trois choses dans une même recette, dit hardiment : Cet homme est embarrassé, il ne sait pas au juste ce qu'il veut, il hésite, car s'il savait quelle est la substance qui convient réellement, il n'ajouterait pas la seconde, ni moins encore la troisième. Qu'aurais-je à répondre?

Si l'on me demande quelle est la manière d'agir du quinquina dans toutes les maladies connues, j'avoue que j'en sais peu de chose, quoiqu'il me soit arrivé bien souvent d'administrer cette écorce sans addition aucune. Mais si l'on me demande ce qu'elle opèrerait si on l'associait à du nitre, ou à un troisième corps, je reconnais ma complète ignorance. J'adorerais, comme un Dieu, celui qui em dévoilerait ce mystère.

Dois-je dire que, depuis plusieurs années, je n'ai

jamais prescrit autre chose qu'un seul moyen à la fois, sans jamais le répéter avant que l'effet de la première dose fût épuisé, sans jamais le changer avant de savoir bien à quoi m'en tenir sur son compte? Dois-je dire qu'en agissant ainsi, j'ai guéri mes malades et vu des choses qu'autrement je n'aurais jamais vues?

XI

LA BELLADONE,

PRÉSERVATIF DE LA SCARLATINE (1).

Quelque parfait qu'ait pu être le traitement médical d'une fièvre scarlatine de mauvais caractère, le danger de la mort est tel encore, et la somme des souffrances du malade souvent si considérable, qu'un philanthrope doit désirer qu'on découvre un moyen de mettre les personnes bien portantes à l'abri de cette maladie meurtrière, d'autant plus qu'elle possède au plus haut degré la funeste propriété de se communiquer.

J'ai été assez heureux pour découvrir ce moyen de rendre les personnes qui se portent bien inattaquables par les miasmes de la fièvre scarlatine. J'ai trouvé aussi que ce moyen, mis en usage à la première apparition des symptômes, étouffe la fièvre dès sa naissance, et qu'il a plus d'efficacité qu'aucun autre pour mettre un terme à la plupart des affections secondaires qu'on voit si fréquemment se déclarer après que la maladie a suivi son cours naturel.

Voici comment je suis arrivé à la découverte de ce préservatif.

Une femme, mère de nombreux enfants, s'était fait

(1) Extrait d'une brochure publiée en 1801, *sur les moyens de traiter et de prévenir la fièvre scarlatine.*

faire, pendant le cours d'une épidémie meurtrière de fièvre scarlatine, une nouvelle couverture de laine, par une voisine, dont, sans qu'elle en eût rien appris, l'enfant venait d'être guéri de la maladie. Ayant bien examiné cette couverture, pour s'assurer qu'elle ne portait aucune mauvaise odeur qui rendît nécessaire de l'exposer à l'air, elle la plaça près d'elle sur un sofa, qui lui servit, quelques heures après, à se reposer. Il n'en fallut pas davantage pour lui communiquer le germe de la maladie, car elle n'avait aucune relation avec les familles dans lesquelles l'épidémie exerçait ses ravages. Au bout de huit jours, elle fut prise tout à coup d'une grave angine, avec les douleurs piquantes caractéristiques dans la gorge, dont on ne put triompher qu'après quatre jours de symptômes menaçants. Quelques jours après, dans la soirée, sa fille, âgée de dix ans, ressentit une forte pression dans le bas-ventre, avec prurit brûlant au corps et à la tête, froid aux bras et roideur des articulations. L'enfant eut, pendant la nuit, un sommeil très-agité, avec rêves effrayants, et sueur par tout le corps, la tête exceptée. Je la trouvai, le matin, se plaignant de céphalalgie : les yeux troubles, la langue chargée, une légère salivation, les glandes sous-maxillaires gonflées, dures et douloureuses au toucher, des douleurs lancinantes dans la gorge, en avalant et même sans exercer les mouvements de la déglutition. Il n'y avait pas de soif; pouls vif et petit, respiration courte et anxieuse, face très-pâle, mais cependant déjà un peu chaude, quoique la malade se plaignît d'y ressentir du froid, ainsi qu'au cuir chevelu ; elle était assise le corps un peu penché en avant pour éviter les élancements dans le ventre, qui devenaient très-vifs lorsqu'elle étendait le tronc, ou se renversait en arrière : elle accusait beaucoup de roideur dans les articulations, et d'ailleurs évitait de parler ; il lui semblait, disait-elle, qu'elle ne pût parler qu'en elle-même. Son regard était abattu, et cependant fixe : elle ouvrait largement les yeux.

Je savais trop bien que les moyens généraux, dans la scarlatine comme dans une foule de cas, ne font tout au plus que laisser les choses absolument dans le même état. C'est pourquoi je résolus de ne pas agir, dans cette fièvre qui venait précisément d'éclater, comme on a coutume de le faire, c'est-à-dire d'attaquer les symptômes chacun à part, mais de chercher s'il n'était pas possible de trouver, d'après mon nouveau principe de synthèse, un médicament qui, par son mode particulier d'action, fût capable de faire naître, chez un individu bien portant, la plupart des symptômes que je voyais réunis. Ma mémoire et mes notes ne m'en suggérèrent aucun qui remplît mieux cette indication que la belladone.

La belladone seule pouvait satisfaire à la plupart des indications de cette maladie, puisqu'elle-même détermine, parmi ses effets primitifs, un abattement morne, un regard terne et fixe, un grand écartement des paupières, l'obscurcissement de la vue, le froid et la pâleur de la face, l'absence de la soif, la petitesse extrême et la fréquence du pouls, l'impossibilité de remuer les membres, qui sont comme frappés de paralysie, la difficulté d'avaler, avec élancements dans les parotides et céphalalgie compressive, des douleurs constrictives dans le bas-ventre, qui deviennent intolérables quand on cesse de se tenir le corps ployé en deux, du froid et de la chaleur dans certaines parties, à l'exclusion des autres, par exemple, à la tête, aux bras.

S'il s'agissait réellement chez la malade, comme je le pensais, d'une fièvre scarlatine débutante, les effets consécutifs propres à la belladone (sa propriété de provoquer une synoque, avec taches érysipélateuses à la peau, chaleur et bouffissure de la face), ne pouvaient non plus être que très-appropriés aux symptômes de la scarlatine en plein développement.

Je prescrivis donc $\frac{1}{432.000}$ de grain d'extrait de belladone, dose qui, d'après mes observations subséquentes, paraît être trop forte. La malade resta toute la journée assise tranquillement, sans se coucher; la chaleur était moins sensible; elle buvait peu; aucun des autres symptômes ne s'accrut ce jour-là, et il n'en apparut pas de nouveaux; elle eut un sommeil assez calme pendant la nuit, et le lendemain matin, vingt heures après la prise, la plupart des accidents avaient disparu sans crise : il ne restait plus que le mal de gorge, mais moins fort, qui persista jusqu'au soir, et finit par disparaître aussi. Le jour suivant, la malade fut tout à fait remise; elle mangeait et jouait comme de coutume, et ne se plaignait plus de rien. Je lui fis prendre une seconde dose, et elle conserva une santé parfaite, pendant que, deux de ses frères ayant été atteints de la scarlatine maligne sans qu'on m'en informât, je ne pus leur administrer que des secours généraux. La malade continua tous les trois ou quatre jours de prendre une petite dose de belladone.

Il restait, dans cette famille, cinq enfants que je souhaitais vivement de mettre à l'abri de l'infection.

Je conclus qu'une substance capable de faire cesser promptement une maladie qui débute, devait être le meilleur préservatif de cette maladie. Le fait suivant confirma la justesse de cette conclusion. Quelques semaines auparavant, trois enfants d'une autre famille avaient été atteints d'une fièvre scarlatine très-grave; une quatrième, l'aînée, qui jusqu'alors avait fait usage de la belladone à l'intérieur pour un mal extérieur aux articulations des doigts, fut, à ma grande surprise, respectée par la maladie, quoiqu'elle fût toujours la première à ressentir les atteintes des autres épidémies.

Cet événement fut pour moi une démonstration. Je n'hésitai donc plus à faire prendre de très-petites doses de belladone aux cinq enfants dont je viens de parler, et comme les effets de cette plante ne durent pas plus de trois jours pleins, je répétai la dose toutes les soixante et douze heures. Aucun symptôme n'éclata chez eux pendant tout le cours de l'épidémie, et quoiqu'ils vécussent au milieu des émanations de leur sœur encore malade.

Cependant, j'avais été appelé auprès d'une autre famille où le fils aîné était malade de la fièvre scarlatine. Je le trouvai déjà en pleine chaleur, avec éruption sur la poitrine et les bras. Le temps était donc passé de lui faire prendre le préservatif; mais je voulus garantir les trois autres enfants, âgés de neuf mois, deux ans et quatre ans. Les parents m'écoutèrent; chaque enfant reçut tous les trois jours la quantité nécessaire de belladone; tous trois demeurèrent exempts de l'infection, quoique vivant librement avec leur frère malade.

Dans une foule d'autres occasions encore, les vertus

préservatives de la belladone ne se sont point démenties.

Pour préparer le médicament, on prend une poignée de feuilles fraîches, à l'époque où les fleurs ne sont point encore épanouies ; on les pile dans un mortier, on exprime le suc à travers un linge, on en verse la hauteur d'une demi-ligne environ sur des assiettes de porcelaine plates, et on l'expose à un courant d'air ; peu d'heures suffisent pour le dessécher ; on le remanie, on l'étend de nouveau avec une spatule, afin qu'il durcisse uniformément, et on le laisse sécher d'une manière assez complète pour qu'il puisse être réduit en poudre. La poudre doit être conservée dans un flacon bien bouché.

Lorsqu'on veut se servir de cette poudre pour préparer le préservatif, on en dissout un grain dans cent gouttes d'eau distillée, au moyen de la trituration dans un petit mortier ; on verse la liqueur trouble dans un verre de la capacité d'une once, et on lave le mortier et le pilon avec trois cents gouttes d'un mélange de cinq parties d'eau et d'une d'alcool rectifié. C'est la dissolution *forte* de belladone. Une goutte de ce liquide, agitée pendant une minute avec trois cents gouttes d'alcool aqueux, donne la dissolution *moyenne* de belladone. Une goutte de celle-ci, traitée de même par deux cents gouttes d'alcool aqueux, produit la dissolution *faible*, celle qui sert comme préservatif de la scarlatine, et dont chaque goutte contient un vingt-quatre millionième de grain de suc de belladone.

Veut-on préserver de la scarlatine une personne qui n'en a pas encore été atteinte : on prend la dissolution faible, et on en donne : aux enfants au-dessous d'un an, une goutte; à ceux d'un an, deux gouttes; à ceux de deux ans, trois gouttes; à ceux de quatre ans, cinq ou six, suivant la force de la constitution; à un de cinq ans, six ou sept; à un de six, sept ou huit; à un de sept, neuf ou dix; à un de huit, onze à treize; à un de neuf, quatorze à seize; puis, pour chaque année de plus, jusqu'à la vingtième, on ajoute deux gouttes ; de trente à quarante ans, on ne dépasse pas quarante gouttes. Cette dose doit être prise une fois toutes les soixante-douze heures, tant que dure l'épidémie, et quatre ou cinq semaines encore après. On la fera prendre dans une boisson quelconque, après avoir bien remué avec une cuiller.

Si l'épidémie est très-violente, on fait bien, pour plus de sûreté, quand les enfants le supportent, d'administrer la seconde dose vingt-quatre heures après la première, la troisième trente-six heures après la seconde, la quatrième quarante-huit heures après la troisième : alors seulement on laisse soixante-douze heures d'intervalle entre les doses, jusqu'à la fin.

Ce médicament ne trouble point la santé des enfants. Ceux-ci peuvent et doivent continuer leur genre de vie, leurs boissons ordinaires, leurs aliments d'habitude, leurs exercices accoutumés; la seule chose à éviter, c'est l'excès en tout genre.

S'il arrivait que la belladone produisît des effets trop violents ou fâcheux, on emploierait l'antidote que l'expérience m'a appris être spécifique contre elle, l'opium, tant à l'extérieur qu'à l'intérieur.

Cependant il y a aussi des cas où l'on est obligé de laisser moins de soixante-douze heures d'intervalle entre les doses de belladone. Une petite fille de trois ans, frêle et débile, qui employait avec succès la belladone pour se préserver de la scarlatine, dont sa sœur était atteinte, se blessa un jour grièvement la main, et fut mise par cet accident dans une disposition de corps et d'esprit si favorable à l'infection, que bien qu'elle eût pris la veille son préservatif, elle montra en peu d'heures tous les signes d'une fièvre scarlatine imminente; mais deux gouttes de dissolution faible, administrées sur-le-champ, la débarrassèrent non moins promptement de ces symptômes et de toute suite ultérieure.

On fera donc bien, dans les cas de violentes et subites commotions morales, d'administrer une ou deux gouttes d'extrait. Il se rencontrera aussi des enfants d'un caractère tellement pusillanime, que la dose précédemment indiquée pour leur âge ne suffirait point à les garantir de la fièvre scarlatine; le médecin alors devra élever un peu cette dose, et mêler les gouttes avec une quantité de liquide un peu plus considérable qu'à l'ordinaire. En général, il est incroyable combien ce médicament, de même que tout autre, perd de sa force lorsqu'on le fait prendre sur du sucre, par exemple, ou qu'après l'avoir instillé dans une liqueur, on ne remue pas celle-ci. Mais il ne faut pas non plus, après avoir remué la dose, la laisser plusieurs heures sans l'administrer : le véhicule, ainsi tranquille, subit toujours quelque peu de décomposition, ce qui affaiblit ou même détruit les médicaments végétaux mêlés avec lui.

FIN.

TABLE DES MATIÈRES.

ORGANON DE LA MÉDECINE.

OPUSCULES DIVERS DU DOCTEUR S. HAHNEMANN.

FIN DE [illegible]

www.ingramcontent.com/pod-product-compliance
Lightning Source LLC
Chambersburg PA
CBHW060844220326
41599CB00017B/2382

* 9 7 8 2 0 1 2 5 4 4 6 9 7 *